国家卫生健康委员会"十四五"规划教材

全国高等学校教材

U0618714

供卫生信息管理、医学信息学及信息管理与信息系统等相关专业用

医学信息学概论

第 3 版

主　编　代　涛

副主编　李后卿　郭继军　周　毅　吴辉群

编　委　（以姓氏笔画为序）

王晓华（遵义医科大学）　　　　　　吴雅琴（内蒙古医科大学）

叶　青（江西中医药大学）　　　　　吴辉群（南通大学）

代　涛（国家卫生健康委统计信息中心）　周　毅（中山大学中山医学院）

吕艳华（山西医科大学）　　　　　　贺向前（重庆医科大学）

向　菲（华中科技大学同济医学院）　郭海红（中国医学科学院北京协和医学院

刘青萍（湖南中医药大学）　　　　　　　　　　　医学信息研究所）

刘建华（吉林大学第二医院）　　　　郭继军（中国医科大学）

孙　娇（吉林大学）　　　　　　　　梁　俊（浙江大学医学院附属第二医院）

杜　建（北京大学医学部）　　　　　森　干（新疆医科大学）

李后卿（中南大学）　　　　　　　　曾国军（四川大学华西医院）

杨苏彬（哈尔滨医科大学）

秘　书　郭海红（兼）

人民卫生出版社

·北　京·

图书在版编目（CIP）数据

医学信息学概论 / 代涛主编. —3 版. —北京：
人民卫生出版社，2022.8 （2023.12 重印）
全国高等学校卫生信息管理 / 医学信息学专业第三轮
规划教材
ISBN 978-7-117-33425-9

Ⅰ. ①医…　Ⅱ. ①代…　Ⅲ. ①医学信息－医学院校－
教材　Ⅳ. ①R-058

中国版本图书馆 CIP 数据核字（2022）第 138240 号

人卫智网	www.ipmph.com	医学教育、学术、考试、健康，购书智慧智能综合服务平台
人卫官网	www.pmph.com	人卫官方资讯发布平台

医学信息学概论
Yixue Xinxixue Gailun
第 3 版

主　　编：代　涛
出版发行：人民卫生出版社（中继线 010-59780011）
地　　址：北京市朝阳区潘家园南里 19 号
邮　　编：100021
E - mail：pmph @ pmph.com
购书热线：010-59787592　010-59787584　010-65264830
印　　刷：三河市国英印务有限公司
经　　销：新华书店
开　　本：850×1168　1/16　印张：22　插页：1
字　　数：621 千字
版　　次：2009 年 1 月第 1 版　　2022 年 8 月第 3 版
印　　次：2023 年 12 月第 2 次印刷
标准书号：ISBN 978-7-117-33425-9
定　　价：86.00 元
打击盗版举报电话：010-59787491　E-mail：WQ @ pmph.com
质量问题联系电话：010-59787234　E-mail：zhiliang @ pmph.com
数字融合服务电话：4001118166　E-mail：zengzhi @ pmph.com

全国高等学校卫生信息管理/医学信息学专业规划教材第三轮修订

出版说明

为进一步促进卫生信息管理/医学信息学专业人才培养和学科建设,提高相关人员的专业素养,更好地服务卫生健康事业信息化、数字化的建设发展,人民卫生出版社决定组织全国高等学校卫生信息管理/医学信息学专业规划教材第三轮修订编写工作。

医学信息学作为计算机信息科学与医学交叉的一门新兴学科,相关专业主要包括管理学门类的信息管理与信息系统、信息资源管理、大数据管理与应用,理学门类的生物信息学,工学门类的医学信息工程、数据科学与大数据技术,医学门类的生物医药数据科学、智能医学工程等。我国医学信息学及卫生信息管理相关专业的本科教育始于 20 世纪 80 年代中期,通过以课程体系和教学内容为重点的改革,取得系列积极成果。2009 年人民卫生出版社组织编写出版了国内首套供卫生信息管理专业使用的规划教材,2014 年再版,凝结了众多专业教育工作者的智慧和心血,与此同时,也有多个系列的医学信息学相关教材和专著出版发行,为我国高等学校卫生信息管理/医学信息学教育和人才培养做出了重要贡献。

当前,健康中国、数字中国加快建设,教育教学改革不断深化,对卫生信息管理/医学信息学人才的需求持续增加,知识更新加快,专业设置更加丰富,亟需在原有卫生信息管理课程与教材体系的基础上,建设适应新形势的卫生信息管理/医学信息学相关专业教材体系。2020 年国务院办公厅发布《关于加快医学教育创新发展的指导意见》,对"十四五"时期我国医学教育创新发展提出了新要求,人民卫生出版社与中华医学会医学信息学分会在对国内外卫生信息管理/医学信息学专业人才培养和教材编写进行广泛深入调研的基础上,于 2020 年启动了第三轮规划教材的修订工作。随后,成立全国高等学校卫生信息管理/医学信息学专业规划教材第三届评审委员会、明确本轮教材编写原则、召开评审委员会会议和主编人会议,经过反复论证,最终确定编写 11 本规划教材,计划于 2022 年秋季陆续出版发行,配套数字内容也将同步上线。

本套教材主要供全国高等学校卫生信息管理、医学信息学以及信息管理与信息系统等相关专业使用。该套教材的编写,遵循全国高等学校卫生信息管理/医学信息学专业的培养目标,努力做到符合国家对高等教育提出的新要求、反映学科发展新趋势、满足人才培养新需求、适应学科建设新特点。在修订编写过程中主要体现以下原则和特点。

一是寓课程思政于教材思政。立德树人是教育的根本任务,专业课程和专业教材与思政教育深度融合,肩负高校教育为党育才、为国育人的历史重任。通过对国内外卫生信息管理/医学信息学专业发展的介绍，引导学生坚定文化自信；通过对医学信息安全与隐私保护相关伦理、政策法规等的介绍，培养和增强学生对信息安全、隐私保护的责任意识和风险意识。

二是培养目标更加明确。在以大数据、人工智能为代表的新一轮科技革命和产业变革新背景下，卫生健康信息化加快发展，医工、医理、医文更加交叉融合，亟需加大复合型创新人才培养力度，教材结构、内容、风格等以服务学生需求为根本。

三是统筹完善专业教材体系建设。由于卫生信息管理/医学信息学相关专业涉及医学、管理学、理学、工学等多个门类，不同高校在专业设置上也各具特色，加之学科领域发展迅猛、应用广泛，为进一步完善专业教材体系，本轮教材在进行整合优化的基础上，增加了《医学大数据与人工智能》《公众健康信息学》《医学知识组织》和《医学信息安全》等，以满足形势发展和学科建设的需要。

四是遵循编写原则，打造精品教材。认真贯彻"三基、五性、三特定"的编写原则，重点介绍基本理论、基本知识和基本技能；体现思想性、科学性、先进性，增强启发性和适用性；落实"三特定"即特定对象、特定要求、特定限制的要求。树立质量和精品意识，突出专业特色，统筹教材稳定性和内容新颖性，坚持深度和广度适宜、系统与精练相统一，同一教材和相关教材内容不重复，相关知识点具有连续性，减轻学生负担。

五是提供更为丰富的数字资源。为了适应新媒体教学改革与教材建设的新要求，本轮教材增加了多种形式的数字资源，采用纸质教材、数字资源（类型为课件、在线习题、微课等）为一体的"融合教材"编写模式，着力提升教材纸数内容深度结合、丰富教学互动资源。

希望本轮教材能够紧跟我国高等教育改革发展的新形势，更好地满足卫生健康事业对卫生信息管理/医学信息学专业人才的新需求。真诚欢迎广大院校师生在使用过程中多提供宝贵意见，为不断提高教材质量，促进教材建设发展，为我国卫生信息管理/医学信息学相关专业人才培养做出新贡献。

全国高等学校卫生信息管理／医学信息学专业规划教材第三轮修订

序 言

随着互联网、大数据、云计算、人工智能等信息技术在医学和卫生健康领域的广泛深入应用，信息技术与医学和卫生健康事业的结合日益紧密。医学和卫生健康领域的信息化、数字化、智能化，对于推动健康中国和数字中国建设、卫生健康事业高质量发展、深化医药卫生体制改革和面向人民健康的科技创新，实现人人享有基本医疗卫生服务、保障人民健康等具有极为重要的意义，迫切需要既了解医学与卫生健康行业又懂信息技术的复合型、高层次医学信息专业人才。

医学信息学是实现医学和卫生健康领域信息化、数字化、智能化高质量发展，以及推动健康中国、数字中国建设的重要基础，是引领和支撑医学和卫生健康事业发展的重要支柱。医学信息学作为一门计算机信息科学与医学交叉的新兴学科，已经成为医学的重要基础学科和现代医学的重要组成部分。它伴随着计算机信息技术在医学领域中的应用以及服务医学研究与实践的需要而产生，也随着服务于医学及相关领域的目标与活动而不断发展。目前，已涵盖与人类生命健康相关的各层次（分子—基因—蛋白—亚细胞—细胞—组织—器官—个体—群体）的医学应用，通过对医学信息（数据）的挖掘、有效组织和管理、开发与应用，实现对医学信息的充分利用和共享，提高医学管理与决策的质量和效率，全面赋能医学与卫生健康事业发展。

我国医学信息学的发展主要起步于医学图书和情报管理领域，早期主要集中在医院信息系统、医学情报研究、医学信息资源建设与服务等方面。20 世纪 80 年代中期开始，当时卫生部所属 4 所医学院校创办图书情报专业，开始了医学信息学专业教育的探索。经过 30 余年的建设，特别是进入新世纪以来，医学信息学发展迅速，加快形成为与理学、工学、管理学、医学相互交叉的新兴学科，涉及学科门类、专业类目众多，主要相关的如管理学门类的信息管理与信息系统、卫生信息管理、信息资源管理、大数据管理与应用，理学门类的生物信息学，工学门类的医学信息工程、数据科学与大数据技术，医学门类的健康数据科学、生物医药数据科学、智能医学工程等。目前，我国的卫生信息管理／医学信息学高等教育已形成以本科教育为基础、硕博士教育为龙头、专科教育为补充的多层次教育格局。与此同时，以课程体系和教学内容为重点的教学改革取得了系列成果，出版了一批内容新颖、富有特色的教材，包括规划教材、自编教材、翻译教材等。在全国高等学校规划教材建设方面，2009 年人民卫生出版社就组织编写并出版了国内首套共 9 本供卫生信息管理专业学生使用的教材，2014 年更新再版扩展至 11 本，为我国高等学校卫生信息管理／医学信息学教育做出了重要贡献。

随着计算机科学与信息技术的迅猛发展，健康中国建设的推进，医学信息学呈现诸多新特征，主要表现为，信息技术应用与卫生健康行业深度交融加快，数字健康成为健康服务的重要组成部分，信息技术与医学的深度融合推动新的医学革命，数据治理与开放共享、信息安全与隐私保护更加受到重视，医学信息学科发展加速。在此背景下，卫生信息管理／医学信息学人才需求持续增加，亟需建设适应新形势的相关专业教材体系，为培养复合型、高层次专业人才提供帮助。人民卫生出版社主动履行使命、担当作为，联合中华医学会医学信息学分会，在对国内外相关专业人才培养和教材编写进行深入调研的基础上，决定组织编写新一轮全国高等学校卫生信息管理／医学信息学专业教材，并将其作为国家卫生健康委员会"十四五"规划教材。

2020 年人民卫生出版社成立全国高等学校卫生信息管理／医学信息学专业规划教材第三届评审委员会，由我担任主任委员，中华医学会医学信息学分会现任主任委员、中国医学科学院医学信息研究所钱庆研究员和候任主任委员、郑州大学第一附属医院刘章锁教授等 8 位专家学者担任副主任委员，来自全国高等院校、科研院所等机构的 32 位专家学者担任委员。评审委员会在现状调研和专家论证等基础上，紧密结合新形势、新需求，更好体现系统性、权威性、代表性和实用性，经反复论证对既往多个教材品种进行整合优化，针对前沿发展新增 4 个品种《医学信息安全》《医学知识组织》《医学大数据与人工智能》《公众健康信息学》，最终确定 11 个品种，力求体现新的学科发展成果和更好满足人才培养需求。整套教材将于 2022 年秋陆续出版发行，配套数字内容也将同步上线。

经评审委员会和人民卫生出版社共同协商，从全国长期从事卫生信息管理／医学信息学相关教学科研工作的专家学者中，遴选出本套教材的主编和副主编。最终，11 本教材共有主编 18 人、副主编 40 人、编委 130 余人，涵盖了全国 110 多所高校、科研院所和相关单位。

教材编写过程中，各位主编率领编委团队高度负责、精诚团结、通力合作、精益求精，高质量、高水平地完成了编写任务，中国医学科学院医学信息研究所的李姣研究员担任本套教材评审委员会的秘书，同人民卫生出版社共同完成了大量卓有成效的工作。我要特别指出的是，本轮教材的顺利出版，离不开人民卫生出版社的优质平台，离不开各参编院校、科研院所的积极参与，在此，我向各位领导的支持、专家同道的辛勤付出和做出的卓越贡献致以崇高的敬意，并表示衷心的感谢。

作为一门快速发展的新兴交叉学科，编写中尽可能反映学科领域的最新进展和主要成果，但囿于时间和水平等原因，难免存在错漏和不当之处，真诚欢迎各位读者特别是广大高等院校师生在使用过程中多提宝贵意见。

全国高等学校卫生信息管理／医学信息学专业
第三届教材评审委员会主任委员　代　涛
2022 年秋于北京

主编简介

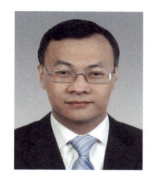

代 涛

研究员，管理学博士，国家卫生健康委统计信息中心党委副书记，《中国卫生政策研究》杂志主编。曾任国家卫生健康委医药卫生科技发展研究中心副主任，中国医学科学院北京协和医学院医学信息研究所所长、图书馆馆长、卫生政策与管理研究中心常务副主任、医学信息学系主任、基础医学研究所（基础医学院）党委副书记和副所长（副院长）等。兼任中华医学会医学信息学分会第五届和第七届委员会主任委员，中国科学技术情报学会第八届理事会副理事长，中国医院协会专家委员会委员等。

长期从事医学信息学、卫生健康政策与体系创新等领域的研究和实践。主持完成国家科技重大专项、国家自然科学基金、国家卫生健康委等资助课题 70 余项，发表学术论文 200 余篇，主编及参编学术著作约 30 部，获国家科技进步奖二等奖一项。主编《中华医学百科全书·医学信息学卷》《中国医学发展系列研究报告·医学信息学进展》《健康医疗大数据——理论与应用》等专著。作为执笔人撰写《健康中国 2020 战略研究报告》，参与起草《健康中国 2030 规划纲要》；长期参与卫生健康信息化与大数据、医药卫生体制改革、医药科技创新等领域重要政策的研究和制定。

副主编简介

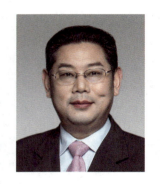

李后卿

教授，博士。现任中南大学生命科学学院教授，兼任中国图书馆学会理事、湖南省科技情报学会副理事长、湖南省图书馆学会常务理事；任《中华医学图书情报杂志》《医学信息学杂志》《科技情报研究》等杂志编委。自1989年至今一直从事医学信息学和图书情报学的教学与科研工作，在医学信息学专业教育以及医学信息学的学科理论体系研究方面有较高的学术造诣。曾先后主持和承担各类课题20多项，主编出版专著及规划教材10余种，公开发表学术论文百余篇，获各类科研奖励10余项。

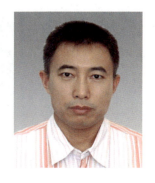

郭继军

教授。现任中国医科大学图书馆馆长，兼任全国医学文献检索教学研究会理事长、辽宁省图书馆学会学术委员会副主任、中国卫生信息学会信息教育分会常委、中华医学会医学信息学会委员；任《中华医学图书情报杂志》《图书馆学刊》《中国医科大学学报》编委。

从事图书馆工作37年，编写相关教材、专著9部，发表专业论文30余篇，主持或参与各类课题5项，获辽宁省教育委员会科学技术进步奖（二等奖）1项和"辽宁省青年先进（科技）工作者"称号。主要研究领域有信息资源建设与管理、医学文献检索与科技咨询、科研绩效评价。

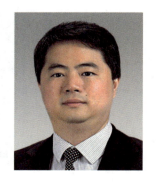

周　毅

理学博士，教授，博士生导师。现任中山大学健康医疗大数据国家研究院副院长，生物医学大数据教育部工程研究中心副主任，广东省健康医疗大数据工程技术研究中心主任，中山大学中山医学院医学信息学教研室副主任、医学数字化实验室主任。

从事教学工作26年，先后主讲医学信息相关课程7门。研究工作围绕健康医疗信息化与大数据、医学人工智能等方向。先后主持国自然面上项目、国家重点研发项目课题、广东省重大科技专项等26项；发表论文160多篇，主编专著和教材7部，副主编4部，参编6部；获软件著作权授权和发明专利11项。

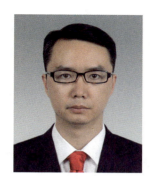

吴辉群

　　教授，博士生导师。现任南通大学医学院医学信息学系副主任、中华医学会医学信息学分会医学大数据与人工智能学组委员、中国医学信息学学科发展联盟理事、中国医药信息学会医药信息学理论与教育专委会常务委员。

　　从事教学工作至今 14 年，承担科技部国家重点研发计划课题、国家自然科学基金等国家级课题 5 项。曾获"中国国际工业博览会优秀创新创业展品奖"与"江苏省医学科技奖"二等奖。以第一作者或通讯作者发表 SCI/EI 论文 20 余篇。曾指导学生获得"挑战杯"全国大学生课外学术科技作品竞赛特等奖、中国国际"互联网+"大学生创新创业计划大赛银奖。

前　言

随着我国医学和卫生健康事业的发展，以及互联网、大数据、云计算、人工智能等信息技术的广泛应用，信息技术与医学和卫生健康的结合日益紧密。医学和卫生健康领域的信息化、数字化、智能化，对于推动健康中国和数字中国建设与卫生健康事业高质量发展，深化医药卫生体制改革和面向人民健康的科技创新，实现"人人享有基本医疗卫生服务""保障人民健康"等目标具有极为重要的意义。发展医学信息学是实现医学和卫生健康领域的信息化、数字化、智能化的重要基础，顺应时代需求，符合社会发展趋势，有着广阔发展前景。卫生健康信息化、智能医疗健康、智慧健康养老、数据驱动的医学科技创新在健康中国、数字中国建设的地位和作用更加凸显，迫切需要既了解医学与卫生健康行业，又懂信息技术的复合型高层次医学信息人才。

医学信息学作为一门计算机信息科学与医学交叉的新兴学科，专门研究医学和卫生健康领域中的信息现象和信息规律，已成为医学的重要基础学科，是引领和支撑医学和卫生健康事业发展的重要支柱。它伴随着计算机信息技术在医学领域中的应用以及服务医学研究与实践的需要而产生，也因服务于医学及相关领域的目标与活动而不断发展。目前，医学信息学已涵盖与人类生命健康相关的各层次（分子—基因—蛋白—亚细胞—细胞—组织—器官—个体—群体）的医学应用，通过对医学信息/数据的挖掘、有效组织和管理、开发与应用，实现对医学信息的充分利用和共享，提高医学管理与决策的质量和效率，全面赋能医学与卫生健康事业发展。

《医学信息学概论》是国家卫生健康委员会"十四五"规划教材卫生信息管理/医学信息学专业中一本关于学科基础理论方面的教材。考虑到医学信息学已作为广大医学院校的基础课程，并被多个相关专业的教学所需要，在编写过程中力求突出教材的科学性、思想性、先进性、启发性和适用性，目的在于提高学生的医学信息素养和能力，为培养复合型、高层次、应用型医学信息学专业人才做出贡献。

作为一部全面系统介绍医学信息学的教材，立足医学信息学基础理论和基本知识，培养医学信息学基本技能。本书分为基础理论、系统应用、前沿发展三篇。基础理论篇介绍了医学信息学的起源与发展、研究对象与内容、学科建设与人才培养等，医学信息管理与服务，医学信息标准，医学信息技术，医学信息安全与隐私保护；系统应用篇介绍了区域卫生信息系统与公众健康管理，公共卫生信息系统，医院信息系统，健康医疗保险信息系统，医学生物信息学资源与利用，中医药信息学；前沿发展篇介绍了远程医学与"互联网＋健康医疗"，健康医疗大数据，医学人工智能与数字化虚拟技术。

本教材的编写及出版得到了业内许多知名专家的大力支持，在编写过程中参考了国内外许多学者的最新研究成果和论著，在此向各位专家和学者致以最诚挚的感谢。本教材编写团队来自全国知名高校、科研院所、医院和卫生行政部门等机构，有着丰富的教学、科研和实践经验，在此对各位编委表示衷心的感谢；另外我要特别感谢李后卿、郭继军、周毅、吴辉群四位教授作为副主编，在完成各自负责章节编写的同时还承担了部分章节的审稿工作；还要感谢本教材的秘书郭海红副研究员，她在本教材编写过程中承担了大量的组织协调等具体工作，付出了巨大的努力。

医学信息学作为一门新兴学科发展迅速，本教材的出版尽可能反映最新进展和主要成果，但限于水平等原因，教材中难免存在错漏和不当之处，敬请读者不吝指教。

代　涛
2022 年 4 月于北京

目　录

第二篇　系统应用篇

第三篇　前沿发展篇

第一篇

基础理论篇

第一章

医学信息学概述

　　医学信息学(medical informatics)是研究生物医学与卫生健康领域数据、信息和知识的收集存储、标注整合、挖掘分析与检索利用,将其有效应用于医学研究、医学教育、临床诊疗、公共卫生与公众健康、卫生健康管理决策等过程中辅助作出决策和解决问题的科学。它是计算机信息科学与医学交叉的一门新兴学科,已成为医学的重要基础学科和卫生健康事业发展的重要支撑。

　　本章重点介绍医学信息学起源与发展、信息与医学信息、医学信息学的内涵、学科建设与人才培养等,为学好医学信息学奠定基础。

第一节　医学信息学起源与发展

一、医学信息学起源

　　医学信息学是伴随着计算机科学与信息技术在医学领域的应用而产生、发展起来的,是信息科学与生物医学的交叉学科。1946 年 2 月 14 日,世界上第一台通用的、完全电子的计算机"电子数字集成器和计算器(electronic numerical integrator and calculator,ENIAC)"问世,随后电子计算机得到迅速发展并进入民用领域。早期,大多数医生主要依靠纸笔记录数据、图片文档存储数据,依赖记忆和检索能力在书刊、病历、图片等各种资料中查找所需数据和信息,以便作出正确决策和解决问题。由于医学知识面广量大,医学数据复杂多样,依赖人工记录、存储和检索的效率非常低下,且容易出现差错。20 世纪 50 年代,医学领域的研究者认识到计算机在数据存储、检索和建立信息系统方面有着巨大能量,生物医学研究者开始使用电子计算机处理数值型数据,开展医学信息系统的研究与开发,医学信息学开始萌芽。1959 年研究人员在 *Science* 杂志上发表《医学诊断的推理基础——通过符号逻辑、概率和价值理论辅助对医学推理的理解》(*Reasoning Foundations of Medical Diagnosis:Symbolic logic,probability,and value theory aid our understanding of how physicians reason*)一文,这是医学信息学最早期的研究成果之一。

　　1961 年,美国医疗信息与管理系统学会(Healthcare Information and Management Systems Society,HIMSS)在芝加哥创建,该协会致力于领导全球的医药健康信息技术的应用与管理;同期,美国国立医学图书馆(National Library of Medicine,NLM)开始利用计算机处理文献数据。1967 年,国际信息处理联合会(International Federation for Information Processing,IFIP)成立与健康医疗有关的技术委员会(Technical Committee 4,TC4)。20 世纪 70 年代初,国际信息处理联合会技术委员会(IFIP-TC4)明确提出"医学信息学"一词,是指科学、工程与技术有机融合并在医学领域应用。这一术语主要包括两方面含义:一是医学领域的信息和数据;二是医学信息和数据处理的控制和自动化特性。

1974 年，IFIP-TC4 主要成员安德森（Anderson J）等编写《面向医疗卫生人员的信息学教育：国际信息处理联合会医学信息学丛书（第一卷）》（*Education in Informatics of Health Personnel. International Federation for Information Processing Medical Informatics Monograph Series, Vol 1*），通篇使用了"医学信息学"一词，并为医学信息学教育制定课程指南，但未能给医学信息学一个明确定义。1977 年，在 IFIP 主办的第三届医学与健康信息学国际会议（World Congress on Medical and Health Informatics，Medinfo）上，会议主席莫里斯（Morris F. Collen）首次将医学信息学定义为计算机技术在医学全领域（包括医疗保健、医学教育和医学研究）中的应用。

1979 年 9 月，欧洲医学信息学联盟（European Federation for Medical Informatics，EFMI）在哥本哈根创建，致力于健康领域的信息科学技术理论研究和实践应用。1985 年美国检测与材料协会（American Society for Testing and Materials）成立医学信息学专业委员会，并给医学信息学下了一个"官方的"定义，指健康与医学全领域（包括研究、教育与实践）中的计算机与信息科学、工程和技术。

IFIP-TC4 于 1979 年成立国际医学信息学学会（International Medical Informatics Association，IMIA）。作为 IFIP 的成员之一，IMIA 于 1989 年获得瑞士法律认可。IMIA 是目前国际医学信息学领域公认的领导者，也是世界卫生组织（World Health Organization，WHO）认可的非政府组织。其致力于信息科学和技术在医疗健康领域的应用，活动主要包括全球的医学信息标准化、统一流程、数据整合研究等。截至 2021 年 6 月，IMIA 已拥有世界各地的 50 余个团体成员。医学信息学作为一门独立学科，已得到世界的广泛认可。

医学信息学作为一门新兴的学科，在美国、中国和欧洲一些国家都有各自的发展过程。NLM 早在 20 世纪 70 年代就开始支持医学信息学研究生培养，进行学科建设和人才培养；20 世纪 80 年代，我国有 4 所医学院校创办医学图书情报专业，开始了医学信息学的探索。欧洲一些高等院校在 20 世纪 90 年代初也开始设立医学信息学专业。

二、医学信息学发展

（一）计算机科学与信息技术的广泛应用

20 世纪 50 年代出现第一代商用计算机，医学信息学开始萌芽，此时计算机在医学领域的应用较为局限，主要聚焦在以数据为中心的操作上。20 世纪 60 年代，第二代计算机初步实现编程和运算的分离，在医学领域的应用范围逐渐扩大；第三代小型计算机和软件包的出现，进一步推动计算机在医学领域的普及和应用。20 世纪 70 年代后，出现了微型计算机、个人计算机，互联网、多媒体、并行计算、操作系统等技术得到空前发展，计算机科学与信息技术被迅速扩展应用到医学全领域，医学信息学逐渐发展成为一门独立的新兴交叉学科。

20 世纪 70 年代，Morris F. Collen 等建立包含 100 万患者记录的数据库；斯坦福大学的 Edward Feigenbaum 等研发了 MYCIN 专家系统，应用人工智能技术支持抗生素药物治疗；研究人员开发了众多不同类型的临床决策支持系统等。20 世纪 80 年代至今，随着微型计算机、互联网的广泛应用，医学信息学迅速发展，大量医学信息系统被广泛建立和使用，医学信息服务的内容更加丰富。1996 年，NLM 推出面向全球用户免费检索医学文献服务的 PubMed 系统；同期，随着人类基因组计划的实施并取得成效，医学信息处理的数据类型呈多样化、爆炸性增长趋势。

进入 21 世纪以来，云计算、大数据、互联网、物联网、语义网、人工智能及高性能计算等技术的飞速发展和广泛应用，成为推动医学和卫生健康事业发展及模式转变的关键技术，推动着医学研究范式向数据驱动和数据密集型科学转变，医学信息学发展迎来难得的历史机遇。

（二）经济社会发展和医疗健康需求的拉动

经济社会发展和人们健康需求的日益增长，使人们更加追求多样化、个性化、智能化和便捷化的全方位、全周期卫生健康服务,拉动着医学信息学的快速发展。人类社会已经进入大数据和人工智能时代,智能医疗健康和智慧健康养老成为时代发展的必然要求,大数据、人工智能、"互联网+"等信息技术的广泛应用有助于健康管理和疾病监测、医疗效率提升、健康公平促进,其在健康医疗领域的价值日益凸显。美国、英国、欧盟、日本等发达国家和地区,在夯实传统健康医疗信息化基础设施和工程的同时,积极制定大数据、人工智能技术国家发展战略,并对其在医学和健康领域的应用发展进行重点布局。

随着医学大数据的迅猛增长,通过有效整合、分析、挖掘大数据推动医学科研范式向数据密集型科研方向转变,正在成为医学科技创新的新高地。数据驱动的智慧健康医疗与养老、健康医疗信息化、医学科技创新等对学科交叉、跨领域融合的医学信息学人才有着更为迫切的需求,拉动医学信息学不断融合创新,扩展学科广度和深度。

(三)研究范围和应用领域不断拓展

在技术推动和需求拉动下,医学信息学的研究范围和应用领域快速发展。相关的基础和应用研究日益深入,研究内容主要包括医学数据与信息资源建设、医学信息管理与服务、医学信息标准、医学信息系统及其应用、医学信息安全与隐私保护、医学信息技术与方法等,也包括临床信息学、公共卫生信息学、公众健康信息学等分支学科,逐步形成较为成熟的学科体系,并开始建立完善的教育培训机制。

随着信息化的快速发展,大量的医疗健康相关信息系统得以应用,如以临床应用和电子病历为主的医院信息系统,覆盖城乡的传染病报告与突发公共卫生事件信息管理系统,应用于公共卫生、医疗服务、医疗保障、药品管理、综合管理等业务应用信息系统等。针对人体微观的分子、生化网络、基因,到宏观的组织、器官、个体、群体所产生的信息等多个对象进行研究,形成系列分支学科,如临床信息学、公共卫生信息学、公众健康信息学、药学信息学、中医药信息学等。

截至 2021 年,国际医学信息学学会(IMIA)共设有 24 个工作组/特别兴趣小组,一定程度上反映了医学信息学研究应用的领域,主要包括意外与突发事件信息学、数据挖掘与大数据分析、健康信息伦理隐私与安全、暴露组信息学、医学信息学教育、面向医药研发的医学信息学、面向患者安全的医学信息学、医学信息系统、健康档案银行、护理信息学、初级卫生保健信息学、智能家居与环境辅助系统、医学信息标准、生物医学语言与语义、医学信息学开放资源、健康信息学技术评估与质量开发、远程医疗、健康医疗可穿戴传感器、利用社交媒体促进各利益相关方参与医疗卫生实践、医学信息学人因工程、医学信息学应用相关的组织与社会问题、生物医学与健康信息学史等。

三、中国医学信息学的发展

我国医学信息学主要起步于医学图书和情报管理领域,主要集中在医院信息系统、医学情报研究、医学信息资源建设与服务等方面。

20 世纪 70 年代,医学信息学开始应用于医院管理,大致经历几个阶段:①单机应用阶段。20 世纪 70 年代至 80 年代初,少数大型综合性医院和教学医院拥有此类系统,主要应用于门诊、住院收费管理,以及药品、器械和库房管理等,以小型机为主,单机单系统。②管理信息系统阶段。20 世纪 80 年代中后期,一些医院开始建立小型局域网络,开发出基于部门级别的小型网络管理系统,实现部门间的数据共享,如门诊计价收费系统、药房管理系统等。③临床信息系统阶段。20 世纪 90 年代,技术力量较强的医院和计算机公司开始开发全院级别的医院信息系统(hospital information system, HIS),应用上坚持管理系统与临床系统并重的原则,不断将信息系统融入临床医疗过程。④区域医疗信息化阶段。21 世纪初,开始探索区域医疗信息化,通过集成不同应用系统构建医院信息平台,实现互联互通与信息共享。

20 世纪 80 年代，我国开始建立以疫情、单病监测、卫生监督为主体的公共卫生信息系统。从建立全国疾病监测点监测系统开始，陆续开展非传染病监测和其他公共卫生监测；目前的公共卫生信息系统主要有疾病预防控制信息系统、卫生监督信息系统、生命登记系统、妇幼保健信息系统、突发公共卫生事件应急指挥信息系统、健康管理信息系统、疾病管理信息系统等。

在医学信息学术交流方面，20 世纪 80 年代以来先后成立了一批在全国有影响的行业学术组织，并出版教材专著和学术期刊等。1980 年成立的中国医药信息学会（China Medical Informatics Association，CMIA）是由从事研究信息科学和信息技术在医药卫生领域中应用的专家学者、技术人员和管理人员组成的学术团体，主要交流计算机技术和信息科学在医院卫生领域的应用成果和经验。中国医院协会信息专业委员会（CHIMA）的前身是 1985 年成立的中华医院管理学会计算机应用学组，1998 年转变为中华医院管理学会信息管理专业委员会，2006 年更名为中国医院协会信息管理专业委员会，2019 年更名为中国医院协会信息专业委员会（CHIMA），主要由医疗机构内从事计算机和信息工作的人员组成，用于交流医学信息化和信息系统建设的成果与经验，是医院信息工作者的重要交流平台。1993 年成立的中华医学会医学信息学分会，初期主要由医学情报（信息）及图书馆专业人员构成，目前已涵盖我国医学信息学相关的重要科研、教学、医疗机构等，是我国医学信息学专业人士的重要学术交流平台。中国卫生信息与健康医疗大数据学会的前身是 1984 年成立的中国卫生统计学会，2004 年更名为中国卫生信息学会，2017 年更名为中国卫生信息与健康医疗大数据学会，主要由卫生健康行政部门所属的统计信息机构的专业人士组成。一批专家学者编写了医学信息学相关的多种教材和专著，如人民卫生出版社出版了两版的卫生信息管理相关专业教材、中国协和医科大学出版社组织编写的《中华医学百科全书·医学信息学》卷。代表性的学术期刊有：中国医学科学院主办的《医学信息学杂志》（原名《医学情报工作》，1979 年创刊，2006 年更为现名），中国人民解放军军事医学科学院军事科学信息研究中心主办的《中华医学图书情报杂志》（原名《医学图书馆通讯》，1991 年创刊，2002 年更为现名），国家卫生健康委统计信息中心 2004 年创刊的《中国卫生信息管理杂志》，国家卫生健康委医院管理研究所 2006 年创刊的《中国数字医学》等。这些行业学术组织的成立，教材专著的编写和学术期刊的出版发行，为我国的医学信息学研究、学术交流和人才培养提供了重要平台，发挥了积极作用。

我国全面系统的医学信息专业教育和人才培养总体上起步较晚。20 世纪 80 年代中期开始，当时卫生部所属 4 所医学院校创办医学图书情报专业，开始了医学信息学专业教育的探索。经过 30 多年的建设，已经形成以博士和硕士研究生教育为龙头、本科教育为基础、专科教育为补充的多层次教育格局，同时通过继续教育和相关课程培训等满足多样化、多层次的医学信息人才培养需求。

第二节　信息与医学信息

一、信息

（一）信息的概念

信息（information）的内涵丰富、含义多样，是当代社会使用最多、最广的词汇之一，通常被认为和物质、能量共同构成现实世界的三大要素。中国古时"信息"的含义和"消息"相近，与信息相近的概念有消息、数据、知识、情报、智慧等。一般认为，消息是变化中的新近出现的事实的记录与传报，因此消息是信息的一部分。国外比较公认的有信息论奠基人香农（Shannon）提出的经典定义，即信息是用来消除不确定性的东西。也有一种较为广义的认识，即信息是一种事物存在的方式和运动状态的表现形式。由于含义的多维度和多层次，因观察角度和侧重点不同则有不同的认识和解释，迄今对信息尚未有完全公认的定义。

数据、信息、知识、情报、智慧之间存在层层递进的关系，其中，数据是对事物纯粹的、客观的记录，是原始的未经解读的数字、文字、图像、符号、声音、计算机代码等。数据本身缺乏关联和目的性，但当数据结合一定的背景、规则、意义之后，就会形成信息。知识是人类通过信息对自然界、人类社会、思维方式和运动规律的认识与掌握、提炼与推理而获得的相对正确的结论，是系统化的信息。情报是进入人类社会交流系统的运动着的知识，是为实现某种特定目的，有意识地对有关的事实、数据、信息、知识等要素进行加工的产物。智慧是运用信息和知识迅速、灵活、正确理解与解决问题的能力。

按照信息含义的不同层次，对信息的描述可从客观的角度给出表述，即本体论层次；也可从信息接收者的角度给出描述和判断，即认识论层次。据此可将信息分为本体论信息（ontology information）和认识论信息（epistemology information）。

本体论信息是指事物的存在方式和运动状态的表现形式，是从客观角度给出的表述。这一层次的信息是纯客观的，只与客体本身的因素有关，与主体的认识因素无关，常用于描述客观物质世界的信息。

认识论信息是指主体（人）对本体论信息的反映，即人们所感知或表达的事物的存在方式和运动状态，这是从信息接收者角度进行的描述。根据人们对信息的认识过程，认识论信息还可从两个层面认识：一是处于意识、思维状态的感知层面，常用以描述人类主观精神世界的隐性信息（tacit information）；二是显性表达层面，反映的是人类所表达的事物运动状态及其变化的方式——以语言、文字、图像、影视、数据、公式等各种载体来表示。

按照主体认识的逻辑思维方式，以及对同一信息认识和把握的深浅程度，又可将认识论信息进一步细分为以下几类。

1. **语法信息（grammatical information）**　是信息的第一个层次，指主体单纯从感知事物运动状态及其变化方式的外在形式中获得的信息，告诉你"是什么形式"（形式因素的信息）。这一层次的信息只是纯客观地描述事物，只表现事物的现象，而不深入揭示事物发展变化的内涵和意义。

2. **语义信息（semantic information）**　是信息的第二层次，指主体从领悟事物运动状态及其变化方式的逻辑含义中获得的信息，告诉你"是什么意思"（内容因素的信息）。因此，它反映事物运动变化的状态，揭示事物运动变化的意义。

3. **语用信息（pragmatic information）**　是信息的最高层次，指主体从判断事物运动状态及其变化方式的效用中获得的信息，告诉你"有什么用处"（效用因素的信息）。

通常，认识论层次的信息是同时考虑语法信息、语义信息和语用信息3个层次的所有信息，一般把同时考虑到事物的存在方式和运动状态的外在形式、内在含义和效用价值的认识论信息称为全信息（full information）。因此，如果获得了足够的认识论信息，就可以根据它的外在形式、内在含义和效用价值消除不确定性，从而作出恰当的判断和决策。反之，没有充分的认识论信息，人们的决策就可能出现盲目性和不确定性。人类认识世界和改造世界的任务和先决条件之一，就是要把本体论信息恰如其分地转化为认识论信息，为其后的决策提供依据。

（二）信息的构成要素

按照信息是否处于传输状态，可将信息分为静态信息和动态信息。静态信息是指存储起来未加传递的信息；动态信息是指处于运动状态的信息，即处于传递当中的信息。下面我们分别介绍静态信息和动态信息的构成要素。

1. **静态信息的构成要素**　一般包括信息内容、信息载体和信息符号等方面。

（1）信息内容：事物的存在方式和运动状态。事物的完整信息内容应为包括语法信息、语义信息和语用信息在内的全信息，其中语义信息最为重要。事物的信息内容在很大程度上是从事物表现出的差异中获取的，这些差异性因素包括有与无、多与少、强与弱、好与坏、高与低、新与旧、快与慢等。人们正是从这些差异性中消除许多"不确定性的东西"，从而获得事物的信息内涵。

（2）信息载体：用于记录、传输、积累和存储信息的物质实体，是信息赖以附载的物质基础。主要包括：①由人的感官表达的表意型载体，如语言、非语言语（包括肢体语、时间语、空间语、颜色语、艺术语、图画语、环境语等）、文字、符号等；②人的感官无法直接感知，还需要借助于一定的物理设备而存储的承载型物质载体，如甲骨、简牍、纸张、磁带、光盘、声波、电磁波、红外线、网络、手机、电脑等。

（3）信息符号：主要是指记录、编码、表达信息内涵的各类符号。这些符号的产物通常称为信息的表达方式或表现形态，如文本、数据、声音、图像等，以及同时具备多种形态的多模态信息。同时，信息表现的形态不是一成不变的，文本、数据、声音、图像等也是能够相互转化的。

2.动态信息的构成要素　借用香农提出的通信系统模型的原理和方法，表达与分析信息的传输（传递、传播、流动）过程（图1-1），可以看出动态信息的构成要素主要包括信源、编码与译码、信道、信宿、信息流、噪声干扰和反馈等方面。

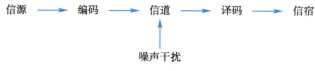

图 1-1　信息的传输流程图

（1）信源：信息的来源、信息的发生源和传递源。任何事物都可成为信源。信源发出信息时，一般要以某种符号呈现出来，然后通过某种物质介质或载体，以某种形式传递出去。

（2）编码与译码：编码是根据传递方式的需要，把信息转换为信号的过程；译码则是把信号解码为信息的过程。其中编码过程实质上是信息符号按一定规则编排与组织的过程，包括信源编码和信道编码两部分。解码和译码是编码的反变换，一般在传输工具的输出端完成。

（3）信道：信息传递的传输通路，是信息流通系统的干线。

（4）信宿：信息的接收者，可以是人，也可以是物（包括机器），是那些接收信息并使用信息的接收者。在一个多通路、多方向、多级次的传输过程中，有时有多个信息接收者。在复杂的系统中，有的接收者既接收信息而成为信宿，也发出信息而成为信源。

（5）信息流：自信源发出后，信息不断沿着信道向信宿方向传递，形成一个"流"，把信息不断传递所形成的"流"称为信息流。信息流的大小不仅与信源有关，也与信道、信宿有关。

（6）噪声干扰：噪声是指信道系统内外种种主客观因素插入与混杂到信息之中，影响信息传输的质量。干扰是由于信道系统内外种种原因，使通信发生中断、阻塞以及产生异型磁、电、光、声等信号，造成通信障碍。

（7）反馈：信息回输过程，由信源发出的信息经过传递，在到达信宿并作用于信宿后将产生一种反映，这种反映所产生的新信息再回输到输入端的过程叫作信息反馈。

（三）信息处理与信息技术

信息处理是指对信息的收集、加工、存储、传递、利用等相关的行为与活动，包括：通过感知、识别、测量、获取、输入对信息进行收集；通过分类、计算、转换、管理、检索、分析、综合等对信息进行加工；利用纸质、数字多种形式的介质信息进行存储；通过信息转换、传输、交换等过程实现信息的传递；最后实现对信息的利用与再生。

信息技术（information technology，IT）是指用来扩展人类信息器官的功能、协助人们进行信息处理的技术，是用于管理和处理信息采用的各种技术的总称，是人们用来获取信息、传输信息、存储信息、分析处理信息、显示信息的相关技术，主要包括：①感知和识别技术，包括信息识别、信息提取、信息监测的传感技术及其与测量技术、通信技术相结合的遥感技术等,可以极大地扩展人类感觉器官获取信息的能力;②信息传递技术,包括各种网络技术、通信技术、存储技术、信息的空间传递和时间传递技术等,具有实现信息快速、可靠、安全转移的功能;③信息处理与再生技术,包括编码、压缩、加密等信息处理技术,扩展思维器官功能的计算与处理技术,如计算机硬件和软件技术、人工智能、专家系统与人工神经网络技术等;④信息使用技术,包括信息的控制技术、显示技术等。

信息处理技术呈现两种发展趋势:一是面向多来源、多结构、大规模、多介质的信息,使计算机系统具有处理更大范围、更大数量、更多种类信息的能力;二是与人工智能进一步结合,使计算机系统更加智能化地处理信息,其目标是处理海量和复杂信息,包括大规模的文本处理、图像信息检索与处理、基于网络的数据挖掘等。

(四)信息的性质

1. **客观性**　信息是宇宙间的普遍现象,是一种不以人的意志为转移的客观存在,并与物质、能量共同构成现实世界的事物。

2. **普遍性**　信息的客观性决定了信息的普遍性,它既可以是物质的特征及其运动状态的反映,也可以是人类大脑思维的结果。信息是普遍存在的,"无时不有,无处不在"便是这一特征的贴切描述。

3. **依附性**　又称寄载性。信息只有被各种符号系统组织为不同形式的符号序列,并最终依附于一定的载体上才可能被识别、存储、传递、显示与利用。

4. **可识别性**　信息是能够通过人的感觉被接受与识别的,而且因信息载体的不同而导致感知的方式与识别手段的差异。人的各种器官都是信息的识别工具与接收器。

5. **可存储性**　信息不但可以通过人的大脑进行隐性存储,而且可以通过物质载体加以显性存储,也可以用现代信息技术设备来存储。

6. **可转换性**　信息的表达方式及其符号系统与物质载体是可以相互转换的,比如,物质信息可以转换为语言、文字、图像、记号、代码、电信号等。信息的可转换性同时决定了信息具有可传递性。

7. **共享性**　人人都可以享用信息,而且可以跨越时空为传播者和接收者共同享用。

8. **可再生性**　信息作为事物存在方式和运动状态的表征,和事物本身及事物的运动一样是永恒的。人类一方面在不断地利用各种信息,另一方面又在不断创造各种信息。

9. **知识性**　信息具有知识属性,但并不等于知识。信息可以知识化,知识也可以信息化。信息只有经过人类的思维加工以及去粗取精、去伪存真等过程才得以成为人类公认的知识;知识只有通过传递才能转化为信息。

10. **时效性**　信息在人们的使用过程中表现出强烈的时效性。"稍纵即逝,瞬息万变"便是信息时效性的真实写照。

(五)信息的功能

1. **传播功能**　只要宇宙间有事物的存在和运动,就有相应的信息产生,就会伴随着信息的交流与传播。信息传播功能对人类社会的最大贡献在于对人类知识和文化的传播以及人类文明的传承。

2. **经济功能**　随着信息社会的发展,信息早已成为一种重要的战略经济资源,在经济发展中发挥越来越大的作用。信息在经济方面的功能最重要的表现是对社会生产力的作用功能。作为重要的经济资源,信息不但本身就是财富的象征和源泉,而且可以通过流通和利用直接创造财富。

3. **管理功能**　管理的每一项职能发挥无一不是以信息为基础的。信息是管理者认识管理客体的媒介,是现代管理的基础,同时也是管理的对象。信息是管理的前提和基础,是决策的依据,没有信息就没有管理。信息活动贯穿于管理活动的全过程,管理水平与信息的质量和利用紧密相关。

4. **分析预测功能**　信息分析与预测是对各种相关信息的深度加工,是一种深层次或高层次的信息服务,是一项具有研究性质的智能活动。信息分析是指通过对大量纷繁无序、杂乱无章的信息进行有针对性的筛选、判断、综合、预测，为用户提供系统、准确、及时、大流量的知识与信息的智能活动。信息预测是根据各方面信息，运用一定的技术方法和经验，对事物的未知和未来状态进行科学的预测。信息分析是信息预测的基础，信息预测是信息分析的拓展与延伸。

5. **创新功能**　是信息的科学功能的具体体现，即：在人类科学研究和技术创新活动中，信息具有活化知识、生产新知识的功能。信息是创新的中介和重要资源，又是创新的催化剂；创新也通常是以信息为导向的信息活动的过程，因此创新又是信息资源的源头。

二、医学信息

（一）医学信息的概念

医学信息（medical information）是指生物医学和卫生健康领域的各类消息、指令、数据、知识、情报等客观信息，其形式可以是文字、声音、图像、数字、符号、手势、姿态、情景、状态、实物等，也包括人类的相关信息活动。

广义的医学信息包括与医学及卫生健康工作直接相关的各种社会经济、科学技术、文化教育及人群健康状况等信息；狭义的则是反映医疗卫生相关机构与领域的各种活动发生、发展、变化情况及其影响因素的量化和抽象的数据、知识、情报等。医学信息是医学与卫生健康事业发展不可缺少的重要资源，主要包括相关的医疗卫生服务活动信息、资源配置与利用信息、疾病诊疗信息、疾病预防控制与健康教育信息、健康的各种影响因素等。

医学信息可分为语法、语义和语用三个层面。其中，语法主要描述医学信息的特有规则，如一系列代码或符号、字母、词语的拼写、音节的组成方式、生物信号的频谱和幅度等；医学信息的语言特征与其载体关系密切。语义指医学信息蕴含的意义，如医生诊断时需要分析医学信息的语义，通常依赖上下文，帮助理解其中的含义。语用表明医学信息为特定目的而服务，如：简单的数字不具有任何含义，但在加上符合特定语法规则的文字描述后，就具有了意义，再结合医学知识和当前问题，可能就产生了语用价值，如数字"15.6"本身没有意义，但"成人白细胞（WBC）15.6×10^9 个 /L"这个信息具有了意义，再结合医学知识"正常成人白细胞总数正常值为（$4 \sim 10$）$\times 10^9$ 个 /L"，以及患者存在发热等症状，则该信息具有了语用价值，提示白细胞超标，患者可能存在感染。

（二）医学信息的类别

医学信息的内容非常广泛，从不同角度出发有多种分类方法。

1. **按表现形态分类**　医学信息可分为文本、声音、图像、数据等（表1-1）。

表 1-1　医学信息的形态分类

形态类别	含义	主要内容
文本	指书写的语言	包括医学书刊、医学报告、临床文档、病历、处方、医嘱等
声音	指人们能用耳听到的信息	包括心音、肺音、诊疗环节的语音交流信息等
图像	指人们能用眼睛看见的信息	包括心脑电图、X 线图像、CT 图像、磁共振图像、超声图像、病理图像等
数据	指电子计算机能够生成和处理的所有事实、数字、文字、符号等	包括医学实验数据、临床观察数据、人口健康统计数据、公共卫生调查数据等。此外，当文本、声音、图像在计算机里被简化成"0"和"1"的原始单位时，便成了数据

2. **按业务来源分类**　医学信息可分为健康医疗服务信息、公共卫生信息、生物医药研发信息、医疗保险信息、互联网健康医疗信息、健康医疗移动终端信息、全员人口信息等。

（1）健康医疗服务信息：指在各级各类医疗卫生机构的诊断、治疗活动中产生的，以电子病历、医学影像、检验检查等为主的医疗服务信息，以及电子健康档案等与个人健康相关的信息。主要来源于各级各类医疗卫生机构。

（2）公共卫生信息：指在重大疾病（尤其是传染病）的预防、监控，对食品、药品、环境卫生的监督管理，以及相关的卫生宣传、健康教育、免疫接种等过程中形成的信息。主要来源于各级各类公共卫生机构。

（3）生物医药研发信息：指在生物医药研发与管理活动中产生的信息，主要包括基因组学、转录组学、蛋白质组学、代谢组学等生物医学研究信息，以及药品研发和管理、大型人群队列研究等信息。主要来源于科研机构、医药企业、第三方检测机构。

（4）医疗保险信息：指人们在参保登记、保费征缴、待遇给付等医疗保险业务过程中所产生的信息。主要来源于各级医疗保险信息系统。

（5）互联网健康医疗信息：主要包括互联网上关于健康、疾病或寻医问诊的网站内容，以及在互联网上搜索相关内容、购买药品以及访问健康网站等行为所产生的信息。

（6）健康医疗移动终端信息：主要指以智能手机、平板电脑、智能健康可穿戴设备等移动终端设备为来源和载体的，关于身体特征及医疗健康行为的健康医疗相关信息。

（7）全员人口信息：指与医疗、健康、卫生经济等相关的人口学信息，主要包括姓名、性别、民族、出生日期、出生地、户籍性质、户籍地、现居住地、文化程度、婚姻状况、工作情况、社保情况等基本数据，以及计划生育服务管理、流动人口动态监测和服务管理、综合管理、统计分析、预测分析等数据。主要来源于全员人口个案信息管理系统和国家卫生服务调查。

3. 按其他特征分类

（1）按加工层次分类：医学信息可分为原始医学信息和经过加工的医学信息。

（2）按获取方式分类：医学信息可分为常规性医学信息和偶然性医学信息。常规性医学信息是指按照一定程序经常性地不断收集而获得的医学信息；偶然性医学信息是指按特殊需求偶然地进行收集而获得的医学信息。

（3）按获取渠道分类：医学信息可分为正式医学信息和非正式医学信息。正式医学信息是指按照制度和规定的渠道传递，如通过各种报表、报告、文件所传递的信息；非正式医学信息是指为扩大信息来源，利用各种调查或感知方式而获得的医学信息。

（4）按时态分类：医学信息可分为历史性医学信息、现代医学信息和预测性医学信息。

（5）按关注角度分类：医学信息可分为宏观医学信息和微观医学信息。宏观医学信息是指从大的方面或全局角度来描述医学活动的变化和特征的信息。微观医学信息是指从小的方面或局部角度来描述医学活动的变化和特征的信息。

此外，还可将医学信息分为静态医学信息与动态医学信息、定性医学信息与定量医学信息等。

第三节　医学信息学的内涵

一、医学信息学的概念

医学信息学是综合运用计算机科学与信息技术、生物医学、管理学等多学科的技术和方法，研究与人类生命健康相关的多层次（包括分子—基因—蛋白—亚细胞—细胞—组织—器官—个体—群体）的生物医学与卫生健康领域的数据、信息和知识，进行收集处理、表示存储、分类标注、组织整合、挖掘分析、检索利用等，将其有效应用于生物医学研究、医学教育、临床诊疗、公共卫生与公众健康、医疗保险、卫生健康管理等方面，并辅助作出决策和解决问题的科学。

医学信息学有特定的研究与应用领域，已经成为医学领域的一门重要基础学科，同时它是计算机信息科学与医学交叉的新兴学科，与生物医学信息学、卫生健康信息学等学科有很多交叉。

二、医学信息学的地位与作用

随着计算机信息科学及生物医学的快速发展，医学信息学的研究内容不断深化，应用范围快速扩展。医学信息学已经成为现代医学的重要组成部分，是引领和支撑医学与卫生健康事业发展的重要支柱。医学信息学的发展推动着卫生健康领域的信息化、数字化、智能化。卫生健康信息化是健康中国建设和深化医药卫生体制改革的重要内容和支撑，对于实现"人人享有基本医疗卫生服务""保障人民健康"等目标具有重要意义。

医学信息学是伴随着计算机技术在医学领域中的应用以及服务于医学研究与实践的需要产生的，同时因服务于医学及相关领域的目标与活动而不断发展，通过对人类生命健康中的医学信息的分析处理，达到与疾病斗争和保障健康的目的。其作用具体表现在：将所处理的数据、信息和知识有效应用于健康医疗服务、公共卫生与公众健康管理、医药研发与科技创新、医药行业决策与管理等方面，方便群众获得协同整合、优质高效、安全便捷的医疗健康服务，改善卫生健康服务体系运行状态，辅助优选诊疗方法，提高医疗健康服务质量和效率；助力重大疾病及突发公共卫生事件预测预警和处置，扩大公共卫生监测范围，提升应急响应速度，促使公众获取健康信息，辅助个性化健康管理；发现生物系统信息规律，促进医学科技创新，推动医药研发和个性化治疗的发展；帮助规范药品生产，协助指导合理用药；推动中医药继承与创新发展；辅助医疗健康决策与政策执行情况评价，强化政府与社会对卫生健康服务的监管，赋能卫生健康事业管理。

三、医学信息学的任务与功能

医学信息学涵盖与人类生命健康相关的各个层次（包括分子—基因—蛋白—亚细胞—细胞—组织—器官—个体—群体）的医学应用。其任务是通过对医学信息（数据）的挖掘、有效组织和管理、开发与应用，从而实现对医学信息的充分利用和共享，提高医学管理与决策的质量和效率，全面赋能医学与卫生健康事业发展。医学信息学的任务按任务内容可分为建设医学信息资源、构建医学信息系统、制定医学信息标准、保障医学信息安全、全面赋能医学与卫生健康事业发展；按任务性质可分为科学研究、教育与人才培养、社会服务等。

从实践角度看，医学信息学具有以下功能：一是整合功能，按照医学信息产生、发展的基本规律对医学实践与管理中的相关流程和职能进行整合；二是拓展功能，利用医学信息规律，增强和扩展医务人员的信息与智力能力，如延长感觉功能（医学信息的提取、检测、传递等功能）、拓展思维功能（医学信息的转化、存储、识别、处理和决策等功能）和执行功能（利用医学信息进行管理与控制等功能）；三是辅助与决策支持功能，在信息技术与方法的辅助下，医学工作更多从定性描述走向定量分析，从依赖经验向依靠科技与信息转变。随着医学的数字化、智能化发展，医学信息学将为临床决策和精细化科学管理提供更多支持。

四、医学信息学的常用方法

医学信息学是计算机信息科学与医学的交叉学科，既涉及复杂的生命医学系统，也涉及计算机信息网络系统。研究方法既有计算机信息科学、医学、管理学等学科通用的一般方法，也有其特有的科学方法；既要研究信源发出的信息、信宿接收的信息、信道上传输的信息等，更要研究信息的语义和效用。主要可概括为以下几类。

（一）计算机与网络技术

计算机与网络技术主要指计算机软硬件系统和应用系统、互联网、网络管理和安全技术等，如信息系统的开发与管理技术，包括：信息系统开发方法、软件工程方法、数据库设计、系统规划与分析、系统设计与实施、系统运行和维护、数据安全技术等。

（二）信息的采集、加工、传输、存储、分析和利用

以中文医学信息为例，信息处理可分为文字信息处理和语言信息处理：前者涉及编码问题；后者涉及词法、句法、语义、语境的处理等。

（三）信号处理和医学成像技术

信号处理和医学成像技术包括信号的提取、分析、转换、滤波、检测、估计与识别，数字图像的采集、存储、检索、表达和像素关系，图像变换、增强、恢复、重建、分类、切割，以及分子影像成像技术等。

（四）信息计量与引文分析方法

信息计量与引文分析方法通过信息统计分析法、数学模型分析法、系统分析法、矩阵分析法、网络分析法等研究信息增长、信息老化、著者分布、科技信息离散等规律。

（五）医学决策分析与人工智能技术

医学决策分析与人工智能技术包括决策树、对策论、敏感性分析以及搜索技术、知识表示与推理、机器学习等。

第四节 医学信息学的研究对象与内容

一、医学信息学的研究对象

研究对象是一门学科产生的出发点，代表着学科的属性，具体表现在研究某一具体学科领域中所特有的现象本质、结构与内在的相互关系和运动规律。医学信息学的研究对象是医学与卫生健康领域中的信息现象和信息规律，其来源于对"医学信息"这一客体的抽象认识以及对医学信息实践经验与知识的概括和提炼。因此，也可以把医学信息学的研究对象归纳为"医学信息"。

（一）信息现象

信息现象是一种自然存在的，有着独特的规律，包括自然信息和社会信息及其他信息在内的各种信息产生、运动、作用和变化的客观表现。信息现象的表现形式有信息链接、信息衰减、信息失真、信息冗余和信息不对称等。

我们可以透过信息现象认识事物本质，比如：心律失常的相关心电信息现象，在静态心电图和动态心电图上表现为扑朔迷离的图形；对于心电图的认识，可以通过文氏现象、韦金斯基现象、二联律法则与长短周期现象、蝉联现象、裂隙现象、钩拢现象、不确定心电轴、阿什曼现象、电张调整性 T 波现象、心脏记忆现象、折返现象和钟氏现象等揭示出错综复杂心电图图形的真面目。

（二）信息规律

信息规律是客观存在的，人类对某一事物的深度认识都要从规律开始，对信息规律的正确认识显得尤其重要。在医学领域，对某一疾病的判断也是从现象到本质，然后达到对其规律的总结。对于信息规律性的问题有以下认识。

1. 信息的普遍性与特殊性 目前，随着科学技术与生产的迅速发展，信息急剧增长，信息传播速度加快，信息交流范围更加广泛，信息的内容也日趋丰富，信息的普遍性已贯穿到社会的各种活动之中。但是，信息最终必然会落实到特定人的特定需要上，这些对信息具体需要的总和构成信息的普

遍需要；信息可能对谁都有用，但在特定需要下也可能只对一时一地一人有用，这就是信息普遍性与特殊性的对立统一，即信息的生产、传播的普遍性与信息吸收、利用的特殊性的对立统一。

2. **信息的效用性与受益性**　信息的效用性是就信息生产者生产出来的信息状况而言；信息的受益性是就信息用户使用信息的情况而言。效用性与受益性有一致的方面，也有不一致的方面，形成对立统一的关系。

3. **信息的累积性与预测性**　累积就是指过去和现在，预测是指未来，这是信息的时间特性。累积与预测虽然是两个概念，但统一在信息中。累积中有预测，预测要通过知识的累积显示出预测的巨大威力，二者密不可分。

4. **信息的综合性与专业性**　在人类知识不断增加的过程中，科学技术专业细分使信息单元具有多元关系，这是导致信息具有综合性的基本原因。随着信息单元被进一步细分为多种信息要素，信息的综合性也随之增加。随着科学技术的发展，知识层次越多，信息单元也越小（相对专业性），人们从事研究创造的复杂程度也就越高。信息的专业性是信息综合性的基础，信息综合性是信息专业性发展的必然，也是促进信息专业发展的动力。

5. **信息的分散性与集中性**　由于科学的分支、相关边缘学科扩大以及信息急剧增长，信息交流范围更加广泛。信息内容丰富等原因，使得信息分布具有明显的离散性。同时，信息分布又是非常不均衡的。一般情况下，掌握 10% 的高密度信息源可以获取所需信息的 50%，掌握 50% 的较高密度信息源可以获取 90% 的信息。这说明，信息的分布又具有集中的一面。

二、医学信息学的研究内容

医学信息学研究具有鲜明的多学科交叉特性。研究内容主要包括医学数据与信息资源建设、医学信息管理与服务、医学信息标准、医学信息系统及其应用、医学信息安全与隐私保护、医学信息技术与方法等，也包括临床信息学、公共卫生信息学、公众健康信息学等分支学科。

（一）医学信息与数据资源建设

医学信息资源是以文字、图形、图像、声音、动画和视频等形式储存在一定载体上并可供利用的医学数据与信息，需要充分发挥其效用，实现其价值。医学数据指未被加工和解释的医学相关原始资料；医学信息则是已经被处理、具有逻辑关系的医学相关数据，是对医学数据的解释。其他相关概念还有医学相关知识、情报和智慧等。"医学数据—信息—知识—情报—智慧"构成医学信息学研究的信息链。

（二）医学信息管理与服务

医学信息管理是对所有涉及医疗卫生行业领域的信息活动和各种要素（包括信息、人、技术与设备等）进行合理的组织与控制，以实现信息及相关资源的合理配置，从而有效地满足医疗卫生事业信息需求的过程。医学信息服务是通过研究用户及其医学信息需求，将有价值的医学信息传递给用户，帮助用户解决社会活动中面临的问题。本书第二章将从管理学的角度介绍医学信息管理的范围与内容、过程与方法，医学信息资源规划与管理，医学信息服务的内容与方式等。

（三）医学信息标准研究与制定

各级各类医学信息标准的研制和应用测评是医学信息学的重要研究内容。医学信息标准是实现不同层次、不同区域、不同部门信息系统间的医学数据互操作，提高数据交换能力和数据质量，促进信息集成和有效利用的基础。

医学信息标准是指在医学信息的生产、表达、传播、交换、利用等过程中获得最佳秩序，经有关方面协商一致，并由公认机构批准，以特定形式发布，作为共同遵守、可重复使用的规范化准则及依据。医学信息标准是实现信息互联互通、数据共享、业务协同的前提和依据，也是促进健康医疗大数据、"互联网+"医疗健康和医学人工智能应用发展的重要基础。本书第三章将介绍医学信息标准的分类、信息标准化机构与组织，以及主要的信息交换标准和医学术语标准。

（四）医学信息系统建设与应用

医学信息系统是由计算机硬件与软件、通信网络与设备、医学信息资源、操作人员、运行规则等组成，以处理医学信息为目的的人机系统。医学信息系统是实现医学信息收集处理、表示存储、分类标注、组织整合、挖掘分析、查找定位以及共享利用的载体和工具，也是医学信息学赋能医学服务、决策与管理流程的重要手段。

根据不同应用目的构建的医学信息系统，主要有医院信息系统、公共卫生信息系统、医疗保险管理信息系统、区域卫生信息系统、公众健康服务平台、科学数据共享平台以及医学文献检索系统等。本书第六章至第十一章将对各类医学信息系统进行具体介绍。

（五）医学信息安全与隐私保护

随着信息技术及网络环境的飞速发展，医学信息的生产、存储、传输、使用规模均呈爆发式增长，同时也面临着被非法获取、恶意篡改的风险，信息安全和隐私泄露问题日益严重。医学信息安全与隐私保护是指保护医学信息和医学信息系统不被未经授权地访问、使用、泄露与修改，保证医学信息和医学信息系统的保密性、完整性、可用性、可控性与不可否认性的措施。医学信息涉及个人隐私、生命健康，甚至国家安全，因此信息安全与隐私保护尤为重要，是医学信息学的重要研究课题。本书第五章将介绍医学信息安全与隐私保护中的伦理、政策法规、方法与技术等研究。

（六）医学信息技术与方法

医学信息学的技术与方法主要包括医学信息采集处理的相关方法、信息情报分析评价方法、互联网与人工智能技术等。

1. 信息采集处理的相关方法　对医学信息采集处理的方法是医学信息学研究的主要技术方法，一般包括医学数据信息的采集与存储管理、组织与整合、挖掘与分析、查找与定位、共享与协同等相关技术方法的研究与应用。本书第四章将进一步介绍各类具体技术与方法。

2. 信息情报分析评价方法　主要采用定性和定量分析的方法、定性与定量相结合的竞争情报分析方法等。

定性分析方法主要有分类比较、分析综合、归纳演绎等基本思维方法，以及头脑风暴法、德尔菲法、市场调查法、内容分析法等。定量分析方法包括层次分析法、实证分析法、统计分析法[如因子分析法、主成分分析法、回归分析法、聚类分析法、时间序列分析、元分析（meta 分析）等]、引文分析法（如引文网络分析、被引聚类分析、共被引分析等）、复杂网络分析、可视化分析、医学文献计量等。

定性与定量相结合的竞争情报分析方法主要有定标比超法（benchmarking）、SWOT 分析法、PEST 分析法和五种力量模型等。定标比超法就是将自身的各项活动与从事该项活动最佳者进行比较，从而提出行动方法，以弥补自身的不足。SWOT 分析法即对与研究对象密切相关的各种主要内部优势（strong，S）、劣势（weaknesses，W）以及外部的机会（opportunities，O）和威胁（threats，T）等进行系统的研究分析，从而根据研究结果制订相应的发展战略、计划以及对策等。PEST 分析是指从政治（politics，P）、经济（economy，E）、社会（society，S）、技术（technology，T）四个方面对所处的宏观环境进行分析。五种力量模型主要用以分析行业的基本竞争态势，其中的五种力量分别为进入壁垒、替代品威胁、买方议价能力、卖方议价能力以及现存竞争者之间的竞争。

3. 互联网与人工智能技术　随着互联网、物联网、大数据、人工智能、数字化虚拟技术、虚拟现实、增强现实等新兴技术的快速发展，在医学领域的应用创新快速增加，互联网与人工智能技术在医学领域的应用日益成为医学信息学的研究热点和重点。本书第十二章至第十四章将进一步介绍这部分内容。

三、医学信息学的发展趋势

随着健康中国、数字中国建设的全面推进，数字经济、数字健康成为重要发展趋势，特别是随着计算机科学和互联网、物联网、大数据、人工智能、数字化虚拟技术、虚拟现实、增强现实等新兴信息技术的快速发展，医学信息保障和促进人民健康的作用更加凸显。医学信息学发展面临难得的历史机遇，在医疗健康服务、医学科技创新、医学教育与人才培养、卫生健康管理决策等方面将发挥越来越重要的支撑引领作用，具有巨大的发展空间，主要体现在以下方面。

（一）更加注重医学信息学基础理论研究

作为一门正在快速发展中的新兴交叉学科，医学信息学的许多基础理论尚需深入研究，促进形成领域共识。进一步明晰学科概念内涵、基础理论和规律，特别是要处理好与生物信息学、生物医学信息学、健康信息学、卫生信息化等相关、相近专业的关系；进一步明确医学信息学研究对象、内容及其相互关系，深入研究医学信息学的方法技术与功能等；在梳理医学信息学的起源与发展、探究学科起源的基础上，洞察医学信息学的变迁规律，预测发展趋势，指导和检验当前实践。

（二）关键核心技术成为研究重点

基础理论与核心技术的落后导致我国信息科学领域关键核心技术受制于人。美国国家生物技术信息中心（National Center for Biotechnology Information，NCBI）、欧洲生物信息研究所（the European Bioinformatics Institute，EBI）、日本 DNA 数据库（DNA Data Bank of Japan，DDBJ）和英国生物样本库（UK Biobank）等数据中心，持续掌握世界绝大多数医学与卫生健康领域的数据资源和核心技术，提供数据和工具服务。我国应加强医学信息学关键核心技术研究，包括基于多感知器和智能终端的健康医疗数据采集，基于云平台的分布式存储与并行计算，动态大数据的实时处理，非结构化数据处理，多元异构数据的深度整合，海量动态数据的学习、推理、预测与知识发现，以人体数字孪生为核心的数基生命系统，云边端融合的新型计算模式，可解释的医学人工智能算法，决策指导性分析方法与技术等。

（三）新兴技术在医学与卫生健康领域的融合应用持续深化

医学信息学与医学健康领域的融合更加全面、迅速，有助于赋能卫生健康事业，促进医学科技创新发展，辅助科学决策等，例如：医学信息学与基础医学的融合，推动精准医学研究发展；与临床医学融合，形成真实世界研究数据以及实现智慧医疗、临床决策支持；与公共卫生及预防医学融合，助力传染病监测预警和全生命周期健康管理；与中医学、中药学结合，促进中药现代化、传统医学的传承与创新；与药学融合，助力精准、快速的药物研发，辅助药品研、产、销、用的监管；与生物医学工程融合，实现医学影像智能处理与生物医学工程技术创新。

随着医疗健康应用场景与新兴技术的深度融合，行业数字化转型升级加快：积极推动医学健康应用场景与新技术联合创新，实现数字健康多生态体系间联通；促进医学信息学与公共卫生、社区服务结合，联通不同机构的相关工作数据，对个人健康进行全流程管理；拓展和深化"互联网＋"医疗健康，促进分级诊疗目标的实现；促进"互联网＋医保＋医疗＋医药"慢性病管理模式的形成与发展，形成线上、线下一体化的慢性病管理体系；促进形成以互联网为基础设施和创新要素的养老服务新业态；实现预防、诊断、控制、治疗、康复五位一体，加快形成健康服务新业态、新模式。

（四）医疗健康行业信息互联互通步伐显著加快

利用国家"新基建"机遇，推动医疗卫生信息化建设进一步优化升级。打通国家、省、市、县四级"信息大动脉"，推动医疗健康机构数据资源规范、有序、安全地汇聚到不同层级的全民健康信息平台；全国范围内建立可信共享的医疗卫生数据资源体系，推动医疗数据及数据元素的标准化；打造电子病历等应用统一标准，实现全民推广应用；以测评促进区域层面和医院层面的医疗卫生信息系统的互联互通。机构内部的软硬件要适应网络化、数字化、智能化要求，将内部各环节的信息整合，实现互联互通。

（五）更加重视数据治理体系和治理能力的现代化研究

数据治理体系和治理能力建设越来越成为医学信息学关注的重要领域，大量的理论和实践问题需要深入研究，如：通过法律法规明确数据的资产地位，奠定数据确权、流通、交易和保护的基础；制定促进数据共享开放的政策法规和标准规范，促进政务数据和行业数据的融合应用；提升数据全生命期的管理能力，促进数据流通与交换；健全数据安全与隐私保护的法律法规，保障数据安全。医疗健康行业要建立规范数据管理的组织机构和制度，制定行业内数据共享与开放的规则和技术规范，促进数据共享交换与融合应用。

（六）面向健康中国战略和新医科建设，加快复合型人才培养

"新医科"的建设发展，在注重对现有基础医学、临床医学培养体系升级的同时，迫切需要医学与文、理、工、法等学科的交叉融合，培养学生运用交叉学科知识解决医学前沿问题的能力，促进我国医疗模式向"环境—社会—心理"的现代医学模式转化。面向人民健康的重大战略需求，面向健康中国战略和新医科建设的理念，需要大量医工复合型人才，而医学信息学人才是典型的复合型人才。不断扩大医学信息学专业的硕士、博士研究生招生规模，拓展专业继续教育培训，推动医学信息学相关职业资格认证。构建"产—学—研—用"相结合的人才培养机制，建设政府、高等院校、医疗健康机构、社会企业等协同的人才共育模式。

第五节　学科建设与人才培养

一、学科性质与理论体系

（一）学科性质

从医学信息学的起源发展及其内涵看，它既是一门发展中的交叉学科，也是一门复合型的边缘学科。交叉学科是跨学科研究的产物，是由两门或两门以上的学科之间的相互交叉与相互渗透所产生的中间型学科，又或者是在曾经为空白的不同学科的交叉区中产生的新型学科。

随着计算机的广泛使用，一切学科都在不同程度或不同范围内使用计算机，在各学科中不断形成了一个关于该学科信息问题的系统性知识体系，产生了应用信息科学的新分支，学术界普遍把这些分支统称为"交叉信息科学"。交叉信息科学不仅是学科"信息化"的产物，也是信息科学本身发展的必然趋势。在交叉信息科学中既有邻近交叉学科（如医学信息学、生物信息学等），也有远缘交叉学科（如信息哲学、信息管理学等）。因此，医学信息学既有邻近交叉学科的成分，也有远缘交叉学科的性质。

（二）学科理论体系

学科是指具有特定研究对象的科学知识分支体系，是科学知识体系的基础单元。一般来讲，一门学科的理论体系可以分为学科支撑理论、学科基础理论和学科应用理论等。医学信息学是在多学科理论融合的基础上发展起来的交叉学科，既包括信息哲学、信息科学、医学、管理学等学科支撑理论，同时，作为一门独立学科，也有自己独特的学科基础理论和应用理论（图1-2）。

1. **学科支撑理论**　是支撑该学科的理论基础。所谓理论基础，是指学科理论创建的根基。它是由一些抽象、具体的理论观点组成的关于某门学科的先导思想，是发生学意义上的逻辑起点。医学信息学的理论基础是指医学信息学之外的相关学科理论在医学信息学中的应用，是医学信息学大厦

的基石，为其提供思想观点、方法论、理论依据、理论支持、理论解释等。由于这些学科处于医学信息学体系之外，是自然科学或社会科学的独立学科，不是构成医学信息学的必然部分，所以只有医学信息学应用某些理论时，才会成为其有机组成部分，融合于医学信息学之中。

医学信息学理论基础具有的特征：是处于医学信息学科之外而独立存在的学科，一般是指理论性强的自然科学或社会科学的基础学科、横断学科和综合性学科；既可是某一种单一理论，也可以是学科群体，由多个学科共同组成；是与医学信息学联系的主要桥梁，是相关学科理论在医学信息学中的应用；被应用的理论融合于医学信息学中，成为医学信息学的组成部分；这些理论学科，也为其他相关学科提供理论，是多个学科的理论基础。

医学信息学理论基础对医学信息学的作用主要表现为：为医学信息学提供指导思想与方法论；为医学信息领域中的某些具体问题提供理论来源、依据和理论支持；为医学信息学的概念、原理提供有力的说明与解释。医学信息学的理论基础学科主要由信息哲学、信息科学、管理学、医学等构成。

（1）信息哲学：哲学可以认为是所有学科的理论基础，而信息哲学的核心起源于对信息本质的思考。信息哲学主要包括两方面的研究：一是信息的本质及其原理研究，包括对信息动力学、信息利用和信息科学的批判性研究；二是信息理论和计算方法论对信息哲学的详细阐述和应用。将信息哲学看作是医学信息学的支撑理论的主要原因有：①信息哲学主要是对信息本质、信息动力学和应用进行的研究，既可以促进信息学的发展，也可为医学信息学的发展提供借鉴，可以说它是整个信息学科的共同理论基础；②医学信息学的主要研究对象是医学信息现象和信息规律，对医学信息的认识和管理必须建立在对信息的认识和管理的基础之上，这就需要对信息的本质和原理进行研究和分析，并从中获得指导；③信息哲学的形成、发展是哲学领域的一次革命，提供了一种创新的方法论，如科学知识的方法论研究、人的认知推理过程研究、数字环境下人类行为的心理学和社会现象研究等，医学信息的管理和研究中不可避免地涉及此类问题；④医学信息学是研究医学信息管理实践与应用中一般理论、方法、技术和规律的一门学科，以信息哲学为基础，可以更加明确针对研究对象的处理方法。

（2）信息科学：以信息作为主要研究对象，以信息的运动规律和应用方法为主要研究内容，以扩展人类的信息功能（特别是智力功能）为主要研究目标的一门跨学科、跨领域的横断性、综合性的交叉学科，是医学信息学最直接和最重要的理论基础。信息科学主要包括：认识信息，即信息论；利用信息，即控制论和系统论。信息科学中对医学信息学影响最大的是信息技术。信息技术是在医学信息领域进行实践的重要工具，其中计算机和现代通信技术是最为核心的内容，主要的信息技术包括互联网、云计算、数据仓库、数据挖掘、文本挖掘、知识库、知识地图、人工智能、专家系统等。

（3）管理学：信息与管理从来都是密不可分的。医学信息的科学管理是开展健康医疗工作的关键之一。健康医疗工作产生大量信息，对这类信息的管理极为重要。管理科学原理中的整体性、动态性、开放性、环境适应性、整合性、人本、责任、效益等普遍原理被广泛应用于医学信息学的理论研究及实践领域。

（4）医学：医学的主要领域包括基础医学、临床医学、预防医学、保健医学、康复医学、检验医学、法医学等，这些都是医学信息学的理论基础学科。医学既是医学信息的来源学科，也是医学信息学的应用服务学科。医学信息学的研究对象是医学领域的信息现象与信息规律，需要随着医学的发展不断调整目标、任务与方法手段，同时医学信息学的应用也极大地促进了医学的创新和发展。在进行医学信息的收集、储存和管理过程中，离不开医学相关知识基础。

2. 学科基础理论　是指在医学信息学学科理论体系中起基础性作用，并具有稳定性、根本性、普遍性特点的理论原理。医学信息学的学科基础理论包括一些基本理论知识，如定义内涵、起源与发展、作用与功能、研究对象、研究内容、体系结构、学科性质、方法与技术原理等，也包括一些相关学科如卫生统计学、卫生信息管理学等。

3. 学科应用理论 是在学科形成、发展与应用过程中产生的应用分支。医学信息学作为一门新兴交叉学科，从产生到应用发展，主要形成了以下分支学科，如临床信息学、公共卫生信息学、公众健康信息学、生物信息学、药学信息学、护理信息学、医学图像信息学、中医药信息学、特种医学信息学、医学情报学、医学图书馆学等。

（1）临床信息学：对患者医疗信息、临床研究信息和医学教育信息等进行有效收集、储存、检索、分析和利用；内容涉及临床信息、临床信息标准、医院信息系统、远程医疗等；应用于临床医学领域，以提高医疗工作效率和提升医疗质量。病案信息是重要的临床信息，对病案信息的组织管理、质量管理、社区联动管理、统计分析报告等是医学信息学研究的重要内容，建设以电子病历为基础的医院信息系统已经成为医院信息化的发展重点。

（2）公共卫生信息学：对公共卫生信息的运动规律和应用开展研究，解决公共卫生信息收集、储存、分析和利用等过程中的问题；内容涉及公共卫生信息标准、疾病预防与控制监测信息、卫生监督信息、妇幼保健信息、疾病预防与控制信息系统、妇幼保健信息系统、突发公共卫生应急指挥信息系统等；应用于公共卫生领域，以提高人群健康水平，改善卫生环境。

（3）公众健康信息学：对公众的健康信息需求进行分析，研究促使公众获取健康信息的方法；内容涉及健康信息需求、健康信息素养、健康信息资源、健康信息传播、医疗保险管理信息系统等；最终被用于促进公众健康。

（4）生物信息学：对与人类生命健康相关的分子生物学数据进行收集、存储、处理与分析；内容涉及基因组信息学、转录组信息学、蛋白质组信息学、计算系统生物学、结构生物信息学、转化生物信息学、生物数据审编等；应用于基础医学研究，用于揭示生物分子系统的信息本质，帮助人们了解、掌握遗传信息的编码、传递及表达。

（5）药学信息学：对药物研发、生产、管理、临床应用各环节中的数据进行收集、管理、分析及处理；内容涉及药物研发信息、药物监管信息、药物市场信息、临床用药信息及相关信息系统等；应用于药学领域，用于指导药物研究、规范药品生产以及指导合理用药。

（6）护理信息学：对护理实践中的数据、信息、知识与智慧进行识别、定义、管理和交流；内容主要涉及护理信息、计算机辅助医嘱录入系统、电子病历等；应用于护理实践，用于规范和改进护理流程，辅助以患者为中心的护理实践，以提升护理效率、确保患者安全和改进患者结局。

（7）医学图像信息学：对医学图像的生成、处理、管理、传输、存储、分发、显示、感知、隐私和安全等方面开展研究；内容涉及医学信号校准，空间校准，预处理方法，目标解剖／病理实体的分割，计算特征提取，将成像特征与生物状态联系起来的推理方法，以及影像存储与传输系统（picture archiving and communication systems，PACS）等。

（8）中医药信息学：对中医药信息运动规律及其作用开展研究；内容涉及中医药信息标准、中医临床信息学、中药信息学、中医药情报学、中医药图书馆学等；应用于中医药学领域，用于提高中医药信息的获取、转化、传播与利用能力。

（9）特种医学信息学：对特殊条件下，满足航空、航海、航天等特殊卫生保健信息需求的信息处理方法开展研究；内容涉及军事医学、航空医学、航海医学、航天医学、地理医学、气象医学、抗震救灾、抗洪救灾、矿难救灾、海啸救灾和法医等领域所产生信息的收集、处理和利用；应用于特种医学领域，用于特殊环境的信息现象及规律，为解决特有的卫生保健与防护等医学问题提供支撑。

（10）医学情报学：对医学情报产生、形成、搜集、分析、组织、传递、吸收与使用的过程和方法开展研究；内容涉及医学科技文献分析、医学科技期刊分析、医学专利分析、医学情报的分析和评价等；解释医学科技规律，为医学科技评价、管理决策和知识服务提供支撑。

（11）医学图书馆学：对医学图书馆建设、管理与服务开展研究；内容涉及医学数字信息资源、医学文献组织方法、医学知识组织语言、医学文献检索、医学图书馆服务等；应用于馆藏管理、知识服务，用于提高医学信息资源共建共享和传播利用。（图 1-2）

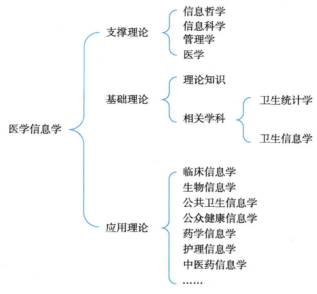

图 1-2 医学信息学学科体系

（三）学科建设的主要内容

学科建设是学科发展的基础，主要包括凝练学科研究方向，开展科学研究和学术交流，进行学科教育和人才队伍培养，建设学科平台和提供经费保障等方面。

如前所述，医学信息学的研究内容广泛，每个方面又有诸多细分内容，不同教学科研机构需根据自身定位和条件基础，凝练重点研究方向，在保证基本任务统一的同时推动特色发展。

开展科学研究与学术交流是学科建设的主要内容之一。应积极申请各级各类科学基金，设立研发专项基金支持医学信息研究，形成包括论文、著作、专利、软件著作权、医学信息系统或软件产品等在内的科学研究成果。学术交流是学科建设成果传播的重要形式，具有交流信息、开阔视野、掌握新知、激励和启迪思维的作用，是科学赖以存在和发展的基本机制；主要是通过定期举办学术交流活动，邀请国内外知名专家做讲座，鼓励参与国际、国内学术会议，与国际知名高校建立学生联合培养机制等方法开展多种形式的学术交流。

学科教育和人才队伍培养对学科建设至关重要。一些发达国家对此十分重视：美国的 100 余所、德国的 50 余所大学和科研机构开展了医学信息学的研究和教育工作。我国的医学信息学专业教育已经形成以博士和硕士研究生教育为龙头、本科教育为基础、专科教育为补充的多层次教育格局。人才师资队伍建设至关重要，包括：以学科带头人为引领，建设学科结构合理、年龄梯队均衡的人才团队；以提升教学科研能力为导向，实施全方位、多层次的师资队伍培养与引进计划；以青年教师为基础，加强后备力量培养；以提升教学水平为导向，实施人员分类管理；以立德树人为根本，完善师德师风建设长效机制。

建设学科平台和提供经费保障是开展教学科研的基本条件。美国许多高校设有专门的医学信息学相关研究实验室，如哥伦比亚大学设有生物医学语言、决策和认知、生物医学知识技术、计算机生物学和生物信息学中心等实验室；犹他大学建设有生物医学语言理解、生物学本体、生物信息学方法、基因组算法研究、文本数据分析等实验室，为学生提供良好环境。同时，医学信息学学科建设离不开强有力的经费保障，需要多种途径申请和提供经费保障。

二、医学信息素养教育

（一）信息素养的概念

信息素养（information literacy，或信息素质）是指人们在工作中运用信息、学习信息技术、利用信息解决问题的能力。1989 年，美国图书馆协会（American Library Association，ALA）将信息素养定义为"be able to recognize when information is needed and have the ability to locate，evaluate，and use effectively the needed information"，主要包括以下含义：懂得何时需要信息；知道解决某一问题需要何种信息；能够找到所需要的信息；能对所需信息作出评价；善于组织所需信息；能够有效地使用信息解决问题。1990 年，美国信息素养国家论坛对信息素养的定义与 ALA 类似：信息素养是能够知道什么时候需要信息，能够鉴别、获取、评价和有效利用信息以解决问题的能力。

（二）信息素养的标准

根据信息素养的内涵，一些组织提出了信息素养的能力指标，对信息素养的标准进行界定，使信息素养教育内容和目标进一步明确。

1. ALA 信息素养标准 1998 年，ALA 和教育传播与技术协会从信息素养、独立学习和社会责任三个方面制定了包括基础教育和高等教育学生学习的九项标准，每项标准设有若干具体指标。

（1）信息素养标准：具有信息素养的学生能够有效地获取信息；能够批判地和全面地评价信息；能够准确和创造性地使用信息。

（2）独立学习标准：具有独立学习能力的学生具有信息素养，能根据个人兴趣寻找信息；能欣赏文学作品和其他创造性表达信息的形式；能在信息的探索上追求卓越和创造新知识。

（3）社会责任标准：能够对学习型组织和社会作出积极贡献的学生具有信息素养，能够认识到信息对于民主社会的重要性；在有关信息和信息技术的问题上表现出自己的道德修养；能有效地参加集体活动，创造新的信息。

2. 美国大学与研究图书馆协会（Association of College and Research Libraries，ACRL）标准 2000 年，ACRL 专门针对高等教育制定了"高等教育信息素养能力标准"（Information Literacy Competency Standards for Higher Education），共包括 5 类标准，每类标准下设若干指标。具有信息素养的学生能确定所需信息的性质和范围；能有效地获取所需信息；能鉴别信息及其主要来源并能选择信息融入自己的知识基础和价值系统；作为个人或团体一员，能有效地利用信息去完成一项特定的任务；能了解利用信息所涉及的经济、法律和社会问题，并合理、合法地获取和利用信息。

3. 我国相关专业机构提出的高校信息素质能力指标体系 2005 年由北京高校图书馆学会（2020 年更名为北京高教学会图书馆工作研究分会）提出《北京地区高校信息素质能力指标体系》，该标准包括 7 个维度（一级指标），19 个指标（二级指标），61 个指标描述（三级指标）。7 个维度分别是：具备信息素质的学生能够了解信息以及信息素质能力在现代社会中的作用、价值与力量；能够确定所需信息的性质与范围；能够有效地获取所需要的信息；能够正确地评价信息及其信息源，并且把选择的信息融入自身的知识体系中，重构新的知识体系；能够有效地管理、组织与交流信息；作为个人或群体的一员能够有效地利用信息来完成一项具体的任务；了解与信息检索、利用相关的法律、伦理和社会经济问题，能够合理、合法地检索和利用信息。2008 年教育部高等学校图书情报工作指导委员会信息素养教育工作组组织北京地区部分高校图书馆专家，在《北京地区高校信息素养能力指标体系》基础上进行修改完善，提出《高校大学生信息素质指标体系（草案）》和配套的《高校大学生信息素质教育知识点（草案）》。

（三）医学信息素养与教育

随着信息化的快速进展，对信息的获取、评价和利用是医学教育的重要内容。由于医学信息素养的培养具有学科特殊性,医学教育相关机构对其内涵与教育标准进行了界定。美国医学图书馆协会于 2003 年将医学信息素养(health information literacy)定义为一系列的能力,包括:识别医学信息需要的能力,确认可能的信息源并从中检索相关信息的能力,评价信息质量及其所适用的情况,分析、理解和使用信息以便作出正确的卫生决策。简言之,医学信息素养就是获取、阅读、理解和使用医学信息来协助作出适宜的医学决策的能力。

1. **医学信息素养教育的对象** 医学信息素养教育侧重于培养医学相关人员的信息素养。教育对象包括所有从事医疗保健的工作人员以及学生(包括医生、护士、药剂师、医疗管理人员、医学院学生)、卫生/医学信息学专业的学生、卫生/医学信息学家等。甚至在医药健康领域工作的非医药健康专业人员,也应该接受医学信息素养教育。

2. **医学信息素养教育的标准** 医学教育国际标准是指国际上各类医学教育质量保障体系的评估指标和评估方法。目前,国际上使用较广的主要有如下几种。

(1)世界医学教育联合会(World Federation for Medical Education,WFME)《本科医学教育国际标准》:2001 年 WFME 根据医学教育结构和过程中明确的组成部分及具体方面,制定了与操作指标相对应的具体标准。

(2)国际医学教育研究所(Institute for International Medical Education,IIME)《全球医学教育最低基本要求》:IIME 于 2001 年制定了《全球医学教育最低基本要求》(GMER),规定了医学院校培养的医学生必须达到的最基本要求,包括七大领域、60 种能力。其中在信息管理领域对医学毕业生的信息素养做了详尽描述,对医学生必备的信息管理能力的基本要求主要包括:从不同的数据库和数据源中检索、收集、组织和分析相关的卫生与生物医学信息;从临床医学数据库中检索特定患者的信息;运用信息和通信技术帮助诊断、治疗和预防,以及对健康状况的调查和监控;懂得信息技术的运用及其局限性;保存医疗工作的记录,以便进行分析和改进。

(3)美国医学院联合会医学院校目标项目系列报告二:医学信息学和群体健康(AAMC Medical School Objectives Project Report Two:Medical Informatics and Population Health)要求医学院校必须确保在学生毕业前具备用以支持其医疗、终身学习、教育、研究与管理方面的知识和能力,包括:为解决问题,从电子数据库和其他资源中检索、管理、使用生物医学信息的能力,为个人和群体保健相关的问题做决策的能力;特定人群中一般疾病的流行病学知识,降低疾病的发病率和患病率的系统方法;能够理解和尊重其他卫生保健专业人员,能够与他人协作开展针对个体患者的医疗保健和面向群体的健康促进工作。该报告将医学生必备的信息素养细化为其作为终身学习者、医生、教育/交流者、研究者以及管理者的角色,并分别提出了应具备的信息相关能力。

三、国内外医学信息学教育与人才培养

(一)我国医学信息学教育与人才培养

1. **本科学历教育** 我国的医学信息学相关本科教育始于 20 世纪 80 年代,目前已成为高等院校医学人才培养的重要组成部分。

(1)专业设置:我国在医学/药学类院校和部分综合大学开设了与医学信息学相关的本科专业,主要有管理学门类的信息管理与信息系统、信息资源管理、大数据管理与应用,理学门类的生物信息学,工学门类的医学信息工程、数据科学与大数据技术,医学门类的生物医药数据科学、智能医学工程等,体现出"学科群""专业群"现象,交叉学科特征凸显。

(2)入学条件及学制:相关专业本科生入学需达到相应学校录取分数要求,通常没有先修课程等要求。全日制本科生学制一般为 4 年。

(3)课程设置:不同院校开设的课程既有共性——体现医学信息学教育的核心课程,也有个

性——不同院校设置的相应特色课程。总体上看,我国的医学信息学本科教育以医学专业知识为背景和前提,以计算机和数学统计类的课程为基本知识与技能课程,以情报学、管理学类课程为基本理论与方法。

(4)教育教学方式:主要以课堂学习为主,线上和线下相结合的授课方式不断扩大,通常设有实验课或上机实习等。近年来广泛开展的大学生创新创业大赛、数学建模大赛、"新工科"工程技术能力大赛、计算机技能应用大赛、软件和信息技术人才大赛等活动,也为医学信息学相关专业学生提供了较多的项目实践机会。许多学校也会通过社会实践或医院见习,帮助学生学以致用。

2. 研究生教育

(1)硕士研究生教育:截至2021年,我国有62所院校设置有医学信息学相关专业研究生硕士学位点,开设77个相关硕士专业。涉及的一级学科主要包括基础医学、临床医学、公共卫生与预防医学、生物学、生物医学工程、中医学、中西医结合、药学、医学技术、管理科学与工程、公共管理、图书情报与档案管理等。相关专业名称主要有医学信息学、生物信息学、计算生物学与生物信息学、智能医学工程、精准医学、健康大数据与智能医学、健康数据科学、精准医学与公共健康、人工智能、计算医学、医药信息管理、中医信息学、中医药信息学、中医医史文献、药学信息学、医药大数据与人工智能、医药信息系统、卫生信息管理、医学信息管理、情报学以及图书情报与档案管理。全日制学术硕士研究生一般学制为3年,专业硕士为2年。

西医药方向医学信息学相关硕士学位的招生研究方向,可分为生物信息学、健康信息学和药学信息学三大方向。生物信息学的研究方向主要包括生物数据数学建模、单细胞测序与多层次组学分析、精准医学研究、比较与进化基因组学等。健康信息学研究方向主要包括健康管理理论和实践研究、人群健康服务研究、大健康事业与产业、医院管理与健康管理、健康大数据建模分析和健康保障制度研究等。药学信息学的研究方向主要包括药学科学计算与数据挖掘、药学模式识别与人工智能、计算机辅助药物设计、医药大数据科研评价等。不同院校的相关硕士研究方向紧密结合各自专业特色,紧跟社会应用情况和行业发展趋势,对接市场人才需求。

在中医药类大学中,医学信息学相关专业硕士招生研究方向除了传统的中医药文献信息研究、中医文化与传播研究和中医药健康管理等方面,还包含了中医药物联网软件与大数据分析、中医智能医疗健康装备、中医药大数据与人工智能、中医智能诊断及四诊客观化、中药信息处理与智能化开发研究等方面,体现了医学信息学在我国传统中医药领域的新兴应用和发展势头。

(2)博士学位教育:截至2021年,我国有37所院校设置有医学信息学相关研究生博士学位点,开设47个相关博士专业。涉及的一级学科及相关专业名称与医学信息学相关专业硕士学位教育基本一致。

相比硕士招生研究方向,博士招生研究方向更偏向医学信息技术的理论方法研究与应用,主要包括生物医学大数据知识发现与挖掘、可穿戴及无觉察式传感、健康信息处理与数据融合、人工智能医学信息处理技术、医学数据挖掘与人工智能、多组学生物大数据分析方法及应用、生物启发的智能信息处理技术、大数据支持下的卫生规划和绩效管理方法学研究等。中医药领域的主要研究方向包括中医药计算及数据挖掘、中医药标准化与信息化、临床重大疾病中医药防治与康复研究、中医药人工智能、中外医学文献信息组织等。

3. 继续教育与培训

(1)继续教育:以高等院校和相关学术组织为主要力量,开展丰富多样的继续教育培训活动,为医学信息学人才的培养发挥了重要作用,如通过举办各类学习班、培训班、进修班,邀请国内外知名学者讲学,举办研讨班和讲座,举办学术会议等;学会/协会组织(如中华医学会医学信息学分会、中国医药信息学会、中国医院协会信息专业委员会、中国卫生信息与健康医疗大数据学会、中华预防医学会预防医学信息专业委员会)通过定期召开的学术会议交流学科进展,传播最新知识。

（2）博士后人才培养:医学信息学专业教育体系的形成为该专业的博士后人才培养提供了基础。2009 年,国家中医药管理局首次把中医药信息学设为二级培育学科,2010 年,人力资源和社会保障部批准中国中医科学院中医药信息研究所设立中医药信息学博士后工作站,目前有 13 家中医药信息学的重点学科建设单位。其他设有博士学科点的培养单位依托所归属的一级学科,也已具备招收医学信息学博士后的学科基础和条件。

（3）相关课程教育:许多高等医药院校在临床医学专业(本科、七年制或八年制),或者面向全校学生的课程中开设旨在培养学生医学信息素养的课程,如医学文献检索及相关课程、医学信息学、计算机在医学中的应用、卫生信息管理及相关课程等。在硕士或博士课程中开设选修课,如医学信息学、生物信息学、数据挖掘、医学知识组织、R 语言与机器学习等。

（二）国外医学信息学教育与人才培养

1. 本科学历教育　目前,许多国家在积极探索适合本国的医学信息学教育模式。德国以信息学为主导,将医学信息学课程作为医学专业的必修课;英国采用核心模块加选修模块的课程体系开展医学信息学教学;美国的一些大学(如哥伦比亚大学、斯坦福大学等)则形成了较为完整体系的医学信息学位教育。

（1）专业设置:除医学信息学外,与之相关的专业主要还有临床信息学、生物信息学、生物医学信息学、护理信息学、口腔信息学等。

（2）入学条件及学制:欧洲和美国的医学信息学全日制本科生修读年限一般为 4 年。美国本科生一般需要前 2 年先完成本科先修课程后,才有资格申请医学信息学相关课程。

（3）课程设置:根据国际医学信息学学会(IMIA)、欧洲医学信息学联盟(EFMI)、美国医学信息学协会(American Medical Informatics Association, AMIA)等的倡议,医学信息学专业课程一般包括信息科学、计算机科学、图书馆科学、认知科学、商务管理和组织、统计学和生物测定学、数学、人工智能、运筹学、经济学、基础医学、临床医学、公共卫生学等内容。据对哥伦比亚大学等 10 所开展医学信息学教育的专业课程调查,本科教育主要集中在计算机、管理素养的提高,尤其是计算机类课程数目多,可供选择空间大;课程不仅局限于基础理论知识的普及,专业拔高课程也较多,如基因组数据分析和精准医学、国际疾病分类(international classification of diseases, ICD)程序编码、医疗保健的抽象与建模等。据对德国海德堡大学、芬兰赫尔辛基大学、波黑萨拉热窝大学的专业课程调查,不同学校在课程设置上存在一定差异,但总体可归为以下 5 个领域:①生物医学;②生物医学信息学;③计算机科学;④概率、统计和决策科学;⑤伦理、社会政策和组织行为学。

（4）教学模式:较为灵活,大多采取线上、线下相结合的授课方式。

2. 研究生教育　医学信息学教育主要集中在研究生培养。学生入学条件除常规要求外,通常还提倡学生具有生物医学、公共卫生、计算机、数理统计等专业背景。下面主要以美国为例进行简要介绍。

（1）硕士学位教育:美国有 100 余所学校开展了医学信息学硕士培养,涉及专业主要有医学信息学、健康信息学(health informatics)、健康保健信息学(healthcare informatics)、生物医学信息学(biomedical informatics, BMI)、护理信息学(nursing informatics)、公共卫生信息学(public health informatics)、临床信息系统管理(clinical systems management)、健康科学信息学(health science informatics)、生物医学与健康信息科学(biomedical and health information sciences)等。全日制硕士研究生的修读年限一般为 2~3 年,非全日制硕士则需 4~5 年。英国提倡和推行了学术型的健康信息学硕士(MSc in health informatics)教育及应用型的健康信息服务职业资格认证。

（2）博士学位教育:AMIA 网站列举了 17 所开展医学信息学博士培养的大学,包括哥伦比亚大学、斯坦福大学、华盛顿大学、印第安纳大学、俄亥俄州立大学、亚利桑那州立大学等，培养年限一般为 4～7 年。除必修的学分外，许多学校邀请专业公司相关人员开展系列讲座，如华盛顿大学为了确保学生了解最新的行业问题和趋势动向：通过经常的客座讲座和小组讨论，使学生把握行业专业人士对企业系统、信息学发展等方面的见解；提供参与项目的机会，使学生有机会将技术和管理技能以及行业知识得到应用；建立专门实验室，为学生提供良好的科研环境。欧洲的一些大学也开展医学信息学的医学博士课程，如荷兰的鹿特丹大学。

四、学科建设展望

医学信息学作为一门新兴交叉学科，仍处于演变发展之中，在迎来难得发展机遇的同时，也面临诸多挑战。随着计算机科学的迅猛发展与信息技术的广泛应用，特别是云计算、大数据、移动互联网、物联网等基础设施加快建设，数字医学、智慧医疗健康的理念加快普及，医学信息学覆盖到全方位、全周期的医疗健康领域，产生越来越大的社会和经济效益，受到各国政府、学界和企业界的广泛重视。当前医学信息学的学科建设和教育体系难以满足对医学信息学高质量复合型人才的需求，与先进国家相比也仍然落后，学科发展空间巨大。

随着技术的进步和时代的发展，对医学信息学的认识也在发生变化，反映在医学信息学的定义及学科核心竞争力、学科体系的变化上。诸多专业机构及专家学者从不同角度及时代特征对医学信息学给出多个不同定义。随着基因组学的快速发展，生物医学信息学这个术语最早出现在 20 世纪 90 年代人类基因组工程时期，学者们发现医学信息学研究采用的方法、技术对于生物基因数据的研究同样具有广泛适应性，很多时候将医学信息学和生物医学信息学作为同一概念去认识。AMIA 2012 年发布的《医学信息学核心竞争力》的报告对医学信息学定义作了阐述，揭示了医学信息学的发展趋势："生物医学信息学（BMI）是研究和探索如何有效利用生物医学数据、信息及知识进行科学调查、解决问题和做出决策的交叉学科，其目标是努力改善人类健康"。主要含义包括：研究、开发和应用用于生物医学数据、信息和知识的产生、存储、获取、利用、共享的理论、方法与步骤；建立在计算机、通信及信息科学和技术等学科之上，通过强调生物医学领域的应用对这些学科作出贡献；研究和支持从分子级别到人群级别，从生物系统到社会系统的推理、建模、模拟、实验和转化，构建基础到临床研究、临床实践，再到医疗健康整个行业的桥梁；生物医学信息的最终用户是人，需要利用社会科学和行为科学来充实和研究技术解决方案、政策、经济、宗教、社会、教育、组织等相关联系统的设计、演变与评价。

（一）医学信息学覆盖医学全领域

医学信息学覆盖了从基因到人群健康的医学全领域，形成更完备的医学信息学知识体系，广泛应用于疾病的预防、诊断及治疗，健康维护与健康促进等全方位全生命周期。随着基因组学、蛋白质组学技术的进步，产生的海量生物信息数据，与医疗机构临床数据、个人的健康行为和生活方式形成的数据相结合，用以破译错综复杂的疾病诱因、人类基因变异带来的影响以及与环境危险因素和生活习惯的交互作用，逐步实现疾病的精准预防、诊断和治疗。

在医疗领域，医学信息学面临的挑战是如何将生物医学研究领域的成果快速、可靠地转化为现实可用的临床解决方案。医学信息学发展的一个重要目标是促进"转化医学"研究，如通过使用创新的图像信息系统和适用于定向诊疗的微型设备仪器改进诊疗手段，提升药物设计水平与开发个性化治疗方案来确保患者的安全和治疗效果。通过开展创新的公共卫生信息领域研究，比如整合电子健康档案、生活行为环境数据和生物基因组学数据，为改善人群整体健康提供更多机会。随着云计算、物联网、大数据、可穿戴设备、移动互联网等基础设施的加快建设和广泛应用，数字医学、智慧医疗、医学人工智能正在得到越来越快的发展。

（二）学科体系更加系统化和专业化

随着医学信息学应用领域的快速拓展，形成了多个分支学科，主要包括生物信息学、药学信息学、医学图像信息学、临床信息学、护理信息学、公共卫生信息学、公众健康信息学等。各分支学科针对与人类生命健康相关的不同层面（分子—基因—蛋白—亚细胞—细胞—组织—器官—个体—群体）所产生的医学信息进行研究和应用，研究对象从分子级到人群级。其中，生物信息学、药学信息学主要研究分子、基因、蛋白、亚细胞、细胞层面的信息与数据；图像信息学主要研究组织、器官层面的信息与数据；临床信息学、护理信息学主要研究个体（患者）层面的信息与数据；公共卫生信息学、公众健康信息学主要研究人群、社会层面的信息与数据。随着医学领域的进一步细分和拓展，以及医学信息学与医学全领域的进一步融合，医学信息学的学科体系将更加专业化和系统化。

我国医学信息学虽然起步较晚，但近年发展不断加速，目前国内高等院校开设的医学信息学相关专业，已由传统的医学情报学和医学图书馆学拓展到 70 多个相关专业，并且形成了具有民族特色的中医药信息学。但我国医学信息学学科建设还不成熟，突出体现为医学信息学学科分类体系不够清晰。在 2012 年颁布实施的《普通高等学校本科专业目录（2012 年版）》中，医学信息学专业代码取消，归并进入了生物信息学专业中；从国际趋势分析，这形成了一种"倒挂"现象。我国学科体系划分的官方最高权威部门——国务院学位委员会于 2013 年联合教育部印发的《学位授予和人才培养一级学科简介》中，明确指出"随着医学门类其他学科如临床医学、口腔医学、预防医学和药学，以及生物学、信息科学、计算机科学与技术等的迅速发展和交叉，当代基础医学学科的组成既包括人体解剖与组织胚胎学、免疫学、病原生物学、病理学、病理生理学等传统研究方向，又包括医学信息学、基因组医学、干细胞与再生医学等新兴学科方向"，由此明确表明了医学信息学的独立学科地位。2020 年颁布实施的《普通高等学校本科专业目录（2020 年版）》在 2012 年版的基础上增补了近几年批准增设的目录外新专业，其中包括与医学信息学密切相关的生物医药数据科学和智能影像工程两个专业。综合来看，我国医学信息学学科分类体系及其地位还未得到规范和广泛认可，造成学科分类体系出现矛盾现象，这成为我国医学信息学科建设需要解决的问题。

从现状看，学科定义和学科分类体系及相关学科术语的从属关系等是我国医学信息学学科建设亟待解决的一个突出问题。学科体系的明晰和建设直接影响到医学信息学作为一个独立学科的认知度及地位，能避免出现将医学信息学归并入其子学科"生物信息学"中的"倒挂"现象，促进我国医学信息学学科发展与国际接轨，为医学科技创新和健康中国建设提供更强有力的支撑。

（三）学科教育体系进一步优化和升级

医学信息学科教育体系是医学信息学科发展趋势及方向的重要反映，也是医学信息学学科知识的主要传播手段，对学科人才培养及进一步发展具有无可替代的作用。从目前我国医学信息学教育培养对象的结构、层次等方面看还存在覆盖面窄、教育层次低等问题，医学信息学高等教育尚以本科教育为主。

国际上医学信息学专业的人才教育呈现高学历态势，主要集中在培养引领医学信息学发展的优秀专业、专家人才；学历教育方面普遍重视研究生的学历教育，本科学历教育则从覆盖面上向教育对象的广度延伸，扩展到医疗卫生健康领域的各类专业。医疗卫生健康行业的发展带来医学信息学专业人才的供不应求，对我国的医学信息学学科教育提出了更高要求，需要加快培养更多更高质量的高层次、创新型、复合型医学信息学人才。

借鉴国际先进经验，我国医学信息学教育体系需要不断优化升级，全面开展本科、硕士和博士研究生等不同阶段和层次的学历教育，学历教育与继续教育相结合。具体包括：①面向相关领域的不同职业人士。医疗健康领域相关职业人士均应拥有医学信息学的教育经历。医生、护士、药剂师、保健师、健康档案管理员、机构管理者，甚至希望进入医疗健康领域的计算机科学家、工程师等，均需要在不同阶段以不同形式接受医学信息学教育。②采用不同的教育模式。由于受教育对象的复杂性，在医学信息学教育模式上需要采取不同手段提供所需的理论知识、实践技能等。针对不同需要提供不同层次的教育。

由于医学信息学学科广泛交叉的特点，教育体系具备很大程度的复杂性，我国医学信息学学科体系建设主要是进一步建立健全完备的教育体系，明确教育方向，改进教育方法等。作为一门学科，医学信息学应有体现其特色的一套方法论体系及相关概念、工具，加强专业方法论建设：建立在对学科研究方向、知识背景等相关边界较为明晰的基础之上，逐渐形成系统化、科学化的方法论体系；形成一系列完整的、系统化的医学信息学方法论体系的专著、教材；开设方法论专业课程；注重通过课程实践、项目参与等培养学生解决问题的能力。

（四）学科职业认证体系的建立和完善

医学信息学学科特征决定着其发展变化的快速，终身学习（lifelong learning）是这个学科的一个显著特点。国际上医学信息学科的继续教育及职业培训认证等方面内容丰富，模式日益成熟。

职业认证是证明某人拥有适应某个工作的知识、经验以及能力技巧的一个过程。一般来说，认证需要通过由颁布及管理行业法规的权威部门或机构组织的考评而获得，通常会获得一个职业资格证书。在相关就业市场，拥有职业认证代表着一种能力，竞争中具有相应优势。

国际上医学信息学领域职业认证已经有了一定的发展，作为一个新兴学科和行业，仍在快速发展中。以美国为例，医学信息学领域主要有两大类职业认证：一类面向需要进入医学信息学领域的IT、计算机及工程人士，从主办机构、职业资格证书指向或受认可的用户单位来看，这类职业认证面向的是健康医疗行业的IT软件、硬件企业以及正在蓬勃发展的健康服务业企业；另一类面向医疗卫生行业人士（如临床医生），如"临床信息学"专业认证。当前越来越多的临床工作者转向数据驱动、计算机辅助的临床决策支持来向他们的患者提供医疗服务，临床信息学专业认证适时提供了专业领域的培训和认证，这将极大地促进医学信息学知识对高效医疗服务的支持。

医学信息学继续教育和职业认证体系对我国医学信息学的发展及人才培养有着重要的意义。特别是在当前健康中国建设背景下，健康医疗信息化，电子健康档案和电子病历两大核心数据库的大规模建立与使用，以及在推进健康医疗大数据和医学人工智能应用发展的进程中，如何减少失败，提高成功率，提高数据质量和应用成效，关键取决于人：一方面是信息技术人员；另一方面是临床及相关系统、数据使用和利用的人员。完全依靠高等教育培养的人才短期内难以满足需要，因此借鉴发达国家经验，建立我国医学信息学继续教育和职业认证体系显得尤为重要。通过对计算机、信息、工程领域人才的医学信息学继续教育及职业认证，和对临床工作者的"临床信息学"专业认证，培养出为我国健康中国建设保驾护航亟需的实践型人才。

（代　涛　郭海红）

本章小结 »

医学信息学是自20世纪50年代开始伴随着计算机和信息技术在医学领域的应用而产生、发展起来的交叉学科，已成为医学的重要基础学科和卫生健康事业发展的重要支撑。其发展推动着卫生健康领域的信息化、数字化、智能化，为健康中国、数字中国建设提供重要的引领和支撑作用，对实现"人人享有基本医疗卫生服务""保障人民健康"等目标具有重要意义。

医学信息学的研究对象是医学领域的信息现象与信息规律，研究内容包括医学信息与数据资源建设、医学信息管理与服务、医学信息标准研究与制定、医学信息系统及其应用、医学信息安全与隐私保护、医学信息技术与方法等,也包括临床信息学、公共卫生信息学、公众健康信息学、药学信息学等分支学科。我国的医学信息学教育已形成以博士和硕士研究生教育为龙头、本科教育为基础、专科教育为补充的多层次教育格局,同时通过继续教育和相关课程培训等以满足多样化、多层次的医学信息人才培养需求。

　　展望未来,我国要切实加强医学信息学基础理论研究和关键核心技术研究,深化新兴技术在医学与卫生健康领域的融合应用,推进医疗健康行业信息化的互联互通,加强数据治理体系和治理能力的现代化建设,面向新医科建设培养复合型人才。

思 考 题

1. 何谓医学信息学?
2. 医学信息学的地位与作用、任务与功能是什么?
3. 医学信息学的研究对象与研究内容是什么?
4. 医学信息学的发展趋势有哪些?
5. 医学信息学学科建设主要涉及哪些方面?

第二章

医学信息管理与服务

　　作为医学信息学实务中的重要组成部分，医学信息管理既是医疗卫生管理与决策的主要信息保障，同时也是连接、沟通和协调各个医疗卫生工作环节的重要纽带。凡是能提供直接或间接与医疗卫生服务的生产交换、分配和消费密切相关的信息活动，都属于医学信息管理的范畴，其最终目的都是服务于医疗卫生事业。本章内容主要是从管理学的视角介绍了信息管理、医学信息管理的范围内容和性质任务、医学信息管理的过程及方法，医学信息资源管理，医学信息服务。

第一节　医学信息管理概述

一、信息管理概述

（一）信息管理的概念

　　纵观人类社会的信息过程（图 2-1），我们不难发现：当信息生产出来之后，便要流向特定的利用者。于是在信息生产者和利用者之间形成源源不断的"流"，即信息流。信息流一般经由两条渠道从生产者流向利用者：一条是信息由信息生产者直接流向信息利用者，通常被称为信息传递的非正式渠道；另一条是信息在信息系统的控制下流向信息利用者，该渠道又被称为信息传递的正式渠道。

　　在人类社会发展的早期，社会生产力以及经济发展严重落后，从而导致社会信息总量相对较少，人们一般通过非正式渠道就比较容易获得所需要的信息，因而对信息流的控制也就没有给予足够的重视。随着社会形态的演变以及社会经济的飞速发展，信息量激增，人们发现只有对信息流进行控

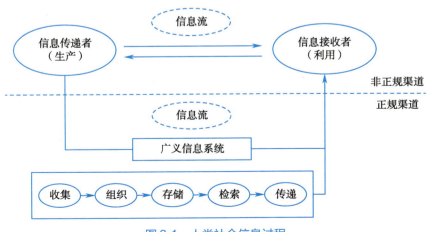

图 2-1　人类社会信息过程

制，才能达到在尽可能大的范围内有效利用信息的目的。由此便出现了专门的信息服务及管理行业，即信息管理。我们认为，信息管理是人类综合采用技术的、经济的、政策的、法律的、人文的方法和手段对信息流进行控制，以提高信息利用效率、最大限度地实现信息效用价值为目的的一种活动。

（二）信息管理的原理

信息管理的原理是信息管理活动本身所包含的具有普遍意义的规律。下面从信息资源状态变化和信息管理活动目标指向的角度，简要分析信息管理的四大基本原理。

1. **增值原理**　信息增值是指信息内容数量的增加或信息活动效率的提高。信息增值通常是通过对信息的收集、组织、存储、查找、加工、传输、共享和利用来实现的，主要包括信息集成增值、信息序化增值和信息开发增值。

2. **增效原理**　信息管理可以通过提供信息和开发信息，充分发挥信息资源对包含信息和知识在内的各种社会活动要素的渗透、激活与倍增作用，从而节约资源，提高利用率，创造效益，实现社会的可持续发展。

3. **服务原理**　信息管理的价值只有在服务用户的过程中才能实现。信息管理运用适当的方法和技术，设计与开发信息系统等产品，通过为用户提供信息服务，实现信息资源对包括知识在内的各种社会活动要素的渗透、激活与倍增作用。

4. **市场调节原理**　信息管理及服务活动受到市场规律的调节，主要表现为信息产品价格受市场规律的调节、信息资源要素受市场规律的调节。

（三）信息管理的理论流派

对于信息管理的理论流派，不同的学者有不同的归类角度，其中有代表性的是将信息管理研究流派归为以下4种。

1. **系统学派**　是欧美信息管理理论的主流，代表人物有霍顿、马尔香、史密斯、梅德利、博蒙特、萨瑟兰等。该学派理论的特点如下。

（1）关注信息作为资源管理的问题，如霍顿的面向应用的信息管理理论就是以信息资源为逻辑起点。

（2）以信息系统理论为内在的研究主线。

（3）强调信息资源管理在管理信息系统实践领域的应用，强调从信息资源中赢得竞争优势和识别获利机会。

（4）强调信息管理是管理信息系统的基础。

（5）研究领域没有包含传统的图书馆学、情报学、档案学等学科内容。

（6）信息是具有生命力的资源。

2. **管理学派**　将信息管理看作管理实践的一种，是管理学的新发展。代表人物有我国学者卢泰宏、符福峘等。卢泰宏信息管理理论的核心是信息资源管理的"三维结构论"，如图2-2所示。这三个维度的发展相互联系，相互影响，在信息管理研究中相辅相成。

3. **用户学派**　又称为用户服务学派。该学派的信息管理理论以用户研究为基点，研究以用户的信息需求与利用

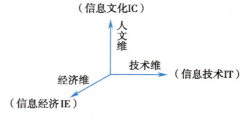

图2-2　信息资源管理的"三维结构"

为中心的信息搜集、传递、加工、存储、控制与服务问题。代表人物有德国的信息管理专家施特勒特曼，其信息管理理论以信息服务为研究的出发点和归宿。它从传统的图书情报服务入手，认为图书馆和情报服务是信息服务的有机组成部分；在信息服务的外部，信息市场和信息环境依次构成了信息管理的中观背景和宏观背景。信息的经济转换过程是施特勒特曼信息管理理论最为精彩的部分，

因为它巧妙地实现了管理过程和信息过程的统一,从而形成独具特色的信息转换过程(图2-3)。施特勒特曼对信息管理的研究起源于图书馆情报学领域,但又不仅仅拘泥于此,其理论同样适用于应用型企业、事业单位的信息管理实践,在国内外的信息管理研究理论与实践中具有重要的意义。

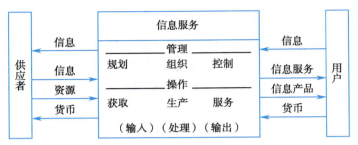

图2-3 信息服务的经济转换过程示意图

4. 交流学派 代表人物有米哈依洛夫等。他们认为,社会信息交流是社会得以存在和发展的前提,一切社会活动均以其信息交流为先决条件。另外,该学派还从具有普遍意义的信息交流现象入手,提示信息交流的社会规律,讨论社会信息资源分布、分配、加工和利用的社会机制,寻求信息工作的组织理论。国内有学者把图书馆活动、档案活动、科技信息活动、军事信息活动等归纳为信息交流管理活动,认为信息管理科学的研究对象是信息交流管理活动。同时还总结出了与信息交流管理活动5个业务环节相对应的内在原理(表2-1)。

表2-1 信息管理业务环节对应的内在机制原理

业务环节	内在原理
信息生产	继承创造原理
信息资源建设与配置	有效供给保障原理
信息资源整序开发	序化重组原理
信息传递服务	信息活化原理
信息吸收利用	充电更新原理

除了上述划分方法外,还有研究者将国外的信息资源管理派别区分为信息系统学派、记录管理学派和信息管理学派。其中信息系统学派是信息资源管理的主流学派,与现代信息技术的运用和管理信息系统的发展紧密相关;记录管理学派则是与办公室文书处理有关的一种信息资源管理理论;而信息管理学派主要是源自图书情报领域的一种信息资源管理派别。目前,国内的信息资源管理研究者主要是对传统情报学的拓展,更多地属于信息管理学派。

二、医学信息管理的概念与内涵

医学信息管理既是信息管理的一个分支,又是医疗卫生事业管理的一个重要组成部分。

如果按照信息管理的含义理解,我们也可把医学信息管理的概念区分为狭义和广义。所谓狭义医学信息管理,是指为医疗卫生行业搜集、整理、存储并提供信息服务的工作;所谓广义的医学信息管理是指对涉及医疗卫生行业领域的信息活动和各种要素(包括信息、人、技术与设备等)进行合理的组织与控制,以实现医学信息及有关资源的合理配置,从而有效地满足医疗卫生事业信息需求的过程。

医学信息管理的最终目的是服务于医疗卫生事业,凡是能提供直接或间接与卫生服务的生产交换、分配和消费密切相关的信息活动,都属于医学信息管理的范畴。

三、医学信息管理的范围与内容

任何管理活动，既有管理的客体（对象），也有管理的主体（管理活动实施方）。因此，我们可以从客体和主体两个领域来分别界定医学信息管理的范围与内容。

（一）客体范围

1. 医学信息资源管理　在人类的医疗和健康服务实践领域中，人类一方面会产生和创造大量的信息资源，另一方面还要吸收和有效利用其他高质量的信息资源。因此，人类有必要对这些信息资源进行科学有效的管理。医学信息资源管理（medical information resource management）属于医疗卫生行业的信息资源管理问题，应在医学信息资源概念的基础上来认识，可以认为医学信息资源管理是指对以文字、图形、图像、音频、动画和视频等形式储存在一定载体上并可供利用的医学信息的管理，以实现医学信息资源的充分开发和有效利用。

2. 医学科研信息与科学数据管理　是指为了满足医学科研任务的需要，有计划、有目的地搜集、整理、存储、检索、分析、利用并提供科研信息和科学数据的管理与服务的工作及活动过程。随着科学进入数据密集科研范式时代，医学科研活动的设计和实施将围绕科学数据进行，生物医学科研数据的采集、过滤、计算、存储、共享和应用成为科学研究的主题。通过大型数据采集设备、云计算和云存储中心带来的强大数据采集、计算和存储能力可以有效地支持生物医学科研中数据密集型知识发现。

3. 医学信息技术管理　是由信息技术的发展水平和健康医疗领域的应用需求共同决定的，主要是指贯穿于医学信息资源建设、医学信息存储与共享、智能医学信息服务方面的技术规划及其管理。当前，缺乏统一的标准、固定的描述格式和表示方法等问题，导致不同层次结构化、半结构化与非结构化数据的集成融合困难，由此出现技术难以满足健康医疗数据整合应用要求的现状。此外，软硬件协同与数据处理的效率、多硬件异构中多核处理器的并行处理机制等问题，都是目前待突破的关键技术。

4. 医学信息系统管理　医学信息系统是指由计算机硬件、网络和通信设备、计算机软件、医学信息学资源、操作人员和运行规则等组成，以处理医学信息为目的的人机系统。从其应用目的来看，医学信息系统包括医院信息系统、临床信息系统、公共卫生信息系统和医疗保险管理信息系统等。通过对其进行管理，实现数据获取和表示、记录保存和访问、信息交流和综合、数据监测预警、信息存储和检索、数据分析和挖掘、决策支持等诸多功能。

5. 医学信息产业管理　信息产业管理是指如何利用信息经济发展与产业结构变化等科学规律来组织、协调信息产业生产活动，建立运行机制，科学地制定发展政策，以促进产业合理发展的一整套科学管理思维和实际操作。我国医学信息事业的发展中，医学信息产业化涉及医学信息产业的各个方面，其中主要包括医学信息技术产业化和医学信息服务产业化。

6. 医学信息人文管理　是指除上述五个方面之外的相关管理内容及其管理范围，主要包括医学领域的信息政策与法规、知识产权保护、信息伦理、信息公开与信息保护。

（二）主体范围

1. 医学信息机构　是负责医学信息的规划、生产、收集、加工、存储、利用、传播和服务等有关信息管理活动的组织。建立健全各级医学信息机构，仍是我国现阶段的一项重要任务。按照医学信息机构的功能，医学信息机构可划分为如下几类。

（1）医学信息生产机构：负责医学信息资源的生产与传播的机构，主要有医疗与健康保健服务机构、医学教育机构、卫生行政组织机构、编辑出版与发行机构、各类医疗保健网站及其他媒体机构等。

（2）医学信息管理机构：负责医学信息规划、领导、协调、统计等工作的管理机构，主要有医疗卫生行业各级行政主管部门或机构、医疗卫生机构的信息部门、医学统计信息管理机构、医学科技信息管理机构等。此外，卫生监督信息管理机构、疾病预防控制信息管理机构也提供与其相关的医学信息资源建设工作。

（3）医学信息研究机构：承担医学信息理论、方法、技术研究，医学信息标准研制，以及人才培养、学科建设、学术交流合作、技术培训等任务，主要包括专门的医学信息研究院/所、设有医学信息研究机构的高等院校、学/协会等。下面重点介绍一下与医学信息相关的学术组织。

1）国际医学信息学学会：在国际医学信息学领域内，国际医学信息学学会（IMIA）是公认的领导。学会的历史可追溯到 1967 年，1979 年 IMIA 成立，是被世界卫生组织（WHO）认可的非政府组织。作为一个社会团体的学会，其吸引了来自全球的参加者。大会出版会议论文集，这些论文集已成为医学信息学的重要参考文献。IMIA 也支持一个关于护理信息学的特别兴趣小组（SIG）和大量的专业组（WG）（表 2-2）。这些专业组一直很活跃，组织专业会议和出版论文集。IMIA 各种活动的宗旨是帮助 IMIA 及其成员继续发展医学信息学。

表 2-2　IMIA 的专业组

序号	专业组
1	信息科学和医学教学
2	医疗卫生信息系统的数据保护
3	社区医疗卫生信息学
4	医疗卫生数据的编码和分类
5	生物信号和模式解释
6	卫生信息学的发展
7	医院信息系统
8	牙科信息学
9	医学信息学对机构组织结构的影响
10	医疗卫生专业工作站
11	医疗卫生信息学评估和质量改善
12	医疗卫生信息学的标准
13	电子病历

2）欧洲与医学信息相关的学/协会：欧洲医学信息学联盟（EFMI）于 1979 年 9 月在丹麦首府哥本哈根创建，联盟代表来自欧洲国家和地区性的学术机构与企业。联盟是非盈利性的。该联盟的目标是：促进该区域内医学信息学方面的国际合作和信息传播，促进医学信息学应用的高标准，促进医学信息学的研究和发展，鼓励高标准的健康信息学教育，和作为国际医学信息学学会（IMIA）的欧洲自治区理事会。

3）拉丁美洲和加勒比海的拉丁美洲医学信息学会（International Medical Informatics Association América Latina y el Caribe，IMIA-LAC）：成立于 1996 年。为了在区域内发展医学信息学并加强区域联系，IMIA-LAC 委员会提出了两个简单的目标：①加强拉丁美洲和加勒比海医学信息学协会网络；②确定要推广的主要主题和负责推广的小组。

4）亚太医学信息协会（Asia-Pacific Association for Medical Informatics，APAMI）：在亚太地区推广健康信息学、数字健康和健康信息系统。是国际医学信息学学会（IMIA）的官方亚太区域组织。

5）美国与医学信息相关的学/协会：AMIA 于 1990 年成立，致力于提供高效的组织与管理，分析和拓宽医学信息的应用领域，从而支持临床、公共卫生、教学、科研、行政和政策研究。AMIA 把所有医药信息的议题分成了若干研讨小组（working groups），包括临床信息系统组、临床科研信息组、消费者健康信息组、牙科组、教育组、伦理法学组、评估组、生物医学知识表达组、知识数据挖掘组、医疗影像组、自然语言处理组等。

6）英国与医学信息相关的学/协会：英国医学信息学协会（British Medical Informatics Society，BMIS）成立于 1986 年，致力于推动发展医疗卫生信息学的知识与应用。它将医疗卫生信息学定义为：使信息可以共享使用，从而提供健康保健、促进健康的技能和工具。每年由英国医学会、皇家医生学院和皇家医学会召开国家级会议。BMIS 是个学术社团，其费用由英国国家税务局支付（英国的医疗保险体系是靠国家税收支持）。

7）德国与医学信息相关的学/协会：德国医学信息学/生物测量和流行病学协会（Deutsche Gesellschaft für Medizinische Informatik，Biometrie und Epidemiologie e.V.，GMDS）成立于 1955 年，地点在波恩，是 IMIA 和欧洲医学信息学联盟（EFMI）的官方国家成员。GMDS 由 4 个部组成：医学信息学部、医学生物统计学部、流行病学部和医学文档管理部。德国医学信息学专业学会（Berufsverband Medizinischer Informatiker e.V.，BVMI）建立于 1983 年，位于海德堡（Heidelberg），目前会员数为 600 余人。该学会的宗旨是处理医学信息学专业领域的政治问题，以保障领域内研究者的共同利益。

8）中国与医学信息相关的学/协会：中国医学信息学领域的学术组织及相关/近的医药、中医（药）、健康医疗大数据等领域的学会和协会数量较多（表 2-3）。目前有关医学信息学领域的学会组织主要有 3 大类：一是独立的国家一级学会，如中国卫生信息与健康医疗大数据学会、中国中医药信息学会等；二是隶属于相关国家一级学会的二级分会或专业分委员会，如中华医学会的医学信息学分会、中国中文信息学会的医疗健康与生物信息处理专业委员会、中国中西医结合学会的信息专业委员会、中华预防医学会的预防医学信息专业委员会、中国女医师协会的医疗信息化专业委员会、中华口腔医学会的口腔医学信息化管理分会、中国民族卫生协会的信息化专业委员会、中国研究型医院学会的医疗信息化分会等；三是隶属于其他学/协会下的分会或专业分委员会。

2. 医学信息工作者　是指在医疗卫生行业各级行政主管部门及医疗卫生机构的信息部门（信息中心、信息科、计算机室等）中直接从事和参加医学信息化工程项目基础操作、开发、实施、运行维护的专职工作人员、医学信息科研教学专职人员及医学信息产业领域中的相关信息管理与工程技术人员等。医学信息工作者属于典型的复合型人才，需要具备以下基本知识与能力。

（1）生物医学知识：医学信息工作者必须具备最基本、扎实的生物医学理论知识和实践技能，并能掌握高科技应用，了解最新或最近的医学科研动态，能用科学的方法处理复杂问题，这样才能适应医疗卫生行政部门、医疗机构和其他医学辅助科室的工作。

（2）行政管理能力：作为专业性强、素质高的复合型人才，医学信息工作者必须具备一定的公文写作能力，同时对书写简文、工作总结、研究报告及板报等更要有较好的语文水平和编写能力，对行政管理、人事管理、医务纠纷处理及公共关系协调等必须具备非理论性实用技能。

（3）信息管理知识与技能：信息管理已成为以提高医疗卫生行业经济和社会效益为目的的管理活动，是医疗信息化管理的重要组成部分。管理者应熟练掌握现代信息管理技能，以实现有效捕捉、处理和管理信息，深入分析和利用信息的目的，并依此制定更符合现代管理规律的相关管理制度，同时科学评估信息资源。

（4）数据素养与技能：随着健康医疗信息化的广泛应用，在医疗服务、健康保健和卫生管理等过程中会产生海量、类型繁复的医学数据。其涉及的数据规模和数量巨大，更关注数据资源和计算资源的整合、组织与分析，因此除了基础的计算机技术应用能力、办公自动化及应用信息系统管理能力外，医学信息工作者还要具备计算机信息系统的基本知识和分析设计能力，信息网络化维护和管理能力，基础的医学大数据技能，如数据挖掘、机器学习、知识图谱、自然语言处理、医学模式识别、预测建模等。

表 2-3　中国医学信息领域学 / 协会一览表

成立时间	学会名称	学会级别	与医学信息相关的分会名称
1907	中国药学会	国家一级学会	医药信息专业委员会
1909	中华护理学会	国家一级学会	信息工作委员会 北京护理学会信息管理专业委员会 四川省护理学会护理信息专业委员会 山东省护理学会护理信息专业委员会
1915	中华医学会	国家一级学会	公共卫生分会—信息传播学组 核医学分会—信息传媒工作委员会 创伤学分会—交通伤与创伤数据库学组 医学信息学分会 全科医学分会—健康信息学组
1920	中国解剖学会	国家一级学会	学术交流与网络信息工作委员会
1945	中国营养学会	国家一级学会	营养大数据和健康分会
1962	中国电子学会	国家一级学会	医药信息学分会
1978	中国遗传学会	国家一级学会	生物大数据分会
1979	中华中医药学会	国家一级学会	中医药信息学分会
1980	中国生物医学工程学会	国家一级学会	医学图像信息与控制分会 生物医学测量分会 数字医疗及医疗信息化分会 信息安全分会
1980	中国医药信息学会（CMIA）	国家一级学会	医学信息学教育专业委员会 护理信息学专业委员会
1981	中国中文信息学会	国家一级学会	医疗健康与生物信息处理专业委员会
1981	中国中西医结合学会	国家一级学会	信息专业委员会
1984	中国卫生信息与健康医疗大数据学会 *	国家一级学会	电子病历与医院信息化专业委员会 公共卫生信息专业委员会 健康档案与区域卫生信息化专业委员会 卫生信息标准专业委员会 卫生信息学教育专业委员会 远程医疗信息化专业委员会 妇幼保健信息专业委员会 卫生地理信息专业委员会 人口信息化专业委员会 产业发展与信息安全专业委员会
1986	中国老年学和老年医学学会	国家一级学会	老龄大数据分会
1987	中华预防医学会	国家一级学会	预防医学信息专业委员会
1987	中国医疗保健国际交流促进会	国家一级学会	健康大数据和数字化医疗分会 药学信息化分会
1989	中国信息协会	国家一级学会	医疗卫生和健康产业分会
1990	中国医学装备协会	国家一级协会	医学装备信息交互与集成分会（IHE-C） 远程医疗与信息技术分会 药房装备与信息技术专业委员会
1991	中国医疗器械行业协会	国家一级学会	医学数据分析专业委员会
1993	中国医药生物技术协会	国家一级学会	生物医学信息技术分会

续表

成立时间	学会名称	学会级别	与医学信息相关的分会名称
1993	中国老年保健医学研究会	国家一级学会	信息化健康服务分会 数据分析分会
1993	中国生物工程学会	国家一级学会	计算生物学与生物信息学专业委员会 生物技术与生物产业信息工作委员会
1994	中国民族医药学会	国家一级学会	信息与大数据分会
1995	中国女医师协会	国家一级协会	医疗信息化专业委员会
1996	中华口腔医学会	国家一级学会	口腔医学信息化管理分会
1996	中国中医药信息学会	国家一级学会	医药信息传播管理分会 中医药信息标准分会 信息安全分会 中医诊断信息分会 人才信息分会 名医学术传承信息化分会 社区中医药信息分会 中医药信息教育专业委员会 医院信息系统专业委员会 中医医疗信息互联网咨询分会 中医药信息数字化专业委员会
2005	中国民族卫生协会	国家一级学会	信息化专业委员会
2006	中国医院协会	国家一级学会	信息管理专业委员会（CHIMA） 医院情报图书管理专业委员会 医院信息统计专业委员会
2009	中国妇幼保健协会	国家一级学会	妇幼卫生信息管理专业委员会 妇幼健康大数据及人工智能专业委员会
2013	中国研究型医院学会	国家一级学会	医疗信息化分会 临床数据与样本资源库专业委员会

　　* 前身是 1984 年成立的中国卫生统计学会，2004 年更名为中国卫生信息学会，2017 年更名为中国卫生信息与健康医疗大数据学会。

　　（5）外语能力与水平：医学信息工作者至少要掌握一门外语，并能达到基本的听说读写能力。只有这样才能拥有一把学习国外最新知识的钥匙，并消化和利用信息，从而转为己用，更好地找到具有价值的信息及以最快的方式了解国外的相关资讯。

　　3. 医学信息管理者　随着信息管理的飞速发展，在该行业领域便产生了相关的管理职位——信息主管（chief information officer，CIO），也称为首席信息官员、总信息师或信息总监。CIO 在 20 世纪 80 年代前后产生于发达国家的政府部门，有效地改善和加强了政府部门与信息资源管理。CIO 统筹一个机构或组织的信息管理，主要从战略的角色和层次审视、规范并实施信息管理，而把战术层次和操作层次的信息管理授权给其他副职和管理者执行。其主要职责是全面负责包括人员、技术、设备、资金、机构和信息本身在内所有信息资源的管理、开发和利用。

　　CIO 的职责决定了对其素质的要求是多方面的。学界大多认为，CIO 的素质是以 CIO 的知识和技能结构为基础的。理想的知识结构应该包括 IT 知识、MBA（工商管理硕士学位）知识，以及与某一业务相关的专业知识。理想的技能结构包括 IT 技能（或称专业技能）、管理技能和经验。因此，CIO 是典型的复合型人才。

　　无论在国外还是国内，CIO 在卫生信息化和医院信息管理实践中都扮演着十分重要的角色。我国医院信息化建设始于20世纪80年代,纵观其建设历程,从单机业务到部门局部业务再到医院整体业务,直至现在的从战略发展和决策角度看待信息化建设,人们对信息化的认识已日趋成熟。多数医院设立了信息中心或信息科,但其主要职责是维护网络,为临床医技科室和管理部门提供信息技术支撑等。这一职责的局限性随着医院信息化程度的深入而日趋显著,导致"技术和业务两张皮"和"有权者不太明白,明白者没有权"的现象,因此亟须建立CIO机制以加速推进医院的信息化建设,同时这也是"健康中国"战略引领医院信息化不断深入的需要。医院CIO应从战略决策层全面管理医院信息化工作,规划控制信息在医院中的流动,协助各部门开发和利用信息资源,并参与医院的战略规划和决策。具体体现在:第一,CIO应负责医院信息化建设总体规划的制订和组织实施;第二,CIO全面负责医院信息资源的整合、开发、利用与管理,最大限度地发挥信息作用和实现信息增值;第三,CIO负责医院信息化的推进,充分调动和配置医院所有的因素,确保信息化项目的顺利实施和信息化经费的合理、有效使用;第四,CIO负责组织医院全员的信息化培训和加强医院信息化文化氛围的建设。

四、医学信息管理的性质与任务

(一)性质

医学信息管理的性质不是单一性的,而是多样性的综合体。

1. **社会性**　医学信息管理的组织机构(如医学图书馆等)是组织人类共同享用医学信息资料的场所。通过这类机构,可以将人类的卫生知识向社会广泛传播与交流。信息网络的出现,使医学信息管理具有更大范围的社会性。

2. **科学性和学术性**　随着医学信息化的不断深入,医学信息管理领域中不断涌现出前所未有的新问题和新困难,需要工作人员以专业的精神和严谨的科学态度去深入思考和研究,由此形成了很多学术研究领域,如医学知识库、远程医疗、医学信息系统、临床信息标准、精准医疗等。

3. **服务性**　医学信息管理从用户信息需求出发,通过提供信息服务来创造效益,因此服务性是其基本性质。与其他服务行业不同的是,它提供的是知识产品,而不是物质产品。

(二)任务

医学信息管理的服务主体特性决定了其主导任务就是提供信息服务,主要包括以下三个方面。

1. **为医疗卫生管理决策服务**　所谓决策,是人们为实现一定目标而制订的行动方案,并准备实施的活动,即"提出问题→分析问题→解决问题"的过程。在这一过程中,信息的收集、获取与利用是重要的前提和关键,并贯穿于决策活动的始终。因此,医学信息管理的首要任务就是收集与整理医学信息资料,在不同层次信息加工的基础上,及时为决策者提供决策支持服务,以科学、全面、精准地保障"健康中国"战略的顺利实施。

2. **为医疗卫生、医学教育及科研服务**　保障以人民健康为中心,推动医疗服务高质量发展,为医疗、医学教育及科研提供服务是医学信息管理工作的主体与宗旨。医学信息管理的任务主要包括:面向医疗、卫生防疫与健康保健等第一线的行政管理工作者,提供有关临床医疗、疫情防治、妇幼保健等信息资料的搜集和整理等服务内容;面向高等医学院校及各类卫生学校的全体教师与学生,提供有关医学教育的文献信息资料的搜集、整理、外借与阅览服务;"广、快、精、准"的信息服务为其根本宗旨。

3. **为社区医疗保健和全民健康服务**　随着"大健康、大卫生"理念的提出,健康服务内涵、服务类别都得到了扩展。医学信息管理重视重点人群健康,保障妇幼健康,为老年人提供连续的健康管理服务和医疗服务,深入实施健康扶贫工程,以此构建全方位全周期、多层次多维度的健康保障机制,包括许多非疾病性保健的信息需求,如疾病防治信息、药品信息、饮食信息、环境污染信息、生育与性信息、美容信息、心理调节信息、求医问药信息、医疗保险及相关政策信息等。

五、医学信息管理的过程及方法

著名信息资源管理学家霍顿在 1985 年提出，信息是一种具有生命周期的资源，其生命周期由一系列逻辑上相关联的阶段或步骤组成，体现了信息运动的自然规律。1986 年霍顿与另一位信息资源管理学家马尔香在两人合著出版的 *Infotrends*：*Profiting from Your Information Resources* 中提出"信息生命周期管理"概念，把信息管理视为与制造一种产品或者开发一种武器系统一样，存在逻辑上相关联的若干阶段或步骤，每一步都依赖于上一步。结合上述学术理念，再根据信息运动的特点，我们把信息生命周期管理在横向上的管理链环分为信息创建（产生 / 发布）、采集、组织、开发、利用、清理（销毁 / 回收）六个阶段。每个阶段相互关联、层层递进，使信息不断得到增值。

（一）信息创建阶段

创建阶段是信息生命周期的初始阶段，是进行信息生命周期管理的起点。除了原先规范的信息机构等信息生产者外，目前有相当一部分的信息在网络环境下由用户产生，因此信息的发布具有很大的自由度和随意性。考虑到信息在其生命周期后续阶段的应用需要，在信息的创建阶段必须注意保持文档格式、规范以及元数据描述的一致性。

（二）信息采集阶段

面对增长速度快、类型多样、质量良莠不齐的信息，首先要制定信息采集策略，明确信息采集的内容和限定采集的范围。关于信息采集的方法通常有两种：手工收集和自动获取。手工采集的优点在于信息在采集前要接受手工的一致性检查，可以避免机器无法识别的错误。自动获取方式则可以利用相应的网络程序来抓取捕获网络上的信息资源，特别是对于动态更新的信息，这种方式效率更高，但也存在信息的价值无法评判的缺陷。

（三）信息组织阶段

这一阶段的任务是为信息集合提供有序化的结构，使之形成一个有机化的整体，以便于信息的存取和利用。具体来说就是采用一定的方式，将某一方面的大量的、分散的、杂乱的信息经过筛选、分析、标引、著录、整序、优化，形成一个便于用户有效利用的系统的过程。目前，信息组织的对象从各种类型的数据发展到具有丰富内容的知识，组织形式从数据结构发展到知识表示，组织方式从手工单一发展到网络群体，组织的结果从静态的文本格式发展到动态的多模式链接等。

（四）信息存储阶段

信息存储是实现信息价值的基础，是实践信息生命周期管理的平台。该阶段的主要任务是依托相关存储应用技术，将存储在相应载体和介质上的信息从不可得状态变为可得状态、可得状态变为可用状态、低水平的使用状态变为高水平的使用状态，使信息的管理、共享、保护、备份、恢复、复制等功能用自动化的方式实现；在存储网络中建立服务等级层次，部署初始信息管理工具，按照信息运动或价值的变化，将信息转移到相应的服务等级层次中。

（五）信息利用阶段

信息利用是信息生命周期管理的宗旨。信息生命周期管理的主要目标是确保信息可以支持业务决策，为组织和用户提供长期的价值。因此，信息必须便于访问和利用。信息利用阶段采用的主要方式有：建立专业的数据库、提供专业信息导航、开展信息增值服务。

（六）信息清理阶段

随着信息老化失去价值，许多信息总会在一段时期后没有再继续保存的价值。这时，必须要制定相关的策略对没有必要保留或保存的信息进行清理或销毁。被清理或销毁的信息将从活动和非活动系统以及数据仓库等系统中清除，对一些不能轻率地进行销毁操作的信息进行迁移。因此，这一阶段的主要工作就是建立科学和明确的数据回收（销毁、清理、迁移）规则。

从上面的介绍可以看出,信息生命周期管理的阶段与信息流通过程是基本一致的,同时也与信息管理的流程相对应。

第二节　医学信息资源管理

一、医学信息资源管理的内容、作用与任务

(一)医学信息资源管理的含义

医学信息资源是指以文字、图形、图像、音频、动画和视频等形式储存在一定载体上并可供利用的医学信息,因此医学信息资源管理即对上述医学信息资源的管理,以实现医学信息资源的充分开发和有效利用。从内容和范围来看,医学信息资源管理是医学信息管理的一部分。

(二)医学信息资源管理的内容

医学信息资源管理的主要内容涉及以下几个方面。

1. **医学信息资源管理的基本理论问题**　包括医学信息资源管理的概念范围、性质任务、原理与方法等学科理论基础和方法论基础,以及医学信息资源管理专业教育与人才培养,信息化建设,医学信息资源政策与法规等相关问题。

2. **医学信息资源管理的过程管理**　包括医学信息资源的采集、组织、传递和利用的内容、原则与方法。对医学信息资源进行搜集、加工、整理、标引、组织、存储、检索、传递、转化、分析、利用、研究并提供服务,即对医学信息资源的开发、管理和利用。

3. **医学信息资源管理的标准与规范**　信息的标准化与规范化就是信息整合的过程,信息的标准化是信息交流和共享的前提。目前已经得到全球医学界一致认可的医学信息资源标准有国际疾病分类系列、国家药品编码、国际医疗资讯交换标准等。

4. **医学信息资源分析与决策**　信息分析主要:基于数据挖掘技术及信息分析技术对规范化数据进行加工处理,如聚类分析技术识别不同数据集进行分类整合;基于关联规则进行数据信息之间的相关性分析,了解用户需求,提供个性化服务;基于决策树方法对数据进行规律挖掘,从而通过分类规则对相应对象的类别进行预测;通过知识组织研究方法开展医学文献和健康数据研究;此外还有信息可视化研究、热点追踪及舆情监测、科研数据开放获取等。通过信息分析形成新的、增值的信息产品,为不同层次的决策提供服务。

5. **医学信息资源系统管理**　利用网络信息工程技术、计算机软硬件技术、数据库知识、信息理论、运筹学原理和现代管理科学技术等对医学信息的生产、传递、分析、使用等进行全面、系统化的管理。

6. **医学信息资源服务**　包括:医学信息资源流通服务、信息资源检索服务、咨询服务、智库服务等;从信息服务的角度,通过大数据提取知识和信息挖掘分析能力正成为信息服务的主要竞争指标,如文献资源归类与标引、特色专题数据库、定题推送服务、医学前沿信息发布、卫生行业舆情监测、流行性传染性疾病预警、医疗政策热点追踪、学科建设评价、人口健康调研、卫生管理及决策分析等。

(三)医学信息资源管理的作用

医学信息资源管理涉及医学信息领域的各个方面,其作用主要表现在以下几点。

1. **为提高医院管理效率提供新的途径**　医院信息系统通过支持医院的行政管理与事务管理业务、支持医护人员的临床活动,实现医院高效益的社会与经济回报。

2. **解决医疗卫生部门数据信息收集混乱的现象**　通过医学信息资源管理,建立统一的标准,可以实现数据收集标准的统一化,使医学信息资源管理成果的产出达到最大化。

3. **促进医疗卫生各部门之间数据信息的共享和利用**　医学信息共享是信息资源管理的主要目标。通过信息资源管理，在信息资源开发者、拥有者、传播者、使用者之间找到利益平衡点，建立信息产品生产、分配、交换、利用机制，优化医学信息资源的结构配置，推动医学信息资源的综合管理与利用。

4. **医学信息资源管理是实现医学信息化的关键**　医学信息化是在信息技术的支持下，管理者利用信息资源进行科学决策。它重视技术的基础作用，更重视医学信息资源的集成管理效能，避免医学信息资源的重复、分散和效率低下，实现医学信息资源的最大化利用。

5. **确立信息资源管理在医疗卫生事业中的战略地位**　充分调动数据管理者的积极性和主动性，在医疗卫生管理部门设立信息主管职位，其主要职务和职责是全面主持各级卫生部门的信息管理，诸如开发信息技术、健全信息系统、分配信息资源、实现信息资源共享等，高效地辅助高层决策。

（四）医学信息资源管理的任务

医学信息资源管理是一项复杂的管理活动，它强调多要素的综合管理。医学信息资源管理的基本任务有如下五个方面。

1. **建立医疗卫生信息的基础设施**　医疗卫生信息基础设施是指根据医疗卫生各部门当前的业务和可预见的发展对信息的采集、处理、传输和利用的要求，构筑由信息设备、通信网络、数据库、支持软件、各种标准等组成的基础环境。各级各类医疗卫生部门应在充分利用现有资源的基础上，依据自身发展需要和经济实力，经过考察、调研和科学规划，建立起比较完善的医疗卫生信息基础设施。

2. **建立医学信息资源管理标准**　为了在医学信息的生产、表达、传播、交换、利用等过程中获得最佳秩序，并由公认机构批准，以特定形式发布，作为共同遵守、可重复使用的规范化准则及依据被称为医学信息标准。它是实现医学信息组织、交换和共享的重要支撑。

3. **制定医学信息资源管理的法律、法规和管理条例**　随着医疗卫生事业的发展和医学信息化建设进程的推进，人们获取信息、利用信息的行为日趋频繁和重要，需要依据法律和法规来引导和约束人们的信息行为，明确参与医学信息资源管理各方的责、权、利，调节相互之间的关系，以保证医学信息化的顺利进行。

4. **加强医学信息化的重大项目管理**　卫生行政部门及相应的信息资源管理部门要对医学信息化的投资项目实施严格的管理，从而确保医学信息资源得到有效和合理的应用。对重大信息化工作项目要进行技术论证和可行性论证：是否符合有关的技术标准和规范；目标是否明确、合理；产出是否能够被监测与评价；实现方案和计划是否现实可行；投资额度是否合理；投资使用是否恰当等。项目实施过程中，还要组织力量进行评估，以确保投资达到预期效果。

5. **培养高素质、复合型医学信息管理人才**　加强信息管理人才队伍建设，提供医学信息资源管理、开发和利用的人才储备是医学信息资源管理的一项重要任务。优秀的医学信息主管有助于开发信息资源并对其进行集成管理，确定信息标准规范，建立健全信息系统，保障医疗卫生各层次、各部门信息流的畅通，促进信息资源的全面共享。

二、医学信息资源的开发与利用

信息资源开发与利用（information resources development and utilization）是指信息服务部门通过对各种信息资源的多层次加工和整理，将其中蕴涵的、适应读者需求和社会发展需要的，有价值的信息与知识加工、提炼出来，使静态的信息资源转变为知识、情报、信息流，以一定形式和通过一定媒介传递给读者，使之在人类的社会实践、经济建设和科技活动中发挥作用的过程。

（一）医学信息资源开发的目标与原则

1. **医学信息资源开发的目标**　信息资源就是生产力，通过医学信息资源开发可以实现：制订社会经济发展规划和卫生计划,实现卫生工作的高效管理;沟通各级组织、连接各个工作环节,直接或间接地创造财富;有效地利用人、财、物等资源,建立健全医学信息管理系统;提高卫生管理和技术水平,促进卫生管理和技术现代化等。

2. 医学信息资源开发的原则 医学信息资源开发能反映卫生活动的特征和变化,直接为卫生事业发展服务,对其进行科学管理和储存,使它能够被多次利用,从而使医学信息的功能得到充分发挥。在医学信息资源开发过程中应当遵循目的性原则、真实性原则、时效性原则、系统性原则、经济性原则、预见性原则和挖掘性原则,促使医学信息资源得到最大程度的利用。

(二)医学信息资源开发的内容与任务

1. 医学信息资源开发的内容 有医学信息资源本体开发和医学信息资源应用开发两种类型。

(1)医学信息资源本体开发:主要是指对医学信息本体的生产、创造、识别、搜集、整理、排序、组织、检索、加工、重组、总结和评论等活动。此类开发是以客观医学信息为对象的行为活动,目的是揭示信息、组织信息、评价信息,为利用信息做准备。

(2)医学信息资源应用开发:主要是围绕着如何利用医学信息资源本体进行的辅助性开发活动,其实质是为了更准确、更高效、更全面、更深层次地利用医学信息资源。探讨已知信息应用于社会实践和生产的可能性、问题、途径和方法,为信息应用于社会实践和生产建立理论模型,解决技术问题,制订实施方案,并在一定范围内取得模型、样品和原始样机等。

2. 医学信息资源开发的任务 医学信息资源开发是一项复杂的管理与技术活动,它强调多要素的综合管理与技术运用,管理内容包括技术管理、人文管理和经济管理等,技术运用包括数理方法、计算机技术等。医学信息资源开发的基本任务主要体现在五个方面,即建立医学信息的基础设施、创建医学信息资源标准、制定医学信息资源法规、健全医学信息制度、培养医学信息资源管理队伍。

(三)医学信息资源开发模式与开发流程

1. 医学信息资源开发的模式 主要有两类:需求驱动型开发模式和价值驱动型开发模式。

(1)需求驱动型开发模式:也叫面向信息用户的开发,主要是在信息资源拥有机构与信息资源需求机构和人员之间进行的交互性行为,其核心是服务,以提高信息资源拥有机构的服务水平和供给与需求双方的交流效率。

(2)价值驱动型开发模式:也叫面向信息资源本体的开发,主要是指以已经存在的信息资源本体为开发对象,通过对信息资源本体的分类、聚合、排序、变形、抽取、过滤、浓缩、提炼、检索、翻译、评价和总结等活动,实现信息资源的价值升值。

2. 医学信息资源开发流程 信息资源开发是人类通过对信息的搜集、组织、加工和传递,使信息价值增值的活动,以及为了使这一活动得以有效进行而开展的信息系统建设、信息环境维护等活动的集合。信息资源开发的流程一般分4个阶段。

(1)需求分析:分析用户的需求,包括用户要解决的问题、达到的目标以及实现这些目标所需要的条件。

(2)制订计划:是信息资源的规划问题。根据信息资源开发的规模和涉及范围,信息资源开发规划分总体规划、中期规划、近期规划等。

(3)项目实施:依靠成熟的现代项目管理理论来指导信息资源开发建设活动,保证信息资源开发项目的成功。

(4)效益评估:是从质量和效益两个方面,对信息资源开发成果的评价。质量评估主要是评价信息资源开发成果是否达到先期的开发目标和价值。效益评价主要是对信息资源开发成果所取得的经济效益和社会效益进行评价。

三、医学信息资源配置

（一）资源配置及其理论基础

1. 资源配置的概念　资源配置是指资源的稀缺性决定了任何一个社会都必须通过一定的方式把有限的资源合理分配到社会的各个领域中去，以实现资源的最佳利用，即用最少的资源耗费，生产出最适用的商品和劳务，获取最佳的效益。其实质就是社会总劳动时间在各个部门之间的分配，即在一定的范围内，社会对其所拥有的各种资源在其不同用途之间分配。

2. 资源配置的理论基础　社会资源的配置是通过一定的经济机制实现的。主要有动力机制、信息机制和决策机制。

（1）动力机制：资源配置的目标是实现最佳效益。资源配置是通过不同层次的经济主体实现的，因此实现不同经济主体的利益就成为它们配置资源的动力，形成资源配置的动力机制。

（2）信息机制：为了选择合理配置资源的方案，需要及时、全面地获取相关的信息作为依据，而信息的收集、传递、分析和利用是通过一定的渠道和机制实现的，如信息的传递可以是横向的也可以是纵向的。

（3）决策机制：资源配置的决策权可以是集中的也可以是分散的，集中的权力体系和分散的权力体系有着不同的权力制约关系，因而形成不同的资源配置决策机制。

（二）信息资源配置的内涵及原则

1. 信息资源配置的内涵　信息资源配置应当包含在资源配置的范畴内，从整个社会经济的角度看，资源的有效配置即意味着包括信息资源在内的所有资源有效配置。如果我们把信息产业/行业看作一个"黑箱"，信息资源配置所考虑的应当是信息产业的投入（包括投入的数量、方式和结构）和产出（包括产出的数量、质量、形式和品种），因此，信息资源有效配置的含义即在整个社会资源有效配置的条件下对信息产业投入与产出的安排。

2. 信息资源配置的原则　信息资源配置必须遵循下列基本原则。

（1）整体性原则：信息资源配置要服从于总体社会资源优化配置和社会福利最大化的宏观目标，因此必然要求从整体情况出发，打破局部信息资源部门的传统格局以及自我封闭、各自为政的模式，形成重点突出、协调互补的信息资源联合配置格局。

（2）需求性原则：信息资源不论是在时间、空间上的配置，还是品种、数量上的配置，都要以用户对信息资源的需求性为依据。

（3）利用性原则：信息资源有效配置的落脚点是用户的有效利用。因此，应对信息服务工作的特点及时进行适应性调查，积极探索信息服务的新模式，使信息资源得到有效的利用。

（4）经济性原则：信息资源配置成本是指信息资源配置中的资源耗费，即配置信息资源所需付出的代价。信息资源配置的目的是创造更多财富，因此，尽可能减少信息资源配置成本是信息资源配置的基本要求。

（三）医学信息资源配置机制

信息资源的配置机制就是信息资源配置的方法和手段。不同手段之间的科学、合理的选择及其互相间的协调与配合方式便形成了信息资源配置的方法。要使信息资源配置手段有效地作用于信息资源配置过程，促进信息资源的开发和利用，就要弄清各种配置手段的作用方式和特点，进而把握科学、合理的信息资源配置方法。

1. 信息资源的市场配置机制　指市场通过价格杠杆自动组织信息的生产和消费，即通过市场信息来消除或减少信息市场活动中的不确定性，从而实现信息资源的优化配置。信息资源的市场配置是通过市场机制对信息生产的自组织过程实现的。

2. 信息资源的政府配置机制　指政府利用行政手段和法律手段（如政策、法律、税收工具等），或通过直接投资和财政补贴来调整信息产出。

3. 信息资源的产权配置机制 指通过调整和明晰产权，优化信息资源配置。人们可以在一定限度内调整产权，优化产权结构，从而优化其配置功能，提高资源配置效率。

（四）医学信息资源配置的效率

医学信息资源配置既要遵循社会整体性原则，也要立足于信息生产、信息服务有效的微观基础。因而，衡量信息资源配置效率需从宏观（总体）、中观（产业）和微观（生产者和消费者）3 个不同的层次来考察。微观信息资源有效配置是信息产业资源有效配置的基础，微观和中观信息资源配置又是共同构成宏观有效配置的前提。

四、医学信息资源共享

信息资源的本质特征就是知识性和共享性。收集、整理、加工和存储信息资源的目的就是为了更快、更准确地为用户提供有用信息。

（一）信息资源共享的含义及其界定

1. 信息资源共享的含义 信息资源共享（information resource sharing）是指信息机构在自愿、平等、互惠的基础上，通过建立信息机构与信息机构之间和信息机构与其他相关机构之间的各种合作、协作、协调关系，利用各种技术、方法和途径，开展共同揭示、共同建设和共同利用信息资源，以最大程度地满足用户信息资源需求的全部活动。

2. 信息资源共享的本质 信息资源共享从本质上说是一种资源配置方式，即在特定条件和环境下对一定范围内的信息资源进行重新组合和优化配置，以提高信息资源的利用效率。信息资源共享的最根本目标之一是有效实现信息资源的经济价值和社会价值。这种配置方式不同于计划和市场这两种资源配置方式，是包含了两者的一种新的综合资源配置方式，它追求计划和市场的有机结合。

3. 信息资源共享的要素 信息资源共享的三要素：一是共享的主体，即参与者，包括信息资源的生产者（提供者）和使用者（需求者）；二是共享的客体，即对象，也就是信息资源；三是共享中介，包括共享制度、机制、法律、法规、方式、渠道、技术、知识等。在主体、客体和中介上的差异决定了信息资源共享的性质和内容。

（二）信息资源共享模式

信息资源共享是一项庞大的系统工程，信息资源共享模式也不能一概而论，有不同层次、不同类型、不同形式的信息资源，其共享模式也不相同。目前而言，主要有以下两种信息资源共享模式。

1. 宏观调控为主的信息资源共享模式 是一种强调资源规划和统筹指导的运行模式。信息产品在一定程度上具有公共产品的性质，因此在考虑信息资源的共享问题时，要分清哪些信息可以由市场来提供，哪些信息必须由政府来提供，哪些应该免费共享，哪些应该有偿使用。

2. 市场经济引导为主的信息资源共享模式 体现了信息共享的现实性、自愿性和条件性。在注重信息资源公共性的同时，强调市场竞争，能提高信息资源的利用效率。政府行政干预加市场调控，是加快信息资源共享的有效手段。

（三）医学信息资源共享的平台建设

医学信息资源利用中普遍存在的"烟囱数据""孤岛数据"，严重影响了医学信息资源效能的发挥。信息化建设是实现医学信息资源共享利用的强有力保障。医学信息资源共享平台的建设是一项复杂度高、规模大、牵涉面广的系统工程，涉及医疗卫生信息化环境、机制、体制、标准和技术等一系列问题。在建设医学信息资源共享平台的过程中要着重考虑以下问题，如建设目标、指导思想、设计原则、技术思路、现状分析、系统架构、技术架构、安全体系、运行维护等各个方面，以确保通过医学信息资源共享平台，实现医学信息资源共享，最大限度地发挥医学信息资源的效能。

第三节　医学信息服务

信息服务的实质是通过研究用户及其需求，组织用户和服务，将有价值的信息传递给用户，帮助用户解决社会活动中面临的问题。因此要立足信息需求来探索高效的信息服务，才能推动医疗卫生事业的发展。

一、医学信息需求概述

（一）信息需求与信息动机

信息需求是指人们在实践活动中为解决各种实际问题而对信息的不满足感，因此信息需求是解决各种实际问题的目的和手段，是人们内心体验中的一种感受。它是在实践活动中产生、发展和变化的；它在实践活动和待解决的实际问题相对稳定的情况下处于一种多层次结构状态。

信息动机的形成源自人的信息行为。人的信息行为是有意识的行为，其发生的根本动力是信息动机。动机是引起个体活动，维持并促使活动朝向某一目标进行的内部动力。动机起指引和激励作用，把人的活动引向一定的、满足其需要的具体对象。这种由动机引发、维持与导向的行为称为动机性行为。

（二）用户信息需求的总体特征

信息需求属于一种心理需求，作为表现人的高级需求的一种方式，它受生活环境和生产条件的制约，带有客观性。从总体来看，信息需求具有以下 3 个特点。

1. 信息需求的马斯洛特性　马斯洛提出人的需要有一个从低级向高级发展的过程，卫生用户的信息需求同马斯洛需求层次理论一样，当最初的信息需求得到满足之后，他们就会在需求的层次、内容和程度等方面有所提高，有所不同。

2. 信息需求的复杂性　由于信息需求者各方面条件不同，他们对信息需求满足方式也不尽相同，因此信息服务必须面对这种情况，采取多种服务方式和服务项目来满足不同的需求。

3. 信息需求的动态变化性　随着社会经济和科学技术的发展，信息需求也会随之变化，会不断产生新的信息需求，或由潜在需求变为当前需求，需求的动态变化尤为突出。

（三）用户信息行为

用户信息行为是指用户寻求其所需求的信息时所表现出来的需求表达、信息获取、信息利用等行为。从根本上讲，信息行为是人们满足其信息需要的活动。从信息需要的形成到信息需要的满足，就是一个完整的信息行为过程。一般来说，人的信息行为可以分为信息查寻、信息选择、信息利用 3 个阶段。

二、医学信息服务概述

（一）医学信息服务的含义与基本流程

医学信息服务是根据某些客观信息需求，有选择性地从信息源中收集信息，经过一定的加工、处理程序，向用户提供一定范围内的信息及信息获取工具，供用户选择和使用的一种基本业务。基本流程包括：用户需求分析，信息加工与组织，信息传递，信息利用及评价。

（二）医学信息服务的特点

1. 强时效性　医学信息的强时效性决定了医学信息服务的强时效特性。它贯穿于医学信息服务的全过程，在医药卫生领域有着特殊的意义。信息服务是否及时，在某些疾病的诊治和决策过程中直接关系到患者的健康和生命。在公共卫生领域，建立和健全危机信息管理体制和危机信息服务机制，提高疫情反应速度，是发现疫情、采取措施、反馈信息、科学决策、消除恐慌、稳定社会秩序的重要保障。

2．**高指向性** 不同类型的医学信息用户具有较为明显的需求指向性特点，同时不同层次的信息用户对于信息及其信息服务也有较高的指向性。因此医学信息服务必须紧密结合医疗、科研、生产、教学、管理和社会的实际需要，以更精准的方式为信息用户提供精准的服务内容。

3．**高质量性** 医学信息服务质量的高低直接关系到人类的健康和生命。高质量的、准确的、及时的、权威的医学信息是提高医学信息服务质量的重要保障。此外，在生物医学信息的传递过程中，通常需借助高科技手段，如：在人类基因图谱、人体解剖图谱、手术图谱以及超声、断层扫描、心电影像诊断等信息传递中，除文字信息外，更重要的是高质量的辅助图片和声音等信息；一些图像如蛋白质结构图谱还需要三维显示处理。

4．**社会化和国际化趋势** 医学信息服务的社会化不仅体现在经济效益上，更重要的是体现在重视其社会效益上。现代生物医学研究的发展更加体现出国际合作的重要性，如人类基因组计划的启动，SARS（严重急性呼吸综合征）危机的全球参与，都体现出医学信息服务的国际化特点。互联网医学文献检索数据库、疾病数据库等生物医学信息资源免费向全球开放，核酸序列、蛋白质序列、蛋白质结构等重要数据库的国际合作维护，都进一步体现出了生物医学信息服务的社会化和国际化特点。

上述特点决定了医学信息服务应遵循充分性、及时性和准确性的原则，以保证其服务质量。

（三）医学信息服务的手段与方式

传统的信息服务方式主要集中在文献信息咨询与检索和狭窄的情报服务上。如今，信息服务的方式并没发生太大的变化，但服务手段已经发生了根本性变化，服务内容和范围得到极大的丰富与扩展。医学信息服务的手段与方式大致包括以下4类。

1．**人工信息服务** 指通过信息人员的智力劳动所进行的信息服务，如"手检"服务等。

2．**信息系统服务** 指借助计算机技术和自动化操作系统开展的信息服务。

3．**网络信息服务** 指以信息网络技术为基础的，以网络信息开发为依托的服务。

4．**数字化信息服务** 包括各种数字形式的服务，如文本服务、音/视频服务和可视化服务等。

三、医学信息服务业务

随着社会信息化的发展、信息技术的进步和用户需求的变化，医学信息服务的形式和类型更为多样化。从构成服务业务的基本形式和业务类型角度，医学信息服务可以划分为以下几种类型。

（一）医学信息阅览与传递服务

医学信息阅览与传递服务包括根据用户需求向用户提供文献借阅、馆际互借等，也包括宣传报道、主动推送等服务。

1．**文献借阅** 一般是指信息服务机构利用一定的空间和设施为用户创造阅览条件，让用户在指定时间和场所进行文献阅读或将文献出借给用户的一种信息服务方式。近年来，随着现代信息技术的广泛应用，电子文献的阅览逐渐普及，应用率提高，用户通过阅读在线电子文献，极大地提高了获取和利用文献信息的效率。

2．**文献复制和馆际互借** 文献复制服务是信息服务机构根据用户的要求提供文献资料复制品的一种信息服务方式。当信息服务机构馆藏的文献资料不能满足用户需要时，需要通过馆际互借方式从其他信息服务部门获取用户所需文献。在提供服务时需要注意合理利用，以不侵犯知识产权为原则。

3. 宣传报道　是图书馆等信息服务机构通过口头宣传、实物展示、文献提供等方式宣传和报道文献信息的服务方式。一般包括两种具体形式：一是以书刊资料、通报、书目、题录、文摘等提供信息资料的方式扩大成果的社会影响；二是通过各种传播方式向用户发布信息，如讲座、报告、广播、广告等。

（二）医学信息检索与查新服务

医学信息检索服务是面向用户需求，利用各种检索手段和方法收集、存储信息，为用户提供信息查询和信息获取的服务。传统的文献检索服务仅为用户提供文献线索，随着数据库技术的发展，以文献检索为基础的多种信息服务方式得到了发展，如基于检索的专项信息服务业务，定题服务和查新服务等。

1. 信息检索服务的类型

（1）信息搜索服务：指在复杂的数据库中，利用特定算法搜索出用户所需的信息内容的过程。搜索引擎即是一种常见的提供网上信息搜索服务的数据库。按索引方式可将其分为分类搜索引擎和机器人搜索引擎。分类搜索引擎（又称主题指南）是依靠专业人员对信息甄别和分类，建立分类导航，提供具有分门别类功能的导航服务。机器人搜索引擎（又称关键词搜索引擎）是由搜索软件自动收集网页，创建索引数据库，提供网页信息检索服务。

（2）信息导航服务：是引导用户按需索取信息的服务，是一种重要的搜索与引导服务。学科导航是其中一种服务形式。学科导航以学科为信息组织单元，对网上相关学科资源进行搜集、评价、分类和组织，并对其进行简要的内容揭示，建立分类目录式的学科资源体系，提供网站链接和检索。它能够方便各学科用户查询本学科网络信息资源，使其快速了解本学科的前沿、动态、趋势和最新成果。

（3）网络信息检索平台服务：将多种信息资源进行整合的信息检索平台已成为一个发展趋势，如NLM网关（NLM Gateway），是由NLM创建的供用户检索其信息资源的一站式检索系统。国内的中国知网（CNKI）、万方数据资源服务系统、中国生物医学文献服务系统等均是医学信息用户经常使用的网络信息检索平台。

2. 定题服务　20世纪60年代初，出现了一种服务方式——定题服务（selective dissemination of information，SDI）。该术语是情报专家Luhn HP首先提出来的，原意为信息的选择性传递，即定题服务。定题服务主要以信息检索为基础，针对用户事先选定的专题或方向，充分利用经过开发存储在各种信息资源中的信息，经加工整理后以书目、索引、全文、综述等方式提供给用户。

（1）定题服务的形式：通常分为两种形式，一种是标准SDI，是检索系统在调查分析情报需求的基础上，选择一批社会上急需解决而适用面较广的检索课题，建立通用型的检索提问文档，向信息用户征订，或将检索结果编印成最新的资料以通报形式供用户选用；另一种是用户委托SDI，它是用户按自己的需要委托检索系统为自己建立起专用的提问文档，然后接受检索系统提供的SDI服务。

（2）定题服务的作用：首先，定题服务能够节省科研人员查找信息的时间，加速科研进程，提高了信息利用效率和科研效益。其次，定题服务是攻克难题的重要途径。苏联著名情报学家米哈依洛夫认为，在所有的情报服务方式中，值得特别阐述的是定题服务。科学研究离不开对前人或他人研究成果的借鉴，定题服务为科研人员系统、全面地占有文献，汲取其精华，借鉴其方法创造了条件。

（3）定题服务的实施过程：定题服务的实施一般包括以下几个步骤。

1）调查研究：是为了确定服务对象和了解用户的信息需求，论证定题服务的可行性，包括服务人员、经费和其他条件。另外，对科研课题的内容、有关信息源的分布状况、所需利用检索系统的情况等方面进行初步研究与论证，从而为定题做好准备。

2）服务方案的制订：首先，在调查研究的基础上选择、确定主题，在满足用户信息需求的前提下，选择对当前用户具有较大价值的主题；其次，划定定题服务所需信息源的范围，即选择合适的检索系统和其他信息资源；再次，确定定题信息的报道形式，如信息载体、提供信息周期、编辑格式等。

3）服务的实施：根据主题，反复调整、制订一套相对科学合理的检索策略。按照用户的需求对信息资料进行加工、编排、审校，最后提供服务。

另外，还需要及时与用户交流，建立反馈机制，以不断提高定题服务的质量。

3．查新信息服务　是以文献检索为基础和手段，以检出结果为依据，通过综合分析，对查新项目的新颖性进行审查，撰写有依据、有分析、有对比、有结论的查新报告的信息服务方式。

（1）查新信息服务的类型：依据申请查新项目的目的不同，可将医药卫生科技查新分为科研立项查新，科技成果鉴定、奖励、转化查新，新药报批查新和专利申请查新四大类。

1）科研立项查新：立项查新一般在课题立项之前进行。其目的是查清国内外是否已有人做过该课题或相关课题的研究，以及取得的成果或进展情况，并以此为依据，比较申请课题是否有新颖性，为确定申请课题是否具有立项价值提供客观依据。另外，通过查新，可为申请人进一步提供国内外相关资料，以修正研究思路和方法，制订出具有创新意义的研究方案。

2）科技成果鉴定、奖励、转化查新：在完成科研项目后，对成果实施鉴定、奖励和推广应用前往往需要查新服务。其主要目的是查清该成果在国内外是否已有文献报道。如果查到已有同类或类似的研究，则通过对该成果的创新点与检出相关文献进行比较，作出新颖性评价。

其他两类分别发生于新药审批和专利申请之前，为其提供新颖性评价。

（2）查新信息服务的作用

1）为科研立项提供客观依据：通过查新可以了解国内外相关科技发展现状与方向，可有效避免低水平重复研究，为管理部门或专家鉴定提供客观的新颖性评价，为科技立项和成果鉴定把关。

2）为科技成果鉴定、评审及转化等提供客观依据：在科技成果鉴定、评审之前，通过查新可以了解国内外是否有同类或类似的研究项目，掌握及研究深度、广度和进度，用以比较成果的创新性、领先地位及研发水平，为鉴定、评审甚至奖励提供客观依据。

3）为医疗、教学、科研人员提供信息：通过查新专业人员提供的专业检索，既可以让医学信息用户节省大量时间，又能准确捕捉相关信息，为医、教、研提供有效的帮助。

此外，医药卫生查新咨询服务还在以下方面起到重要作用：减少科研重复浪费，提高科技投资效益；增强科研管理职能，实现科研管理的科学化和规范化；提高科研人员的信息意识和能力，从而提高科学研究的质量和效率。

（3）查新信息服务的程序

1）查新委托和受理：首先需要向用户解释服务，了解用户需求，指导用户填写查新委托单。其次，需要向用户索取相关背景资料，进一步明确服务要求，办理委托手续。

2）检索准备：接受委托后，应对查新课题及用户提供的资料进行详细分析，在此基础上拟定实施计划，找出难点，确定实施方案。

3）进行检索：进行课题检索需要进行主题分析，确定所需信息类型、内容范围和时间要求；选择检索工具；拟定检索策略，确定检索方法、检索途径和检索词；在检索过程中不断进行分析和调整检索策略，以达到理想的查全率和查准率。

4）完成查新报告：将获得的相关文献信息进行阅读、整理、分析，并与查新课题的查新点进行比较分析，得出客观、准确的结论。并按规范的查新报告格式完成查新报告。

报告完成后，须由查新审核员审核、确认后，提交给查新委托人。

（三）医学信息咨询与智库服务

信息咨询服务（information consulting service），常被简称为咨询服务，其实质是信息服务部门根据用户提出的需求，依靠专业知识、实践经验和创新能力，充分开发和利用信息资源，运用科学的方法和现代化技术手段，为用户提供解决问题的建议、方案、策略、规划或措施等的信息服务活动。医学信息咨询服务即围绕医药卫生领域所开展的信息咨询服务。

1. 信息咨询服务的类型　根据咨询目的将医学信息咨询服务划分为以下三类。

（1）文献信息咨询服务：又称参考咨询服务，是指服务人员利用专门知识，通过使用各种检索工具和信息资源解答用户提问、辅导用户索取文献、利用信息的服务。前面提到的信息检索服务中的许多服务方式也可归入此类，如查新服务、定题服务等专项信息服务。文献信息咨询服务是信息服务部门的主要咨询服务。

（2）知识咨询服务：用户需要的最终信息不是文献本身，而是文献中所蕴含的知识，包括特定事实、特定数据、特定概念的咨询。此时，提供的咨询结果需要信息服务部门花费比文献信息咨询更多的时间与精力去完成咨询工作。有些甚至需要运用专业知识去分析、整理、加工而获得。

（3）科研咨询服务：当用户需要确定重大项目或制订发展规划时，不仅需要了解该方面的现状，而且需要信息机构通过大量的文献调研和实际调研工作，对各种文献、事实、数据进行系统分析研究，写出综合性论证报告，对该课题进行综述、预测、建议，提出实施方案。

此类咨询涉及的范围广泛，既包括技术路线和技术细节，又包括经济和政治问题；既涉及基础研究，又涉及国家社会的实际问题。这类咨询具有明显的预测性，其成果主要服务于即将开始或正在进行的工作，供决策者参考。

2. 信息咨询服务的程序　信息咨询服务的内容、用户要求不同使咨询难度和咨询形式等方面存在不同，但一般可以按照以下程序进行服务。

（1）受理咨询：受理咨询是咨询业务的第一步。一般由用户向咨询服务方提出要求，经双方协商确定咨询课题的内容、要求、费用等问题，签署协议书，达成协议。

（2）制订咨询计划：信息咨询服务机构对课题做深入调研，明确咨询要点，提出课题计划。

（3）搜集、鉴别、整理咨询信息：信息搜集是咨询服务的基础，一般采用文献检索和实地调查两种方式进行。为保证咨询的可靠性，应对所搜集的信息进行鉴别和筛选，并将所选信息进行归类、整理，供信息分析使用。

（4）信息分析：分析研究是咨询工作的核心。通过对所获有效信息资料的分析、综合、检验，将可信信息系统地归纳。

（5）编写咨询报告并审核：将经信息分析、归纳、总结的内容以书面报告的形式提交给用户。咨询报告基本内容包括课题名称、引言、正文、结语、附录（供用户参考的原始信息来源）。

（6）提交咨询报告并进行项目归档：不同用户的需求不同，因此，他们关注和经常利用的服务方式也各有不同，比如，作为医生，更需要循证信息的服务，获得临床决策支持；作为医学生更需要信息素养的培训与教育；作为医学科研人员更需要定题服务、查新咨询等服务；而对于普通大众，需要提供与健康有关的利于理解的健康信息资料。故而，医学信息服务部门应重视用户研究，针对不同的用户需求，提供个性化的有效医学信息服务。

3. 健康智库服务　智库（thinktank）是独立于政府的第三方参考咨询机构，也就是"决策者的外脑""智囊团""脑库"。智库主要由各领域的专家与技术人员构成，其涉及的范围广泛，包括军事、文化、生态、政治等多个领域。作为中国特色新型智库的重要组成部分，健康智库是以卫生健康领域专家为主、跨学科专家为辅组成的专业型智库，是智库研究范畴的细致划分。因此，健康智库是以卫生健康战略问题和卫生健康公共政策为主要研究对象，围绕疾病预防、医疗、康复、生态、健康产业等与健康相关的社会重大和热点问题，为党和政府决策者提供咨询、评价、研究和建议的专业政策研究咨询机构,在咨政建言、理论创新、舆论引导、社会服务、公共外交等方面发挥着重要的作用,是全面推进健康中国建设与实现国家治理体系和治理能力现代化的重要力量。

健康智库的决策支撑突出体现在前瞻性、独立性、储备性、专业性方面。作为一种专业化的研究,问题导向、科学导向、证据导向是智库研究的基本原则。通常决策所需求的问题,往往是战略问题和政策问题或复杂综合的问题,跨学科跨领域特征明显,需要在充分认识各学科知识的基础上,再有效地综合、集成和归纳,最后上升为对战略咨询问题的研究。智库与医疗卫生行政管理机构的政策研究是互补的,以共同满足医疗领域不同时间尺度问题的咨询需求,共同支撑该领域近、中、远期目标及其决策。

健康智库服务的根本宗旨在于与时俱进。目前健康智库服务的重中之重应围绕健康中国战略、突发重大公共卫生事件等,为国家、地方政府以及社会公众提供高质量的决策咨询、战略预测,以及健康医学知识传播服务。

(四)网络环境下医学信息服务的发展趋势

网络信息服务是指信息服务机构通过网络,利用现代技术手段向用户提供各种形式的数字化信息的服务。其主要形式有信息发布、联机公共目录查询、网络检索系统、电子出版物、电子邮件、微博、网上论坛等。与其他手段的信息服务相比,网络信息服务具有数字化、服务手段现代化、服务领域宽广等特点。

1. 常见网络信息服务的类型 目前常见的以网络手段提供的信息服务形式有以下内容。

(1)网络信息检索服务:用户可以通过网络了解信息服务机构能够提供的服务,以及信息服务机构的印刷型馆藏的书目、各种电子资源的内容等。

(2)网络信息传递服务:在信息服务机构的网页上,用户能够以联机的方式查询馆藏[如联机公共目录检索系统(OPAC)]和用户借阅状况,可以通过网络办理预约、续借等手续。另外,信息的传递,如全文传递,借助网络也能更快、更方便地实现。

(3)网络信息咨询服务:包括电子邮件咨询、在线咨询、虚拟参考咨询等形式。

(4)资源建设与导航服务:资源建设包括信息服务机构对自有的不同载体的信息进行数字化转换与整合,也包括引进数据库的服务。网络资源导航则是信息服务机构收集、整理网络信息资源提供给用户利用,为用户编制导航系统。

(5)用户教育服务:由于信息技术发展快,网络上的信息资源又层出不穷,如何让用户掌握获取信息的方法就成了网络服务的主要内容之一。通过网络的用户教育有多种,有的是以指南和常见问题等形式出现,有的是办成了网络课堂,提供课件和文字材料。

2. 新型网络信息服务

(1)信息推送服务:是基于一定的技术标准和协议,按照用户指定的时间间隔或根据发生的事件把用户选定的数据自动推送给用户的一种新型服务。它以服务的主动性、信息的新颖性、及时性等优点而备受用户的青睐。其基本过程是借助一种特殊的软件系统,用户先向系统输入自己的信息请求,包括个人信息档案、个人感兴趣的信息主题、研究方向等,然后系统自动或由人工控制在网上搜索出符合用户需求的信息,再经过筛选、分类、排序,按照每个用户的特定要求,在适当的时候传递至用户指定的"地点"。可以说信息推送服务是传统定题服务在网络环境下的一种再现。

(2)虚拟参考咨询服务(virtual reference service):是以网络为媒介提供咨询服务的一种方式,也称作数字咨询服务(digital reference service)。目前,数字咨询主要有以下方式:一是基于电子邮件的咨询服务,即用户通过发送电子邮件或提交表单提出问题,咨询人员通过电子邮件回答问题;二是利用BBS(电子公告板)或讨论组形式进行咨询,即用户提出问题,咨询人员或解答,或组织大家讨论;三是基于实时聊天的咨询服务,有利用QQ、微信等专门的聊天软件进行的咨询服务,也有利用专门的咨询软件进行的咨询服务。虚拟参考咨询服务正向着服务主体合作化、服务手段集成化、服务方式多元化、服务质量标准化的方向发展。

（3）专题门户服务：所谓门户（portal gateway），通常是为用户提供对互联网上信息应用的"密集"访问方式。它将来自不同信息源的信息集中在一个页面上，帮助用户无须逐个访问单独的网站即可获取相关主题的信息。专题门户服务的作用是对网上某个专题的资源进行识别、筛选、过滤、控制、描述和评价，然后组织目录式信息，提供源站点地址的链接，也可作适当评价。

（4）检索帮助服务：如何帮助用户进行高效的信息搜索也是当今网络服务向纵深发展的一个重要内容。研究发现信息检索是一个不精确的过程，用户在搜索过程中常常不能清晰地表达他们的信息需求，因此需要通过与检索系统动态交互来确定其提问，调整他们的检索策略。当前"网络化知识组织系统"被应用于网络信息检索，即可以帮助用户修改检索提问式，例如：NCBI 建立的生物医学文献检索系统 PubMed 就具有对检索词的自动转换和匹配检索功能；当未加任何限定修饰的检索词被输入到检索提问框时，系统会将该词按照一定的顺序核对、转换、匹配和检索，以帮助用户查全、查准。

3.个性化信息服务　为了满足特定用户在特定时间所需要的特定信息和服务，用户需要"一站式"检索和个性化信息服务，需要通过统一界面快捷地获取分散的符合其个性需求的信息，实现统一检索界面、统一检索平台、统一用户认证下的针对性服务，即个性化信息服务。

个性化服务的实质是针对不同用户采用不同的服务方式，提供不同的服务内容，主要体现为个性化内容定制服务、个性化信息检索定制服务、个性化界面定制服务、个性化信息推荐服务等。基于web2.0 的交互服务是个性化服务的重要发展。目前许多信息服务机构在 web2.0 环境下，考虑不同用户的个性化信息需求，推出不同的信息服务，如 blog、tag、SNS、RSS、wiki 等。

4.精准信息服务　指根据用户需求提供信息服务，确保服务内容、方式或手段、频次等方面与用户当前或即将达到的需求高度吻合。随着互联网时代的深入发展，如何更精准地为用户提供高质量的服务一直是科技信息机构的首要任务。学者从实践出发，提出了基于以下方面的精准信息服务推进路径。

（1）建立精准信息服务共同体：通过引入"精准信息服务共同体"的概念，泛指在信息服务过程中，具有相同或相近的价值取向、文化生活、内在精神和具有特殊专业技能的人，为了共同的价值理念或兴趣目标，并且遵循一定的行为规范而构成的一个群体，通常包括信息服务提供者和接收者。共同体内部主体之间的相互作用和共同目标都是为了提高信息服务质量，提高用户满意度（图2-4）。

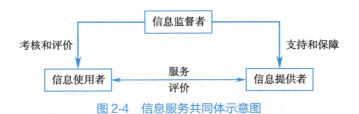

图2-4　信息服务共同体示意图

（2）实现精准内容的精准推送：在完善信息服务保障体系的基础上，信息服务提供者重在搜集并提取用户需求信息，根据用户的信息需求层次而提供与其一致的精准信息服务，即通过精准识别用户特征及其信息需求特点，采用用户画像、数据挖掘等手段从海量信息中筛选精准的信息，并采用与用户特点一致的方式实现精准内容的精准推送（图2-5）。

随着网络技术的发展，未来还会出现更多的服务形式，但究其本质都是利用现代信息技术，创新和开拓信息服务的新领域，为用户提供更方便、更全面、更准确的信息。

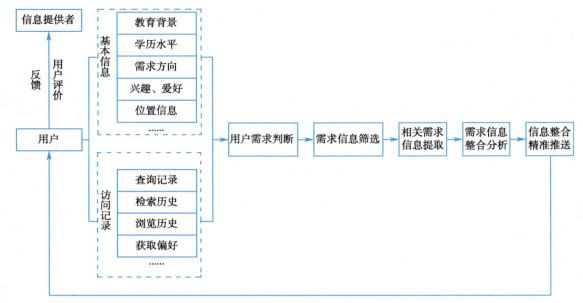

图 2-5　医疗精准信息服务流程图

（吕艳华　李后卿）

本 章 小 结

　　医学信息管理是指对所有涉及医疗卫生行业领域的信息活动和各种要素（包括信息、人、技术与设备等）进行合理的组织与控制，以实现信息及有关资源的合理配置，从而有效地满足医疗卫生事业信息需求的过程。它既是信息管理的一个分支，又是医疗卫生事业管理的一个重要组成部分，其最终目的是服务于医疗卫生事业。医学信息管理活动有其客体范围和主体范围，且根据信息运动的特点，信息生命周期管理在横向上包括信息创建（产生/发布）、采集、组织、开发、利用、清理（销毁/回收）六个阶段，每个阶段都可能使信息得到增值。

　　医学信息资源管理属于医疗卫生行业的信息资源管理问题。建立在资源开发利用和资源配置基础上的信息资源共享从本质上说是一种资源配置方式，其最根本目标之一是有效实现信息资源的经济价值和社会价值。信息资源共享是一项庞大的系统工程，目前主要有以宏观调控为主的信息资源共享模式和以市场经济引导为主的信息资源共享模式两种。

　　信息服务的实质是通过研究用户及其需求，组织用户和服务，将有价值的信息传递给用户，帮助用户解决社会活动中面临的问题。因此要立足信息需求来探索高效的信息服务，才能推动医疗卫生事业的发展。从构成服务业务的基本形式和业务类型角度，医学信息服务包括医学信息阅览与传递服务、医学信息检索与查新服务、医学信息咨询与智库服务和新型网络信息服务等类型。随着网络技术的发展，未来还会出现更多服务形式，但其本质都是利用现代信息技术，创新和开拓信息服务的新领域，为用户提供更方便、更准确的信息。

思 考 题

1. 何谓医学信息管理？
2. 医学信息管理的范围和内容分别是什么？

3. 何谓医学信息资源管理？分别阐述其内容和任务。

4. 何谓医学信息服务？阐述其基本流程。

5. 何谓健康智库？

6. 网络环境下医学信息服务的发展趋势有哪些？

第三章

医学信息标准

医学信息标准包括医学信息相关的各类标准，指在医学信息处理过程中，对信息进行采集、传输、交换和利用时所采用的统一规则、概念、名词、术语、代码和技术。随着医学信息学研究的不断深入，特别是医疗卫生信息化发展的进程加速，医疗卫生领域产生大量分布式和异构的数据、信息、仪器设备和信息系统等。由于缺乏统一的规范与标准，医疗机构与相关单位各信息系统之间无法进行信息共享与交换，甚至出现"烟囱"和"孤岛"现象，严重制约了医疗的信息化、智能化发展。因此加强医学信息标准化研究、实现医疗卫生信息互联互通，是当前医学领域信息化建设的重要任务。本章主要对医学信息标准的相关概念、信息标准化机构与组织、临床模型、编码术语和本体，以及信息交换标准等内容进行简要介绍。

第一节　医学信息标准概述

一、概述

日常生活中人们常提及的"不以规矩，不能成方圆"等名言流传至今已有 2 000 余年，一直被视为揭示标准化本质特征的名言。早在古代，人类就表现出无主观意识的标准化行为，例如：石器时代建造相似的石刀、石斧；禹王治水时选取的规、矩、准、绳等绘图和测量工具；秦始皇统一度、量、衡、文字、货币、道路；毕昇运用标准件、分解组合、重复利用等原则发明活字印刷术等。这个时期虽然没有标准的概念，但人们会在长期生产实践中共同探索约定俗成的规范。工业革命以来，艾利•惠特尼发明工序生产法，运用互换性原理批量制备零部件，设计了组装步枪，因此他被称为"标准化之父"。此后，标准被广泛应用于各个领域，成为社会有序化发展的有力支撑。随着信息技术的高速发展和市场全球化的迫切需要，建立与经济全球化相适应的标准化体系成为当务之急。标准已变成衡量国家核心竞争力的基本要素，是规范经济和社会发展的重要技术制度。

（一）标准

标准是对重复性事物和概念所做的统一规定，通常以科学技术和实践经验的综合成果为基础，经相关各方协商一致后由主管机构批准，采用特定形式发布并作为共同遵守的准则和依据。

1. **标准的概念**　近二十年，国际标准化组织（International Organization for Standardization，ISO）和国际电工委员会（International Electrotechnical Commission，IEC）等权威机构曾多次通过发布标准、指南的形式对标准化相关术语进行规范。2014 年我国发布国家标准《标准化工作指南第 1 部分：标准化和相关活动的通用词汇》（GB/T 20000.1—2014），将标准定义为：通过标准化活动，按照规定的程序，经协商一致制定，为各种活动或其结果提供规则、指南或特性，供共同使用和重复使用的文件。

①标准宜以科学、技术和经验的综合成果为基础。②规定的程序指制定标准的机构颁布的标准制定程序。③诸如国际标准、区域标准、国家标准等类型，可以公开获得以及必要时可通过修正或修订保持与最新技术水平同步，因此它们被视为构成了公认的技术规则。其他层次上通过的标准，诸如专业协 / 学会标准、企业标准等，在地域上可影响多个国家。

从上述标准的定义可知，标准不是普通的文件，是一种规范性文件。所谓规范性文件，是指为各种活动或者其结果提供规则、指南或导则的文件，是标准、法律、法规和规章等类型文件的统称：①标准制定程序规范。标准制定具有规范化的流程，并最终需要获得公认机构批准发布。公认机构主要是负责为各种活动或其结果提供规则、指南或特性。②标准要求协商一致。标准是各相关利益方都关心的文件，制定时需要各方协商一致。协商一致是指普遍同意，不需要全体同意或没有异议，只需有关重要利益相关方对实质性问题没有坚持反对意见，同时按照程序考虑了有关各方的观点并且协调了所有争议，表决时按照发布机构制定的规则达到指标要求。③标准具有共同使用和重复使用的特征。共同使用体现覆盖范围广，重复使用展现使用频率高。某方单独使用的文件，在使用人数不多的情况下不需要制定标准，某些一次性出现的事物也不需要制定标准，只有各方或多数人都共同使用，希望大家相互遵守，并且反复出现的事物，才更需要制定标准。④标准是规范化文件。标准是一种提供规则、指南或特性的文件，只在一定范围内适用，用来约束适用的人群和相应的事物。标准文件最初表现形式是纸质资料，现在也包含磁盘、光盘等载体中的电子版文件。⑤标准的基础是科学、技术和经验的综合成果。标准是一种技术类的文件，在充分考虑最新科学研究、技术总结和经验验证等结果，深入调查论证，广泛征求各相关方意见和建议后，将其综合成果纳入标准。

2. 标准的特征 根据标准的定义，标准主要具有以下 4 个特性。

（1）权威性：标准是由权威机构批准发布。国务院标准化行政主管部门统一管理全国标准化工作，国务院有关行政主管部门分工管理本部门、本行业的标准化工作。

（2）民主性：标准制定要广泛征求利益相关方意见，充分协商，达成一致，例如推荐性国家标准《中医临床诊疗术语　疾病部分》（GB/T 16751.1—1997）是由中医临床相关科研机构、医疗机构、高等院校和行业组织等方面的专家成立工作组协商制定，并向社会广泛征求意见而形成的。

（3）实用性：标准的制定与修订是为了解决现实问题或潜在问题，在一定的范围内获得最佳秩序，实现最大效益。

（4）科学性：标准来源于人类社会实践活动，其产生的基础是科学、技术和经验的综合成果。在标准制定过程中，会针对关键指标进行充分论证，标准的技术内容代表了先进的科技创新成果，标准的实施也是科技成果产业化的重要过程。

3. 标准的分类 根据不同的目的与分类原则，标准可以划分为不同的类别。按照标准使用的范围划分，标准可以分为国际标准、国家标准、行业标准、地方标准、团体标准和企业标准；按照标准涉及的对象类型，标准可以划分为术语标准、符号标准、试验标准、产品标准、过程标准、服务标准和接口标准；根据内容和应用类型，标准可以划分为强制性标准、任务导向标准、实质性标准和共识性标准；根据要求的程度划分，标准可以划分为规范、规程和指南。考虑到标准分类的方式较多，接下来主要从标准使用范围的角度来介绍标准的分类。

根据《中华人民共和国标准化法》，按照标准的使用范围可以分为国际标准、国家标准、行业标准、地方标准、团体标准和企业标准。按照国务院发布的《深化标准化工作改革方案》（国发〔2015〕13号）中的改革措施，将把政府单一供给的现行标准体系，转变为由政府主导制定的标准和市场自主制定的标准共同构成的新型标准体系。其中政府主导制定的标准包括强制性国家标准、推荐性国家标准、推荐性行业标准和推荐性地方标准，市场自主制定的标准分为团体标准和企业标准。

（1）国际标准：由国际标准化组织或国际标准组织通过并公开发布的标准。国际标准是指国际标准化组织(ISO)、国际电工委员会(IEC)和国际电信联盟(International Telegraph Union, ITU)制定的标准,以及国际标准化组织确认并公布的其他国际组织制定的标准。国际标准在世界范围内统一使用。

(2)国家标准:由国家标准机构通过并公开发布的标准。国家标准是由国务院标准化行政主管部门组织发布,对全国经济、技术发展具有重大意义,且在全国范围内统一的标准。国家标准分为强制性国家标准(GB)和推荐性国家标准(GB/T)两种。其中强制性国家标准是保障人体健康、人身、财产安全的标准和法律及行政法规规定强制执行的国家标准。推荐性国家标准是指在生产、检验、使用等方面,通过经济手段或市场调节而自愿采用的国家标准。两种国家标准在编号、使用范围和意义等方面均存在差异。

(3)行业标准:由行业机构通过并公开发布的标准,属于推荐性标准。行业标准是对没有国家标准而又需要在全国某个行业范围内统一的技术要求所制定的标准。行业标准由国务院有关行政主管部门制定,并报国务院标准化行政主管部门备案。当同一内容的国家标准公布后,该内容的行业标准即行废止。

(4)地方标准:在国家的某个地区通过并公开发布的标准,属于推荐性标准。我国地方标准是针对没有国家标准和行业标准,又需要在省、自治区、直辖市范围内统一的技术要求所制定的标准。地方标准由省、自治区、直辖市标准化行政主管部门统一编制计划、组织制定、审批、编号和发布。标准发布后相关层级标准化行政主管部门需到国务院标准化行政主管部门和有关行政主管部门备案。

(5)团体标准:2015年国务院发布了《深化标准化工作改革方案》(国发〔2015〕13号),所提到的团体标准日益受到各行业的高度重视。国家鼓励学会、协会、产业技术联盟等社会团体协调相关市场主体共同制定满足市场和创新需要的团体标准,由本团体成员约定采用或者按照本团体的规定供社会自愿采用。制定团体标准时需遵循开放、透明、公平的原则,保证各参与主体获取相关信息,反映各参与主体的共同需求,并要求组织对标准相关事项进行调查、分析、实验、论证。国家鼓励社会团体制定高于推荐性标准相关技术要求的团体标准。

(6)企业标准:由企业通过的供该企业使用的标准。企业标准是在企业范围内需要协调、统一的技术要求、管理要求和工作要求所制定的标准,是企业组织生产、经营活动的依据。企业生产的产品在没有国家标准和行业标准的情况下,应当制定企业标准作为组织生产的依据。已有国家标准或者行业标准的情况下,国家鼓励企业制定严于国家标准或者行业标准的企业标准在企业内部适用。

(二)标准化

标准化是在经济、技术、科学和管理等社会实践中,对重复性的事物和概念,通过制定、维护、发布和实施标准达到统一,以获得最佳秩序和社会效益。标准化是组织现代化生产和实行科学管理的基础。

1. 标准化的概念 2014年国家标准《标准化工作指南第1部分:标准化和相关活动的通用词汇》(GB/T 20000.1—2014)中给出了标准化的定义:为了在既定范围内获得最佳秩序,促进共同效益,对现实问题或潜在问题确立共同使用和重复使用的条款以及编制、发布和应用文件的活动。

注1:标准化活动确立的条款,可形成标准化文件,包括标准和标准化文件。

注2:标准化的主要效益在于为了产品、过程或服务的预期目的改进它们的适用性,促进贸易、交流以及技术合作。

从上述定义可以看出,标准化是指在经济、技术、科学和管理等社会实践中,对重复性的事物和概念通过制订、发布与实施标准达到统一,以获得最佳秩序和社会效益:①标准化是一项活动,这项活动的结果是制定条款及编制、发布和应用文件;②标准化针对的对象是现实问题或潜在问题,制定的目的是在一定范围内获得最佳秩序,具备的特点是共同使用和重复使用;③标准化活动包括标准化的研制、发布、实施、监督检查、评价改进（修订）等内容；④标准化注重改进产品、过程和服务的适用性，防止贸易壁垒，促进技术合作。

2.标准与标准化的关系 标准和标准化的概念既有区别又紧密联系。前者强调结果，后者突出过程。标准是实践经验的总结，是标准化活动的产物和成果。如果拥有标准，而脱离标准化的过程使之实施和改进，标准就形同虚设，失去了制定标准的实际意义。由此可见，标准化工作任务的推进，要通过制定和贯彻具体的标准来体现。

3.标准化的特征 标准化工作的任务是制定标准、组织实施标准以及对标准的制定和实施进行监督。根据标准化的定义，标准化具有以下特性。

（1）明确的域：每个标准一定都是针对和适应某一特定范围的需求。域的分界必须清晰，内容必须明确。

（2）唯一性和完整性：唯一性是指在标准化的体系中，每一个或一组对象，都有且只有一个确定的代码与之对应。完整性是指在某一个"域"内的标准化体系涵盖了所有的对象。由于事物发展具有动态性，人们对事物的理解会随之深化，标准化系统也需要不断地修订和完善。

（3）权威性：是标准化与生俱来的特性。标准必须由权威部门制定、颁布，并带有明确的约束性，甚至是强制性，才能在既定范围内被广泛认可和有效执行。

4.标准化的原理 是标准化活动的基本规律和理论概括，是指导标准化实践的基础和依据，通常指统一原理、简化原理、协调原理和优化原理。

（1）统一原理：为了保证事物发展的秩序和效率，在一定范围、一定程度、一定时间、一定条件下，对标准化对象、功能或其他特性保持一致性，使这种一致规范与被取代的对象在功能上达到等效。

（2）简化原理：为了有效地满足实际需要，对标准化对象的结构、型式、规格或其他性能进行筛选和提炼，剔除其中多余的、不必要的、低效能的环节，精炼所必需的高效能环节，保持整体构成精简合理，总体效能最佳。

（3）协调原理：为了使标准的整体功能达到最佳，并产生实际效果，必须通过有效方式协调好系统内外相关因素之间的关系，确保各因素相互配合，建立平衡关系。

（4）优化原理：在标准制定和实施过程中，按照特定目标，在一定条件下对标准系统的构成因素及其关系进行选择、设计或调整，使得标准化对象更加规范、有序，达到最优效果。

（三）信息标准化

信息标准化是研究、制定和推广应用统一的信息分类分级、记录格式及其转换、编码等技术标准的过程。

1.概述 狭义的信息标准化指信息表达上的标准化，即在一定范围内人们能共同使用的对某类、某些或者某个客体抽象的描述与表达。为了方便计算机处理信息，信息标准化的表达方式通常采用数字、字符等抽象符号表示；这种方式比处理语言、文字和图像的效率更高。广义的信息标准化不仅涉及信息元素的表达，而且涉及整个信息处理过程，包括信息传递与通信、数据流程、信息处理的技术与方法、信息处理设备等方面。

（1）信息的表达：信息表达类标准是信息标准化的基础，包括分类、编码与术语标准等类型。

（2）信息的交换：是要解决不同系统之间或不同企业、部门之间信息共享的问题。信息交换标准通常更注重信息的格式，而忽略信息的内容。

（3）信息的处理与流程：信息处理流程标准对信息系统的开发和推广具有重要意义。通常，开发信息系统之前，先开展信息处理流程的规范化研究，能让开发者更明确系统的功能需求，理解系统的业务逻辑。

2.元数据与数据元 是信息表达和信息标准化的基础。

（1）元数据：是关于数据的数据，是对数据及信息资源的描述性信息。元数据用于提供某种资源的有关信息的结构数据，通常按照一定的标准从信息资源中抽取相应的特征，组成一个特征元素的集合。元数据标准可以从数据结构、格式、语义、语法和功能等方面来制定，以提高数据规范化和标准化水平，提升数据库的建库质量。通常，不同类型的资源可能有不同的元数据，一般包括完整描述一个具体对象所需的数据项集合、各数据项语义定义、著录规则和计算机应用时的语法规定。都柏林核心集（Dublin Core Metadata Initiative，DCMI）是元数据的一种应用。元数据标准包括《科技平台 元数据标准化基本原则与方法》（GB/T 30522—2014）、《社会保险业务档案元数据规范》（LD/T 03—2021）和《政务数据 第 2 部分：元数据管理规范》（DB 52/T 1540.2—2021）等。

（2）数据元：也称为数据元素，是用一组属性描述其定义、标识、表示和允许值的数据单元。在一定语境下，通常用于构建一个语义正确、独立且无歧义的特定概念语义的信息单元。为了促进信息的共享和利用，许多行业都积极开展数据元标准的研究。数据元标准包括《海关业务基础数据元目录》（HS/T 17—2006）、《卫生信息数据元目录 第 10 部分：医学诊断》（WS 363.10—2011）、《交通信息基础数据元 第 2 部分：公路信息基础数据元》（JT/T 697.2—2014）等。数据元一般由三部分组成。

1）对象类：是现实世界或抽象概念中事物的集合，具有清楚的边界和含义；其特性和行为遵循同样的规则且能加以标识。对象类是我们所要研究、收集和存储相关数据的实体，例如医生、管理人员、设施、装备、组织、环境、物资等。

2）特性：是对象类的所有个体所共有的某种性质，是对象有别于其他成员的依据。特性是人们用来区分、识别事物的一种手段，例如医生的姓名、性别、年龄、科室、职称和职务，手机的型号、尺寸、颜色、品牌和屏幕分辨率等。

3）表示：是数据元被表达方式的一种描述，可以是值域、数据类型的组合，必要时也包括度量单位或字符集。它描述了数据被表达的方式，与数据元的值域关系密切，即一个数据元的值域是数据元所有允许值的集合。在表示的各种组成成分中，任何一个部分发生变化都将产生不同的表示，例如人员的体重用"公斤"或用"磅"作为计量单位，就是人员体重特性的两种不同的表示。

例如，《卫生信息数据元目录 第 6 部分：主诉与症状》（WS 363.6—2011）中的其中一个数据元名称：腹痛的程度代码。参照术语相关标准提取数据元，其中："腹痛"为对象类；"程度"作为特性区别和描述"腹痛"；"值域"是数据元允许（或有效）值的集合，即"1、轻度""2、中度"和"3、重度"代码。具体如数据元构成示例图（图 3-1）所示。对象类和特性的组合是一个数据元概念，在上述例子中，"腹痛的程度"可以称为一个数据元概念；数据元由数据元概念和表示两部分组成。

数据元是一种用来表示具有相同特性数据项的抽象"数据类型"。对于一个数据集而言，元数据侧重于对数据集总体的内容、质量、来源等外部特征的描述，而数据元则更侧重于对数据集内部基本元素的"名、型、值"等特性进行定义。元数据多用于定义和描述已有的数据，数据元则可以指导数据模型的构建，以产生新数据。

3. 分类与编码 是信息标准化的主要方法之一。分类是某领域内概念的序化和原理的序化；编码是指定一个对象或事物的类别或者类别集合的过程。分类与编码是为了方便信息的存储、检索和使用，在进行信息处理时赋予信息元素以代码的过程。

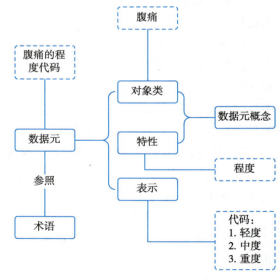

图 3-1 数据元构成示例图

（1）分类：是为了某一目的，根据某一原理，采用一种分类准则，按照这种准则将具有某种共同属性或特征的信息归并一起，并进行有序地排列。分类的基本方法包括线分类法、面分类法和混合分类法。

1）线分类法：按选定的若干属性（或特征）将分类对象逐次地分为若干层级，每个层级又分为若干类目。同一分支的同层级类目之间构成并列关系，不同层级类目之间构成隶属关系。同层级类目互不重复，互不交叉。例如我国行政区划编码是采用线分类法，6位数字码。第1、2位表示省（自治区、直辖市），第3、4位表示地区（市、州、盟），第5、6位表示县（市、旗、镇、区）的名称。线分类法的优点是层次性好，能较好地反映类目之间的逻辑关系。它属于传统的习惯分类方式，既符合手工处理信息的传统习惯，又便于计算机对信息进行处理。但是线分类法的分类结构一经确定，不易改动。通常，使用线分类法时必须考虑留有足够的后备容量。当线分类层次较多时，会影响数据处理的速度。

2）面分类法：将分类对象按选定的若干个属性或特征，分成彼此之间互不相关的若干方面（简称"面"），每个面又可分为许多彼此独立的若干类目。不同"面"内的类目互不重复，互不交叉。使用时，可根据需要将这些"面"中的类目组合在一起，形成一个复合类目。例如，服装的分类可以按照服装所用的材料、男女服装类别以及服装款式等分成几个面，每个面内又分成若干类目。面分类法的主要优点是分类结构具有较大的柔性。分类体系中任何一个"面"内类目的改变，不会影响其他的"面"，易于添加和修改类目。除此以外，面分类适用性比较强，可实现按任意"面"的信息进行检索，这对计算机信息处理有良好的适应性。但是，面分类不能充分利用容量，通常在实践过程中许多组配的类目并无实际价值，例如纯棉男式短裙这种类目就没有实用意义。

3）混合分类法：将线分类法和面分类法组合使用。

（2）编码：指事物或概念的名称、属性、状态等的符号或记号。计算机的数据处理工作通过编码来识别事物与概念。编码包括命名编码和分类法编码两种方法，例如身份证号码就是一种分类编码方式，在国家质量技术监督局发布的《公民身份号码》（GB 11643—1999）中明确规定了公民身份号码的编码对象、号码的结构和表现形式，使每个编码对象获得一个唯一的、不变的法定号码。每个公民的身份证号码都是18位，由17位数字本体码和1位校验码组成。按照排列顺序从左至右依次为：六位数字地址码，八位数字出生日期码，三位数字顺序码和一位数字校验码。

（四）医学信息标准化

医学信息标准指在医学信息处理过程中，对信息进行采集、传输、交换和利用时所采用的统一规则、概念、名词、术语、代码与技术。广义的医学信息标准包括处理医学信息的各种标准，如信息技术标准、信息安全标准、信息流程标准、硬件（介质）的参数标准、接口标准、管理标准等。医学信息标准是一个宽泛的范畴，主要包括医学信息表达标准、医学信息交换标准、医学信息的处理与流程标准以及医学信息的软件和硬件标准。

医学信息标准化是围绕医学信息技术的开发，信息产品的研制和信息系统建设、运行与管理开展的一系列标准化工作。医学信息标准化活动是在一定范围内，对医学信息进行采集、传输、交换和利用等，通过制定、发布和实施标准，达到规范统一，有利于准确、高效地处理医学信息。

二、信息标准化机构与组织

国际、国内广泛应用的标准都是由标准发展组织（Standards Development Organization，SDO）所批准和推广的。这类组织大多不直接制定标准，而是选择或培育各个领域中最适用、最优化的标准加以论证、批准和推广。标准化组织以一系列规则来约束相关行动者的协商活动，规定了标准化的工作程序、协商论证的合法性以及共识的价值。通常不同的标准化机构所制定的标准级别也存在差异。标准化组织包括国际性标准化组织、区域性标准化组织和国内标准化组织等。

（一）国际性标准化组织

国际性标准化组织是具有国际性行为特征的标准化组织，主要分为两类：一类是各国政府间通过条约建立起来的标准化组织；另一类是自愿的、非条约的组织。

1. **国际标准化组织（ISO）** 是标准化领域中的一个国际性非政府组织。ISO 成立于 1947 年，总部设在瑞士日内瓦，是全球最大、最权威的国际标准化机构。ISO 的宗旨是在全世界范围内促进标准化工作的发展，以便于国际物资交流和服务，并扩大在知识、科学、技术和经济方面的合作。其主要任务是制定国际标准，协调世界范围内的标准化工作，与其他国际性组织合作研究有关标准化问题。为推动健康信息数字化、网络化和健康信息全球共享，1998 年 ISO 成立了国际标准组织 / 健康信息学技术委员会（the International Organization for Standardization's Technical Committee on Health Informatics，ISO/TC 215）；2008 年中国成为 ISO 的常任理事国；2009 年 ISO 成立了国际标准组织 / 中医药技术委员会（the International Organization for Standardization's Technical Committee on Traditional Chinese Medicine，ISO/TC 249），标志着中国标准化工作实现了历史性的突破。

2. **国际电工委员会（IEC）** 于 1906 年成立于伦敦，是世界上成立最早的国际性电工标准化机构，负责有关电气工程和电子工程领域中的国际标准化工作。1831 年法拉第建造第一台发电机原型开始，到 1866 年西门子成功研制发电机，1879 年爱迪生点燃了世界上第一盏电灯，这些技术成果的推广和应用要求人们必须遵循统一的标准，从而推进了 IEC 的成立。其宗旨是促进电气、电子工程领域中标准化及有关问题的国际合作，增进相互了解。目前 IEC 的工作领域已由单纯研究电气设备、电机的名词术语和功率等问题，扩展到电子、电力、微电子及其应用、通信、视听、机器人、信息技术、新型医疗器械和核仪表等电工技术的各个方面。2011 年中国成为 IEC 常任理事国。

（二）区域性标准化组织

随着世界区域经济体的形成，区域标准化日趋发展。区域性标准化组织是指在世界某一地理区域内的有关国家、团体共同参与开展的标准化活动。目前有些区域已成立标准化组织，这些组织包含政府性和非政府性两类，其主要职能是制定、发布和协调该地区的标准。

1. **欧洲标准化委员会[Comité Européen de Normalisation（法文），CEN]** 于 1961 年成立于法国巴黎，总部设在比利时布鲁塞尔，是以西欧国家为主体、由国家标准化机构组成的非营利性国际标准化科学技术机构，是欧洲三大标准化机构之一。其宗旨在于促进成员国之间的标准化合作，积极推行 ISO、IEC 等国际标准，制定本地区需要的欧洲标准，推行合格评定 / 认证制度，以消除贸易中的技术壁垒。

欧洲标准化委员会医学信息学标准化技术委员会（CEN/TC 251）是 CEN 下设的子机构，专门研究各个临床信息系统之间的通信和信息交换等卫生信息标准，服务于电子健康档案系统间的相容与互通性，促进电子健康档案系统模块化。

2. **美国国家标准学会（American National Standards Institute，ANSI）** 成立于 1918 年，是负责制定国家标准的非营利组织。ANSI 一般不制定标准，主要是协助标准的开发和利用，针对私营机构和政府提出的标准要求进行协调，促使各方达成一致意见。该学会指导全国的标准化活动，给予标准制定、研究和使用单位帮助，提供国内外标准化情报。

美国医疗卫生信息技术标准委员会（Healthcare Information Technology Standards Panel，HITSP）是 ANSI 下设的组织，由国家卫生信息技术协调办公室协调成立。HITSP 本身并不参与标准的制定，主要是与小组成员一起确定共识标准，支持医疗信息技术的广泛互操作性，分析这些标准如何能够协调工作。

（三）国内标准化组织

国内标准化组织包括国家标准化管理委员会（Standardization Administration，SAC）、中国标准化协会（China Association for Standardization，CAS）和中国卫生信息与健康医疗大数据学会（Chinese Medical Information and Big Data Association，CHMIA）等。

1. SAC 成立于 2001 年 10 月，是中华人民共和国国务院授权履行行政管理职能、统一管理全国标准化工作的主管机构，目前归国家市场监督管理总局管理，主要负责：下达国家标准计划，批准发布国家标准，审议并发布标准化政策、管理制度、规划、公告等重要文件；开展强制性国家标准对外通报；协调、指导和监督行业、地方、团体、企业标准工作；代表国家参加国际标准化组织、国际电工委员会和其他国际或区域性标准化组织；承担有关国际合作协议签署工作；承担国务院标准化协调机制日常工作。

2. CAS 成立于 1978 年 9 月，是经国家民政主管部门批准，由全国从事标准化工作的组织和个人自愿参与组成的全国性法人社会团体。CAS 接受国家市场监督管理总局及国家标准化管理委员会的领导和业务指导。其工作宗旨为团结和组织全国标准化科技工作者，根据政府、社会、市场、企业的需要，研究、宣传、推广、应用标准化，促进国内、国际标准化的合作与交流，推动我国标准化事业的发展。

3. CHMIA 是国家卫生健康委员会主管的国家一级学会，该学会的前身是中国卫生统计学会，2004 年更名为中国卫生信息学会，2017 年更名为中国卫生信息与健康医疗大数据学会。CHMIA 是由从事卫生信息工作及与其相关的单位和个人自愿结成的学术团体，主要围绕卫生健康事业的发展要求，以医疗健康统计与信息化建设研究和实践为重点，为行政机关和社会公众提供卫生信息技术应用、有关标准研制认证及信息咨询等服务，促进医疗健康统计与信息化建设相关知识的普及与推广，为推进健康中国建设服务。该学会内设卫生信息标准专业委员会，专门负责制定医疗卫生行业相关的专业标准。

第二节　信息交换标准

信息交换是指数据在不同的信息实体之间进行交互的过程，其目标是在异构环境中有效利用信息资源，提高整个信息系统的性能，加快信息系统之间的数据流通，实现数据的集成和共享。在医学信息处理过程中，经常会涉及不同类型、不同格式和不同系统之间数据的传输与交换；信息交换标准通过建立各系统共同的规则，促使不同系统之间产生的信息可以相互交流与通信。常见的医学信息交换标准有以下 3 种。

一、HL7

卫生信息交换标准（Health Level Seven，HL7）成立于 1987 年，为 ANSI 认证的非营利的标准制定组织，致力于为电子健康信息的交换、集成、共享和检索提供应用框架 / 相关标准。HL7 开发了版本 2 系列（V2.X）标准，支持同一机构内的系统整合。为减少随意性和增加互操作性，采用软件工程的思想，基于 UML（统一建模语言）模型和 XML（可扩展置标语言），开发了 V3.0 版本。2000 年我国加入 HL7 组织，成为一个地区性分会，并在国内开始进行 HL7 的推广和本地化研究工作。

HL7 是开放式系统互联（open system interconnection，OSI）通信模型第七层（应用层）的医学信息交换协议，汇集了不同厂商用来设计应用软件之间接口的标准格式，可以规范各医疗机构之间，医疗机构与患者、医疗事业单位、保险单位及其他相关单位之间各种不同类型的信息系统，实现各系统之间的信息传输。该标准广泛应用于医院信息系统（hospital information system，HIS）和相关系统及其设备之间的通信，通过开发和研制医院数据信息传输协议和标准，规范临床医学和管理信息格式，同时支持各种现行编码标准使用，降低医院信息系统互连的成本，提高医院信息系统之间数据信息共享的程度。

二、DICOM

医学数字成像和通信（digital imaging and communications in medicine，DICOM）是由美国放射学会（American College of Radiology，ACR）和美国电器制造商协会（National Electrical Manufacturers Association，NEMA）联合制定的通用医学影像标准。

DICOM 标准参考了其他 ISO 标准和 HL7 等放射领域外的医疗卫生标准的制定经验，总结和涵盖了医学图像领域的其他标准，详细地规定了传输医学图像及其相关信息的交换方法和交换格式。功能从点对点的通信标准，扩展到 ISO/OSI 协议和 TCP/IP（传输控制协议 / 因特网互联协议）等计算机网络的工业标准，可以支持不同制造商的各类医学影像设备在集成的环境中互联与运行。该标准被广泛应用于放射学、心脏病学、病理学、牙科、眼科等相关学科的影像诊断，以及介入放射学、放射疗法和外科等基于图像的治疗方法中。

DICOM 标准推动了不同厂家、不同设备和不同型号之间的开放式医疗影像的传输与交换，促进了影像存储与传输系统（picture archiving and communication system，PACS）的发展，推进了 PACS 与 HIS 等的集成，实现了高效、快速的医学影像数据通信。

三、IHE

医疗健康信息集成规范（Integrating the Healthcare Enterprise，IHE）是北美放射学会（Radiological Society of North America，RSNA）和 HIMSS 于 1999 年联合发起的项目，旨在促进医疗健康信息资源的集成与共享。

在上述信息交换标准中，DICOM 解决了医学影像传输和存储标准的格式问题，HL7 促进了不同系统间的通信问题，但在医疗健康领域信息系统实际互联测试时常会出现互不相容的状况。IHE 能在这些已有标准的基础上，采用严密的技术框架的文档性描述，提出、确定和介绍集成的工作流程模式，并通过测试验证以确保卫生健康领域各个参与的环节和过程都具有良好的互联性与协调性，堪称"现有标准的使用规范和指南"。

IHE 技术框架实现了医疗健康领域相关机构或部门信息系统之间的有效对接，为医疗部门、企业以及国家级卫生健康体系提供了协同工作方案，进一步完善工作流程，提高应用效率。

第三节　医学术语标准

医学术语标准是为规范医学概念中的同义词或明确概念和概念之间关系的体系。术语和概念的关系在理想状态下应一一对应，但在实际应用中，同义词（表示同一概念的多个术语）和多义词（表示多个不同概念的同一术语）现象比比皆是。在临床医学领域中也是如此。临床实践过程中同一概念的表达形式不规范、不统一，同一术语的多义现象非常普遍，严重影响了临床信息的交互、共享和利用。因此加强临床医学术语的标准化建设，构建能揭示各类语义关系的概念术语体系，对提升临床信息的描述、组织、整合、共享和利用等环节的质量和效率具有重要意义，是推动临床信息标准化建设、支持临床决策、服务临床医学科技创新的重要支撑。

以非结构化的临床文本为例，由于表达方式的自由性，表现出语法结构不完整、包含大量医疗行业习惯用语以及语义模糊等特征，需要对医学术语体系加以规范。医学术语标准是国家医疗卫生信息化的基础性标准体系，主要功能有三点：一是搭建自然语言与自然语言，自然语言与受控语言（标准）之间的桥梁；二是实现不同健康医疗数据的互操作，解决信息孤岛问题；三是方便计算机进行智能处理和交互。

每个医学术语体系（terminology）都是一个医学知识架构，通常由术语名称和术语编码组成。其中，术语名称是对术语所表达的医学概念的文字表述，是人理解和使用术语的基础；术语编码是该术语在其所属的术语体系中的唯一代码，是计算机识别、查询和使用该术语的途径。最早的医学术语集是中世纪伦敦的死亡率统计表，用来管理鼠疫及其他疾病的暴发。1660 年的伦敦死亡率统计表使用当时已知的 62 种疾病分类系统显示了居民的死亡原因，这也是国际疾病分类（ICD）的来源。

目前，在多个应用场景（如电子病历、医学文献、检验检查、药物应用、公众健康等）中，均已有医学术语体系，包括：面向电子病历中疾病诊断和临床过程场景的国际疾病分类（ICD）与系统医学命名法 - 临床术语（SNOMED-CT），面向医学文献主题标引场景的医学主题词表（MeSH），面向化验检查场景的逻辑观察标识符命名和编码（LOINC），面向药物应用场景的临床药品规范化命名表（RxNorm），面向公众健康场景的公众健康术语表（CHV），以及综合集成的一体化医学语言系统（UMLS）。

下面详细介绍 ICD、SNOMED-CT、LOINC、UMLS 以及其他常用的术语体系。

一、ICD

1. ICD 的概况及意义　国际疾病分类（ICD）是国际统一的规范化疾病及健康状况分类方法，旨在对不同国家或地区在不同时间维度内收集到的死亡率和发病率数据进行系统地记录、分析、解释和比较。目前最新版本是第 11 次修订本（ICD-11），是根据疾病的病因、解剖部位、严重程度、治疗状况等 13 类性质将疾病分类编码，形成的统一的疾病编码体系，也是临床诊断命名的重要参考依据，被广泛应用于卫生统计（死亡率和发病率统计）及对人类健康状况和死亡原因的分析，对医疗系统的规范化和标准化有重要意义。

2. ICD-11 的起源及现状　1893 年，世界卫生组织（WHO）发布第 1 版 ICD（ICD-1）。此后，约 10 年修订一次。2018 年 6 月，WHO 发布 ICD-11，首次将中医药传统医学纳入分类。2018 年 12 月，北京协和医院 WHO 国际分类家族中国合作中心带头完成了 ICD-11 的中文版编译，并开发了 ICD-11 编码工具，为我国 ICD-11 的推广与应用奠定基础。

3. ICD-11 内容体系　ICD-11 采用多重层级结构编码，由主干码（stem codes）和扩展码（extension codes）组合而成。如图 3-2 所示，主干码由四位字符以及两个表示子分类的字符构成，用于表示患者的主要健康状况；在特定的线性组合中可以单独使用，确保当患者仅使用一个主干码时，可以从中获取最简洁、有力的信息。扩展码被用于补充主干码以外的其他信息，本身不含诊断信息，不可单独使用，需与主干码搭配。

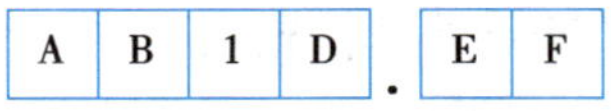

| A | B | 1 | D | . | E | F |

图 3-2　主干码编码框架

A1：首位数表示章节，取值为数字 0～9 或字母 A～Z（I、O 除外）。
B2：第二位取值为 A～Z（I、O 除外）的字母。
13：第三位取值为 0～9 的数字。
D4：第四位取值为字母或数字。

章节内的疾病子类遵循严格的层级结构，不同的疾病诊断由不同的四位编码构成，例如 5B80.01，5 表示第 5 章"内分泌、营养、代谢疾病"，其中 5B50～5C3Z 表示营养失调（nutritional disorders）。其内经层层分类后，5B80 表示超重或局部肥胖，5B80.0 表示超重，5B80.01 表示成年人超重。

ICD-11 共有 28 章，每一章的题名如下。

第 1 章　传染病和寄生虫病（1A00～1H0Z）

第 2 章　肿瘤（2A00～2F9Z）

第 3 章 血液或造血器官的疾病（3A00～3C0Z）

第 4 章 免疫系统的疾病（4A00～4B4Z）

第 5 章 内分泌，营养或代谢疾病（5A00～5D46）

第 6 章 精神，行为或神经发育障碍（6A00～6EBZ）

第 7 章 睡眠 - 觉醒障碍（7A00～7B2Z）

第 8 章 神经系统疾病（8A00～8E2Z）

第 9 章 眼和附器疾病（9A00～9E1Z）

第 10 章 耳和乳突疾病（AA00～AC0Z）

第 11 章 循环系统疾病（BA00～BE2Z）

第 12 章 呼吸系统疾病（CA00～CB7Z）

第 13 章 消化系统疾病（DA00～CB7Z）

第 14 章 皮肤疾病（EA00～EM0Z）

第 15 章 肌肉骨骼系统和结缔组织疾病（FA00～FC0Z）

第 16 章 泌尿生殖系统疾病（GA00～GC8Z）

第 17 章 性健康相关情况（HA00～JB6Z）

第 18 章 妊娠、分娩和产褥期（JA00～JB6Z）

第 19 章 起源于围生期的某些情况（KA00～KD5Z）

第 20 章 发育异常（LA00～LD9Z）

第 21 章 症状、体征或临床所见，不可归类（MA00～MH2Y）

第 22 章 损伤、中毒和外因的某些其他后果（NA00～NF2Z）

第 23 章 疾病和死亡的外因（PA00～PL2Z）

第 24 章 影响健康状态和与保健机构接触的因素（QA00～QF4Z）

第 25 章 用于特殊目的的编码（RA00～RA26）

第 26 章 传统医学（SA00～SJ3Z）

第 27 章 功能补充部分（VA00～VC50）

第 28 章 扩展码（XS8H～XXQG9）

其中，扩展码（extension codes，X 开头）不可单独使用，必须与主干码搭配，用于补充主干码以外的其他信息。可同时关联一个或多个扩展码，从而更详实地描述复杂的疾病或健康状况。主要有两类扩展码。

第一类是补充主干码细节，例如严重性、时间性、组织病理学、特定解剖部位等，克服 ICD-10 左右、单双不分，轻、中、重度不明，部位不细的缺点（表 3-1）。

表 3-1 第一类扩展码

第一类扩展码	编码	编码名称
严重度	XS25	重度
时间性（生命时期）	XT84	妊娠期 34～36 整周
解剖部位	XK8G	左侧
解剖部位	XK9J	双侧
组织病理学	XH2QZ6	嗜酸细胞癌
药物名称	XM9KF0	水合氯醛

第二类是描述诊断细节，例如诊断与住院的关系、诊断与外科手术的关系、确诊方法、诊断的确定性等，为科研数据收集和医保结算提供更详实的数据支撑（表3-2）。

表3-2　第二类扩展码

第二类扩展码	编码	编码名称
诊断与外科手术的关系	XY9U	外科手术前的
	XY9N	外科手术中的
	XY7V	外科手术后的
诊断与住院的关系	XY6M	入院时存在的情况
	XY69	住院后发生的情况
确诊方法	XY0E	经血清学确诊
	XY9Q	经组织学确诊

4. ICD-11编码示例　医疗记录"一位患者因胸痛住院，检查后诊断为心肌梗死，后因发生脑梗死而住院一个月。"

编码：由于心肌梗死为入院原因，所以被编码为主要诊断。脑梗死则给予另编码，并通过增加对诊断编码进行描述的第二类扩展码后组配，标记脑梗死是入院后才发生的。

主要诊断：BA41 急性心肌梗死

其他诊断：8B11 & XY69，脑梗死 & 入院后发生的情况

5. ICD在国内的发展情况　1987年起，我国正式使用ICD-9编码进行疾病统计与死因统计。2002年1月1日起，住院患者病案按照ICD-10编码原则分类。期间卫生部统计信息中心、各地区卫生局统计信息中心进行了本地化改造建设，各省市对ICD-10进行本地化改造，在国内尚未实现统一编码。2011年7月，卫生部发683号文推出北京版ICD-10，2011年9月发830号函推出适合我国国情的《疾病分类与代码（修订稿）》并征求意见，2011年12月卫生部发166号文正式印发基于ICD-10的六位编码的《疾病分类与代码（修订版）》并试行，2016年10月，国家标准化管理委员会批准发布了《GB/T 14396-2016疾病分类与代码》国家标准。目前，我国正在推进ICD-11的使用培训和系统衔接，分三步走：首先，统一使用ICD-10国家临床版；然后，由ICD-10国家临床版切换成ICD-11；最终，统一使用ICD-11。

二、SNOMED-CT

1. SNOMED-CT的概况及意义　医学术语系统命名法-临床术语（Systematized Nomenclature of Medicine-Clinical Terms，SNOMED-CT）是于1999年，由医学术语系统命名法-参考术语集（Systematized Nomenclature of Medicine-Reference Terminology，SNOMED-RT）和临床术语体系第三版（Clinical Terms Version 3，CTV3）合并而成的一部目前国际上最全面的、多语种的临床医学术语体系，现由SNOMED国际组织维护和更新。SNOMED-CT旨在进行健康医疗电子信息记录、存储的标准化，提升信息的机器可读性、交换性和互操作性，覆盖基础医学、药学、实验室科学等多领域的临床医学术语。SNOMED-CT于每年1月和7月更新，目前已完成了和ICD-10、LOINC等多种国际术语集的映射。

2. SNOMED-CT内容编码　SNOMED-CT的核心内容是概念表、描述表和关系表。标准的医学临床术语可看作概念（concept），SNOMED-CT基于逻辑关系将不同概念组合在一起，以描述复杂的临床信息。每个概念都有唯一的名称和编码，且有若干个同义词用以描述概念（即描述（description）或术语（term））。图3-3为SNOMED-CT的概念及其同义词示例。以2型糖尿病为例，SCTID代表

SNOMED 唯一编码；44054006 后面的术语是其概念名称，下面的系列术语是它的同义词，同义词中排在首位的是其统一化的概念名称。

概念（concept）
术语（term）
Diabetes mellitus type 2（disorder）
SCTID：44054006
44054006 | Diabetes mellitus type 2（disorder）|
en Diabetes mellitus type 2（disorder）
en Diabetes mellitus type 2
en Diabetes mellitus type Ⅱ
en Type 2 diabetes mellitus
en Type Ⅱ diabetes mellitus

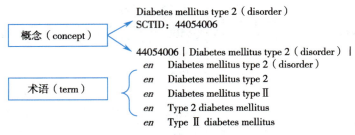

图 3-3 SNOMED-CT 的概念及其同义词

关系（relationship）用于将不同的概念整合在一起，有属于（IS-A）关系和属性关系。IS-A 表示同一层面的概念，例如糖尿病属于（IS-A）内分泌系统紊乱。属性表示不同层面的概念关系，例如糖尿病发病部位是（finding site）内分泌系统。2020 年 1 月发布的版本纳入了 352 567 条概念。

三、LOINC

1. **LOINC 的概况及应用** 逻辑观察标识符命名和编码（Logical Observation Identifiers Names and Codes，LOINC）是一套用于标识医学检验项目及其他临床检查指标的通用代码和名称。LOINC 坚持免费开放政策，已被医院、医疗系统、临床实验室、电子健康档案（EHR）开发者和软件开发商等广泛采用。LOINC 在推动临床实验室结果电子信息交换的标准化方面发挥了积极作用，是国际公认的医学信息标准之一。

2. **LOINC 的内容与结构** LOINC 分为实验室与临床两大部分。其中实验室部分的检验指标须从患者身上取出标本进行检验获得，涉及化学、血液学、血清学、微生物学（包括寄生虫学和病毒学）、毒理学等常规类别，以及细胞计数、抗生素敏感性等类别。临床部分无须从患者身上取出标本，如生命体征、血流动力学、心电图、产科超声、心脏超声、泌尿系统造影、胃镜操作、呼吸机管理、放射诊断报告、选定的检查工具（如格拉斯哥昏迷评分、PHQ-9 抑郁量表等）和其他临床检查结果。

3. **LOINC 编码** 比较复杂。如图 3-4 所示，以新型冠状病毒鼻拭子核酸检测为例，有 6 个属性完成编码“分析物为：SARS 冠状病毒 2 RNA；性质为：存在情况或阈值；时间为：时间点；器官系统为：鼻；标度为：序数型；检测方法为：探针法 . 基因扩增 . 靶向”。

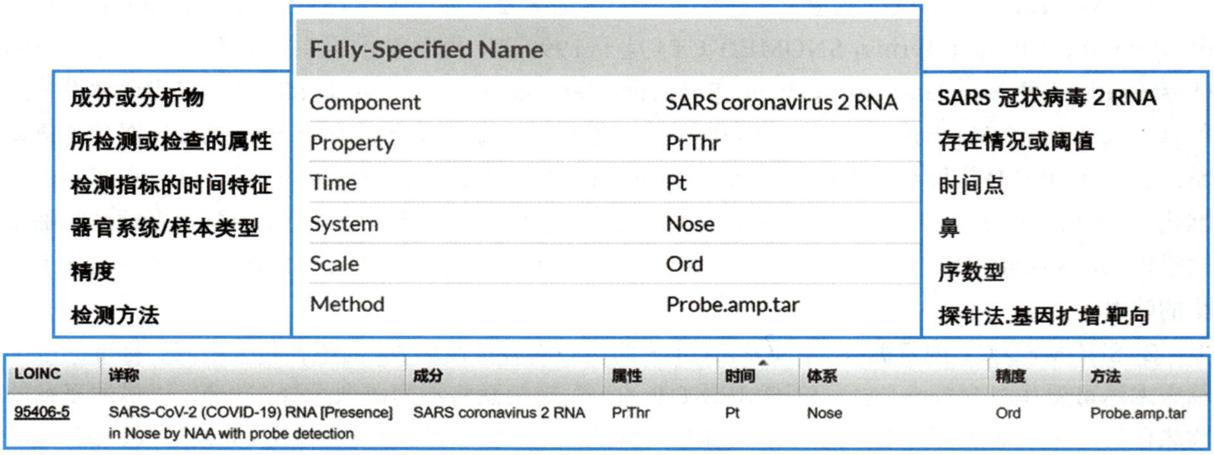

Fully-Specified Name
成分或分析物 | Component | SARS coronavirus 2 RNA | SARS 冠状病毒 2 RNA
所检测或检查的属性 | Property | PrThr | 存在情况或阈值
检测指标的时间特征 | Time | Pt | 时间点
器官系统/样本类型 | System | Nose | 鼻
精度 | Scale | Ord | 序数型
检测方法 | Method | Probe.amp.tar | 探针法.基因扩增.靶向
LOINC 详称 成分 属性 时间 体系 精度 方法
95406-5 SARS-CoV-2 (COVID-19) RNA [Presence] in Nose by NAA with probe detection SARS coronavirus 2 RNA PrThr Pt Nose Ord Probe.amp.tar

图 3-4 LOINC 编码示意图

四、UMLS

1. UMLS 的概况及应用 一体化医学语言系统（Unified Medical Language System，UMLS），又称为统一医学语言系统，是生物医学和健康医疗领域的大型知识组织系统。1986 年，UMLS 由 NLM 创建并维护，每季度更新一次，且可以免费使用。UMLS 整合了上百部生物医学领域的本体、叙词表、分类表、术语表；实现医疗信息系统、药物、生物医学科学数据、生物医学文献、健康保险系统以及相关领域计算机系统之间的语义互操作和知识内容关联。作为一种计算机化的语言集成系统，以及语言翻译和规范化工具，UMLS 被广泛应用于自然语言处理、数据挖掘、自动标注、自动翻译、智能检索、电子病历系统及搜索引擎等领域。

2. UMLS 的构成 由超级叙词表（Metathesaurus）、语义网络（Semantic Network）、专家词典（Specialist Lexicon）以及许多支持性的软件工具组成。

（1）Metathesaurus：超级叙词表或元叙词表，是 UMLS 的核心数据库，是由来自各种受控词表的概念和术语以及它们之间的关系所构成的集合。Metathesaurus 以概念为中心将同义术语整合并组织起来，所有来源词表中具有相同含义的术语构成概念。目前涵盖了 216 个词表，包括上文提到的 ICD、LOINC、MeSH、RxNorm 和 SNOMED-CT 等。

（2）semantic network：语义网络（不同于计算机科学领域所泛指的语义网络和语义网），是一套类别和关系，用于对 Metathesaurus 之中的条目加以分类和关联，包括广泛的类别（语义类型）及其关系（语义关系）。

（3）SPECIALIST Lexicon：专家辞典或专家词典，是一个词典信息数据库，供自然语言处理工作使用，是用于规范字符串、生成词法变体和创建索引的工具。

3. UMLS 的使用 UMLS 术语服务（UTS）提供了三种访问方法，浏览器访问、本地软件访问和 API（应用程序接口）服务。

（1）浏览器访问：通过 Metathesaurus browser（超级叙词表浏览器）可检索 UMLS 的概念信息，包括 CUI（概念唯一标识符）、语义类型和同义词。通过 semantic network browser（语义网络浏览器）可查看语义网络的名称、定义和层次结构。

（2）本地安装 MetamorphoSys 工具，可根据需要自定义 UMLS，将自定义数据加载到自己的数据库系统中，例如 MySQL 或 Oracle 等。也可以使用 MetamorphoSys RRF 浏览器。

（3）使用网站提供的 API 在自己的应用程序中查询 UMLS 数据。

五、OMOP CDM 通用数据模型

1. OMOP CDM 的概况及应用 观察性医疗结果合作组织通用数据模型（the Observational Medical Outcomes Partnership Common Data Model，OMOP CDM）能够对不同的观测数据库进行系统分析。其原理是将数据库中包含的数据转换为通用格式（数据模型）和通用表示（术语、词汇、编码方案），再使用标准分析程序库进行系统分析。

观察性健康医疗数据科学与信息学（the Observational Health Data Sciences and Informatics，OHDSI）于 2014 年成立，是一个开放的科学社区，旨在通过各个组织间的合作来收集和分析数据，进而促进更好地决策和医疗。OHDSI 的开发者们在 OMOP CDM 上创建了一个强大的开源分析工具库，以支持 3 种科研应用：①临床特征。描述疾病的自然史，以及治疗利用率和治疗质量的改善。②人群水平效果评估。将因果推理方法应用于医疗产品安全性监视和有效性比较。③患者水平预测。将机器学习算法应用于精准医学和疾病干预。

通用数据模型（OMOP CDM）目前已经发展到第 6 版，包含了标准化词汇表、标准化元数据、标

准化临床数据表、标准化健康系统数据表、标准化健康经济表和标准化派生元素等六大类,共 39 张表。CDM 包含大量的医学术语标准并支持开放获取,可供各参与机构使用,其中包含:世界卫生组织(WHO)制定的 ICD-10/ICD-9;由国际医学术语标准化与研发组织制定的 SNOMED-CT;由 NLM 制定的 MeSH、LOINC 和 HPO(人类表型本体);由 NLM 编制的 RxNorm 等 100 余个医学术语表,为患者数据的分析和利用提供标准化映射的术语支持。患者数据依据统一的编码体系和转化规则被标准化为一致的概念,这些概念之间由 OHDSI 的研发人员基于当前可开放获取的术语知识体系汇聚构建了概念之间复杂的语义关系,基于 OHDSI 统一的术语表达和丰富的语义关系,后续可开展数据的互联互通,检索并获取大规模的数据以供分析与利用。

2. OMOP CDM 的软件和工具 OHDSI 提供了多种开源工具来支持观察患者级别数据的各种数据分析,这些工具的共同点是它们都可以使用通用数据模型(CDM)与一个或多个数据库进行交互,包括 ATLAS、HADES(previously the OHDSI METHODS LIBRARY)、DATA QUALITY DASHBOARD、ACHILLES、ATHENA、WHITERABBIT and RABBIT-IN-A-HAT 和 USAGI 等。这些工具的源代码均可在 OHDSI 网站获取。

2020 年 8 月,OHDSI 正式发布了中文药品标准编码(NCCD)及其和 OMOP 标准术语集的映射表。至此 OHDSI 中文核心术语集已经全部发布并映射到 OHDSI OMOP 标准术语集上,包含:中文疾病分类标准 ICD10CN、中文手术操作 ICD9ProcCN、中文药品(NCCD)、中文临床检验 LOINC(在原 LOINC 基础上已经加入中文),可在官网免费获取。

六、其他术语体系

常用到的医学术语体系还包括 MeSH、国际监管活动医学词典(MedDRA)、RxNorm、公众健康术语表(CHV)等。不同的医学术语体系各有特点,适用于不同类型的医学数据。

医学主题词表(Medical Subject Headings,MeSH)是由 NLM 开发并维护的,主要用于医学文献主题标引,包括主题词和副主题词。其中,主题词(headings)描述文献重点讨论的内容,是对自然语言进行规范化处理的词语,目前共 2.9 万多个,每年更新一次,满足医学科学的发展。副主题词(subheadings)是对主题词起限定作用的一类词汇,增强专指性,目前共 83 个,比如诊断、治疗、流行病学、并发症等。在中华医学系列杂志稿约中,对于关键词是这样要求的:论著需标引 2～5 个;请尽量使用 NLM 编辑的最新版 MeSH 所列的词。如果最新版 MeSH 中尚无相应的词:可选用直接相关的几个主题词进行组配;可根据树状结构表选用最直接的上位主题词;必要时,可采用习用的自由词,并排列于最后。

MedDRA 是一个内容丰富、详细的医学标准术语集,促进人用医疗产品国际监管信息的共享。在 20 世纪 90 年代末,人用药品技术要求国际协调理事会(ICH)开发了 MedDRA。ICH 的标准术语集 MedDRA 适用于所有的医疗产品注册以及上市前和上市后的文档与安全监察,覆盖的产品包括药品、生物制品、疫苗和药物器械综合产品。MedDRA 的用户可以通过一些工具和软件来使用 MedDRA 的服务,如 browsers、SMQs、MVAT、mapping 和 APIs 等,我国国家药品监督管理局药品评价中心(国家药品不良反应监测中心)就是该标准术语集的使用机构之一。

RxNorm(临床药品规范化命名表)由 NLM 编制,是美国联邦政府临床医学信息电子交换系统指定使用的标准,每周三更新,添加来自美国食品药品监督管理局(FDA)新批准的药品信息。收录范围包括:FDA 结构化产品标签(FDA Structured Product Labels)、"金标准"药物数据库(Gold Standard Drug Database)、医学主题词表(MeSH)等 17 个来源词表;药物覆盖美国境内的处方药以及大部分的非处方药;新药品一旦投入美国市场,即会被添加进入词表;如果信息来源可靠,也会收录来自其他国家的处方药。可通过 RxNorm Browser 进行浏览。每个概念被分配一个 RxNorm 概念唯一标识符

（RXCUI），例如，复方蒿甲醚＋本芴醇（Coartem）在 RxNorm 中的 ID 为 718834。也可以使用不同的术语类型（TTY）表示药物，如图 3-5 所示。

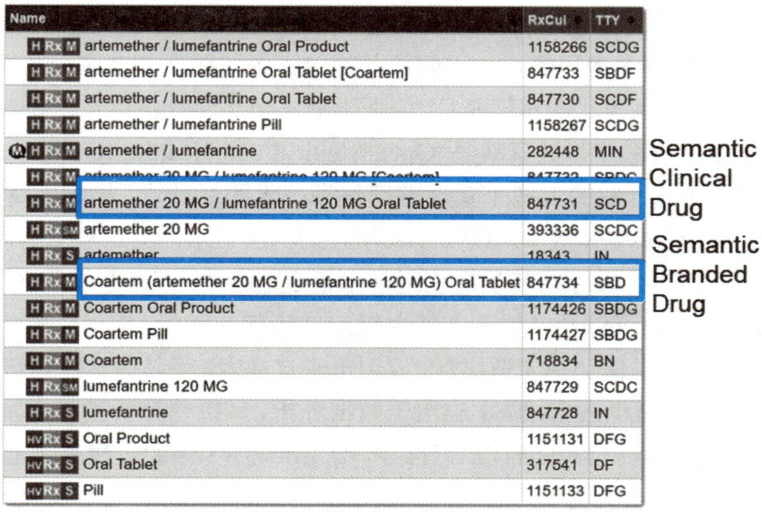

图 3-5　RxNorm 中使用不同的术语类型（TTY）表示药物

公众健康术语表（Consumer Health Vocabularies，CHV）是一种将非医学专业用户使用的医学概念及相关日常口语表达与医学专业词表之间建立关联的词表。词汇来源包括公众健康网站、PubMed 用户检索词、UMLS 同义词表等，共包含超过 15 000 个可以概括常用疾病、症状、医学化验和医疗操作的单词与短语。CHV 最初由犹他大学生物医学信息学系团队创建，现因无人维护，无法访问。

七、国内医学术语体系

国内医学术语体系起步较晚，主要包括国家级科研机构发布的体系和行业组织发布的体系。其中，影响力较大的有中文临床医学术语系统（CCTS）、中医药学语言系统（TCMLS）、OMAHA"七巧板"医学术语集等。

1. 中文临床医学术语系统（Chinese Clinical Medical Terminology System，CCTS）　是由中国医学科学院医学信息研究所／图书馆研制的面向我国电子病历、个人健康档案、国家医疗卫生服务、临床研究等应用需求，为医疗信息管理人员、企业人员、高校／科研院所人员等提供中文临床医学术语系统开放共享服务的平台。目前共有 14 类顶层概念，包括：疾病，临床表现，解剖部位，诊查对象，病原有机体，化学药品和生物制品，临床医学物质，诊疗项目、技术和方法，医用设备、器械和材料，心理行为，限定语，事件、事故和灾害，人口学及社会经济学特征，环境地理。最新版共涉及 24.6 万个概念名称、79.1 万个术语名称和 141 种语义关系类型。

2. 中医药学语言系统（Traditional Chinese Medical Language System，TCMLS）　是中国中医科学院中医药信息研究所自 2002 年起开始研制的大型中医药术语系统。它借鉴本体论的方法，对中医药的概念、术语进行研究、梳理与完善；在方法学上引进与改进一体化医学语言系统（UMLS）的方法，根据中医药语言学特点，建立大型语料数据库以及语义类型与语义关联关系；将语言学与中医药学知识体系有机地结合在一起。该系统是中医药学术语集成、语言翻译、自然语言处理及语言规范化的工具，是学科结构分类体系完整的、概念语义关联表达清晰的、可计算机化持续发展的、有着广泛应用前景的语言系统平台，也是实现跨数据库检索词汇转换的平台系统。

中医药学语言系统 V2.0 于 2019 年 12 月发布，共有中医药概念语义类型 99 种，语义关系 58 种；

现包括中医药行业权威术语标准规范等 13 种，包含概念 81 000 余条，术语 210 000 余条。系统数据仍在持续更新中。中医药学语言系统可应用于：中医药科研项目的数据规范；中医药数据库、知识库构建的术语规范；中医药知识、信息的语义关联检索；中医药知识体系构建；中医药知识图谱展现等。详细内容请参考第十一章第二节。

3. OMAHA "七巧板" 医学术语集　为了解决医疗健康领域数据共享这一共性难题，满足业界对数据结构化、标准化的迫切需求，2015 年 5 月，依托于浙江数字医疗卫生技术研究院，行业内领先的相关机构和个人发起了开放医疗与健康联盟（Open Medical and Healthcare Alliance，OMAHA），专注于通过行业联盟协作、开源开放的方式来实现健康信息技术的标准化，从而提高不同系统之间的互操作能力，提升行业规范化和整体效率。OMAHA "七巧板" 医学术语集是基于本体方式构建，经过验证的，语义丰富的术语集。它既可以帮助规范医学术语表达，同时又可以提升不同系统间的语义互操作能力。"七巧板" 术语集可以通过如下方式为医疗健康行业赋能：应用于临床记录，不仅可以满足表达方式的多样性，又可以保证临床适用性；应用于垂直搜索，可以提升检索结果的准确性和完整性；应用于语义标注，可以减少人工成本；应用于数据分析，可以使分析结果更加准确可靠；应用于决策支持，可以快速检索病例内容并结合知识推导，给出准确建议；通过建立当前机构使用的术语与 "七巧板" 术语集的映射，可以实现不同系统间语义层面的信息互换。"七巧板" 术语集范畴主要包含疾病、症状、解剖、手术、生物、药品、医疗器械、检验检查、影像、护理、基因、基因突变等医学领域的术语内容。术语集范围将会结合行业需求持续进行拓展。截至 2022 年 1 月 20 日，"七巧板" 术语集已发布约 98 万个概念，126 万条术语，293 万种关系，涵盖了疾病、症状体征、药品、操作、医疗器械、人体形态与结构等多种语义类型的术语。

此外，2019 年 12 月 29 日，国家卫生健康委员会制定了《常用医学临床名词（2019 年版）》（简称《名词》），以统一我国的临床医学术语，实现医疗服务规范化、标准化管理，全面推进病案首页书写规范，疾病分类与代码，手术操作分类与代码，医学名词术语 "四统一" 工作。按照国家卫健委拟定的《医疗机构诊疗科目名录》划分专业，每个专业内，按照疾病诊断、症状体征、手术操作和临床检查四个语义类型规范医学术语，每个概念包括中文正名（每个概念有一个名称作为正名）、英文名、中文又称（目前允许使用的非规范术语）和曾称（已弃用的旧名）。不同专业之间名词术语存在交叉，按照 "副科靠拢主科" 的原则，主科的命名为 "正名"，其他科的命名为 "又称"。目前，《名词》收录了 30 个临床专业相关的约 4.2 万个医学术语。不同语义类型下，疾病诊断的概念有 26 806 个，症状体征的概念有 1 160 个，手术操作的概念 8 271 个，临床检查的概念 2 224 个。

医学术语标准按照语义关系强弱、结构化程度和语言受控程度可以分为词汇表类、分类聚类和关联组类三种类型。

词汇表类的术语标准强调概念的定义和术语表达，不涉及概念之间的语义关系，例如本章介绍的《常用临床医学名词（2019 年版）》。

分类聚类体系医学术语标准强调概念之间的层级、类别关系，不包含更复杂的关系，例如本章介绍的医学主题词表（MeSH）。

关联组类术语标准强调概念的表达、概念间各种复杂关系的揭示，语义关系强，将知识组织成网状结构，包含了概念和概念之间的复杂关系，例如本章介绍的 SNOMED-CT。

（杜　建　刘青萍）

本章小结

医学信息标准是实现医疗健康信息规范表示和互联互通的基石，是健康信息化建设中的重要任务。本章主要对医学信息标准的相关概念，信息标准化机构与组织，信息交换标准，医学术语标准等内容进行了简要介绍。

标准和标准化的概念既有区别又紧密联系。前者强调结果，后者突出过程。本章简要介绍了国际性、区域性和国内的信息标准化机构与组织。详细介绍了国际上著名的信息交换标准和医学术语标准，如 HL7、ICD-11、SNOMED-CT 等。同时介绍了国内现有的，且正在发展中的医学术语标准。按照语义关系强弱、结构化程度和语言受控程度可以分为词汇表类、分类聚类和关联组类三种类型，本章针对这三种类型分别进行了介绍。

通过本章的学习，帮助读者更系统地了解不同的医学信息标准体系的设计思路、结构和应用场景，更深入地理解医学术语体系本质上也是一套不断演化的医学知识组织体系。通过对医学信息的规范化表示，方便计算机进行智能处理和交互，搭建自然语言与自然语言、自然语言与受控语言（标准）之间的桥梁，最终实现不同健康医疗数据的互操作，解决信息孤岛问题，促进医学信息和医疗大数据的挖掘与利用。

思 考 题

1. 标准和标准化有什么关系？
2. 数据元由哪些部分组成？请举例说明。
3. 何谓医学信息标准？
4. 举例说明常用医学术语体系的特点及其在医疗活动中的应用场景。

第四章

医学信息技术

现代信息技术的发展及其在医疗卫生领域中的应用是医学信息学发展的强大推动力，也是医学信息学交叉学科特点最直接的体现。医学信息学的任务是通过对医学信息的有效管理，实现医学信息（知识）的充分利用和共享，提高医学决策与管理的效率和质量。

第一节　医学信息技术体系概述

一、医学信息基础技术

信息基础技术是信息技术的基础，包括新材料、新能源、新器件的开发和制造技术。近几十年来微电子技术在医学成像、生物医学传感、远程监控、神经电子学、生物芯片、微创医疗器械电子学以及仿生系统等领域得到广泛应用；光电子技术也被大量应用于医学影像，超声诊断，患者监护，内镜，眼科诊断/治疗及视觉矫正，体外诊断分析，激光治疗和美容等医疗设备与器械研制；随着数字化医疗的发展，计算机技术在基础医学、疾病数据采集、临床辅助诊断、医院管理、远程医疗、区域医疗等方面得到了越来越深入的应用。

（一）微电子技术

微电子技术（microelectronic technology）是现代信息技术的基础，对信息时代具有巨大影响。微电子技术进步的三个主要标志是：一是缩小芯片中元器件结构的尺寸；二是增加芯片中所包含的元器件数量，即扩大集成规模；三是开拓有针对性的设计与应用。

微电子技术给各行各业带来了革命性的变化。由电子学、生物学和医学等多学科交叉产生了生物医学电子学，使得生物医学领域的研究和应用更加精确与科学。生物医学电子设备的集成化和微型化是生物医学电子学的主要发展方向，体现在神经电极、生物医学传感器、监护技术、植入式电子系统、生物芯片、仿生系统等方面，微电子技术的发展实现其微型化。

（二）光电子技术

光电子技术（optoelectronic technology）是继微电子技术之后迅猛发展的综合性高新技术。激光、光电子技术与现代医学相结合形成了一个新的交叉学科：医学光子学（medical photonics）。医学光子学主要的应用和研究领域是激光外科消融、光子嫩肤和经络光学。它们的共同理论基础是组织光学（tissue optics）。组织光学作为研究生物组织光学性质（光在生物组织中被吸收、反射、折射、散射等现象）的专门学科，涉及医学光子学中最基础性的理论问题，也是进一步发展光医学（包含光诊断、光治疗、光保健）美容的前提。激光消融是激光外科的最基本应用，建立激光外科光剂量学首先必须研究组织消融的作用；光子嫩肤在我国应用较早，当时人们对强脉冲光的生物组织选择性光热解效应知之甚少，不规范的临床应用容易造成医疗性损害；而经络光学是采用生物医学光子学的方法与技术研究人体的经络现象，目前尚处于构建研究体系的初期。光电子技术使得包括从激光心脏手术到采用光学图像系统的关节内镜进行微创膝关节修复的各种新疗法能够实现。科学家正致力于研究光学技术在非侵入式诊断和检测上的应用，如乳腺癌的早期检查、血糖的"无针"监控等，利用光电子学技术对组织进行鉴别和诊断，有可能更早、更精确地诊断各种疾病，被称为"光活检"。

（三）计算机技术

目前，医疗机构中的计算机技术主要是管理系统应用，如医生工作站、护士工作站、电子病历系统、实验室信息系统（laboratory information management system，LIS）、合理用药咨询系统、临床决策支持系统、后勤设备物流管理系统、成本核算系统、医学影像存储与传输系统（PACS）、放射信息管理系统（radiology information system，RIS）、心电监护系统、远程医疗系统、出入院管理系统、移动医疗系统、医院资源规划系统（hospital resource planning，HRP）等。此外，国家人口健康科学数据平台、疾病预防控制信息系统、居民电子健康档案管理系统等也在全国范围内得到逐步应用和推广。

二、医学信息应用技术

信息应用技术是针对各种实用目的（如信息管理、信息控制、信息决策）而发展起来的具体技术。有关医学信息获取、传输、处理、控制的设备和系统的技术都属于医学信息技术。其中感测技术、通信技术、计算机科学技术和控制技术是它的核心支撑技术。

1. **信息获取技术**　获取信息是利用信息的先决条件。目前主要的信息获取技术是传感技术、遥测技术和遥感技术。

2. **信息处理技术**　信息处理是指对获取的信息进行识别、转换、加工，使信息安全地存储、传输，并能方便地检索、再生、利用，以便于人们从中提炼知识，发现规律。信息处理是通过计算机程序来完成的，包括数据结构和算法。数据结构描述对象和对象之间的关系，算法描述对对象进行加工处理的规则和问题的求解方法。

3. **通信技术**　是现代信息技术的支持，如光纤通信技术、卫星通信技术等。通信技术的功能使各种信息（文本、声音、图形、图像、视频等）在大范围内迅速、准确、有效地传递。现代通信技术包括数字通信、卫星通信、微波通信、光纤通信等。

4. **信息控制技术**　就是利用信息传递和反馈来实现对目标系统进行控制的技术，根据发生的信息实现对外部事物运动状态的干预和调节，如导弹控制技术等。

5. **信息存储技术**　广义上，纸质图书、电影、录音带、录像带、唱片、缩微品、磁盘、光盘、多媒体系统等都是信息存储的介质，与它们相对应的技术便构成了现代信息存储技术。现代信息存储技术主要包括半导体存储、磁存储和光存储技术，以提高存储密度和传输速率为目标，主要涉及数据压缩技术、信息组织技术等。

三、医学信息开发技术

（一）系统分析与设计技术

1. **结构化方法**　对信息系统开发技术的发展产生了深远影响。结构化方法强调开发方法的结构合理性和所开发软件的结构合理性，其本质是功能分解。

结构化系统开发方法的基本原则是：①严格划分开发阶段。系统分析、系统设计、系统实施三个阶段有序进行，遵循"先逻辑后物理"的原则。②自顶向下的系统分析与设计。先进行总体设计，然后分层进行模块设计，逐层细化，保持结构，在自顶向下主导下结合自底向上实现的原则。③工作过程记录表达与结果描述标准化原则。每一步工作应由标准格式记录，结果用标准的图形、图表工具描述。④用户深度参与的原则。用户深度参与可以使需求模型更接近客户需要,是需求分析成功的关键因素。

结构化开发方法常用的描述工具有如下几种。

1)业务流程图:用6种标准的图形符号记录、描述业务流程。

2)数据流程图:用图表符号描述数据交换、数据流向、数据处理和数据存储。

3)实体关系(entity-relationship,E-R)图:用标准图形符号描述系统中实体关系的有向图。

4)数据字典:用标准格式定义数据元素的名称和属性,数据结构,输入输出与处理逻辑。

5)计算机语言:是用有限词汇表达处理逻辑和处理过程,能完整、准确和规则地表达人们的意图,并用来指挥或控制计算机工作的"符号系统"。

6)决策树与判定表:用属性结构和表结构描述条件、判断与决策的过程。

7)软件结构图:描述系统内各模块之间结构、层次关系、调用关系的方框图,用箭头连接。

8)HIPO(Hierarchy plus Input-Process-Output)图:分层次表达各模块的输入→处理→输出功能的图形工具,可以表示软件的模块层次结构。

9)程序流程图:用标准图形符号描述程序代码的执行步骤、处理功能和转移关系(图4-1),是程序分析中最基本、最重要的分析技术。

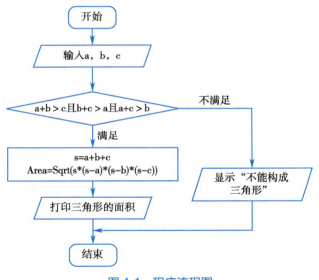

图4-1 程序流程图

结构化方法的特点是:对于复杂系统,应用自顶向下、逐步求精的方法予以分解和简化;采用结构图等标准化工具和一组基本的开发策略,强调模块化设计,使信息系统开发过程走上科学化、标准化的道路。

2. 面向对象分析(object-oriented analysis,OOA)方法 是目前最具有发展潜力的重要分析方法。其分析技术在信息系统开发的各个阶段得到全面应用,软件系统的开发已从结构化技术向面向对象的技术发生了根本性转变。面向对象(object-oriented,OO)技术的出发点是尽可能按照人们认识世界的方法和思维方式来分析与解决问题。OO技术支持三项基本活动:识别对象和类,描述对象之间和类之间的关系,描述对象及类的行为。

(1)面向对象技术的基本概念

1)对象(object):是对客观事物的抽象描述。它不仅能表示具体的事物,还能表示抽象的规则、计划和事件。对象具有静态特征和动态特征:静态特征用数据描述;动态特征是对象的行为和功能。

一个对象由一组属性和对属性进行操作的一组行为(功能、方法、服务)组成。对象是一个封装了数据属性和操作行为的封闭体:数据描述了对象的状态;操作可操纵私有数据或改变对象的状态。对象提供了与外界通信的接口,外界通过接口与内部对象进行交互。

2)消息:在面向对象的方法中,把对象发出的请求称为消息(message),消息是对象之间的通信手段,对象之间通过传递消息进行联系,消息统一了控制流和数据流。

3)类(class):是具有相同属性和行为的一组对象的集合。它为属于该类的全部对象提供了统一的抽象描述,其内部包括类的属性和类的行为两部分。类给出属于该类的所有属性和行为的抽象定义,而每个对象都是符合这种定义的一个具体实体,称为类的实例。

4)继承(inheritance):是自动共享类、子类和对象中的属性与行为机制。被继承的类称为父类(基类、一般类),继承的类称为子类(派生类、特殊类)。继承意味着子类自动拥有父类中的属性和行为,子类中不再定义。子类仅从一个父类中继承属性和行为,称为单继承,否则称为多重继承。

5)封装(encapsulation):是把对象的属性和行为结合起来构成一个独立的基本单位。它包括两方面含义:一是对象和属性的结合,强调属性和行为的一体化,二者不可分割;二是信息隐蔽,即尽可能隐蔽对象的无须为外界所知道的属性和行为的细节,特别是私有数据和代码,形成一个对外的屏障,仅仅向外界提供有限的属性和行为(称为对象接口)。

6)多态(polymorphic):广义上是一个名字具有多种语义。具体到面向对象中,多态是指在具有继承关系的对象或类中,子类继承父类的某个行为,同时,在子类中这个行为的表现又具有特点,表现形式不完全相同。多态可以简单地理解为一个动作具有多种表现形态。

(2)面向对象分析的要点

1)抽象:是抽取事物的共性和本质特征的过程。OOA法将问题域中的所有事物抽象地看作对象,然后分析对象的属性和功能。类则是对系统中对象的抽象。

2)封装:从对象外部来看,封装将对象内部的细节隐蔽起来,仅保留对外可见的接口,符合信息隐蔽的原则;从对象内部来看,封装将对象的属性和方法结合成一个不可分割的整体。

3)继承:子类(对象)继承父类的全部属性和方法。在面向对象的分析中,在一般类中定义的属性和方法,不必在特殊类中定义。

4)分类(classification):把具有相同属性和方法的对象划分为一类,用类作为对象的抽象描述。

5)聚合(aggregation):又称为组装(composition),是把一个复杂的事物看成由若干个简单事物构成,描述整体和组成部分的关系,从而形成整体 - 部分结构。

6)关联(association):是指事物之间存在着某种固有的联系。

7)消息通信:对象和对象之间的信息交换通过消息进行。对象只有具有接收并处理外部消息的能力时,才做出响应(功能)。

8)粒度控制:首先从宏观出发,找出其中主要的组成部分,不考虑其中细节;进而再考虑某个部分,而不考虑其他部分,这就是粒度控制原则。

9)行为分析:现实世界中事物的行为是复杂的,在由大量的事物所构成的问题域中,事物的各种行为往往相互依赖、交织。

(3)OOA方法的基本步骤

1)确定对象和类:定义对象包括寻找对象、选择对象、筛选对象三个活动。对系统对象有了完整认识后,应建立对象的类。

2)确定结构:对问题域中的复杂事物,应分析其结构与关系。结构有分类结构和组装结构两种。关系包括对象之间的静态关系和动态关系。

3)确定主题:主题是把一组具有较强联系的类组织在一起而得到的类的集合,是OOA方法引入的比类和对象的粒度更大、抽象层次更高的概念。主题本身不是类，不需定义属性和服务。主题内部的类应有内在联系，主题内部是高内聚的，主题之间是低耦合的。

4）确定属性：属性是对问题域中对象性质的描述，属性的取值决定了对象的状态。类是对问题域中同类对象的抽象，定义属性就是寻找类的属性，这些属性是类所含对象的所有个体都应具有的。

5）确定服务：服务（方法、行为）是对象收到一条消息后所要完成的任务。

定义服务的途径是：①从系统实现角度出发，提取系统功能需求，找出功能由哪个对象承担，分析已知对象能够承担哪些功能；②从问题域中找方法，分析对象在问题域中的行为，能否模拟问题域的情况；③分析对象的状态、状态变化的方式、变化的起因；④追踪服务的执行过程，分析相关对象在过程中的作用。

3. 面向对象设计（object-oriented design，OOD）方法 是 OOA 的继续，即在通过 OOA 完成问题域、对象（类）、属性、结构和服务的分析建模基础上，从问题域、人机交互、任务管理和数据管理四个方面进行设计。OOA 主要解决"做什么"的问题，OOD 主要解决"怎么做"的问题。

（1）问题域的设计：在 OOA 分析模型的基础上，按实现的要求进行必要的修改、调整和补充，在给定条件下（如某种编程语言）实现用户所需的功能设计。

1）根据具体编程语言表达方式进行调整：当选定编程语言后，根据语言提供的面向对象功能的强弱进行设计，对 OOA 分析结果做适应性改造和调整。改造后得到的 OOD 结果在问题域和系统责任方面与 OOA 必须一致。

2）增加一般类，提供共同协议：应根据编程语言提供的支持，定义系统中全部对象类，或某一部分对象类的共同属性和服务。

3）实现复用策略：多数面向对象的编程语言都带有较完整的类库，每个类都是可复用的。实现复用有两种策略：直接复用和继承复用。

4）提高性能：通过各种措施改进系统性能。

5）提供数据管理服务：为对象提供数据管理服务，每个被保存的对象需要知道自己是怎样存储的。

6）增加底层细节：OOD 设计得到的结果应当可以直接转换成实际编程语言的对象和类。包括：①对象是否具备表达问题域和系统责任必要的属性和服务，每个类的属性和服务定义是否完整；② OOA 阶段暂时未解决的问题，在 OOD 中得到设计和完善；③按照具体的语言和环境，设计每个对象类的属性和服务。

（2）人机交互设计：人机界面多采用图形用户界面。OOD 人机交互设计应最大限度地隔离可能对问题域的影响，界面工具变化不需要改变问题域部分的设计。

人机交互的设计准则如下。

1）简洁性：布局合理，美观实用，强调界面友好性。

2）一致性：各部分术语、风格、操作方式应保持一致，以接近"流行"的设计风格。

3）启发性：能够启发和引导用户正确、有效地进行操作，易于理解和掌握。

4）易记忆：使用户容易记住或者不用去记住大量规则、操作步骤和注意事项。

5）容错性：有对用户操作失误的控制措施，如用户操作出错，不产生系统出错，或者系统从错误中恢复。

6）信息反馈：可用进度条、动画展示等方式向用户反馈程序运行进度。

7）其他准则：包括艺术性、趣味性以及风格等。

（3）任务管理设计：为了描述问题域固有的并发行为，表达实现所需的设计决策，需要对任务管理部分建模。任务（控制流）又称为进程（线程）。多任务并发执行叫作并发进程。

单处理机的多任务，根据优先级、时间片等分原则运行。对于多处理机结构，每台处理机分配独立的任务,进程间需要通信,这增加了设计、编码和过程的复杂性。任务选择和调整的重点是任务的识别与设计,包括识别事件驱动任务、识别时钟驱动任务、识别优先任务、识别关键任务、识别协调者、任务审定、任务定义。

（4）数据管理设计

1）数据库类型的选择:在 OOD 设计中,数据存储就是对象的存储。通过 OOD 设计实现数据存储与管理,有关系型数据库和面向对象的数据库等多种选择。它们的逻辑数据模型和操纵语言不同,数据定义方式和操纵方式不一,性能有较大差异。为解决异构数据库的兼容性、适应性问题,OOD的设计方法是:定义专用对象,用于永久对象的存储与管理,它们构成相对独立的部分。改变数据库管理系统时,只需修改专用对象定义,而系统其他部分的对象保持不变。

面向对象数据库管理系统(object-oriented database management system,OODBMS)大致有三类:第一类在面向对象的语言基础上,增加数据库管理功能;第二类是对关系型数据库管理系统进行扩充,使之支持面向对象的数据模型,在扩展关系模型的基础上提供对象管理功能,方法是引入二进制对象(binary large objects,BLOBs)概念,并提供面向对象的应用程序接口;第三类是全新的OODBMS,即按照面向对象的数据模型进行全新设计。

2）关系型数据库应用:关系型数据库存储对象的方式,是将对象的属性存储在数据库的二维表中。表中的列存储对象的简单属性;对象的复杂属性可以被分解为简单属性,并在其他二维表中存储。

（二）UML 基础

统一建模语言(unified modeling language,UML)是一种可视化、图形化的面向对象分析设计的建模语言。它用标准的、易于理解的方式建立系统蓝图,提供了在不同人之间有效地共享和交流设计结果的机制。UML 适用于各种软件开发方法、软件生命周期的各个阶段、各种应用领域以及各种开发工具。UML 包括概念的语义、表示法和说明,提供了静态、动态、系统环境及组织结构的模型。UML 描述了一个系统的静态结构和动态行为。

UML 包括了一些可以相互组合图表的图形元素,同时具有组合这些元素的方法。UML 的目的是用多个视图来展示一个系统,这组视图被称为一个模型(model)。UML 提供了 5 类(用例图、静态图、行为图、交互图、实现图)共 9 种图形(类图、对象图、用例图、状态图动图、顺序图、协作图、构件图、部署图)进行软件系统建模。

四、医学信息安全技术

信息安全涉及计算机科学、网络技术、通信技术、密码学等学科。信息安全是指信息系统(包括硬件、软件、数据、物理环境及其基础设施等)受到保护,不受偶然的或恶意的原因遭到破坏、更改、泄露,系统可以正常持续运行,保证业务的连续性。医学信息安全技术具体内容详见本书第五章。

五、医学信息数据管理技术

数据管理是信息系统成败的关键,也是信息系统组成的核心。医学信息管理是应用系统分析工具来研究医学的管理、过程控制、决策和对医学知识科学分析的科学,是计算机科学、信息科学与医学的交叉学科。

（一）数据库的若干基本概念

1. 常用概念和术语

（1）数据(data):描述事物的符号记录称为数据。其符号包括数字、文字、图形、图像、音频和视频等。数据有多种表现形式,它们都可以经过数字化后存入计算机。

（2）数据库(database,DB):是长期储存在计算机内、有组织的、可共享的大量数据的集合。数据库中的数据按一定的数据模型组织、描述和储存，具有较小的冗余度（redundancy）、较高的数据独立性（data independency）和易扩展性（scalability），并可为各种用户共享。

（3）数据库管理系统（DBMS）：是位于用户与操作系统之间的一层数据管理软件，是数据库系统的核心。它的主要功能包括以下几个方面。

1）数据定义功能：对数据库中的数据对象进行定义。

2）数据操纵功能：实现对数据库的基本操作，如查询、插入、删除和修改等。

3）数据管理功能：统一管理和控制数据库的建立、运用和维护，以保证数据的安全性、完整性、多用户对数据的并发使用及发生故障后的系统恢复。

4）数据维护功能：包括数据库初始数据的输入、转换功能，数据库的转储、恢复功能，数据库的再组织功能和性能监视、分析功能等。

5）数据通信功能。

（4）数据库系统（database system，DBS）：指在计算机系统中引入数据库后的系统，由计算机硬件系统、操作系统，以及其他系统软件、数据库、数据库管理系统及其开发工具、应用系统、数据库管理员（database administrator，DBA）和用户组成。

（5）数据库技术：研究数据库的结构、存储、设计、管理以及应用的基本理论和实现方法，并利用这些理论来实现对数据库中的数据进行处理、分析和理解的技术。

2．**实体和属性**　实体（entity）是指现实世界中客观存在并且相互区别的事物。实体可以是具体的人、事、物，也可以是抽象的概念或联系，例如一位医生、一个学生、一次诊疗、一次挂号等都是实体。实体所具有的某一特性称为属性。实体可以通过若干个属性描述其特征。

3．**类、属性和方法**　现实世界中的客观事物都可以被定义为对象。在使用面向对象的数据库时，各种对象被定义为数据库对象。每个对象都是用类定义的。类是对一类事物的描述，是抽象的、概念上的定义。一个类是一组对象的定义，对象是实际存在的该类事物的个体，也称为实例。每一个对象都有它自己的性质，称为属性，是用来描述对象的数据元素。每一个对象都有行为动作，称为方法。类中的方法如同面向过程中的函数，从数据结构的角度可以理解为组织数据的一种特定的形式，是完成一组操作的功能块。在面向对象的数据库中，对象的数据和代码是组合在一起封装的，把对象作为一个基本单位来进行存储和处理。

4．**记录和文件**　在传统的数据库系统中用记录（record）来表示某一实体的属性的具体记载情况。记录由若干属性数据项组成，而若干记录的集合则称为文件（file）。

5．**数据结构和数据模型**　数据库系统不仅涉及数据，也涉及数据之间的关系。设计数据库系统时首先要根据数据之间的关系来决定存储数据的方式。描述数据之间关系的组织方式被称为数据结构，需要存储在数据库中。实际上，数据库还包括存储数据描述说明、数据之间的联系及其存取路径、各种索引等。

数据模型是现实世界数据特征的抽象，用于描述一组数据的概念和定义。数据模型是数据库中数据的存储方式，是数据库系统的基础。在数据库中用数据模型这个工具来抽象、表示和处理现实世界中的数据与信息，分为不同的层次。

（1）概念数据模型（conceptual data model）：是面向用户的模型，主要用来描述世界的概念化结构。设计人员在设计的初始阶段，只需分析数据以及数据之间的联系等，无须考虑数据如何存放等具体问题。概念数据模型必须转换成逻辑数据模型，才能在数据库管理系统中实现。

（2）逻辑数据模型（logical data model）：是用户在数据库中看到的数据模型，是具体的数据库管理系统所支持的数据模型，是对概念数据模型进一步地分解和细化，一般采用面向对象的设计方法。主要有层次模型、网状模型和关系模型三种类型。此模型既要面向用户，又要面向系统，主要用于数据库管理系统的实现。

（3）物理数据模型（physical data model）：是面向计算机进行物理表示的模型，描述了数据在储存介质上的组织结构，不但与具体的数据库管理系统有关，而且与操作系统和硬件有关。每一种逻辑数据模型在实现时都有其对应的物理数据模型。数据库的物理设计包括存储过程、视图、触发器和索引表等的设计。

（二）关系型数据库

数据库领域中常用的逻辑模型主要有层次模型（hierarchical model）、网状模型（network model）、关系模型（relational model）三种。这三种逻辑模型的区别在于数据结构不同，即数据之间联系的表达方式不同：层次模型用"树结构"来表示数据之间的联系；网状模型用"图结构"来表示数据之间的联系；关系模型用"二维表"来表示数据之间的联系。

逻辑模型中层次模型和网状模型是较早的数据模型，统称为非关系模型。20 世纪 70 年代至 80 年代初，非关系模型的数据库系统非常流行，在数据库系统产品中占据了主导地位，现在已逐渐被关系模型的数据库系统取代。

关系模型是指用二维表的形式表示实体和实体间联系的数据模型。关系模型是以集合论中的关系概念为基础发展起来的，有严格的数学基础，抽象级别较高，简单清晰，特别是在描述事物间的关系方面更加简洁合理，便于理解和使用，现已为绝大多数数据库设计所用。在其基础上发展起来的面向对象的关系模型更加人性化、实用化。

关系模型中无论是实体还是实体间的联系均由单一的结构类型——关系（relation）来表示，在实际的关系数据库中的关系也称为"表（table）"。一个关系的逻辑结构就是一张二维表；这种用二维表的形式表示实体和实体间联系的数据模型称为关系数据模型。二维表的每一行称为一个元组，也就是一条记录；二维表的每一列表示实体的一个属性。不同二维表中各个数据项之间可以定义关联关系，也可以在各个表之间定义关联关系。一个关系数据库是由若干个表组成的。

关系型数据库支持集合的并、交、差和笛卡尔积运算。在关系型数据库中，视图是物理架构的一部分，是动态的。关系型数据库使用结构查询语言（SQL）。关系型数据库支持用户权限管理，从而满足数据库的安全需求，如创建权限、授予权限，以及查询、插入、删除等权限，用户根据不同的权限可对数据库进行不同的操作。

在关系型数据库系统中，无论实体及实体间的联系都用表来表示，对数据的检索结果也是以表的形式给出。因此，关系型数据库概念单一，数据结构简单、清晰。在关系型数据库系统中，数据存取的具体路径对于使用者是"隐蔽"起来的，因此对于数据的存取，使用者只需要指出"干什么"，从而有更高的数据独立性和更好的安全保密性。

（三）面向对象数据库

面向对象数据库（object-oriented database system，OODB）体现了数据库系统的特性和面向对象程序设计的结合。它可以存储多种类型的数据信息，如照片、图像、声音、图形等，而无须担心在数据库中的不同数据类型，这可交由数据库自己去进行不同的处理。

OODB 将客观世界看成是由各个相互关联的对象单元组成的复杂系统，对象可以定义为对象的属性和行为描述。OODB 支持对象、类、实例、复合对象、封装、继承、多继承、多态等基本概念，对现实世界中的复杂实体进行抽象，构建出数据模型。现实世界几乎所有的实体都可表示为对象，根据对象的逻辑关系把它们在物理上的存储聚集在一起，减少对数据的 I/O（输入／输出）访问次数，从而提高应用程序的运行速度。

OODB 实现了程序设计语言与数据库的无缝连接，在不知道数据结构的情况下，使用某种编程语言编写的程序可以不经改动地将它作用于数据库。面向对象数据库模型利用封装概念将数据和它相关的行为代码放在一起,使对象具有程序操作行为。OODB 可以实现具有复杂数据描述的应用系统,如时态和空间事务管理、多媒体应用等。

1. **超媒体** 超媒体数据库允许企业用户操作图形、图像、音频、视频和字母、数字等不同类型的数据。在数字化医疗过程中,以上多媒体数据构成患者完整的病历资料,如欲对其进行有效管理、维护和使用,就需要超媒体数据库的支持。有了超媒体数据库的方法,不同类型的数据就能组成一个按用户建立的链接而连接起来的节点网。

2. **空间数据技术** 采用面向对象数据库,使用户可以按照它所描述的空间位置来管理、存储和访问基于位置的数据,并能进行空间查询和分析,因此,空间数据技术特别适合流行性疾病和地方性疾病的管理。在特定的范围内,管理人员可选择、查询和加工空间数据。

(四)XML 数据存储

XML 是一种支持对格式文档进行存储、查询、导出和指定格式的序列化等操作的数据存储语言。XML 是以标记格式来表示的,在"开始标记"和"结束标记"之间是一些标记定义的数据。这些标记就类似于字段名,在它们之间可以是数据项的内容。XML 不仅可以表示数据库数据,还能表示在电子商务等应用中使用的其他类型的非结构化数据。

在 XML 数据存储结构中,单元记录不必由计算机程序的结构或一个数据层来定义,而是由文档类型定义(document type description,DTD)来完成。

XML 提供的是功能很强的数据模型,可以表示范围广泛的数据,可以利用嵌套的层次来定义任意的信息对象,并且 XML 文档能被 web 浏览器识别并显示。

XML 在存储数据的方式上有两种不同的做法:一种是直接将数据存储在 XML 文档中;另一种是将数据存储于各种支持 XML 的数据库中。第二种方式一般由第三方的中间件帮助完成 XML 文档和数据库之间的映像和数据交换。

XML 存在以下优势:①对半结构化数据进行有效的存取和管理;②提供对标签和路径的操作;③便于对层次化的数据进行操作,XML 数据格式能够清晰表达数据的层次特征;④ XML 支持对异构文档结构的存储和查询,以及对异构信息的存取。

利用 XML 和数据库技术结合开发电子病历是医疗信息系统开发的核心内容。在 HL7 标准中,基于 XML 研制了临床文档架构(clinical document architecture,CDA),用于创建电子病历的标准格式。XML 特别适合于电子病历的描述,原因如下。

(1)XML 采用了层次化的面向对象的结构描述方法,电子病历的自然结构是树型的层次结构,特别适合用 XML 语言表达。

(2)XML 是一种元语言,可以定义描述对象的结构,能够适应电子病历中不同内容结构的变化。

(3)XML 文件可以通过浏览器直接浏览病历内容,减轻开发工作量。

(4)XML 将内容与样式关联在一起,既可以保留病历内容,也可保留病历外观。

(5)XML 由超文本标记语言(hypertext markup language,HTML)发展而来,拥有大量的开发和应用工具,有利于对病历内容进行处理。

(五)数据库系统的体系结构

从数据的具体部署来看,数据库有多种体系架构,包括单用户数据库系统、主从式数据库系统、分布式数据库系统、客户机/服务器数据库系统和浏览器/服务器数据库系统等。

1. **单用户数据库系统** 是最简单的、早期的数据库系统。在这种系统中,整个数据库系统(包括应用程序、DBMS、数据)都装在一台计算机上,由一个用户独占,不同机器之间不能共享数据。

2. **主从式数据库系统** 是一种一个主机带多个终端的多用户结构。在这种结构中,数据库系统(包括应用程序、DBMS、数据)都集中存放在主机上,所有处理任务都由主机来完成,各个用户通过主机的终端并发地访问数据库，共享数据资源。

主从式结构的优点是简单，易于管理与维护数据。其缺点是当终端用户数目增加到一定程度后，主机的任务会过于繁重，成为瓶颈，从而使系统性能大幅度下降。另外，当主机出现故障时，整个系统都不能使用，系统的可靠性不高。

3. 分布式数据库系统　数据库中的数据在逻辑上是一个整体，但物理上这些数据实际分布在计算机网络的不同节点上。网络中的每个节点都可以独立处理本地数据库中的数据，执行局部应用；也可以同时存取和处理多个异地数据库中的数据，执行全局应用。

分布式结构的数据库系统是计算机网络发展的必然产物，满足地理位置分散的公司、团体和组织对于数据库应用的需求。但对于分布式结构的数据库系统，数据的分布存放给数据的处理、管理与维护带来困难。同时，远程访问数据时，系统效率会明显地受网络制约。

4. 客户机／服务器（client/server）数据库系统　在客户机／服务器数据库系统架构中，DBMS功能和应用分开，网络中一个或若干节点上的计算机专门用于执行 DBMS 功能，称为数据库服务器。其他节点上的计算机安装 DBMS 的外围应用开发工具，支持用户的应用，称为客户机。客户端的用户请求被传送到数据库服务器；服务器进行处理后，再将结果返回给用户。这种系统减少数据传输量，有利于提高系统的性能、吞吐量和负载能力，使应用程序具有更强的可移植性，减少软件维护开销。

客户机／服务器数据库系统可以分为集中的服务器结构和分布式的服务器结构。前者在网络中仅有一台数据库服务器，往往容易成为瓶颈，制约系统的性能，而后者在网络中有多台数据库服务器，数据分布在不同的服务器上，从而给数据的处理、管理与维护带来困难。

5. 浏览器／服务器（browser/server, B/S）数据库系统　是一种在客户机端采用浏览器界面，在服务器端放置应用服务器和数据库服务器的数据库系统架构。采用这种系统架构，可以使用户界面更为简单。应用服务器和数据库服务器紧密联系，利用高速缓冲存储，可以使数据库应用系统获得更高的性能，在系统部署上也可以具有更大的灵活性和可扩充性。

（六）数据库管理系统的作用和组成

数据库管理系统是一种用于数据存储，对数据进行维护管理的软件系统，是数据库系统的核心组成部分。数据库管理系统的主要功能是建立、更新和维护数据库，保证所存储数据的一致性、完整性和安全性，数据的存入、更改和检索都由数据库管理系统来建立和监控，使数据能被有权使用的人安全、有效地访问和使用。

数据库里的数据按一定的结构进行组织。这些数据是相互关联的，通常它们的存放与应用程序无关，也独立于应用程序而存储，实现了对数据文件的多用户共享。

1. 数据库管理的目的与要求

（1）独立性：指应用程序相对数据库中数据的独立性。数据库系统应该向用户提供一个尽可能独立于存储结构和存储策略的数据库功能，使用户只需关心数据的特点，而不需考虑数据的实际存储和存储策略。数据库管理系统负责和管理这些存储数据的细节，在编写应用程序时也能减少程序员的负担。

（2）共享性：数据库管理系统应保证不同用户都能访问数据库里存储的数据，也就是不同应用系统中的程序在同样的时间内可以共同使用同一批数据。

（3）安全性：指数据库里的数据不被非法用户窃用。随着大量数据被集中存放于数据库中，数据库的安全性问题也就更加突出和重要。

（4）完整性：数据库管理系统应保证数据库里存储的数据在任何情况下都是完整的。数据应该正确、有效和一致。

2. **数据库管理系统的功能** 包括数据库的定义功能、数据库的操纵功能、数据库的保护功能、数据库的存储管理功能、数据库的维护功能和数据字典功能。它由相应的组成部分构成。

（1）数据定义语言（data definition language，DDL）：供用户定义数据库的模式、存储模式、外模式、各级模式间的映像、有关的约束条件等。模式翻译程序将它们翻译成相应的内部表示，即生成目标外模式、目标模式和目标存储模式。这些目标模式描述的是数据库的框架，而不是数据本身。这些描述存放在数据字典中，作为 DBMS 存取和管理数据的基本依据。

（2）数据操纵语言（data manipulation language，DML）：用来实现对数据库的检索、插入、修改等基本操作。

（3）数据运行控制程序：系统运行控制程序负责数据库运行过程中的控制与管理（包括系统初启、文件读写与维护、存取路径管理、缓冲区管理、安全性控制、完整性检查、并发控制、事务管理、运行日志管理等）。

实用程序包括数据初始装入程序、数据转储程序、数据库恢复程序、性能检测程序、数据库再组织程序、数据转换程序、通信程序等。

数据库管理系统软件由查询处理器和存储管理器两大部分组成。前者包括 DDL 编译器、DML 编译器、嵌入型 DML 预编译器、查询运行核心程序等。后者包括授权和完整性管理器，事务管理器，文件管理器与缓冲区管理器等。模式修改、查询和数据修改均是由查询处理程序来完成的。查询处理程序使查询得以优化，使空间、时间上的开销尽可能最小；存储管理程序负责管理存储空间及缓冲区的分配；事务管理程序保证程序的并发执行。

（七）SQL 查询语言

1. **结构式查询语言**（structured query language，SQL） 是一种结构化的、易于理解和使用的、主要用于数据库查询的标准化语言，包括查询、数据操纵、定义、控制和管理等功能。SQL 语言是一种交互式的查询语言，允许用户直接使用查询语句查询存储的数据。SQL 语言具有如下特点。

（1）语言一体化：关系数据语言集 DDL、DML 和数据控制语言（data control language，DCL）于一体，称为一体化语言，具有定义、查询、更新、控制等多种功能。

（2）非过程化特点：关系数据语言是非过程化语言。设计时只要求用户表明"干什么"就行了。此外，关系数据库的存取方式是面向集合的，它的操作对象是一个或多个关系，得到的结果也是一个关系。

（3）两种使用方式，统一的语法结构：SQL 既是自含式语言，又是嵌入式语言。通常有两种使用方式：一种是联机交互使用方式；另一种是嵌入某种高级程序设计语言（如 Java、C#、Basic、Delphi 等）的程序中，以实现数据库操作。尽管这两种使用方式不同，SQL 语言的语法结构基本是一致的。

SQL 主要是对数据库基本表进行操作。基本表本身是独立存在的表，是关系数据库中最基本的对象，主要用于存储各种数据（包括系统数据）。每个基本表对应于一个存储文件。一个表可以带有多个索引。

SQL 语言支持数据库的三层模式结构。关系数据库的外模式对应于 SQL 中的视图；模式对应于 SQL 中的基本表；内模式对应于 SQL 中的存储文件。

2. **SQL 语言操作**

（1）数据定义语言（DDL）：从用户的角度而言，基本的数据定义语句有基本表的创建（CREATE TABLE）、修改（ALTER TABLE）和删除（DROP TABLE），视图的创建（CREATE VIEW）和删除（DROP VIEW），索引的创建（CREATE INDEX）和删除（DROP INDEX）。

（2）数据操纵语言（DML）：SQL 的数据操纵语句包括 SELECT、INSERT、UPDATE、DELETE，主要用于完成数据的检索（查询）和更新（插入、修改、删除）两大功能。

（八）数据库应用系统设计

应用软件系统是由数据库和用户程序两部分组成的，数据库设计的好坏是影响系统性能的关键。

数据库设计的主要任务是在数据库管理系统（DBMS）的支持下，按照应用的要求，为某一企业或部门设计一个结构合理、使用方便、效率较高的数据库及其应用系统，以便实现对数据快速、有效的存取访问，以满足用户数据共享和信息处理的要求。

为了实现一个好的数据库应用系统，需要做好调研、设计、实施和运行维护等各个阶段的工作。

1. **需求分析阶段**　这一阶段的主要任务是分析、描述及处理数据：详细了解用户的业务状况，重点考察和系统相关的对象及其属性数据，调查、收集与分析用户在数据管理中的信息要求、处理要求、安全性与完整性要求，并用数据字典和数据流程图描述出来。

2. **概念设计阶段**　通过对用户需求进行综合、归纳与抽象，形成一个数据库的概念模型。它独立于具体的 DBMS 而存在，例如，在了解对象之间的行为关系和数据流向后，采用关系型数据库时建立实体联系（E-R）图，或者在采用面向对象的数据库时建立对象的类图。

3. **逻辑设计阶段**　将概念模型及其描述转换成某个具体 DBMS 所支持的数据模型，如关系模型或对象模型，并进行优化。在进行关系型数据库设计时，要在逻辑设计阶段将以 E-R 图描述的概念模型转换成关系数据模型，实际上也就是要将实体、实体的属性和实体之间的关联转换成关系模式，定义出必要的数据库表和字段；然后根据用户处理的要求和安全性考虑，在基本表的基础上再建立必要的视图（view），形成数据的外模式。

4. **物理设计阶段**　要在逻辑设计的基础上为数据库进一步选取一个最适合应用环境的物理结构，包括存储结构和存取方法，即根据所选用数据库管理系统产品的特点和处理的需要，进行实际的物理存储安排、索引设计、性能优化等事项，形成数据内模式。

5. **数据库实施阶段**　根据逻辑设计和物理设计的结果建立数据库，运用数据库管理系统所提供的数据结构设计语言（如 DDL）定义数据库结构，并利用检索语言（如 SQL）及程序员选定的应用系统所用的程序设计语言，编写出应用系统的程序；然后进行测试和调试；应用程序通过后，组织和进行数据的输入，并进行数据库系统的试运行。

6. **数据库运行和维护阶段**　数据库应用系统经过系统测试和试运行成功后即可开始投入正式运行。但在数据库系统运行过程中还必须继续对它进行评价、调整与修改，包括数据库性能的分析和改进、数据库的备份和恢复、数据的安全性和完整性控制以及数据库结构的重新构造等。必须重视测试和验收工作，在建立或者修改数据库应用后，要用用户新输入的数据进行重新测试。用户可参与测试，以保证所设计的数据内容和性能更好地满足需求，达到提高响应性能、改善访问效率、优化数据库引擎、增加系统可靠性、降低硬件开支和降低复杂性等目标。

数据库应用系统设计应满足以下要求。

（1）系统性：整个系统中所涉及的各种规范应当统一，命名规则、使用方法、界面风格应尽量保证一致，避免功能的重复和操作的冗余。

（2）灵活性：通过提高各功能模块的相对独立性，减少各功能模块的相互依赖，以使所建的系统有较强的适应能力，如新模块容易增加，旧模块便于修改等。

（3）可靠性：尽可能增强系统的抗干扰能力，如突然掉电、输入错误、数据保密等。

（4）兼容性：设计的数据库应用系统能够跨平台运行。

（九）后关系型数据库的产生与发展

随着信息技术的发展，采用二维表结构的数据库已经无法保存大量多媒体、非结构化复杂数据，以及各类数据之间的关系，因此关系型数据库亟待突破。

信息技术平台的选择常常是建立或重新建立应用系统时的关键问题，而数据库正是其中需要做出选择的关键平台。

因采用二维数据模型，关系数据库管理系统存在固有的约束和限制，难以适应当今的业务需求。

1. 关系型数据库的局限 随着互联网应用的发展，网站访问量的激增对数据库本身的存储机制、大量并发用户的使用需求、存储空间的使用效率以及数据的完整性和安全性等方面都提出了更高要求，而这些都不是传统关系数据库的二维表结构能够解决的。

关系型数据库管理系统本身固有的局限性表现在以下几个方面。

（1）数据模型上的限制：关系数据库所采用的二维表数据模型不能有效地处理在大多数事务处理中存在的多维数据。当相互作用的表的数量激增，则不能很好地提供模拟现实数据关系的模型。

关系数据库所用数据模型较多，还可能造成存储空间的海量增加和大量浪费，并且会导致系统的响应性能不断下降。

（2）性能上的限制：为静态应用（如报表生成）而设计的关系型数据库管理系统，并没有经过针对高效事务处理的优化过程，其结果往往是某些关系型数据库产品在对图形用户接口（graphical user interface，GUI）和 web 的事务处理过程中没有达到预期的效果，通过增加更多的硬件投资也不能从根本上解决问题。

用关系数据库的二维表数据模型可以处理在大多数事务处理应用中的典型多维数据，但其结果往往是建立和使用大量的数据表格，很难建立起能模拟现实世界的数据模型；并且在需要利用数据作报表输出时，又要反过来，将已分散设置的大量二维数据表再利用索引等技术进行表的连接后才能找到全部所需的数据，非常影响应用系统的响应速度。

（3）扩展伸缩性上的限制：关系数据库技术在有效支持应用和数据复杂性上的能力是受限制的。关系数据库原先依据的规范化设计方法对于复杂事务处理数据库系统的设计和性能优化来说已经无能为力。此外，高昂的开发和维护费用也让企业难以承受。

（4）描述复杂对象的语义能力弱：现实世界包含的数据种类和数量繁多，许多对象具有复杂的结构和含义。如果用规范化的关系模型来描述这些对象，必须对这些对象进行破坏性分解，以致所得到的关系模型不能很好地表达和模拟现实世界，从而在内模式、查询途径和数据操作等方面都显得语义不合理。

此外，关系数据库的检索策略，如复合索引和并发锁定技术也有局限。

2. 后关系型数据库 传统的关系型数据库能很好地处理相对简单的事务，但在处理复杂的数据类型、复杂的数据关系以及多种访问方法上仍存在诸多能力限制。数据库应用开发者开始寻找合适的替代方案，例如，对于通用数据库和对象关系型数据库的解决方案，一些专家认为这些数据库仍然把关系型数据库引擎作为它们的核心，在通过所加的对象层访问数据时还需要进行转换映射。因此，在一个已经很复杂的关系数据库上增加一些模块的途径并不能从根本上解决问题。

数据管理技术的一个核心问题是找到一个恰当的数据模型来表达它所管理的对象。为了表达和管理复杂数据，必须寻求和采用更合适的数据模型。后关系型数据库管理系统（Post Relational Database Management System，PRDBMS）能够表达和描述复杂数据及数据的关系，将在大型、复杂的系统应用上取代传统关系型数据库。

后关系型数据库管理系统采用了多维模型作为数据库引擎。这种以稀疏数组为基础的多维数据库是从已成为国际标准的数据库语言基础上继承和发展起来的，其技术可靠性已经过实践检验。

后关系型数据库的主要特征是将多维处理技术和面向对象技术集成在一起，支持应用和数据的复杂性，拥有比关系型技术更强的扩展性、更快的编程能力、更便捷的使用特性以及更高效的存取速度。后关系型数据库提供三种访问数据方式：对象访问、SQL 访问、直接对多维数据数组访问。而且三种访问方式能够并发访问同一数据。多维数据结构和多种数据库访问方式构成了后关系型数据库的基础。

3. Caché **数据库**　是新一代高性能后关系型数据库。它整合了对象（类）数据库访问、高性能的SQL（数据表）访问、强大的多维数据访问三种数据访问方式；数据只要在单一的整合数据字典中被描述一次，就可以被这三种方法访问。Caché 数据库完全面向对象，提供对多维数据模型的支持，使其特别适合表示复杂的电子病历数据结构。

Caché 数据库包含了一个应用服务器，能提供高级面向对象编程，并且很容易与很多技术集成，还提供了高性能的运行环境，采用独特、高效的数据缓存技术。

Caché 数据库结合了几种内嵌的脚本语言：① Caché Object Script，是强大的、易于掌握的面向对象编程（object oriented programming，OOP）语言；② Caché Basic，是普遍使用的 Basic 语言的一个超集，包括强大的数据存取和对象技术扩充；③ Multi-Value Basic，一种独特的具有多值兼容扩充的Basic 语言。

Caché 数据库还为开发 web 应用程序提供了丰富的集成环境。Caché 服务页（Caché Service Page，CSP）技术可以进行快速开发，产生动态网页。开发人员可以直接在数据库环境编写 web 应用程序，直接操纵数据库内的数据，因此特别适合开发基于 B/S 架构的数据库应用系统。此外，Caché数据库提供了与其他技术的交互方式，支持大多数开发工具。

医院信息系统除了复杂的文本数据，还有大量影像数据等非结构化数据，面临数据激增导致性能下降、数据复杂导致设计缺陷等关系型数据库难以解决的问题。Caché 数据库因其多维数据处理能力和快速的存取效率，已经成为美国医疗行业的主流数据库。

六、医学信息技术体系的起源及发展

（一）医学信息技术体系的起源

医学信息学起源于 20 世纪 50 年代，于 20 世纪 70 年代后期作为一门学科被正式提出，即以信息管理和信息技术为依托，研究医学领域中的信息现象和规律，用于医学决策和管理的一门交叉学科。随着近几年云计算、大数据、物联网、智慧医疗的兴起，医学信息学的研究成果层出不穷，领域不断扩展。

（二）国外医学信息技术体系的发展

2007 年欧盟开发出一整套新型医疗卫生信息系统。该系统的优越性在于可精确检测疾病暴发情况和其他事故的潜在的威胁，从而迅速采取有效措施。相比传统医疗卫生信息系统功能，"新系统能够长期自动搜集和筛选 1 000 多个新闻网站与 120 个公共健康网站上 32 种语言的信息，不仅大大拓宽了信息搜集的范围，其综合、整理信息的效率也有所提高"。2008 年日本政府发布了《经济财政改革基本方针 2008》，正式提出该年度创立"尖端医疗开发特区"规划，此法规支持诱导性多能干细胞（induced pluripotent stem cells，IPSC）应用、再生医疗、创新型医疗仪器与药品的开发，标志着日本"尖端医疗开发特区"工程的正式启动。2009 年美国参议院和众议院通过 7 870 亿美元资金"一揽子"刺激经济计划，其中 190 亿美元投资于医疗信息技术领域，用于医院的医疗信息计算机化。由此美国政府开始推出一种新型的以网络为基础的放射学信息系统（RIS），加入各种现有信息，在随时随地获取患者信息报告的同时，安全性也大幅提高。2010 年英国的国民卫生服务体系搭建 N3 网络，解决了医学资料传输的带宽限制，让电子病历可以在不同医院之间相互转移，完成图像资料的动态传输，"并可以通过对全国的网络收集汇总的群体数据进行理解和数据挖掘，得出很多对公共卫生有帮助的信息"；N3 网络覆盖英国的整个医疗网络，为构建全国性区域医疗打下了牢固的基础。目前一些发展中国家开始逐步加强远程医疗网络系统建设，通过采用通信网络来交换医疗资讯，为临床护理提供援助。借助移动 Wi-Max 网络，了解患者信息，进行跨域就医。医生也可以通过 Wi-Max 网络快速获取患者的病史，危急时还可通过视频指导他人对患者进行急救，同时远程门诊挂号对于疾病的有效防治和就医效率的提高都具有重要意义。

（三）我国医学信息技术体系的发展

我国的医学信息技术应用及系统建设发展始于 20 世纪 70 年代后期。当时的计算机信息设备相对落后，通过信息技术进行医疗的方式局限太多。20 世纪 90 年代后开始利用信息技术对药品采购进行集中招标，此举大大节约了时间，提高了效率，自此我国医学信息技术应用进程开始加快。截至 20 世纪 90 年代末，我国一些国家级、省级医院开始将信息技术普遍应用于医疗领域，但其应用重点多以财务核算为主，真正用到医疗技术方面的信息技术还是跟不上医疗发展的需求。信息技术的飞速发展为我国医学发展带来空前机遇的同时，也让医学面临极大的挑战。自 2003 年我国开始提高信息技术在医疗中的应用，并加大对医疗的投入与医疗信息技术应用的支持，电子病历、移动医疗、远程医疗等信息技术已基本普及到医学实践领域，并将医学信息技术应用作为规范医学界科学管理与提高医疗服务水平的重要手段。

第二节　采集与存储技术

一、数据采集技术

（一）数据采集的概念

数据采集（data acquisition，DAQ），是指从传感器和其他待测设备等模拟与数字被测单元中自动采集非电量或者电量信号，送到上位机中进行分析、处理。数据采集系统是结合基于计算机或者其他专用测试平台的测量软硬件产品来实现灵活的、用户自定义的测量系统。数据采集技术被广泛应用在各个领域。

被采集数据是已被转换为电信号的各种物理量，如温度、水位、风速、压力等，可以是模拟量，也可以是数字量。数据采集含义很广，包括对面状连续物理量的采集。在计算机辅助制图、测图、设计中，对图形或图像的数字化过程也可称为数据采集，此时被采集的是几何量（或包括物理量，如灰度）数据。

（二）互联网大数据的采集方法

1. **传感器**　主要是通过测试一些物品的物理特性，通常情况下包括物体的音量、温/湿度、电压等物理符号信息，采集完毕后将这些数学值转变为一些电脑能够准确识别的信号，然后上传到数字终端进行归纳，完成数据采集的工作。

2. **系统日志采集方法**　一般来说，数据源系统能够产生系统的日志文件数据，用来对数据源发生的各项操作过程进行实时记录，比如一些 web 服务器记录的用户访问行为、网络流量的实时监管和金融软件的股票记账等。许多互联网企业都有自己的海量数据采集工具，多用于系统日志采集，如 Chukwa，Flume，Scribe 等。这些工具均采用分布式架构，能满足每秒数百 MB 的日志数据采集和传输需求。

3. **web 爬虫**　指为搜索引擎下载并存储网页的程序。它是搜索引擎和 web 缓存主要的数据采集方式，通过 web 爬虫或网站公开 API 等方式从网站上获取数据信息。该方法可以将非结构化数据从网页中抽取出来，将其存储为统一的本地数据文件，并以结构化的方式存储。它支持图片、音频、视频等文件或附件的采集，附件与正文可以自动关联。

（三）数据采集的目的

数据采集的目的是测量电压、电流、温度、压力或声音等物理现象。数据采集系统整合了信号、传感器、激励器、信号调理、数据采集设备和应用软件。在大数据时代，数据的采集工作主要是将外部的数据与内部的数据系统进行连接，将所有数据导入内部系统进行精细化分析

（四）数据采集的原理

计算机通过数据采集与外部物理世界联系，采集各类信号的难易程度差别很大，且需要进行噪声处理。通常，信号采集后都要做适当的信号处理，例如快速傅里叶变换（fast fourier transform，FFT）等。一般不能只提供一个信号周期的数据样本，最好提供 5~10 个周期甚至更多的样本，并且提供的样本总数是整周期个数的。

二、数据存储技术

（一）数据存储技术简介

数据存储对象包括数据流在加工过程中产生的临时文件或需要查找的信息。数据以某种格式被记录在计算机内部或外部存储介质上。数据存储要命名，这种命名要反映信息特征的组成含义。数据流反映了系统中流动的数据，表现出动态数据的特征；数据存储反映系统中静止的数据，表现出静态数据的特征。

（二）数据存储的介质

磁盘和磁带都是常用的存储介质。数据存储组织方式因存储介质而异。在磁带上数据仅按顺序文件方式存取；在磁盘上则可按使用要求采用顺序存取或直接存取方式。数据存储方式与数据文件组织密切相关，其关键在于建立记录的逻辑与物理顺序间的对应关系，确定存储地址，以提高数据存取速度。

（三）数据存储的方式

1. 数据存储方式

（1）直接连接存储（direct attached storage，DAS）：将外部存储设备直接挂接在服务器内部总线上，数据存储设备是整个服务器结构的一部分。DAS 主要适用于小型网络、地理位置分散的网络和特殊服务器。

在服务器与存储设备的各种连接方式中，DAS 曾被认为是一种低效率的结构，而且不方便进行数据保护。DAS 不能共享，经常出现某台服务器存储空间不足，而其他服务器有大量存储空间，处于闲置状态却无法利用的情况，因此无法做到存储容量分配与使用需求之间的平衡。

与直接连接存储架构相比，共享式存储架构如 NAS 或 SAN 都能较好地解决以上问题。

（2）网络附加存储（network attached storage，NAS）：采用独立于服务器，单独为网络数据存储而开发的一种文件服务器来连接所有存储设备，自形成一个网络。数据存储不再是服务器的附属，而是作为独立网络节点存在于网络之中，可由所有网络用户共享。

NAS 真正做到了即插即用，部署起来相对灵活，管理成本低，但具有存储性能低和可靠度不高等缺点。

（3）存储区域网络（storage area network，SAN）：创造了存储的网络化。SAN 的支撑技术是光纤通道（fiber channel，FC）技术。FC 技术支持高性能并行接口（high performance parallel interface，HIPPI）、智能外围接口（intelligent perpheral interface，IPI）、小型计算机系统接口（small computer system interface，SCSI）、网际协议（internet protocol，IP）、异步传输模式（asynchronous transfer mode，ATM）等多种高级协议。其最大特性是将网络和设备的通信协议与传输物理介质隔离开，这样多种协议可在同一个物理连接上同时传送。

SAN 的基础是一个专用网络，因此部署容易，扩展性很强，采用了光纤通道技术，具有更高的存储带宽，存储性能明显提高。

2. 三种存储方式比较 在连接方式上，DAS 采用存储设备直接连接应用服务器，具有一定的灵活性和限制性；NAS 通过网络技术连接存储设备和应用服务器，存储设备位置灵活，随着万兆网的出现，传输速率有了很大的提高；SAN 则是通过光纤通道技术连接存储设备和应用服务器，具有很好的传输速率和扩展性能。

（四）数据存储模型

数据库的数据存储一般有行存储模型、列存储模型和混合模型等。

在行存储模型中元组是连续存放的，适合在事务处理中一次更新多个属性的操作，能够保证对多个属性的操作产生最小的内存访问。对于只涉及表中相对较少属性的分析处理时，即使该查询仅涉及元组的某个或某些属性，其他属性也会被同时从内存读入到缓存，降低了缓存利用率。

列存储模型将关系按列进行垂直划分，相同属性的数据被连续存储。当访问特定属性时只读入所需属性所在的分片，因此节省内存带宽，并且具有较高的数据访问局部性，可减少缓存失效，提高数据访问效率；同时列存储将相同类型的数据集中存储，能够更好地对数据进行压缩以减少内存带宽消耗，利用 SIMD（单指令多数据流）技术提高并行处理效率，通过列存储的数据定长化处理支持对数据按偏移位置的访问。如果查询所需要的属性较多，列存储需要连接多个划分来满足查询要求，否则会导致性能下降，特别是元组重构时需要进行较多的连接操作，代价较高。

针对行存储模型和列存储模型各自的不足，混合存储模型（partition attributes across，PAX）把同一元组的所有属性值存储在一页内，在页内对元组进行垂直划分。根据关系的属性个数 m，将每一页划分为 m 个 minipage，每个 minipage 对应一个属性，连续存放每一页中所有元组的该属性的值。由于元组在页内进行垂直划分，所以该模型具有较好的数据空间局部性，可优化缓存性能；同一元组的值存储在同一页内，因此元组的重构代价比较少。

第三节 组织与整合技术

一、数据组织技术

（一）数据组织的含义

数据组织是按照一定的方式和规则对数据进行归并、存储、处理的过程。目的是使计算机处理能够满足运行速度快、占用存储器容量少、成本低等多方面的要求。

（二）数据组织的层次

数据通常按照数据元、记录、文件、数据库这四个层次进行组织。

1. 数据元 描述数据元的最好办法是举例说明。一个人的姓名、身份证号、家庭住址和婚姻状况等都是数据元。在数据的层次体系中，数据元是最低一层的逻辑单位。一个日期不一定是一个数据元，它可以是三个数据元：年、月、日。

2. 记录 将逻辑上相关的数据元组合在一起就形成一个记录。记录是能够从数据库中存取的最低一层的逻辑单位。

3. 文件 是逻辑上相关记录的集合，如职工主文件包含每一个职工的记录，库存文件包含每一种库存货物的记录。"文件"有时指某台二级存储设备上的一块已命名的区域，该区域中可以包含程序代码、数据，还可以包含输出报表。

4. 数据库 是一种作为计算机系统资源共享的全部数据的集合，有时根据不同应用领域可将该资源共享数据分成若干段，例如财务数据库可以划分为一个应用领域，它可以包含多个不同的文件。

用"文件"来组织数据的方法将带来数据的冗余，即为了在处理时使用，必须将某些数据元重复地存放在几个文件中，例如在一所大学的学生管理处、宿舍管理处和财务收费办公室等都有可能保存学生文件，像学生名、校内住址这类数据元几乎在每个文件中都重复出现。采用先进的数据库管理系统比传统的文件系统有较大的改进，它使得用户可以将存储数据的重复程度减至最小。

（三）数据组织的逻辑结构

数据组织的逻辑结构有四种基本类型：集合结构、线性结构、树状结构和网络结构。

1. **集合结构**　集合中任何两个数据元素之间都没有逻辑关系，组织形式松散。
2. **线性结构**　指数据元素之间存在着"一对一"线性关系的数据结构。
3. **树状结构**　是一个或多个节点的有限集合。
4. **网络结构**　指通信系统的整体设计，它为网络硬件、软件、协议、存取控制和拓扑提供标准。

二、数据整合技术

（一）数据整合的概念

数据整合是共享或者合并来自两个或更多应用的数据，创建一个具有更多功能的企业应用的过程。传统的商业应用有很强的面向对象性，即依靠持续的数据结构为商业实体和过程建模。当这种情况发生时，逻辑方式是通过数据共享或合并进行整合。而在其他情况下，来自一个应用的数据可能需要重新构造才能和另一个应用的数据结构匹配，然后被直接写进另一个数据库。

（二）数据整合的必要性

1. **数据和信息系统分散**　过多年发展，已开发了众多计算机信息系统和数据库系统，并积累了大量的基础数据。然而，由于丰富的数据资源建设时期不同、开发部门不同、使用设备不同、技术发展阶段不同和能力水平不同等，数据存储管理极为分散，造成了过量的数据冗余和数据不一致性，使得数据资源难于查询、访问，管理层无法获得有效的决策支持数据。

2. **信息资源利用程度较低**　一些信息系统集成度低、互联性差、信息管理分散，在数据的完整性、准确性、及时性等方面存在较大差距。有些单位已经建立了内部网和互联网，但多年来分散开发或引进的信息系统不能提供一个统一的数据接口，不能采用一种通用的标准和规范，无法获得共享通用的数据源，于是不同的应用系统之间必然会形成彼此隔离的信息孤岛，缺乏共享的、网络化的可用度高的信息资源体系。

3. **支持管理决策能力较低**　随着计算机业务数量的增加，管理人员的操作也越来越多，越来越复杂，许多日趋复杂的中间业务处理环节依然或多或少地依靠手工处理进行流转；信息加工分析手段差，无法直接从各级各类业务信息系统采集数据并加以综合利用，无法对外部信息进行及时、准确地收集和反馈，业务系统产生的大量数据也无法被提炼升华为有用的信息，并及时提供给管理决策部门；已有的业务信息系统平台及开发工具互不兼容，无法在大范围内应用等。

（三）数据整合的优点

1. **底层数据结构的透明**　为数据访问提供统一的接口，访问者无须知道数据在哪里保存、源数据库支持哪种方式的访问、数据的物理结构、网络协议等。

2. **性能和扩展性**　数据整合把数据集成和数据访问分成了两个过程，因此在访问时数据已经处于准备好的状态。

3. **提供真正的单一数据视图**　经过了数据校验和数据清理，看到的数据视图（data view）更加真实、准确、可靠。

4. **可重用性好**　由于有了实际的物理存储，数据整合可以为各种应用提供可重用的数据视图，而不用担心底层实际数据源的可用性。

5．数据管控能力加强　数据规则可以在数据加载、转换中实施，保证了数据管控。

（四）数据整合工具

比较成熟、稳定的数据整合产品有 Kettle、Informatica、Datastage、ODI、OWB、Microsoft DTS、HaoheDI、Teradata 等。

如何选择好的数据整合工具？一般来说需要考虑以下几个方面。

（1）对平台的支持程度高。

（2）对数据源的支持程度高。

（3）抽取和装载的性能较高，且对业务系统的性能影响不大，投入性不高。

（4）数据转换和加工的功能强。

（5）具有较好的管理和调度功能。

（6）具有良好的集成性和开放性。

（五）数据整合方案

1．多数据库整合方案　通过对各个数据源的数据交换格式进行一一映射，从而实现数据的流通与共享。

对于有全局统一模式的多数据库系统，用户可以通过局部外模式访问本地库，通过建立局部概念模式、全局概念模式、全局外模式，用户可以访问集成系统中的其他数据库；对于联邦式数据库系统，各局部数据库通过定义输入、输出模式，进行各联邦式数据库系统之间的数据访问。

基于异构数据源系统的数据整合有多种方式，所采用的体系结构也各不相同，但其最终目的是相同的，即实现数据的流通和共享。

2．数据仓库整合方案　数据仓库（data warehouse）是一个面向主题的（subject oriented）、集成的（integrated）、相对稳定的（non-volatile）、反映历史变化（time variant）的数据集合，用于支持管理决策。从数据仓库的建立过程来看，数据仓库是一种面向主题的整合方案，因此首先应该根据具体的主题进行建模，然后根据数据模型和需求从多个数据源加载数据。由于不同数据源的数据结构可能不同，所以在加载数据之前要进行数据转换和数据整合，使得加载的数据被统一到需要的数据模型下，即根据匹配、留存等规则，实现多种数据类型的关联。这种方式的主要问题是当数据更新频繁时会导致数据的不同步，即使定时运行转换程序也只能达到短期同步，这种整合方案不适用于数据更新频繁并且对实时性要求很高的场合。

3．中间件整合方案　中间件是位于 client（客户机）与 server（服务器）之间的中间接口软件，是异构系统集成所需的黏结剂。现有的数据库中间件允许 client 在异构数据库上调用 SQL 服务，解决异构数据库的互操作性问题。

4．web services 整合方案　可以把 web services 理解为自包含的、模块化的应用程序，它可以在网络中被描述、发布、查找以及调用，也可以理解为是基于网络的、分布式的模块化组件，它执行特定的任务，遵守具体的技术规范，这些规范使 web services 能与其他兼容的组件进行互操作。当把应用扩展到广域网时，传统的分布式组件对象模型（distributed component object model，DCOM）模型就不能完全满足分布式应用的要求：一是 DCOM 在进行网间数据传递时一般采用套接字（socket），要求开放特定的端口，这会给带防火墙的网络带来安全隐患；二是 DCOM 进行远程对象调用使用的协议是远程过程调用（RPC），这使得基于 DCOM 的构件无法与其他组件模型的构件进行相互调用。web services 对 DCOM 和通用对象请求代理体系结构（common object request broker architecture，CORBA）的缺陷进行了改进，使用基于 TCP/IP 的应用层协议，如超文本传输协议（hypertext transfer protocol，HTTP）、简单邮件传输协议（simple mail transfer protocol，SMTP）等），可以很好地解决穿越防火墙的问题，更重要的是各种组件模型都可以将数据包装成简单对象访问协议（simple object access protocol，SOAP），通过 SOAP 进行相互调用。

5．**主数据管理整合方案** 主数据管理通过一组规则、流程、技术和解决方案，实现对企业数据一致性、完整性、相关性和精确性的有效管理，从而为所有企业相关用户提供准确一致的数据。

主数据管理提供了一种方法，通过此方法可以从现有系统中获取最新信息，并结合各类先进的技术和流程，使得用户可以准确、及时地分发和分析整个企业中的数据，并对数据进行有效性验证。

第四节　检索与利用技术

一、信息检索技术

（一）基本概念
信息检索（information retrieval）是用户进行信息查询和获取的主要方式，是查找信息的方法和手段。狭义的信息检索仅指信息查询（information search），即用户根据需要，采用一定的方法，借助检索工具，从信息集合中找出所需要信息的查找过程。广义的信息检索是把信息按一定的方式进行加工、整理、组织并存储起来，再根据信息用户特定的需要将相关信息准确地查找出来的过程。一般情况下，信息检索指的就是广义的信息检索。

（二）工作流程
（1）分析问题。

（2）选择检索工具：提供线索的指示型检索工具（二次文献），如书目、馆藏目录、索引、文摘、工具书指南。

提供具体信息的参考工具（三次文献），如词典、引语工具书、百科全书、类书、政书、传记资料、手册、机构名录、地理资料、统计资料、年鉴、表谱图册、政府文献。

（3）检索工具的使用。

（4）获取原文。

（5）对检索结果的分析。

（6）更改检索策略。

（三）检索方法
信息检索方法包括普通法、追溯法和分段法。

（1）普通法：是利用书目、文摘、索引等检索工具进行文献资料查找的方法。运用这种方法的关键在于熟悉各种检索工具的性质、特点和查找过程，从不同角度查找。普通法又可分为顺检法和倒检法。顺检法是从过去到现在按时间顺序检索，费用多，效率低；倒检法是逆时间顺序从近期向远期检索，强调近期资料，重视当前的信息，主动性强，效果较好。

（2）追溯法：是利用已有文献所附的参考文献不断追踪查找的方法。在没有检索工具或检索工具不全时，此法可获得针对性很强的资料，查准率较高，查全率较差。

（3）分段法：是追溯法和普通法的综合，将两种方法分期、分段交替使用，直至查到所需资料为止。

（四）常用信息检索技术
（1）布尔逻辑检索：指利用布尔逻辑运算符连接各检索词，然后由计算机进行相应逻辑运算，以找出所需信息的方法。

（2）位置算符检索：适用于两个检索词以指定间隔距离或者指定的顺序出现的场合，如以词组形式表达的概念、彼此相邻的两个或两个以上的词、被禁用词或特殊符号分隔的词以及化学分子式等。

位置算符是调整检索策略的一种重要手段。

（3）截词检索：或称通配符扩展检索，是预防漏检，提高查全率的一种常用检索技术，大多数系统都提供截词检索的功能。截词是指在检索词的合适位置进行截断，然后使用截词符进行处理，这样既可节省输入的字符数目，又可达到较高的查全率。用某个符号来代替英文单词的一部分，通常用于相同词干或部分拼写相同的词，常用的截词符有"?"和"*"等："?"代表任一字符；"*"代表零个或多个字符。

（4）字段检索：把搜索词限定在某个字段进行搜索。字段检索结合逻辑检索可以提高结果的精准度。

（5）精确检索：一般理解为尽可能限定检索范围，以最快速度找到自己所需的检索方式。

二、数据库应用技术

（一）数据仓库

1. 数据仓库的定义　数据仓库是为构建新的分析处理环境而出现的一种数据存储和组织技术。由于分析处理和事务处理具有极不相同的性质，所以两者对数据也有着不同的要求。数据仓库概念的创始人 W. H. Inmon 在其 *Building the Data Warehouse* 一书中列出了操作型数据与分析型数据之间的区别，具体如表 4-1 所示。

表 4-1　操作型数据和分析型数据的区别

操作型数据	分析型数据
细节的	综合的，或提炼的
在存取瞬间是准确的	代表过去的数据
可更新	不可更新
操作需求事先可知道	操作需求事先不知道
生命周期符合软件开发生命周期（SDLC）	完全不同的生命周期
对性能要求高	对性能要求宽松
一个时刻操作一个元组	一个时刻操作一个集合
事务驱动	分析驱动
面向应用	面向分析
一次操作数据量小	一次操作数据量大
支持日常操作	支持管理决策需求

基于上述操作型数据和分析型数据之间的区别，可以给出数据仓库的定义：数据仓库是一个用以更好地支持企业（或组织）决策分析处理的、面向主题的、集成的、不可更新的、随时间不断变化的数据集合。数据仓库本质上和数据库一样，是长期储存在计算机内的、有组织、可共享的数据集合。

2. 数据仓库的基本特征　数据仓库和数据库主要的区别是数据仓库中的数据具有以下 4 个基本特征。

（1）主题与面向主题：数据仓库中的数据是面向主题进行组织的。主题是一个抽象的概念，是在较高层次上将企业信息系统中的数据综合、归类并进行分析、利用的抽象；在逻辑意义上，它对应企业中某一宏观分析领域所涉及的分析对象。例如对一家商场而言，概括分析领域的对象，应有的主题包括供应商、商品、顾客等。面向主题的数据组织方式是根据分析要求将数据组织成一个完备的分析领域，即主题域。

主题是在较高层次上对数据的抽象，这使得面向主题的数据组织可以独立于数据的处理逻辑，因而可以在这种数据环境下方便地开发新的分析型应用；同时这种独立性也是建设企业全局数据库所要求的，所以面向主题不仅适用于分析型数据环境的数据组织方式，同时也适用于建设企业全局数据库的组织方式。

（2）数据仓库是集成的：操作型数据与分析型数据之间差别较大，数据仓库的数据是从原有的分散的数据中抽取来的，因此数据在进入数据仓库之前必然要经过加工与集成，统一与综合。这一步实际是数据建设中最关键、最复杂的一步。

首先，要统一原始数据中所有矛盾之处，如字段的同名异义、异名同义，单位不统一，字长不一等；然后将原始数据结构作一个从面向应用到面向主题的大转变；还要进行数据综合和计算。数据仓库中的数据综合工作可以在抽取数据时完成，也可以在进入数据仓库以后进行综合时完成。

（3）数据仓库是不可更新的：数据仓库主要供决策分析使用，所涉及的数据操作主要是数据查询，一般情况下并不进行修改操作。数据仓库存储的是相当长一段时间内的历史数据，是不同时间点数据库快照的集合，以及基于这些快照进行统计、综合和重组导出的数据，不是联机处理的数据。OLTP（联机事务处理）数据库中的数据经过抽取（extracting）、清洗（cleaning）、转换（transformation）和装载（loading），存放到数据仓库中（这一过程简记为 ECTL）。一旦数据被存放到数据仓库中，数据就不可再更新了。

（4）数据仓库是随时间变化的：数据仓库中的数据不可更新，是指数据仓库的用户在进行分析处理时是不进行数据更新操作的，但并不是说在数据仓库的整个生存周期中数据集合是不变的。

数据仓库中的数据是随时间的变化而不断变化的，这一特征表现在以下三方面：第一，数据仓库随时间变化不断增加新的数据内容；第二，数据仓库随时间变化不断删去旧的数据内容；第三，数据仓库中包含大量的综合数据，这些综合数据中很多与时间有关，如数据按照某一时间段进行综合，或隔一定的时间片进行采样等，这些数据就会随着时间的变化不断地进行重新综合。因此，数据仓库中数据的标识码都包含时间项，以标明数据的历史时期。

3. **数据仓库中的数据组织**　数据仓库中的数据分为多个级别，早期细节级、当前细节级、轻度综合级和高度综合级。数据仓库的数据组织结构如图 4-2 所示。源数据经过抽取、清洗、转换、装载进入数据仓库，首先进入当前细节级，根据具体的分析处理需求再进行综合，进而成为轻度综合级和高度综合级。随着时间的推移，早期的数据将转入早期细节级。

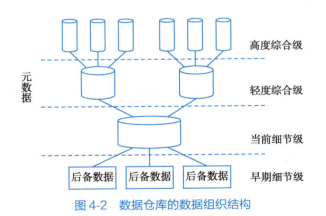

图 4-2　数据仓库的数据组织结构

由于数据仓库的主要应用是分析处理，绝大部分查询都针对综合数据，所以多重级别的数据组织可以大大提高联机分析的效率。不同级别的数据可以存储在不同的存储设备上，例如可以将综合级别高的数据存储于快速设备，甚至放在内存中。这样，对于绝大多数查询分析，系统性能将大大提高。而综合级别低的数据则可存储在磁带、磁盘阵列，光盘组或磁带上。

4. 数据仓库系统的体系结构 如图4-3所示，由数据仓库的后台工具、数据仓库服务器、联机分析处理（online analytical processing，OLAP）服务器和前台工具组成。

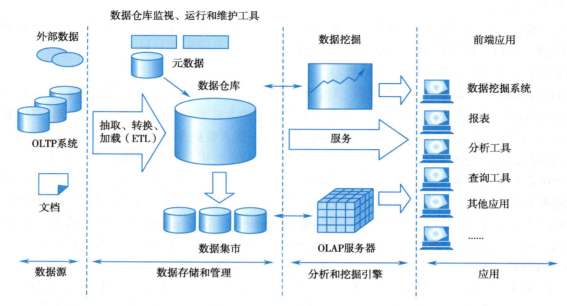

图4-3 数据仓库系统的体系结构

数据仓库的后台工具包括数据抽取、清洗、转换、装载和维护（maintain）工具，简记为ECTL工具或ETL工具。

数据仓库服务器相当于数据库系统中的数据库管理系统。它负责管理数据仓库中数据的存储管理和数据存取，并给OLAP服务器和前台工具提供存取接口（如SQL查询接口）。数据仓库服务器目前一般是关系数据库管理系统或扩展的关系数据管理系统，即由传统数据库厂商对数据库管理系统加以扩展和修改，使它能更好地支持数据仓库的功能。

OLAP服务器透明地为前台工具和用户提供多维数据视图。用户不必关心它的分析数据（多维数据）到底存储在什么地方，是怎么存储的。

前台工具包括查询报表工具、多维分析工具、数据挖掘工具和分析结果可视化工具等。

5. 数据仓库可视化

（1）数据可视化的目的：除了各种技术框架及理论模型外，数据仓库的数据可视化是另一项重要工作。数据可视化通过相关的前端图形控件和丰富的色彩信息，将关键数据和特征直观地传达出来，从而在更多维的层面上来看待数据背后隐藏的信息，用图表展现复杂多维的数据，把复杂问题简单化。

（2）数据可视化的主要表现形式

1）数字文本：以直观的形式展示数据原本的形态。

2）数据表格：类似Excel的数据展示方法仍然是最高效的阅读数据方式。

3）报表图形：常见的图形有柱状图、条形图、饼图，能够比较直观地看到数据背后反映的统计问题。

4）思维导图：一种更为直观地表达思维逻辑的方式。

5）数字地图：通过更为全景的动态数据展示方式，给使用者观察数据背后反映的相关统计趋势或走向。

（3）数据可视化需要思考的问题

1）哪些是可以公开的数据？考虑到数据仓库中数据的安全性，一些敏感的数据是不能被直接展示出来的，有必要根据自身的业务逻辑，对相关不能直接展示的数据进行权限认证或者隐藏数据细节。

2）数据应该如何刷新？统计数据分为离线与实时数据，离线数据统计完成后一般不需要再次刷新，但实时数据需要经常性地更新，因而选择合适的刷新方式比较重要。

3）如何选择展示的维度？很多数据信息是不需要报表展示的，但也有一些看起来不重要的数据，是产品或者分析人员强烈需要报表展示的，因而有必要设置一种动态配置的方式，方便使用人员自行配置报表，以提高使用效率。

4）应该使用哪种可视化方式？数据可视化并不止于上述提到的五种方式，还有很多其他的图形控件可以选择，因而根据自身的业务过程需要，选择能够体现不同形式的报表控件尤为重要。

5）是否所有的数据都应该数据可视化？这个取决于实际使用需求，需要跟产品人员仔细核对。

（4）数据可视化的过程

1）确定数据可视化的主题：确定需要可视化的数据是围绕什么主题或者目的来组织的。

2）提炼可视化主题的数据：包括三个方面，确定数据指标、明确数据间的相互关系、确定用户关注的重点指标。

3）根据数据关系确定图表：数据之间的相互关系，决定了可采用的图表类型。

4）进行可视化布局及设计：包括页面布局及图表制作。

（二）联机分析处理技术

联机分析处理是以海量数据为基础的复杂分析技术。联机分析处理支持各级管理决策人员从不同的角度，快速、灵活地对数据仓库中的数据进行复杂查询和多维分析处理，辅助各级领导进行正确决策，提高企业的竞争力。

1. **OLAP 概述**　联机分析处理（online analytical processing，OLAP）是使分析人员、管理人员或执行人员能够从多种角度，对从原始数据中转化出来的、能够真正为用户所理解的，并真实反映企业维持性的信息进行快速、一致、交互地存取，从而获得对数据的更深入了解的一类软件技术。OLAP的目标是满足决策支持或多维环境特定的查询和报表需求。它的技术核心是"维"这个概念，因此OLAP也可以说是多维数据分析工具的集合。

OLTP 与 OLAP 的区别：联机事务处理（online transaction processing，OLTP）是传统的关系型数据库的主要应用，主要是基本的、日常的事务处理，例如银行交易。联机分析处理（OLAP）是数据仓库系统的主要应用，支持复杂的分析操作，侧重决策支持，并且提供直观易懂的查询结果。OLAP采用多维报表和统计图形，查询提取以及数据输入直观、灵活，用户可以方便地进行逐层细化、切块、切片、数据旋转。

2. **多维数据模型**　是数据分析时用户的数据视图，是面向分析的数据模型，用于给分析人员提供多种观察的视角和面向分析的操作。

多维数据模型的数据结构可以用一个多维数组（维 1，维 2，…，维 n，变量）来表示。如图 4-4 所示的电器商品销售数据是按时间、地区、电器商品种类，加上度量"销售数量"组成的一个三维数组（时间，地区，电器商品种类，销售数量）。三维数组可以用一个立方体来直观地表示。一般地，多维数组用多维立方体（Cube 来表示。多维立方体（Cube）也称为超立方体。

3. **OLAP 中的多维分析操作**　常用的联机分析处理多维分析操作有切片（slice）、切块（dice）、旋转（pivot）、上卷（roll-up）、钻取（drill-down）等。通过这些操作，用户能从多角度、多侧面观察数据、剖析数据，从而深入地了解包含在数据中的信息与内涵。

4. **OLAP 的基本数据模型**　联机分析处理服务器透明地为分析软件和用户提供多维数据视图，实现对多维数据的存储、索引、查询和优化等功能。联机分析处理服务器按照多维数据模型的不同实现方式，一般分为基于多维数据组织的 MOLAP 结构（multidimensional OLAP）、基于关系数据库的 ROLAP 结构（relational OLAP）、基于混合数据组织的 HOLAP 结构（hybrid OLAP）等多种结构。

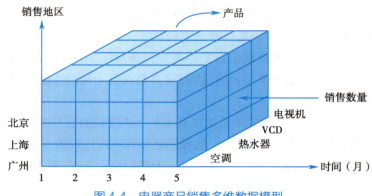

图 4-4　电器商品销售多维数据模型

MOLAP 结构直接以多维立方体（cube）来组织数据，以多维数组来存储数据，支持直接对多维数据的各种操作。人们也常常称这种按照多维立方体来组织和存储的数据结构为多维数据库（multi-dimension database，MDDB）。

ROLAP 结构用关系数据库管理系统或扩展的关系数据库管理系统来管理多维数据，用关系表来组织和存储多维数据。同时，它将多维立方体上的操作映射为标准的关系操作。ROLAP 将多维立方体结构划分为两类表：一类是事实表（fact table）；另一类是维表。事实表用来描述和存储多维立方体的度量值及各个维的码值；维表用来描述维信息。ROLAP 用关系数据库的二维表来表示事实表和维表，也就是说，ROLAP 用"星形模式"和"雪片模式"来表示多维数据模型。

HOLAP 是 MOLAP 和 ROLAP 的混合结构。

第五节　数据挖掘与知识发现技术

面对日益激烈的市场竞争，客户对数据库系统迅速应答各种业务问题的能力要求不断提高，不仅要求回答发生了什么，为何发生，还要回答将发生什么。数据挖掘（data mining，DM）技术正是回答"将发生什么"。

一、数据挖掘技术

（一）数据挖掘的概念

数据挖掘是从大量数据中发现并提取隐藏在内的、人们事先不知道的但又可能有用的信息和知识的一种新技术。数据挖掘的目的是帮助决策者寻找数据间潜在的关联，发现经营者忽略的要素，而这些要素对预测趋势、决策行为也许是十分有用的信息。数据挖掘技术涉及数据库、人工智能、机器学习、统计分析等多种技术，它使决策支持系统（decision support system，DS）跨入了一个新阶段。

（二）数据挖掘和传统分析方法的区别

传统的决策支持系统通常是在某个假设的前提下通过数据查询和分析来验证或否定这个假设。数据挖掘与传统数据分析（如查询、报表、联机应用分析）的本质区别是数据挖掘是在没有明确假设的前提下去挖掘信息，发现知识。

数据挖掘技术是基于大量的来自实际应用的数据，进行自动分析、归纳推理，从中发掘出数据间潜在的模式或产生联想，建立新的业务模型，以帮助决策者调整企业发展策略，进行正确决策。

数据挖掘所得到的信息应具有事先未知、有效和可实用三个特征。

事先未知的信息是指该信息是未曾预料到的，即数据挖掘是要发现那些不能靠直觉发现的信息或知识，甚至是违背直觉的信息或知识。挖掘出的信息越是出乎意料，就可能越有价值。

（三）数据挖掘的基本算法

目前数据挖掘的算法主要包括神经网络法、决策树法、遗传算法、粗糙集法、模糊集法、关联规则法等。

1. **神经网络法**　模拟生物神经系统的结构和功能，是一种通过训练来学习的非线性预测模型。它将每一个连接看作一个处理单元，试图模拟人脑神经元的功能，可完成分类、聚类、特征挖掘等多种数据挖掘任务。神经网络的学习方法主要表现在权值的修改上。其优点是具有抗干扰、非线性学习、联想记忆功能，对复杂情况能得到精确的预测结果。缺点首先是不适合处理高维变量，不能观察中间的学习过程，具有"黑箱"性，输出结果也难以解释；其次是需较长的学习时间。神经网络法主要应用于数据挖掘的聚类技术中。

2. **决策树法**　决策树是根据对目标变量产生效用的不同而建构分类的规则，通过一系列的规则对数据进行分类的过程。其表现形式类似于树形结构的流程图。最典型的算法是 J. R. Quinlan 于 1986 年提出的 ID3 算法；之后在 ID3 算法的基础上又提出了极其流行的 C4.5 算法。采用决策树法的优点是决策制定的过程是可见的，不需要长时间构造过程，描述简单，易于理解，分类速度快；缺点是很难基于多个变量组合发现规则。决策树法擅长处理非数值型数据，而且特别适合大规模的数据处理。决策树提供了一种展示类似"在什么条件下会得到什么值"这类规则的方法。

3. **遗传算法**　模拟了自然选择和遗传中发生的繁殖、交配和基因突变现象，是一种采用遗传结合、遗传交叉变异及自然选择等操作来生成实现规则的、基于进化理论的机器学习方法。它的基本观点是"适者生存"原理，具有隐含并行性、易于和其他模型结合等性质。主要的优点是可以处理许多数据类型，同时可以并行处理各种数据；缺点是需要的参数太多，编码困难，一般计算量比较大。遗传算法常用于优化神经元网络，能够解决其他技术难以解决的问题。

4. **粗糙集法**　也称粗糙集理论，是一种新的处理含糊、不精确、不完备问题的数学工具，可以处理数据约简、数据相关性发现、数据意义的评估等问题。其优点是算法简单，在其处理过程中可以不需要关于数据的先验知识，可以自动找出问题的内在规律；缺点是难以直接处理连续的属性，须先进行属性的离散化。因此，连续属性的离散化问题是制约粗糙集理论实用化的难点。粗糙集理论主要应用于近似推理，数字逻辑分析和化简，建立预测模型等问题。

5. **模糊集法**　利用模糊集合理论对问题进行模糊评判、模糊决策、模糊模式识别和模糊聚类分析。模糊集合理论用隶属度来描述模糊事物的属性。系统的复杂性越高，模糊性就越强。

6. **关联规则法**　关联规则反映了事物之间的相互依赖性或关联性。其最著名的算法是 R. Agrawal 等提出的 Apriori 算法。其算法的思想是：首先找出频繁性至少和预定意义的最小支持度一样的所有频集；然后由频集产生强关联规则。最小支持度和最小可信度是为了发现有意义的关联规则而给定的两个阈值。在这个意义上，数据挖掘的目的就是从源数据库中挖掘出满足最小支持度和最小可信度的关联规则。

（四）数据挖掘的功能

数据挖掘的功能主要有以下几种。

（1）概念描述：归纳总结出数据的某些特征。

（2）关联分析：若两个或多个变量的取值之间存在某种规律性，就称为关联。关联包括相关关联和因果关联。关联规则不仅是单维关联，也可能是多维之间的关联。

（3）分类和预测：找到一定的函数或模型来描述和区分数据类之间的区别，用这些函数和模型对未来进行预测。这些数据类是事先已经知道的。分类的结果表示为决策树、分类规则或神经网络。

（4）聚类：将数据分为多个类，使得类内部数据之间的差异最小，而类之间数据的差异最大。与分类不同的是，聚类前并不知道类的个数。聚类技术主要包括传统的模式识别方法和数学分类学等。

（5）孤立点的检测：孤立点是指数据中的整体表现行为不一致的数据集合。这些数据虽然是一些特例，但往往在错误检查和特例分析中是很有用的。

（6）趋势和演变分析：描述行为随着时间变化的对象所遵循的规律或趋势。

一个典型的数据挖掘系统的体系结构如图 4-5 所示。

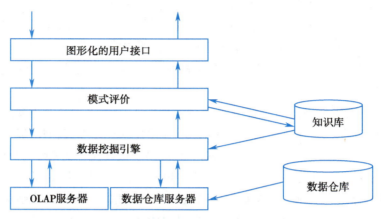

图 4-5　典型的数据挖掘系统的体系结构

在进行挖掘之前首先要明确挖掘的任务，比如要进行分类、聚类或寻找关联规则等；然后根据这些任务来对所选择的数据进行预处理，之后再选择具体的算法进行挖掘；最后要对挖掘出来的模式进行评价，削减其中重复的部分，将最终的结果展现出来。数据挖掘技术从一开始就是面向应用的，尤其在银行、电信、保险、交通、零售等商业领域有着极其广泛的应用前景。

（五）临床数据中心与数据挖掘

1. 临床数据中心概述　在实际的临床信息化和数字化医院建设进程当中，各类应用软件越来越多，医疗机构内的信息环境也变得越来越复杂。通常情况下，各类临床数据被分散存储在不同的临床信息系统中。各系统厂商采用的设计思路不同、开发技术不同，导致业务上原本要上下贯通、相互关联、前后对应的数据，在各系统中被孤立存储，最终形成大量信息孤岛和信息烟囱。同时在不同系统中重复的人工操作常存在疏忽和差错，导致数据不一致、数据表达不统一，这些都让信息化的优势大打折扣。

临床数据中心（clinical data repository，CDR）是电子病历系统的核心组成部分。它通过对各类临床数据进行标准化、结构化的表达、组织和存储，以及在此基础上开放各种标准的、符合法律规范和安全要求的数据访问服务，为医院的各类信息化应用提供一个统一、完整的数据视图，最终实现辅助改善医疗服务质量、减少医疗差错、提高临床科研水平和降低医疗成本等主要目标。借助建成的临床数据中心，以之为数据源开展数据分析和利用，能更好地服务于科研、管理和临床决策。

2. 临床数据中心建设要点　根据 ISO 所制定的《电子健康记录体系需求标准》（ISO/TS 18308—2004, *Health informatics - requirements for an electronic health record architecture*），患者诊疗数据集至少包括如下内容：病史数据、体检数据、过敏史、用药记录、临床观察结果（包括体征、影像检查、检验等）、患者既往问题列表、诊断、各类医嘱、治疗计划、患者知情同意说明等。由于上述这些诊疗数据包含数值、文字、影像、波形等多种形态，在格式上千差万别，同时信息彼此之间的关系繁杂且不确定，而且现有的大多数信息以自由文本进行表达和存储，所以很难进行信息的综合利用。除此之外，相对于其他领域而言，医疗领域的知识更新非常迅速，各种新的检测手段、新的医学概念不断涌现，无论是信息形态的多样性，还是信息之间关系的复杂程度都随着医学知识的更新不断变化。因此临床数据中心在其底层数据模型上应充分考虑这种医学知识持续更新的特性。

临床数据中心建设应在数据集成平台的基础上进行，保证医院内全部数据来源的信息集成，解决信息孤岛问题。数据集成平台是包括临床数据中心在内的一切上层应用的集合，其建设首先要保证系统间信息交互的完备性和共享信息的一致性，提供数据完整性验证，提供交互反馈能力，提供交互数据存储能力，对整个医院系统的数据字典统一管理和统一用户管理提供支持，并提供各类功能的可视化管理软件。

建立在数据集成平台基础上的临床数据中心可以采用物理集中式的数据存储和管理，围绕患者组织和管理数据，重点关注各类临床数据的真实性、实时性和长期性。在实际建设中，物理集中式的数据存储和管理在实施中往往存在一些困难和问题，分布式存储是临床数据中心建设落地的更快捷途径。即便临床数据被存储于不同的物理空间，但是底层一致的数据模型和数据集成平台的使用保证了临床数据间的互联互通，仍然可以达到逻辑层面上的数据一元化管理。

另外，临床数据中心建设需要设计一个标准化、结构化、可扩展的信息模型来描述临床事件和其产生的结果，以及两者间的上下文关联，需要建立患者主索引服务和术语字典库。由于要保证患者电子健康档案的完整性，患者全医疗周期的数据必须长期在线，数据量十分庞大，且临床数据中心需要实时对外提供数据服务，所以还必须满足顶层应用的海量数据快速展示的需求。针对这些问题，将临床数据中心建设在一个分布式存储系统中，可采用云计算的解决方案，利用并行计算的高性能来解决医疗大数据应用的问题。

3. **基于临床数据中心的数据挖掘和分析** 作为临床数据中心上层应用的重要组成部分，可以根据收集到的临床数据作出整合型的管理决策和提出诊疗意见，为临床决策支持和科学研究带来极大的方便与客观的效益。数据挖掘是从大量数据中提取或"挖掘"知识。其主要任务可以分为两类：描述和预测。描述性即挖掘人物描述数据库中数据的一般性质；预测性即挖掘人物对数据进行推断，以作出预测。

目前应用于临床信息化建设中最普及的描述性挖掘方式是数据仓库和联机分析处理（OLAP）。许多医院引入的商业智能（BI）分析系统的核心处理方式正是OLAP。在临床数据中心的基础上建立面向主题的、集成的、相对稳定的、反映历史变化的数据集合——数据仓库，对医院医疗及经济运行的各项数据进行收集、整理、钻取，建立起科学的数据模型和指标体系框架，通过最新的数据可视化技术和跨平台技术，更好地为医院领导及管理部门在医疗资源分配、医疗指标监控、用药情况分析、抗生素合理使用、军队医改数据分析、医疗保险指标控制、成本核算及单机核算等多方面提供数据支持，使相关各项决策的制定有的放矢，及时、准确、快速、有效地产生效果。同时，利用移动化技术和平台建立门诊流量实时监控系统和医院医疗概况实时展示系统，可以使院领导、机关及门诊部领导能随时掌握当前医院的整体运行情况，及时发现问题，有效统筹安排，也可以为来院患者了解医院医疗资源分配情况，合理安排就诊流程提供帮助，并随着各项指标体系的完善和系统的改进不断地发挥更大的作用。

常见的分析包括生存分析、疾病的辅助诊断、诊疗方案制订的决策支持等。常用的数据挖掘算法有关联规则、决策树、粗糙集、统计分析、神经网络、支持向量机、模糊聚类、贝叶斯预测、可视化技术。预测性数据挖掘就是将这一过程及过程中所产生的数据转换为数学模型，以发现在对数据进行简单性描述时不能发现的深层关联，甚至是新的医学知识，推动临床工作以及医学的发展。

二、知识发现技术

（一）知识发现的概念

知识发现（knowledge discovery in database，KDD），是广义的"数据挖掘"，指从各种媒体表示的信息中，根据不同的需求获得知识，即将低层数据转换为高层知识的整个过程。知识发现的目的是向使用者屏蔽原始数据的烦琐细节，从原始数据中提炼出有意义的、简洁的知识，直接向使用者报告。

（二）知识发现的基本任务

（1）数据分类：分类是数据挖掘研究的重要分支之一，是一种有效的数据分析方法。分类的目标是通过分析训练数据集，构造一个分类模型（分类器）。该模型能够把数据库中的数据记录映射到一个给定的类别，从而可以应用于数据预测。

（2）数据聚类：当要分析的数据缺乏必要的描述信息，或者根本就无法组织成任何分类模式时，利用聚类函数把一组个体按照相似性归成若干类，这样就可以自动找到类。聚类和分类类似，都是将数据进行分组。但与分类不同的是，聚类中的组不是预先定义的，而是根据实际数据的特征按照数据之间的相似性来定义的。

（3）衰退和预报：是一种特殊类型的分类，可以看作是根据过去和当前的数据预测未来的数据状态。通过对用衰减统计技术建模的数值进行预测，将一组数据项映射为一个数字预测变量。

（4）关联和相关性：指发现大规模数据集中项集之间有趣的关联或相关关系。关联规则指通过对数据库中的数据进行分析，从某一数据对象的信息来推断另一数据对象的信息，寻找出重复出现概率很高的知识模式，常用一个带有置信度因子的参数来描述这种不确定的关系。

（5）顺序发现：通常指确定数据组中的顺序模式。当数据的特定类型的关系已被发现时，这些模式同关联和相关性相似。但对关系基于时间序列的数据组，顺序发现和关联就不同了。概括总结：顺序发现是将数据映射为有关数据组的简练描述的子集或映射为数据库中一组特定用户数据的高度概括的数据。

（6）描述和辨别：指发现一组特征规则，其中每一条都是或显示数据组的特征，或从对比类中区别试验类概念的命题。

（7）时间序列分析：任务是发现属性值的发展趋向，如股票价格指数的金融数据、客户数据和医学数据等。它被用来搜寻相似模式，以发现和预测特定模式的风险、因果关系与趋势。

（三）知识发现的知识类型

（1）广义型（generalization）知识：是根据数据的微观特性发现其表征的、带有普遍性的、高层次概念的、中观或宏观的知识。

（2）分类型（classification & clustering）知识：包括反映同类事物共同性质的特征型知识和不同事物之间的差异型特征知识，用于反映数据的汇聚模式或根据对象的属性区分其所属类别。

（3）关联型（association）知识：是反映一个事件和其他事件之间依赖或关联的知识，又称依赖（dependency）关系。这类知识可用于数据库中的归一化、查询优化等。

（4）预测型（prediction）知识：通过时间序列型数据，由历史的和当前的数据去预测未来的情况。它实际上是一种以时间为关键属性的关联知识。

（5）偏差型（deviation）知识：通过分析标准类以外的特例、数据聚类外的离群值、实际观测值和系统预测值间的显著差别，对差异和极端特例进行描述。

（四）知识发现技术的运用

现有的知识发现技术和方法较多：根据被挖掘的对象，有基于关系数据库、多媒体数据库；根据挖掘的方法，有数据驱动型、查询驱动型和交互型；根据知识类型，有关联规则、特征挖掘、分类、聚类、总结知识、趋势分析、偏差分析、文本采掘。知识发现技术可分为基于算法的方法和基于可视化的方法两类。知识发现的方法是在人工智能、信息检索、数据库、统计学、模糊集和粗糙集理论等领域中发展来的。

（1）典型的基于算法的知识发现技术包括：或然性和最大可能性估计的贝叶斯理论，衰退分析，最近邻，决策树，K-方法聚类，关联规则挖掘，web搜索引擎，数据仓库和联机分析处理，神经网络，遗传算法，模糊分类和聚类，粗糙分类和规则归纳等。

（2）基于可视化的方法是在图形学、科学可视化和信息可视化等领域发展起来的，包括如下几类。

1）几何投射技术：指通过使用基本的组成分析、因素分析、多维度缩放比例来发现多维数据集的有趣投影。

2）基于图标技术：指将每个多维数据项映射为图形、色彩或其他图标来改进对数据和模式的表达。

3）面向像素的技术：其中每个属性只由一个有色像素表示，或者属性取值范围映射为一个固定的彩色图。

4）层次技术：指细分多维空间，并用层次方式给出子空间。

5）基于图表技术：指通过使用查询语言和抽取技术以图表形式有效给出数据集。

6）混合技术：指将上述两种或多种技术合并到一起的技术。

（郭继军 杨苏彬）

本章小结 ▶▶

　　医学信息学与现代信息技术密切相关。现代信息技术在医学领域的广泛应用催生了医学信息学的快速发展，同时医学信息学的不断进步也促进了医学、信息和计算机科学的深度融合，丰富了学科理论基础。

　　本章首先阐述了医学信息技术体系的基本概念及应用，介绍了医学信息基础技术、医学信息应用技术、医学信息开发技术、医学信息安全技术、医学信息数据管理技术、医学信息技术体系的起源及其在国内外的发展，明确了现代医学信息的有效管理和充分利用在提高医学决策与管理的效率和质量中的重要作用；再从数据的采集与存储、组织与整合、检索与利用、数据挖掘与知识发现技术等几个方面具体介绍医学信息数据的搜集、存储、检索及有效利用的方法。

　　通过本章的学习，能够运用科学、有效的方法组织、分析和管理医学信息相关数据，并在此基础上进行科学利用，充分实现医学信息共享，将其应用于医学科研实验、医学教育、临床诊疗、卫生决策等方面，从而揭示疾病的本质，阐明疾病发生和发展的规律，寻找有效的防治措施，提高医学领域的决策与管理的效率和质量。

思考题 ▶▶

　　1. 简要描述什么是数据、数据库、数据库管理系统。

　　2. 数据存储方式有哪些？简要说明它们之间的区别。

　　3. 数据仓库的四个基本特征是什么？

　　4. 什么是数据挖掘？数据挖掘的目的是什么？

第五章

医学信息安全与隐私保护

随着信息技术及网络环境的飞速发展，云计算、大数据、物联网、移动互联网、人工智能等一大批先进技术得以在医学领域广泛而深入地应用，从而对临床医疗、科学研究、公共卫生、健康管理以及健康产业发展等产生了积极的推动作用。与此同时，伴随着"医、教、研、管"等活动产生的大量医学信息，一方面其生产、存储、传输、使用规模均呈爆发式增长；另一方面也存在着信息被非法获取、恶意篡改的风险，信息安全和隐私泄露问题日益严重。因此，保障医学信息安全以及加强患者隐私信息的保护对促进医药卫生事业的健康发展具有重要的现实意义。

第一节 概 述

一、信息安全

（一）信息安全的概念

信息安全（information security）是一个与领域、设施、技术、内容、管理等有关的、多维度的概念，主要是指在信息的生产、储存、传输、加工、利用过程中，对个体、群体、国家乃至全球带来不同程度的影响和危害的信息要素与信息行为的总和，包括信息设施安全、软件安全、数据安全、网络安全、信息资源安全和信息管理的法规制度等。

从国家宏观安全角度来看，信息安全是指一个国家的社会信息化状态和信息技术体系存在潜在或正在经受的威胁与侵害。它强调的是社会信息化带来的安全问题：一方面是指具体的信息技术系统发展的安全；另一方面则是指某一特定信息体系（如国家的金融信息系统、作战指挥系统等）的安全。

从微观角度来看，信息安全主要是指在信息产生、制作、传播、收集、处理直到选取等信息传播与使用全过程中的信息资源安全。对信息安全的关注点主要集中在信息处理的安全、信息存储的安全以及网络传输信息内容的安全三个方面。

如果具体到内容，信息安全是指信息内容的保密性、真实性、完整性；具体到管理，信息安全是指信息管理的可控性、不可否认性。

（二）医学信息安全的内涵

医学信息安全除包含医疗机构信息安全外，还涉及医疗行政管理、公共卫生、互联网医疗等多个方面。人们在医疗卫生实践中需要对"医、教、研、管"等领域的信息系统硬件、软件及数据库进行安全保护和管理，避免其受到偶然或者恶意的破坏和泄露，即信息系统不会因为各种影响因素而中断，服务应具有连续性、可靠性、稳定性，数据能保证完整性、准确性、一致性等。

存储在邮箱、云端甚至电脑终端里面的医学信息，通过网络极有可能发生泄露。对非授权信息的拥有者而言,如果对这些信息进行深度挖掘和分析,就能从中获取新的信息,从而造成隐私泄露。法律需要明确规定这些数据的所有权、管理权和使用权,确保信息安全。

(三)医学信息安全面临的挑战

从医疗信息化到智慧医疗建设的过程中,医疗卫生业务从组织机构内部网络延伸到互联网,信息系统和数据实现了与外部世界的互联互通,医学信息系统及其数据安全面临严峻的挑战,主要表现在以下几个方面。

1. 医学信息系统越来越复杂　当前医疗卫生活动的开展越来越依赖于信息技术支持,信息系统的数量越来越庞大,涉及医疗卫生业务的方方面面。随着信息共享程度越来越高,医学信息系统需要与组织机构内外的信息系统融合互通,例如,医疗卫生机构在开展在线咨询、在线处方、检查预约、药品配送、延续护理等基于互联网的医疗服务时,与机构内部的电子病历、药品、医嘱等信息进行融合,导致医学信息系统的复杂度越来越高。

2. 医学信息安全风险越来越严峻　我国作为网络大国,网络用户不断增加,网络安全形势异常严峻。在互联网环境下,医疗卫生机构通过网络提供预约、咨询、诊疗、传递病历等服务,其中涉及患者隐私信息及医疗卫生机构的经营业务信息,互联网的开放性使得"病毒"与"木马"更容易传播,医学信息受攻击和破坏的风险急剧增加。

3. 医学软件存在安全漏洞　开发商出于节省成本和快速上市的目的,往往对软件质量把关不严,缺少安全性、可靠性测试,导致系统存在漏洞,容易受到外部攻击。医学数据蕴含着极高的经济参考价值,不法分子意图利用软件漏洞获取数据资源的风险长期存在。

4. 专业人才队伍建设不力　部分医疗卫生机构缺乏专业的信息安全维护管理队伍,难以对医学信息系统及信息进行有效的管理、升级和维护,难以实施针对信息安全的检测和预警等相关工作。

5. 参与者信息安全意识薄弱　医学信息系统的使用者和管理人员大多数缺乏对信息安全法律法规的了解,因而对信息安全认识不足。再加上其所在的机构对他们缺少有效监管,导致制度落实不到位、管理手段难执行、系统操作和数据使用不规范。

医疗卫生机构应当正确认识和排查本领域存在的信息安全风险,建立起技术成熟的专业技术队伍和信息管理队伍,加强硬件设施、软件系统、医学数据的维护管理,加强信息安全法规宣传和内部制度建设,确保医学信息安全。

二、隐私保护

(一)隐私保护的概念

隐私保护(privacy protection)是指通过隐私保护技术预防不愿暴露的信息遭到非法的访问、泄露等。隐私保护技术是在保护数据隐私的同时不影响数据的使用。从隐私所有者的角度可以将隐私保护分为两类:个人隐私与共同隐私。个人隐私是指与个人特征相关,但是不愿被暴露的信息,如身份证号、就诊记录等;共同隐私是指一个群体所共有的特征,但是不愿被暴露的信息,如公司员工的平均薪资、薪资分布等信息。

国内关于隐私保护技术的研究目前主要集中于数据访问权限技术、匿名保护技术、数据脱敏技术的研究,此外还有差分隐私等技术。以上隐私保护技术均有各自适用性与局限性,面对日益增加的数据量,区块链等新型数据保护技术是未来发展方向。

(二)医学信息的隐私权

"隐私权"是指人之自由、人格尊严之权利,具有排他性和人身专属性,即人所享有宁静的生活状态不受他人干扰及侵犯之自由和可从事秘密、私人之事的权利。其内涵包括公民的私人信息、私人活动、私人空间不被窥视、窃听、刺探、披露。而"隐私权"中的"私权"则是指未经合法授权,任何人不得向他人传播或者向公众宣布关于他人的隐私信息。

医学信息的隐私权涵盖了个体的生命与健康领域。其中重点针对的是个人的医疗信息隐私保护。医疗信息隐私属于患者隐私（或称医疗隐私）的一部分，其内涵和范围比患者隐私要小。患者隐私指的是患者在医疗卫生机构接受医疗服务时所表现出的涉及患者自身，因诊疗服务需要而被医疗卫生机构及医务人员合法获悉，但是不得非法泄露的个人秘密。患者隐私权是隐私权在医患关系中的一种具体表现形式，是指法律赋予患者在接受医疗服务时享有的，要求医疗卫生机构及医务人员对合法掌握的涉及患者个人的各种隐私不得擅自泄露并排斥医疗卫生机构及医务人员非法侵犯的权利。

医疗卫生机构在患者就医的所有环节，包括网络预约挂号、医嘱管理、检查化验、电子病历处理等，都会涉及患者隐私权；网上就医包括医学信息查询、在线医药咨询、疾病风险评估、远程诊疗及患者后期康复指导等互联网医疗服务均涉及患者隐私权。患者电子病历记录了患者的人口信息、身体信息、疾病信息等涉及患者隐私权的重要内容，这些信息的泄露可能对患者造成身心或经济上的损害，构成隐私权侵害。医疗信息中的隐私权的管理主要存在三个方面的问题。

1．隐私信息管理的难度日渐加大　电子病历的出现使得医院不再是患者病历管理的唯一参与者，电子病历系统软件的供应商也具有实时访问数据库的权利。电子病历同时能被多个使用者使用，为远程诊断和信息共享提供了条件。人们可以通过互联网对电子病历进行访问，互联网的便利性加大了信息管理的难度。

随着电子病历资源共享技术的实施，知情主体的范围将进一步扩大。提供网络服务的接入者、提供技术支持的中介机构、交互式共享下的汇编者与存档者等皆具有浏览或访问电子病历信息的可能。在电子病历被多人共享的情况下，隐私权凭借所有权的限制在逻辑上成为一个问题。在这种情况下，所有权是共同的还是个人的？共享的信息是共同享有还是各自享有？什么情况下会变成共同享有？如果个人医疗电子信息在未授权的情况下发布，发布者是否需要承担法律责任？这种权利和责任的不确定性为患者隐私权的保护提出了严峻的挑战。

2．隐私信息保护的被动性日渐凸显　首先，在选择是否进入电子病历系统上，患者相对来说具有被动性的特征。在一般的网络信息收集中，消费者对其个人隐私信息有选择不进入的权利。然而在医疗服务中，患者一旦和服务机构之间建立服务关系，就有配合医疗机构开展医疗活动的义务，例如，在医院如实告知与病情相关的个人信息是患者的基本义务，无权选择隐瞒、不告知或告知虚假信息，否则对其造成的损害，医院可以免责。

其次，在选择是否退出电子病历系统上，患者也具有被动性。在一般的个人数据资料中，个人对其数据信息有隐私决定自由权，有选择进入或退出的权利，有选择修改或删除的权利。在医疗活动中，个人无权要求对电子病历进行修改，无权要求退出电子病历系统，或要求医疗机构删除对个人医学信息的记载。医疗机构对该病历具有保管的义务，非经法律程序不能修改；电子病历是医疗纠纷的重要证据，尽管个人对隐私信息的利用有决定权，但电子病历的所有权则属于制作该电子病历的医疗机构。

3．被侵权后患者的人格与经济损害双重性日益明显　通过电子病历可以获取患者的隐私信息。如果医疗机构的内部人员违背职业道德，则可以利用自己的访问权限从电子病历中下载患者的社会保险号码或重要身份信息数据，然后进行非法交易。在电子病历共享状态下侵权者可以通过远程访问的方式知悉患者的隐私信息或直接下载全部信息。一旦信息泄露，不仅会给患者带来人格尊严或名誉权的损害，甚至会带来财产损失。

（三）对患者隐私权进行保护的意义

增强对患者隐私权的保护具有重要意义：一是有利于改善医患关系，减少医疗纠纷，推动我国医疗卫生事业的健康发展；二是有利于推动我国人权事业的发展；三是有利于完善我国的相关立法，切实维护患者的合法权益。

第二节 医学信息安全与隐私保护中的伦理研究

所谓伦理，即人伦道德之理，主要是指在处理人与人、人与社会相互关系时应遵循的道理和准则。它不仅包含着对人与人、人与社会和人与自然之间关系处理中的行为规范，而且也深刻地蕴涵着依照一定原则来规范行为的深刻道理。除政策法律及技术层面外，医学信息安全与隐私保护措施还大量涉及伦理层面，其中主要包括生命伦理和信息伦理。

一、生命伦理

（一）生命伦理的概念

生命伦理是医学伦理的扩展。相比传统意义上的医德，它还包括范围广泛的职业戒条，这些戒条随着不同的历史时期、文化和医疗类型的变化而变化。现代医学伦理关于美德的理论和关于义务的理论与传统的医德相重叠，而关于公益的理论是传统的医德所不具备的内容。

生命伦理的内容则比现代意义的医学伦理更广泛，体现在以下四个方面：一是所有医疗卫生专业提出的伦理问题，这一方面相当于医学伦理；二是关于生物医学和医疗行为的研究，不管这种研究是否与治疗直接有关，如人体试验的伦理问题；三是社会环境与人口伦理问题；四是有关动物和植物的生命问题，如动物实验和生态学中植物保护的伦理问题。

因此，可以用图形来表示医德、医学伦理、生命伦理之间的关系，如图5-1。

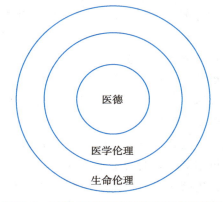

图5-1 医德、医学伦理与生命伦理的关系

（二）生命伦理的基本原则

1. 有利原则 断言了行动者维护或增进他人利益的义务。这种义务可以分为积极的和消极的两个方面。作为积极义务的有利原则，所断言的是行动者应在他人现有利益的基础上，使此种利益最大化。作为消极义务的有利原则，所断言的则是行动者应该使他人的现有利益不受破坏，不被减损。但是有利原则进入生命伦理领域，其消极含义部分被无伤原则所承担。因此，作为生命伦理原则的有利原则仅指其积极义务，即为增进他人利益而行动的义务。在现代社会文化背景下，由于利益的多元化，一个行动在增进某利益主体的一种利益时，也有可能同时减损该利益主体的另一种利益，而一个行动在减损某利益主体的一种利益时，实际上也可能增进该利益主体的另一种利益。道德行动对利益的复杂影响使得行动决策变得异常困难。对有利原则的确切理解和在何种"有利"意义上行动，往往取决于行动者的文化背景和价值观念。

现实生活中，即使医患双方处于同一文化传统中，在完全符合原则体系设计前提的情况下，冲突也一样可以发生。这是因为有利原则过于笼统，在缺乏具体操作指南的情况下，人们对何谓有利的理解不一致，比如基于功利主义和基于自由个人主义对有利原则的理解可能就很不一致。基于功利主义对有利原则的理解会考虑到患者家属的利益，还会考虑到社会公益，而基于自由个人主义对有利原则的理解则会狭隘得多，至少社会公益会被排除在医生的视野之外。

简言之，对医生来说，有利原则还只是方向性的价值指导，尚不能提供具体的行为指南。有利原则在临床医疗行为中所指示的准确、有效、择优要求,亦需要在具体情境中由医生结合患者的价值观念进行具体的权衡后进行行为抉择。在此种过程中,医患之间的充分沟通与协商对于最佳诊疗方案的选择十分重要。

2. 尊重原则 断言了行动者尊崇他人、视他人为一具有自身目的的利益主体的义务。在那些涉及他人利益的行动中,行动者未得到他人许可,不得对他人利益加以干涉。这种理解涉及人的自主性问题。有学者认为,只有当一个人具有自主性并有能力为自己的决定负责时,尊重原则才有意义。其实,尊重原则的更为重要的意义在于它肯定了每个人都具有为人的权利和尊严,即"人所应得到的,我都应该得到"。尊重原则肯定了每个人都是具有自身目的的利益主体,即肯定了每个人都有追求自身幸福的权利,并享有为人的尊严。同时,尊重原则断言了行动者如此看待其行动相关者的义务,因此,尊重原则与其他原则相比较,更具有人本意义。

尊重原则是人际平等交往的基本原则。这一原则的理论基础是把交往对象视为一个有着自身特殊利益需求的独立个体,具有强烈的人本意义。这一原则保障了交往双方处于平等地位,并各自拥有完整的人格与尊严。对于具有相同文化背景或不同文化背景的人,尊重原则都同样具有高度的适用性,更是医患交往的首要原则。

可从两方面加强对尊重原则的理解:一是如何解决尊重患者自主决定与医师的特殊干涉权之间的冲突;二是如何对待尊重患者自主决定与医师在医患关系中的主导地位之间的关系。

3. 公正原则 断言了行动者平等分配权利与义务的义务。平等又可以分为完全平等(对于基本权利来说)和比例不等(对于非基本权利来说)。作为伦理原则的公正是指根据一个人的义务或应得而给予公平、平等和恰当的对待。一个人所享有的权利与其所履行的义务相等,是社会公正的根本原则;一个人所行使的权利与其所履行的义务相等,是个人公正的根本原则;权利与义务相等是公正的根本原则。

公正可以分为形式公正和实质公正。形式公正指"同样的人应予以同样对待,不同的人应予以不同对待",其特点是缺乏内容。而实质公正则为分配提供了实质性根据,如按照需要、贡献、努力或者美德等来进行分配。所谓完全平等和比例平等的划分就是指形式公正。所以说,公正是现代社会有序、有效率发展的道德保证。公正原则可以激发人们的劳动热情和创造能力,成为推动社会前进的杠杆。因此,对待患者应该公平对待,不分性别、年龄、肤色、种族、身体状况、经济状况或地位高低,决不能进行歧视。

4. 无伤原则 断言了行动者维护他人利益,保护此种利益不被减损的义务。通常来说,无伤原则所断言的乃是行动者的一种消极义务,即行动者不可减损利益。"无伤"并不含有为了维护现有利益而斗争的内涵。"无伤"的准确含义是行动者在涉及他人利益的行动中不得造成他人利益的减损。有学者认为无伤原则是应用伦理学的核心原则,它提供了一种使自由平等的交往和合作能够进行的最为基本的伦理底线。

无伤原则是一个古老的医学伦理传统。许多古代医家都十分重视对无伤原则的遵循。就现代医学伦理学的意义来说,无伤原则断言了行动者维护患者现存利益的义务。医生应该尽力避免可预见的伤害,尽量将可预见但不可避免的伤害控制在最低限度。无伤原则有着丰富的内涵,其对临床医疗行为的指导是可以被细化的。在很多情况下,具体医疗行为的选择不仅依赖于伦理原则,而且依赖于对行为情境的理解。无伤原则并非一个绝对原则,从本质上来讲,"伤害"毕竟是一个否定性概念,因此,力求避免伤害是保持患者对医生和医疗行为信任的伦理底线,也是保持医学荣誉的医学道德最低要求。

我们认为,"尊重原则"和"无伤原则"中均包含了大量对人的隐私信息的保护原则与理念,即人们需对个体和生命的隐私信息做到"尊重"和"无伤"。

二、信息伦理

（一）信息伦理的概念

信息伦理又称信息道德，是调整人们之间以及个人和社会之间信息关系的行为规范的总和。信息社会中出现的信息伦理问题主要包括侵犯个人隐私权、侵犯知识产权、非法存取信息、信息责任归属、信息技术的非法使用、信息的授权等。

信息伦理不是由国家强行制定和强行执行的，是在信息活动中以善恶为标准，依靠人们的内心信念和特殊社会手段维系的。

（二）信息伦理的结构内容

信息伦理结构的内容可概括为两个方面、三个层次。

1. 信息伦理的两个方面　即主观层面和客观层面。主观层面是指人类个体在信息活动中以心理活动形式表现出来的道德观念、情感、行为和品质，如对信息劳动的价值认同，对非法窃取他人信息成果的鄙视等，即个人信息道德；客观层面是指社会信息活动中人与人之间的关系以及反映这种关系的行为准则与规范，如扬善抑恶、权利义务、契约精神等，即社会信息道德。

2. 信息伦理的三个层次　信息伦理包括信息道德意识、信息道德关系、信息道德活动。

信息道德意识是信息伦理的第一个层次，包括与信息相关的道德观念、道德情感、道德意志、道德信念、道德理想等。它是信息道德行为的深层心理动因。信息道德意识集中地体现在信息道德原则、规范和范畴之中。

信息道德关系是信息伦理的第二个层次，包括个人与个人的关系、个人与组织的关系、组织与组织的关系。这种关系建立在一定的权利和义务的基础上，并以一定的信息道德规范形式表现出来，如联机网络条件下的资源共享，网络成员既有共享网上资源的权利（尽管有级次之分），也要承担相应的义务，遵循网络的管理规则。成员之间的关系是通过大家共同认同的信息道德规范和准则维系的。信息道德关系是一种特殊的社会关系，是被经济关系和其他社会关系所决定、所派生出的人与人之间的信息关系。

信息道德活动是信息伦理的第三层次，包括信息道德行为、信息道德评价、信息道德教育和信息道德修养等。这是信息道德的一个十分活跃的层次。信息道德行为即人们在信息交流中所采取的有意识的、经过选择的行动。根据一定的信息道德规范对人们的信息行为进行善恶判断即为信息道德评价。按一定的信息道德理想对人的品质和性格进行陶冶就是信息道德教育。信息道德修养则是人们对自己的信息意识和信息行为的自我解剖、自我改造。信息道德活动主要体现在信息道德实践中。

总的来说，作为意识现象的信息伦理，是主观的东西；作为关系现象的信息伦理，是客观的东西；作为活动现象的信息伦理，则是主观见之于客观的东西。换言之，信息伦理是主观方面（个人信息伦理）与客观方面（社会信息伦理）的有机统一。

第三节　医学信息安全与隐私保护中的政策法规研究

一、国外医学信息安全的政策法规

（一）国外医学信息隐私保护的立法进程

1. 经济合作发展组织　经济合作发展组织（Organization for Economic Cooperation and Development，OECD，简称"经合组织"）　是全球 30 个市场经济国家组成的政府间国际经济合作组织。OECD 早在 1971 年就成立了一个关于跨国传送个人信息和隐私权保护的专家组,研究有关个人信息跨国传送中的数据保护问题。此后分别于 1977 年及 1980 年举行了相关议题的研讨会。1980 年 9 月 23 日,经合组织理事会提出了《保护个人信息跨国传送及隐私权指导纲领》(*The Guidelines on the Protection of Privacy and Transborder Flows of Personal Data*),对个人信息的保护做了原则性规定。这个指导纲领分为"国内适用的基本原则"及"国际适用的基本原则"。

2. **欧盟**　将隐私作为基本人权,注重严格的立法保护。对于医学信息隐私更多的是从个人数据隐私立法的角度进行全面保护。1995 年 10 月,欧盟出台了《个人数据保护指令》,在保护隐私权方面将欧盟国家作为一个整体纳入了法律调整范围内,并要求各成员国在 3 年之内各自制定出有关个人信息保护的法律。2020 年 6 月,欧盟发布《欧洲数据保护监管局战略计划(2020—2024)》,旨在从前瞻性、行动性和协调性三个方面继续加强数据安全保护,以保障个人隐私权。此外,欧盟还发布了《为保持欧盟个人数据保护级别而采用的数据跨境转移工具补充措施》,为数据跨境流动中的数据保护问题提供了进一步指导。

在保护网络隐私方面,欧盟理事会、欧盟部长会议先后通过了《电子通讯数据保护指令》《私有数据保密法》《因特网上个人隐私保护的一般原则》《关于因特网上软件、硬件进行不可见的和自动化的个人数据处理的建议》《信息高速公路上个人数据收集、处理过程中个人权利保护指南》等法令法规,对网上个人信息或数据的收集、处理和利用等作出了明确规定。

3. **美国**　国会于 1996 年通过了《健康保险携带和责任法案》(*Health Insurance Portability and Accountability Act*, HIPAA),由克林顿于当年年底签署生效。该法案对多种医疗健康产业都具有规范作用,其中就包括医疗隐私。HIPAA 规定:个人健康信息属本人所有,受联邦法律保护,受保护的内容包括检查、诊断、治疗、咨询等,并先后在《卫生信息技术促进经济和临床健康法案》(*Health Information Technology for Economic and Clinical Health Act*, HITECH)、《美国联邦法规》中增加侵权的强制措施及赔偿的金额,以求更好地规范公众健康医疗信息管理,保证公众健康信息安全。患者本人可以申请查看医疗记录,也可以复制。除直接治疗和护理的医生外,其他医生、专家、保险公司、学术机构如果需要查看,需通知本人并得到签名答复。特殊机构需要得到法律授权方可使用医疗记录,但不得泄露或转交第三方。

2000 年 12 月 20 日,美国总统克林顿签署了《个人健康信息隐私联邦标准》(*Federal Standards for Privacy of Individual Heath Information*)。这是第一部关于个人健康信息隐私保护的联邦层面国家标准,适用于任何医院、健康计划执行机构、健康保险机构以及医疗健康咨询机构所保管的医学信息和个人健康信息。这套标准规范了相关主体披露医学信息和个人信息的行为,规定了患者有权获取自己的医疗记录信息。该标准规定了各州应当执行的最低标准,同时鼓励各州应制定更严、更高的标准。另外,美国还颁布了《联邦数据战略与 2020 年行动计划》,并确立了保护数据完整性、确保流通数据真实性、数据存储安全性等基本原则。

4. **日本**　同意高度重视对个人医学信息隐私的保护。2005 年 4 月 1 日,日本出台实施了《关于个人信息保护的法律》(以下简称"《保护法》"),并于 2015 年依据信息技术的高速发展与应用进行了大幅修订,于 2017 年 5 月 30 日起正式施行。

《保护法》第 7 条"有关个人信息保护的基本方针"将与医疗相关的个人信息规定为需要采取特别严格保护措施的高度敏感性信息。参众两院也在《有关个人信息保护法案》审议的附带决议中进一步规定,国民在医学领域中的个人信息需要得到高度保护,保护个人信息的个别法的讨论需要尽快提上日程,要求在《保护法》全面施行时讨论出一定的具体结论。

日本针对不同类型的医院,划分了具体的个别法案,如:适用于独立行政法人和国立大学法人的医院的《关于独立行政法人等持有个人信息保护的法律》;适用于私立大学的医院和医疗法人的民营医院的《个人信息保护法》以及适用于地方公共团体的公立医院和地方独立行政法人的医院的个人信息保护条例规定。以上立法举措无不体现了日本对于国民在医疗领域个人信息的重视与保护。

5. **其他国家** 阿联酋和新西兰分别出台《数据保护法》和《2020年隐私法》，加强了对数据安全及个人隐私保护的规制建设；新加坡也完成了对本国《个人信息（数据）保护法》的修订，明确了个人数据权利及外部使用限制；加拿大出台的《数字宪章实施法案2020》，提出了保护私营部门个人信息的现代化框架；西班牙数据保护局发布《默认数据保护指南》，阐释了默认数据保护原则的策略、实施措施、记录和审计要求等，为企业实践数据保护原则提供具体指导。

（二）国外医学信息安全的保护措施

国外对于医学信息安全的保护，首先是加强数据安全顶层设计，强化数据及个人信息保护方面的相关立法，陆续出台数据安全标准指南，持续优化数据安全政策环境。其次是建立健全数据安全保护机构。通过完善数据安全监管执法机构设置，提升执法效率，加强数据安全保护治理。

1. **美国** 为了加强医学信息的安全管理，政府组织成立专门用于防范医疗事故发生的医疗安全事故委员会。根据政府的规定，为了减少医疗事故的发生，医疗事故委员会的组成单位众多。这些部门大多在医疗领域具有较强的影响力，比如有医疗保健研究与质量局、美国医生职业协会、食品药品监督管理局，这些专业化的具有较强影响力的部门对预防医疗事故的发生，保障患者在医院能够接受高质量的服务起到很大的监督和管理作用。另外，美国商务部还成立了提供联邦数据服务的咨询委员会，以加强对联邦数据隐私的保护。

2. **英国** 政府将医疗体制改革的根本看作是医疗质量的提高和医学信息安全管理水平的提升，此外还组织患者成立安全监管机构，从医疗事故中汲取经验和教训，形成全国医疗机构的事故管理报告体系，就医学信息安全管理的经验进行推广，并对推广情况进行分析总结。

3. **其他国家** 德国成立了国家网络安全机构，负责发起网络安全创新项目，研究打击网络威胁，以加强德国的"数据主权"；巴西总统签署法令批准建立国家个人数据保护局，旨在制定相关规则，推进企业开展数据安全风险评估、调查违法违规行为，并促进数据保护的国际合作；韩国成立个人信息保护委员会，主要职能是负责个人信息保护与监管执法工作。

国外对于医学信息安全的保护另一举措就是推动企业强化数据安全保护技术手段。为进一步保障数据安全，各国纷纷采取措施推动企业积极响应当地政策，从数据源头、数据通道、数据运营管理等方面入手，运用差分隐私、区块链等技术手段强化数据安全保护，搭建具有鲜明数据安全保护特性的技术架构，例如：Facebook通过开源的差分隐私库加强对人工智能训练样本隐私性的保护；苹果公司通过模糊定位技术限制第三方App获取用户精确的地理位置信息；亚马逊推出阻止用户敏感信息泄露的服务（Macie），以保护企业云端敏感数据；新西兰企业通过区块链技术实现数据加密传输和追踪溯源，保护数据安全。

二、国内医学信息安全的政策法规

（一）我国医学信息隐私保护的立法进程

随着我国立法体系的不断完善，有关医学信息安全的法律法规也取得了快速发展。从我国的法制进程中，可以清晰看到公众对健康信息隐私权保护认识的不断加强，对完善其立法保护的呼声也不断高涨。从根本法到部门法，从实体法到程序法，无一例外地加大了对健康信息隐私保护的关注。

目前，我国涉及患者隐私权立法相关的法律有《精神卫生法》《食品卫生法》《国境卫生检疫法》《传染病防治法》《职业病防治法》《母婴保健法》；有关的行政法规有《全国医院工作条例》《妇幼卫生工作条例》。

2017 年至 2021 年间，国务院办公厅、国家卫健委、国家医保局等相关单位连续出台了一系列互联网医疗隐私保护相关文件，如表 5-1 所示。

表 5-1　互联网医疗隐私保护相关文件表

时间	发文机关	相关文件名称	主要内容
2017 年 4 月	国家卫计委	《关于征求互联网诊疗管理办法（试行）》	使用互联网技术为患者提供治疗方案，规范诊疗活动
2017 年 5 月	国家卫计委	《关于推进互联网医疗服务发展的意见》（征求意见稿）	对互联网诊疗活动的准入、监管及法律责任作出规定
2017 年 6 月	中华人民共和国第十二届全国人民代表大会常务委员会	《中华人民共和国网络安全法》	保障网络安全，维护网络空间主权和维护国家安全、社会公共利益，保护公民、法人和其他组织的合法权益的法律
2018 年 1 月	国家卫计委、国家中医药管理局	《关于印发进一步改善医疗服务行动计划（2018—2020 年）的通知》	应用互联网等新技术，实现患者安全管理信息化
2018 年 4 月	国务院办公厅	《关于促进"互联网＋医疗健康"发展的意见》	完善"互联网＋医疗健康"体系，加快医疗健康信息共享
2018 年 9 月	国家卫健委、国家中医药管理局	《互联网诊疗管理办法（试行）》《互联网医院管理办法（试行）》《远程医疗服务管理规范（试行）》	规范互联网诊疗活动，促进优质医疗资源下沉，保障医疗质量和信息安全
2019 年 9 月	国家医保局	《关于完善"互联网＋"医疗服务价格和医保支付政策的指导意见》	打通互联网医疗与医保支付，便于互联网医疗发展
2020 年 3 月	全国信息安全标准化技术委员会	《信息安全技术　个人信息安全规范》	规范个人信息控制者在收集、存储、使用、共享、转让、公开披露等信息处理环节中的相关行为
2021 年 1 月	中华人民共和国第十三届全国人民代表大会常务委员会	《中华人民共和国民法典》	第四篇第六章"隐私权和个人信息保护"
2021 年 7 月	国家市场监督管理总局、国家标准化管理委员会	《信息安全技术　健康医疗数据安全指南》	确保健康医疗数据的保密性、完整性和可用性，保护个人信息、公众利益和国家安全
2021 年 9 月	中华人民共和国第十三届全国人民代表大会常务委员会	《中华人民共和国数据安全法》	规范数据处理活动，保障数据安全，促进数据的开发利用，保护个人、组织的合法权益，维护国家主权、安全和发展利益
2021 年 11 月	中华人民共和国第十三届全国人民代表大会常务委员会	《中华人民共和国个人信息保护法》	向个人进行信息推送、商业营销，应提供不针对个人特征的选项或提供便捷的拒绝方式；涉及个人生物识别、医疗健康、金融账户、行踪等敏感信息，应取得本人同意；对违法处理个人信息的应用程序，必须暂停或终止服务

（二）医学信息安全与隐私保护的途径

医疗卫生机构应当以相关法律和制度要求为准绳，结合医疗行业隐私保护与信息安全要求，可以从以下五个方面来保护医学数据与患者信息的安全。

1. **落实法律规定与行业规范**　信息的生产和使用机构及个人，认真履行工作职责和服从法律规定，采取相应的管理和技术措施，严密防止对信息系统和数据的攻击、侵入、干扰、破坏和非法使用，防范意外事故的发生，确保系统的稳定和可靠运行，保障数据的完整性、保密性、可用性，比如，我国网络安全法要求国家网信部门、公安部门加强对网络安全工作的督导与检查。国务院办公厅、国家卫生与健康委员会出台各类政策文件和行业规范，对信息系统与信息安全提出了指导性意见，明确各单位信息安全第一责任人。这些法律法规对信息安全工作的组织架构、工作分工、责任划分、防范措施、技术支持、责任追究等作出了要求。加强信息安全管理制度执行情况的督察，在出现安全事故时，加强对违纪违规现象的行政和经济处罚，甚至追究其法律责任。

2. **实施信息安全等级保护**　不同安全等级的信息系统应具有不同的安全保护能力。信息系统安全等级保护技术要求覆盖了物理安全、网络安全、主机安全、应用安全、数据安全等五个方面；管理要求涵盖了安全管理制度、安全管理机构、人员安全管理、系统建设管理和系统运行维护管理等五个方面。

在我国，根据不同保护能力，信息安全等级保护划分为五个等级。根据《卫生行业信息安全等级保护工作的指导意见》，通过定级备案、建设整改和等级测评等工作，促进医疗卫生机构明确安全责任，建立长效工作机制，运用网络安全技术和设备，保障信息系统与数据安全。根据等级保护的相关要求，健全和完善信息安全管理制度和设施，加强从业人员信息安全管理和技术培训，做好信息安全治理体系建设。目前，三级甲等医院的核心业务信息系统安全保护等级原则上不能低于三级。

3. **落实医疗管理制度与信息管理规定**　医疗卫生机构应根据国家法律法规与行业规范要求，融合医疗管理制度与信息安全管理制度的相关要求，实现两者有机统一，制定信息系统建设、管理、使用、维护、应急处置、数据使用等方面的制度与规定。定期开展网络安全检查与整改，定期开展安全风险评估以及应急演练，力求做到预防为主、事中可控、事后溯源，将危害降到最低。

4. **提高从业人员的信息安全意识，建立安全治理体系**　加强医疗卫生机构从业人员信息安全知识与法规的宣传、学习、培训，及时通报各类网络安全事件，提高从业人员信息及网络安全防范意识，建立多层次、多类型的数据安全从业者梯队，夯实数据安全治理基础。比如，医护人员在提供医疗服务时，应谨记保护患者的数据和隐私，不通过任何未经许可的途径传输信息，亦不在不合适的场合及平台发布或共享包含患者在院信息的卡片、文件、图片、检测报告等，不随意谈论或回复未经允许的各类有关患者医疗情况的采访或咨询等。

5. **协调项目实施、数据使用与安全保障的关系**　一方面，由于医学信息系统项目的实施和维护难度大、周期长，需要开发商长时间的技术支持和保障，医疗业务机构在采购信息系统及硬件设备时，应在与开发商签署保密协议，严格要求对方在遵守国家法律法规的前提下提供信息服务。另一方面，应制定信息系统操作和数据使用的规章制度，从业人员也应遵守本单位安全规定，依法依规约束组织和个人的信息行为，恪守职业道德。我国数据安全法指出"坚持以数据开发利用和产业发展促进数据安全，以数据安全保障数据开发利用和产业发展"，做好信息业务发展与安全保障之间的协调，把握好业务发展和信息安全之间的界限。

第四节　医学信息安全与隐私保护中的方法与技术

一、信息安全管理

（一）信息安全管理的概念

信息安全管理（information security management）是指通过维护信息的机密性、完整性和可用性来管理和保护信息资产，是对信息安全保障进行指导、规范和管理的一系列活动和过程，是识别、控制、降低或消除安全风险的活动。在本质上，信息安全管理应以信息系统的目的和功能为根本出发点，以制定安全策略和方针，建立信息安全管理体系，对信息安全实施规范化管理。

（二）信息安全管理的内容

1. 信息安全风险管理 信息安全管理的本质是风险管理。信息安全风险管理是为保护信息及其相关资产，指导和控制一个组织相关信息安全风险的协调活动。信息安全风险管理可以看成是一个不断降低安全风险的过程，最终目的是使安全风险降低到一个可接受的程度。我国《信息安全风险管理指南》指出，信息安全风险管理包括对象确立、风险评估、风险控制、审核批准、监控与审查、沟通与咨询六个方面，其中前四项是信息安全风险管理的四个基本步骤，监控与审查和沟通与咨询则贯穿于前四个步骤中。

2. 设施的安全管理 包括网络的安全管理、保密设备的安全管理、硬件设施的安全管理、场地的安全管理等。

网络的安全管理包括性能管理、配置管理、故障管理、计费管理、安全管理等。安全管理又包括系统的安全管理、安全服务管理、安全机制管理、安全事件处理管理、安全审计管理、安全恢复管理等。

保密设备的安全管理主要包括保密性能指标的管理，工作状态的管理，保密设备的类型、数量、分配、使用者状况的管理，密钥的管理。

硬件设施的安全管理主要考虑配置管理、使用管理、维修管理、存储管理、网络连接管理。

场地的安全管理需要满足防水、防火、防静电、防雷击、防辐射、防盗窃等国家标准。

3. 信息的安全管理 信息包括三个层次的内容：一是在网络和系统中被采集、传输、处理和存储的对象，如技术文档、存储介质、各种信息等；二是使用的各种软件；三是作为安全管理手段的密钥和口令等信息。

对技术文档的安全管理主要考虑文档的使用、备份、借阅、销毁等方面，要建立严格的管理制度和相关负责人。对存储介质的安全管理主要考虑存储管理、使用管理、复制和销毁管理、涉密介质的安全管理。对软件设施的安全管理主要考虑配置管理、使用和维护管理、开发管理、病毒管理。密钥管理是对密钥的生成、检验、分配、保存、使用、注入、更换和销毁等过程进行管理。口令管理是对口令的产生、传送、使用、存储、更换等进行有效的管理和控制。

4. 运行的安全管理 信息系统和网络在运行中的安全主要关注安全审计和安全恢复两个安全管理问题。

安全审计是指对系统或网络运行中有关安全的情况和事件进行记录、分析并采取相应措施的管理活动。安全审计可以采用人工、半自动或自动三种方式。人工审计一般通过审计员查看、分析、处理审计记录；半自动审计一般由计算机自动分析处理，再由审计员作出决策和处理；自动审计一般由计算机完成分析处理，并借助专家系统作出判断。

安全恢复是指网络和信息系统在受到灾难性打击或破坏时，为使网络和信息系统迅速恢复正常，并使损失降低到最小而进行的一系列活动。安全恢复的管理主要包括安全恢复策略的确立、安全恢复计划的制订、安全恢复计划的测试和维护、安全恢复计划的执行。

（三）信息安全管理的原则

1. 规范化原则 各阶段都应遵循安全规范要求，根据组织安全需求，制定安全策略。

2. 系统化原则 根据安全工程的要求，对系统各阶段，包括以后的升级、换代和功能扩展进行全面统一地考虑。

3. 综合保障原则 人员、资金、技术等多方面综合保障。

4. 以人为本原则 技术是关键，管理是核心，提高管理人员的技术素养和道德水平。

5. 首长负责原则 只有首长负责才能把安全管理落到实处。

6. 预防原则 安全管理以预防为主，并要有一定的超前意识。

7. **风险评估原则**　根据实践对系统定期进行风险评估，以改进系统的安全状况。

8. **动态原则**　根据环境的改变和技术的进步，提高系统的保护能力。

9. **成本效益原则**　根据资源价值和风险评估结果，采用适度的保护措施。

10. **均衡防护原则**　根据"木桶原理"，整个系统的安全强度取决于最弱的一环，片面追求某个方面的安全强度对整个系统没有实际意义。

此外，在信息安全管理的具体实施过程中还应遵循下面一些原则：分权制衡原则、最小特权原则、职权分离原则、普遍参与原则、审计独立原则等。

（四）信息安全管理的方法

信息安全管理的方法包括法律方法、行政方法、经济方法和宣传教育方法。四者相互结合，形成完整的管理方法体系。

1. **法律方法**　是指通过国家制定和实施的各种规范性文件对信息活动进行管理的方法。规范性文件包括宪法、法律、行政法规、地方性法规、自治条例、单行条例、国务院部门规章、地方政府规章等。运用法律方法对信息安全实施管理，具有权威性、强制性、规范性、稳定性等特征。

2. **行政方法**　指行政组织机构和领导者运用权力，通过强制性的行政命令、规定、指标等行政手段，按照行政系统和层次，直接指挥下属工作以实施管理的方法。

3. **经济方法**　是根据客观经济规律，运用各种经济手段，调节各方面经济利益之间的关系，以获取较高的社会效益与经济效益的管理方法。

4. **宣传教育方法**　是指通过多种形式的教育，全面提高全社会的安全素质。可根据人员的工作性质，分层次、有重点、有计划、有步骤地普及一般信息技术以及网络安全保密、通信安全保密、电磁辐射泄密防范、信息对抗等知识与技能。

（五）信息安全管理体系

信息安全管理体系的目标是以信息安全标准为依据，建立一套具有统一安全策略、纵深防御能力、监控和审计功能的信息系统平台，具有可持续建设能力的业务系统支撑平台和高效率的网络通信平台。信息安全体系的建设在于，在确保网络通信畅通的同时保护核心业务系统的安全。通过技术、人员、管理等方面的综合建设，使数据中心的信息系统达到保密性、完整性、可用性、可控性、抗抵赖性的要求。

信息安全管理体系分为七个方面（图5-2）：信息系统安全技术和安全服务；基于安全域的纵深防御体系；安全管理体系；安全法规；信息安全技术保障；信息安全策略和审计；信息系统基础设施。

以上七个方面的内容又可简单划分为以下四个层面。

1. **第一个层面为信息安全技术和安全服务**　在这个层面上描述信息安全建设中采用的安全技术手段和实现方法，以及这些技术提供的鉴别、加密、访问控制、完整性、抗抵赖等信息安全服务，从技术实现的角度落实信息安全要求。

2. **第二个层面为基于安全域的纵深防御体系**　在这个层面上主要从系统设计的层次描述了贯彻信息安全要求的设计、规划理念，从网络边界安全到内部局域网安全以及计算机系统的安全综合考虑，在网络和计算机等相关系统的设计过程中充分考虑信息安全的总体要求。

3. **第三个层面为安全管理**　即树立信息安全理论中"三分技术、七分管理"的科学管理理念，建立符合实际、高效、可行的管理制度。把人员管理放在首位，加强以人员教育为主要手段的管理机制，巩固信息安全。同时制定风险管理、安全评估、应急响应和灾难恢复等相关制度。

4. **第四个层面为安全法规和制度**　在这个层面上要以国家的有关信息安全的法律、法规、标准为依据，指导医学业务机构的信息安全建设，同时落实医学信息安全的相关要求。在这个层面还体现了各级管理部门、信息安全管理部门在信息安全建设中的主导地位和重要作用。

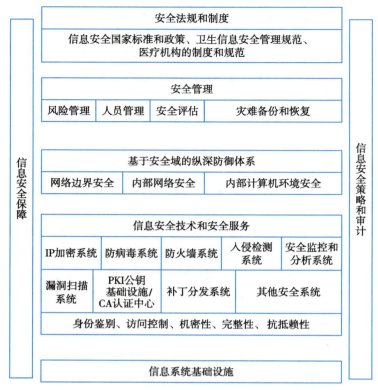

图 5-2　医学信息安全管理体系结构

信息安全技术体系也可分为四个维度，层次维、分域维、分级维、时间维。层次维是指安全系统的构建是通过相关的信息安全产品逐层构建，不同层面的安全问题由不同层面的系统实施；分域维是指企业网络中不同区域的安全性目标、策略和保护手段也不尽相同，应进行分域保护；分级维是指根据需要保护信息的等级、业务应用的重要程度，对信息安全的保护采用分等级进行保护的办法；时间维是指信息安全是一个动态过程，对信息系统的安全保护应该分时段进行保护、检测、响应，对信息系统和安全事件进行事前、事中、事后的生命周期管理。

二、医学信息安全技术

目前中国绝大部分医院等医疗卫生机构仅靠防火墙技术等较为单一的措施来保障公众健康信息的安全，存在严重安全隐患。因此，强化医学信息安全技术的研发和部署，提升行业的安全水平成为各医疗卫生机构的首要任务。目前，针对医学信息安全相关的技术主要有数据加密技术、身份认证技术、访问控制技术、数字溯源技术等。

（一）数据加密技术

数据加密技术主要是采取密码学中的相关算法对信息进行加密处理，以此来防止隐私的泄露。传统的数据加密技术大体可以分为三类，即对称加密、非对称加密和单向加密。

对称加密是指一组加密信息的传输者和接收者的加密方式、解密方式是一样的，秘钥相同。数据加密标准（data encryption standard，DES）算法是最常见的对称加密算法，但是存在明显的缺陷：秘钥较短，安全性低。高级加密标准（advanced encryption standard，AES）算法密钥长度设计更加灵活，并且运行速度更快，实现效率更高，安全性更强，逐渐取代了 DES 算法，成为对称加密技术中一种主流算法。

非对称加密技术是指传输者与接收者的加密方式、解密方式不同，秘钥由公开秘钥和私有秘钥共同组成,分别用于加密和解密,最流行的算法就是 RSA 算法。

单向加密技术又称不可逆加密技术,在整个加密过程中不需要使用密钥,系统直接通过加密算法将明文转换成密文。

（二）身份认证技术

身份认证(或"身份鉴别")是证实用户的真实身份与其对外的身份是否相符的过程,从而确定用户信息是否可靠,防止非法用户假冒其他合法用户获得一系列相关权限,保证用户信息的安全、合法利益。目前,应用较多的身份认证技术有包括基于口令的认证方式、基于物理介质的认证方式和基于生物特征的认证方式等。

1. 口令身份认证方式　口令认证相对于其他认证方式要方便很多,只需要一个名称和口令,就可以从任何地方进行连接,而不需要附加的硬件、软件知识。口令的运用方式通常需要一个认证账号,且认证账号在数据库中必须是唯一的。认证的口令是根据用户设置的字符串组合或者计算机自动生成不可预测的随机数字组合。口令认证一般分为两种,静态口令和动态口令。静态口令方式存在安全隐患,动态口令认证相比静态口令认证在安全性方面有所提高。

2. 物理介质认证技术　常用的物理介质认证方式有 IC 卡认证和 USB key 认证,是目前被广泛应用的证实身份的手段,在实际使用过程中通常与其他技术一起使用。

3. 生物特征认证　指采用每个人独一无二的生物特征来验证用户身份的技术,常见的有指纹识别、声音识别、虹膜识别等。从理论上说,生物特征认证是最可靠的身份认证方式,因为它直接使用人的生物特征来表示每一个人的数字身份,不同的人具有相同生物特征的可能性几乎可以忽略不计,所以几乎不可能被仿冒。

（三）访问控制技术

访问控制是一套身份认证和权限管理机制,用于保证用户的合法身份,以及授予用户访问数据的恰当权限。访问控制由两个主要部分组成:身份认证与授权。身份认证本身并不足以保证数据安全,想要保证数据安全,还需要添加额外的安全层——授权。授权用以确定用户是否能够访问其所要求的数据,或者执行其所尝试的交易。没有身份认证与授权,就没有数据安全。访问控制可以划分为基于角色的访问控制、基于风险的访问控制和基于策略的访问控制。

1. 基于角色的访问控制　通过为用户分配角色,可对数据的访问权限进行控制。基于传统的访问控制模型,一些研究通过将角色与访问目的、责任结合起来,提出了改进方案。

2. 基于风险的访问控制　动态的基于风险的访问控制模型使用量化和集合的风险矩阵来管理用户对于云端资源的访问。针对医学数据的隐私保护,有研究者提出了一种可量化风险自适应访问控制模型:通过定义量化算法,利用统计学和信息论的方法,医生访问与目标不相关的信息会导致高风险,访问相关的信息则产生低风险,从而实现基于风险的访问控制。

3. 基于策略的访问控制　在基于策略的访问控制模型中,患者可以制订自己的个人策略,标记自己认为的敏感信息和个人信息可以被访问的目的 IP,将个人策略和访问目的关联起来。个人信息的用途必须与自己的策略一致,否则必须得到患者的同意才能使用。基于策略的访问控制算法有效解决了细粒度访问控制问题,特别是针对患者敏感数据未经许可而被动泄露的问题。

（四）数据溯源技术

数据溯源(data provenance)技术通过标记数据来记录数据仓库中数据的查询与传播历史,可以帮助人们确定数据仓库中各项数据的来源。由于医学数据的来源多样化和数据海量化,所以有必要记录数据的来源及其传播过程,为后期数据挖掘分析和数据管理提供支持。

数据溯源技术应用于隐私保护中还要考虑技术自身的安全性保护以及与隐私保护之间的平衡。数据来源往往本身就是敏感数据,获得数据和分析数据需要与隐私保护平衡。溯源技术标记自身是否正确,数据内容之间的安全绑定问题等都需要进一步研究。

三、隐私保护技术

为了保护医学数据的敏感信息不被泄露,通常要考虑三方面,身份泄露、属性泄露和推理泄露。通过对记录进行处理,使攻击者利用外部数据时不能仅通过一条记录关联到某个个体,以此来防止身份泄露。防止属性泄露的方法是确保数据发布后不会泄露新的个人信息。防止推理泄露的途径主要是去除发布数据中能使个人敏感信息被高概率地推断出的统计属性。

在技术方面,医疗隐私保护技术和普通数据的隐私保护技术大体类似。隐私保护的研究领域主要关注匿名技术、数字水印技术、数据挖掘技术、限制发布技术、数据脱敏技术等。

(一)匿名技术

匿名技术是切断原始数据集中敏感属性和主体之间的关联关系,从而防止恶意用户挖掘敏感信息。匿名化的概念最早由 Samarati P 和 Sweeney L 在 1998 年提出,随后,Sweeney 等提出 k- 匿名技术,其基本思想是对准标识符中的属性值进行泛化操作,保证数据表中任何一条记录的准标识符都有至少 k-1 条记录与此相同,使发布的数据无法区分,以此达到隐私保护的目的。k- 匿名模型是隐私匿名保护技术中最基本的一种模型,目前大多数匿名模型都是基于 k- 匿名技术发展而来的。在保护医学信息的过程中,匿名化技术主要是对信息的属性值进行抑制,使不法分子无法推测出医疗记录与患者之间的对应关系,从而实现对隐私的保护。

(二)数字水印技术

数字水印技术是采用不可察觉的方式在数据载体内嵌入标识信息而不影响其使用的方法,是加密技术的补充。针对医学数据的版权问题,带有数字水印技术的电子签名将水印隐藏于数字化信号中,可以保护患者对医学图像等信息的所有权,保护医学数字产品的合法拷贝和传播,从而实现对身份识别和版权的保护。但其隐蔽性会随着水印信息容量的增加而降低,因此需要在鲁棒性、隐蔽性和水印容量之间找到平衡。

(三)数据挖掘技术

根据不同的数据集和不同的挖掘结果需求,常用的数据挖掘技术有聚类、回归分析、关联规则挖掘、分类、web 数据挖掘等。相应的隐私保护技术主要包括基于数据失真的技术、基于数据隐藏的技术和差分隐私技术。

1. **基于数据失真的技术** 数据失真技术是通过添加噪声、交换等技术扰动原始数据使敏感数据失真,但处理后的数据仍然保持某些属性不变的方法,其效率比较高,但却存在一定程度的信息丢失。目前常见算法包括随机化、凝聚等。

2. **基于数据隐藏** 关联规则隐藏(ARH)针对在数据挖掘过程中可能挖掘出的敏感规则进行隐藏,在数据挖掘隐私保护领域正受到越来越多的关注与研究。该技术使得这些敏感数据集有可能生成的关联规则不会再被挖掘出来,并且对非敏感数据集没有任何影响。

3. **差分隐私技术** 是一种由数学理论支撑的隐私保护技术,主要方法是扰动和采样,使处理后的某些数据属性和统计属性保持不变,在提供最大化的查询结果的同时还保证个人隐私的泄露不超过预先设定的阈值,以便可以执行数据挖掘和其他操作。

(四)限制发布技术

基于限制发布技术的研究集中于"数据匿名化"。当前这类技术主要是保证对敏感数据及隐私的披露风险在可接受范围内,从而实现隐私保护。其主要分为有选择地发布原始数据、发布精度较低的敏感数据或者不发布敏感数据。此技术的优点是可以保证发布的数据是真实的,但发布的数据会有一定的信息丢失。

（五）数据脱敏技术

数据脱敏又称数据去隐私化或数据变形，是一种可以通过数据变形方式对敏感数据进行处理，从而降低数据敏感程度的一种数据处理技术。使用数据脱敏技术，可以有效地减少敏感数据在采集、传输、使用等环节中的暴露，降低敏感数据泄露的风险，尽可能降低数据泄露造成的危害。数据脱敏技术通常应用在涉及个人隐私数据存储和应用的部分行业领域。

几种常见的数据脱敏方法如下。

1. **替换**　以虚构的数据代替真值。例如，建立一个较大的虚拟值数据表，对每一真实值记录产生随机种子，对原始数据内容进行哈希映射替换。这种方法得到的数据与真实数据非常相似。

2. **无效化**　以 null 或 **** 代替真值或真值的一部分，如遮盖信用卡号的后 12 位。

3. **置乱**　对敏感数据列的值进行重新随机分布，混淆原有值和其他字段的联系。这种方法不影响原有数据的统计特性，如最大 / 最小 / 方差等均与原数据无异。

4. **均值化**　针对数值型数据，首先计算它们的均值，然后使脱敏后的值在均值附近随机分布，从而保持数据的总和不变。

5. **反推断**　查找可能由某些字段推断出另一敏感字段的映射，并对这些字段进行脱敏。如从出生日期可推断出身份证号、性别、地区的场景。

6. **限制返回行数**　仅提供响应数据的子集，防止用户访问到全部符合要求的数据。

（王晓华　李后卿）

本章小结 ▶▶

本章简要叙述了信息安全、隐私保护的概念，介绍了医学信息安全的内涵及面临的挑战。介绍了医学信息管理中的隐私权问题，以及患者隐私权保护的重要意义与价值。

患者隐私信息保护与生命伦理有关。本章叙述了生命伦理学的概念及其发展和生命伦理学的原则，进一步阐述了信息伦理的概念、结构和内容。

医学信息安全与患者隐私信息保护受到各国重视，制定了相应的法律规定和制度规范。本章首先介绍了国外医学信息安全和隐私信息保护的立法进程及保护措施，随后介绍了我国医学信息安全和隐私保护的政策法规及立法进程，以及推进我国医学信息安全和隐私信息保护的路径。

保障医学信息安全、保护患者隐私信息需要相应的方法与技术。本章介绍了信息安全管理的概念、内容，以及信息安全管理体系，进一步介绍了常用的医学信息安全技术和隐私信息保护技术，如加密技术、访问控制技术、匿名技术等。

思考题 ▶▶

1. 何谓信息安全、隐私保护？
2. 何谓信息伦理学？
3. 信息伦理包括哪三个层次？
4. 实现医学信息安全与隐私保护都有哪些途径？
5. 信息安全管理的原则和内容是什么？
6. 常用的信息安全与隐私保护技术有哪些？

第二篇

系统应用篇

第六章

区域卫生信息系统与公众健康管理

区域卫生信息系统主要包括电子政务、医保互通、社区服务、双向转诊、居民健康档案、远程医疗、网络健康教育与咨询，是实现预防保健、医疗服务和卫生管理一体化的信息化应用系统。区域卫生信息系统建设也是不断完善，逐渐形成了完整的系统技术构架，实现了区域统一的安全保障体系和应用服务体系。本章主要对区域卫生信息系统、人口健康信息平台、公众健康信息管理与居民电子健康档案、基层与社区卫生信息系统进行简要介绍。

第一节　区域卫生信息系统

一、区域卫生信息系统的概念

区域卫生信息系统作为一种领域信息系统，主要包含基本医疗和公共卫生服务两个部分。按照行政级别进行划分，可以分为国家卫生信息系统、省市级卫生信息系统、县区卫生信息系统等。国家卫生信息系统是由各区域卫生信息系统综合而成，可以对某一特定领域研制和实施国家级系统，比如 SARS 暴发后实施的公共卫生应急指挥系统、传染病直报系统等。2009 年 4 月，《中共中央国务院关于深化医药卫生体制改革的意见》中首次将医疗卫生信息系统确定为支撑医疗卫生体制改革的支柱之一，充分体现了卫生信息系统在医疗卫生事业中的重要性。

区域卫生信息系统（regional health information system，RHIS）是包括电子政务、医保互通、社区服务、网络转诊、居民健康档案、远程医疗、网络健康教育与咨询等主要功能，按照区域卫生规划要求和属地管理原则，在地（市）建立区域公共卫生信息网络平台的基础上建立的一体化信息化应用系统。

二、区域卫生信息系统建设的必要性

建设区域卫生信息系统的重要作用是实现数据共享互通，实施远程医疗、双向转诊、会诊等协同医疗业务，实现患者跨机构、跨地域、多途径就医和医保转移行为，缓解"看病难"问题。

这项工作可以促进基本公共卫生服务逐步均等化，提高医疗卫生业务质量和效率，统一和规范各医疗卫生机构业务数据，为各级卫生主管部门领导提供符合决策支持要求的综合数据查询分析，辅助管理者和上级卫生管理部门进行科学决策，加强卫生资源的宏观管理和合理配置，提高对整个医疗卫生行业的宏观规划与管理水平。

三、区域卫生信息系统服务对象

区域卫生信息系统对传统医疗卫生服务模式进行改造创新，建立新型数字医疗卫生服务模式和

业务流程，进而全面优化整合区域医疗卫生资源，实现区域内各医疗卫生系统数据网上交换，区域内医疗卫生数据集中存储、管理和资源共享。

由于区域经济社会发展的不均衡性，医疗卫生信息化的需求有差异性。区域卫生信息系统按照服务对象分为四类：社会公众（居民）、公共卫生专业机构用户、卫生行政部门用户、其他卫生业务相关政务机构用户。

1. **社会公众（居民）包括居民用户和医疗卫生服务机构用户**　区域卫生信息系统为居民用户提供个人自建健康档案、个性化健康管理和卫生保健等服务，即"小病在社区、大病进医院、康复在社区"的健康受益模式，使居民用户获得连续性、综合性和高质量的医疗保健服务；医疗卫生服务机构用户则包括各级医院、社区卫生服务中心、妇幼保健院、社区卫生服务站及乡镇卫生院等。

用户通过区域卫生信息系统获得医疗卫生信息标准、注册医疗卫生信息医学术语及相关字典、健康档案信息框架、健康档案浏览器查询，以满足针对性开展健康管理的系统化等方面的需求。

2. **公共卫生专业机构用户**　包括市区两级疾病预防控制中心、市区两级卫生监督所、市区两级慢性病防治院（结核病防治中心）、职业病防治中心、市区两级皮肤病防治所（性病防治中心）、市区两级建教所、120急救中心、妇幼保健院/所、市区两级血站及精神病防治机构等用户。

公共卫生专业机构用户进行共享及整合，减少数据的重复输入，及时获得各医院上报的疾病数据，从而可以及时开展工作，更好地进行公共卫生服务，并对资源数据进行统一查询，对资源的各项指标进行全面的统计、分析，对所有的卫生资源信息进行集中监控，建立智慧医疗范围下的资源服务机制。

3. **卫生行政部门用户**　市/区级卫生局通过区域卫生平台信息系统能够对医疗卫生服务机构进行有效管理，提高医疗卫生服务的质量、效率、满意度。卫生行政部门相对关注的是如何提高卫生服务质量、强化绩效考核、卫生资源管理、提高监督管理能力、医疗质量控制、卫生行政管理决策支持、化解突发疾病风险等方面的需求。

通过获取社区卫生服务业务数据采集的基础，及时准确把握社区卫生服务（乡镇卫生院）的现状，预测未来业务的变化趋势，在综合查询、统计分析的基础上为卫生资源调配、卫生决策等提供数据支撑。

4. **其他卫生业务相关政务机构用户**　包括科研工作机构（医学院校等），医保、农村合作医疗机构以及药监、民政、公安、卫健、银行等政府部门，重点应用于业务协同和风险管理等方面。

医保、农村合作医疗机构使区域内的医保参保居民、农村合作医疗参合人员实现医院现场报销，优化医保、农村合作医疗报销流程；药监部门能够有效地统计区域内的药品流通情况，对药品的规范管理提供有力保障；民政部门对区域内的特殊人群给予一定的照顾措施，当特殊人群就诊时实现给予一定的优惠政策；公安部门能够把区域内的居民与公安的数据进行对接，对区域内居民的唯一编号进行有效标识；银行可以实现银联卡消费，方便就诊患者，还有其他很多机构都可以通过区域卫生信息系统实现一些需求。

四、区域卫生信息系统建设条件

政策指导：2020年12月，国家卫生健康委员会办公厅和国家中医药管理局办公室联合发布《关于印发全国公共卫生信息化建设标准与规范（试行）的通知》作为区域卫生信息系统最新建设要求。

社会需要：依托省区域全民健康信息平台（分级诊疗平台）全面开展同级医疗机构、下级医疗机构对上级医疗机构的结果互认工作，提高社区卫生服务机构的医疗水平和患者满意度。

技术保障：在地（市）区域公共卫生信息平台基础上，以居民电子病历和居民健康档案为基础，连点成面、数据互认共享协同服务模式。重点建设区域电子病历库，分级诊疗服务支撑体系和区域影像中心、区域心电中心、区域病理中心、区域检验检查中心等核心应用。

五、区域卫生信息系统建设的设计原则和标准

区域卫生信息系统设计应遵循以下原则：①顶层设计与统筹协调原则。按照国家卫生信息化建设的总体部署和要求，结合实际情况，进行信息资源统筹规划。②先进性与实用性原则。对于系统技术水平，在保证其成熟性的前提下，充分考虑到其先进性。③开放性与扩充性原则。系统设计必须保持开发性，具有良好的互连、互操作能力，必须遵循最新的国际标准、国家标准和行业标准，必须遵循开放的原则。④可靠性和安全性原则。平台建设涉及多部门、多机构的业务信息及市民的个人隐私信息，应符合国家有关信息安全的法律法规要求：一方面要保障网络安全；另一方面要保障信息安全，还应保障系统可靠地运行。⑤规范化和标准性原则。建设应考虑其完整性，须在全面了解需求的前提下，按照"统一规范、统一代码、统一接口"的要求，进行整体规划。

（一）完整的系统技术架构

在基础条件支撑下，采用先进、成熟的信息技术和卫生管理理念，整合信息资源，建设标准统一、功能完善、信息共享、高效快捷、安全可靠的区域卫生信息系统交换平台和卫生信息集成平台，研究各个异构信息源的整合模式。

（二）前置的系统建设标准

区域卫生信息系统制定统一的标准规范，为了利于数据的交换和管理，包括但不限于电子健康档案数据标准与信息交换标准，电子病历数据标准与信息交换标准，区域卫生信息平台相关机构管理规定，居民电子健康档案管理规定，医疗卫生机构信息系统接入标准，医疗卫生资源信息共享标准，卫生管理信息共享标准。

（三）科学的系统建设路径

区域卫生信息系统建设路径总共分为四个阶段。

第一阶段是网络基础建设。根据基线调查，确认区域内主要医疗机构、社区服务中心、乡镇卫生院的业务系统和信息化基础条件，推进以基本医疗卫生服务和公共卫生服务并举的社区卫生服务中心、乡镇卫生院的网络基础建设，建立市、区县卫生信息中心和数据交换网络平台。

第二阶段是建立规范化、电子化的居民健康档案，由平台统一将接入数据转换为符合卫健委标准的数据，形成以患者为中心的基础资源库，使分散的源数据集中在一起使用。

第三阶段是建设和完善区域医疗协同服务，通过建设统一门户、单点登录、个人身份信息统一注册，医疗机构实现术语和字典统一注册、全院共享；通过医院信息平台、区域卫生信息平台的交互服务，以及通过健康档案实现电子病历的数据传输和交互，实现机构的医疗业务协同。

第四阶段是区域医疗卫生服务决策支持应用，将需要分析的数据从各业务系统中抽离出来，通过人工智能决策支持功能，支持区域医疗卫生和公共卫生服务的决策分析。

（四）统一的安全保障体系

健全的安全保障体系包括基础设施实体安全、平台安全、网络安全、服务器安全、数据库安全、保密安全和管理安全。

1. **基础设施实体安全**　区域卫生信息系统数据中心是卫生网络汇聚的中心和各卫生医疗机构数据交换共享的枢纽，是区域卫生工作平台的重要载体，还担负着搭建专网进行信息传递、共享，构建居民健康档案与电子病历数据库，完成数据存储与挖掘等重要任务。中心机房是数据中心的物理载体，是区域卫生信息系统设备运行的核心，须按照《电子信息系统机房设计规范》（GB 50174—2008）要求建设。

2. **平台安全**　包括 Linux 系统、Windows 系统和网络协议等的安全，主要采用安全性杀毒系统、漏洞扫描、补丁升级等技术，保证操作系统平台的安全性。

3. **网络安全**　区域卫生信息系统使各医疗机构通过卫生网络连接的规模庞大，增加了非法用户对数据的访问、拦截或者破坏的可能性。网络安全可以部署专用网络、防火墙，采用入侵检测技术、网络安全审计等技术，保障信息系统的安全。

4. **服务器安全**　服务器是区域卫生信息系统运行的核心，主要有数据库服务器、应用服务器和测试服务器等。在服务器安全策略管理中，对每台服务器的应用按需配置相应的安全策略，采用身份验证、授权访问、开放特定的服务和端口等机制维护服务器的安全，并建立服务器日志，对服务器设备的安全检查、错误日志、服务器性能监视等进行记录。

5. **数据库安全**　数据库是区域卫生信息系统数据存储的核心。数据不仅是各个应用系统的基础元素，也是数据整合、挖掘、利用的基地，是区域卫生信息平台的重要资源和财富。数据的安全是区域卫生信息系统最重要的安全内容，需采取有效措施确保数据安全。

6. **保密安全**　区域卫生信息系统涉及居民的健康信息和患者医疗信息等隐私数据。信息防泄露还需要详尽、细致的操作审计，全面、严格的操作授权，防止对信息的不当使用和流传。

7. **管理安全**　建立健全数据中心机房管理制度，包括：信息设备操作使用规程和系统运行维护制度、应急响应制度等；根据分工，落实系统使用与运行维护工作责任制；加强对相关人员的培训和安全教育，妥善保存系统运行、维护资料，完善相关记录，制订应急预案；定期组织演练，保证预案的切实可行，提高处理安全故障的应急能力。

六、数据存储、共享及交换的策略和方法

（一）数据存储策略

区域卫生信息系统核心服务器一般采用全冗余（双机双存储）方式。这种方式的特点在于：存储之间的数据复制不经过网络，而是由存储之间直接复制；两个存储之间的复制是完全实时的，不存在任何时间延时；某一存储设备的计划性停机，不影响整个服务器双机热备系统的工作；任何一台主机或存储的宕机都可以被其他主机或存储迅速接管，保证业务的持续运行。

（二）数据共享机制

区域卫生信息系统需具备从医疗机构内部信息系统应用中获取数据的能力，平台也应具备向医疗机构内部信息系统应用提供信息共享、协同服务等功能。区域卫生信息系统共享和协同服务基于存储服务，提供医疗卫生机构之间的信息共享服务。

（三）数据交换方法

区域卫生信息系统需要从医疗机构获取各种基础的业务数据，这些数据的获取都是通过平台提供的数据交换服务来完成的。数据交换服务至少应该提供如下功能：适配器管理功能、数据封装功能、数据传输功能、数据转换功能、数据路由功能、数据推送功能、数据订阅发布功能和传输监控等。

七、区域卫生信息系统的规划、设计与服务

（一）人工智能背景下的区域卫生信息系统

基于大数据和人工智能技术的区域卫生信息系统，为提供数据和知识的分析、评估、咨询、指导等服务。通过相关技术对健康指数进行分析指导，分析区域内医疗资源，有助于提升地区的医疗服务水平和服务能力。

（二）区域医疗机构数据共享

数据共享最重要的是针对数据接口，提供基于网络服务（web service）的标准数据接口，接口方式安全性高，提供与其他系统共享数据的功能。此外，系统提供个人身份识别服务，建立对范围内各医疗机构的业务联动，实现数据共享或业务协同。各医疗机构在个人身份上必须具有统一的身份机制。

（三）建设智能一体化公共健康服务

推动健康医疗大数据的应用，加强深化医药卫生体制改革的评估监测，对健康服务管理的主要指标、居民健康状况等重要数据开展精准统计和预测评估。综合运用大数据资源和手段，健全医院评价体系，深化公立医院改革，优化医疗卫生资源布局。基于人口健康信息平台，开展突发公共卫生事件监测预警和对居民健康、食源性疾病等的动态监测，提升紧急医学救援和综合指挥调度能力。

（四）提升公共卫生精细化管理水平

根据系统中真实、准确、动态的多主题数据库资源，提高健康评价、绩效考核、行业监管、突发公共卫生事件处理、政策制定等管理水平。

根据系统中居民的基本健康状况及其变化和趋势，有效开展重点人群、重点疾病的防治与预防控制工作。通过加强政府各部门间的协同，为政府管理提供日常监控、疾病预警、决策支持等数字化信息，提升在城市突发公共卫生事件的应急联动中，应急指挥、公安、卫健委、市场监管、应急管理、民政等相关部门之间的协同处置能力。

八、区域卫生信息系统的主要应用模块

区域卫生信息系统的主要应用模块包括指纹识别系统、居民健康档案共享、医疗协同、医疗行为监管系统、卫生绩效考核、综合卫生管理、卫生决策支持、健康服务门户等。

1. **指纹识别系统**　通过采集区域内所有居民的指纹信息，建立指纹档案库。指纹识别系统提供接口给各应用系统，使各应用系统支持通过指纹识别进行个人信息的索引。

2. **居民健康档案共享系统**　基于区域卫生信息平台的电子健康档案共享服务，是区域卫生信息平台最基础的应用。平台能整合分散的健康信息，为各类健康服务提供者提供统一、合适的健康保健信息，实现居民健康状况的全景信息视图。

3. **医疗业务协同系统**　基于健康档案存储服务，医疗卫生机构之间通过平台实现信息共享服务和业务协同服务，主要包括预约挂号子系统、区域内转诊/转检子系统。

4. **医疗卫生业务监管系统**　通过区域卫生信息平台采集所需的真实、完整、动态的数据资源，并建立区域医疗行为数据库、预案库和决策支持数据仓库，通过科学的理论方法和指标体系，分析从医院端采集的医疗行为数据，建立区域医疗行为监控、预警和处置机制，必要时可以有效干预，并提供统计分析和决策支持。

5. **卫生综合管理系统**　主要包括统计报表、卫生业务监管。通过综合监管，实现监管工作督办、综合监管情况统计，并发布监管公告。

6. **卫生绩效考核系统**　通过建立绩效考核指标体系，按照考核项目设定考核指标，对区（县）级和乡（镇）医疗卫生机构进行考核和专家评分考核，提供定量考核、机构自评、专家评分和综合考核分析支持。

7. **卫生决策支持系统**　管理和维护国家卫生调查统计指标框架体系和自定义指标体系，按卫生决策主题建立指标的统计分析模型。指标框架包括健康情况指标、卫生系统指标和健康影响因素指标。卫生决策指标业务域包括医疗指标、公共卫生指标和卫生资源指标。

8. **公众健康服务门户**　在系统平台采集各类数据的基础上，通过应用门户提供的网站、邮件、短信等各种方式拓展系统的应用空间，实现对公众更友好、便利的服务，为健康咨询、网上挂号、远程会诊、养老照护等创造便利条件，创新更多新服务项目和理念。

9. **外部接口系统**　区（县）卫生信息平台通过多种方式与其他应用系统进行数据共享与交换，主要包括与医疗机构系统的接口、与农村卫生信息系统的接口等。接口设计必须符合卫生信息化的标准规范。

第二节　人口健康信息平台

一、人口健康信息平台的意义

人口健康信息化是国家信息化建设及战略资源的重要内容，是深化医药卫生体制改革、建设健康中国的重要支撑。

《"健康中国 2030"规划纲要》也要求全面建成统一权威、互联互通的人口健康信息平台，规范和推动"互联网＋健康医疗"服务，创新互联网健康医疗服务模式，持续推进覆盖全生命周期的预防、治疗、康复和自主健康管理一体化的国民健康信息服务。

人口健康信息平台的建设，有助于解决以下几个方面的问题。

1. **促进资源统筹和整合**　当前卫生健康领域仍然存在重复建设、分散建设和多头管理、多头采集、多系统并立等问题。建设区域人口健康信息平台，以基础资源信息、全员人口信息、居民电子健康档案和电子病历四大数据库为基础，建设公共卫生管理、医疗健康公共服务、基本药物制度运行监测评价、卫生服务质量与绩效评价、人口统筹管理和综合管理等业务应用系统，实现互联互通、业务协同，切实消除"信息孤岛""信息烟囱"的现象，促进各级行政机构、医疗卫生机构间的业务协同和数据共享。

2. **促进健康数据应用**　随着大数据、云计算、移动互联等技术的发展，通过平台，以结构化的形式组织、储存和共享的海量健康数据资料，能够为公共卫生、医疗服务、医疗保障、药品供应、综合管理等广泛领域提供大量样本资料，进而在全产业链实现健康大数据的数据治理、临床和科研应用，充分发挥数据价值和生产力。

3. **促进区域整体健康水平提升**　区域人口健康数据平台可以帮助医疗机构等相关部门工作人员准确、动态、及时地了解居民的健康状况和卫生服务利用情况，针对性地进行干预。通过对区域健康数据的持续监测，及时发现健康危险因素，并进行相关疾病与健康问题的预警、筛查、防治和健康管理活动，从而促进区域内居民整体健康水平的提升。

4. **促进区域医疗卫生服务效率和质量提升**　以区域人口健康数据平台为基础：一方面通过全面深化医疗卫生服务领域"最多跑一次"的改革，促进相关政府及医疗机构间的信息共享和流程优化，减少由信息壁垒造成的重复检查、重复用药问题，减少资源浪费，提升患者满意度；另一方面通过进一步发展"互联网＋健康医疗"服务新模式，大力推进互联网健康咨询、网上预约分诊、移动支付、检查检验结果查询、随访跟踪、健康管理等服务应用，提供远程会诊、远程影像、远程病理、心电诊断等远程医疗服务，为全体居民提供优质、便捷、高效的健康服务支撑。

二、人口健康信息平台主要功能

人口健康信息平台主要实现区域内各横向业务机构和纵向管理机构的信息互联互通与业务协作，构建全民健康数据中心，为区域内社会公众提供分级的、连续的、安全的、便捷的医疗卫生信息云服务，提升基本医疗卫生服务的可靠性及公平性，促进形成有效的分级诊疗服务体系，优化区域医疗资源配置，提高医疗服务水平和医疗质量，降低医疗费用，提升卫生综合管理水平和政府综合决策能力。

（一）总体架构模型

1. **系统总体框架**　参照国家卫健委《"十三五"全国人口健康信息化发展规划》的要求，规划设计区域人口健康信息平台"1242"总体框架,即一个区域健康云,两个平台(区域人口健康信息平台支撑服务平台、区域人口健康信息平台),四类业务应用(面向政府、面向医疗机构、面向居民、面向企业),两个体系(运维体系/运营体系,安全体系/标准规范体系)。

基于区域人口健康信息平台支撑服务平台,以"平台 + 生态"模式建设面向政府、面向医疗机构、面向居民、面向企业的四类应用(图6-1)。

(1)面向政府:在全民健康信息平台基础上,整合并运营医疗统一支付系统、电子处方流转系统,与医保数据实现互联互通;根据区域发展规划,完善智慧120急救系统、血液供应保障等系统,为各级政府部门提供联动的大数据应用和健康医疗监管决策服务。

(2)面向医疗机构:为各级各类医疗机构提供统一的大数据服务、数据湖服务和人工智能服务,为患者提供远程会诊、远程影像诊断、远程心电诊断和远程病理诊断等远程医疗服务。

(3)面向居民:建设统一的健康云 App 服务,为居民提供电子健康一码通和"互联网 + 医疗健康"、分级诊疗、家庭医生签约、慢性病管理、医养结合等健康服务。

(4)面向企业:开展面向专业健康领域的服务、临床大数据服务、科研大数据服务、个性化健康管理、药企、险企的定制化服务。

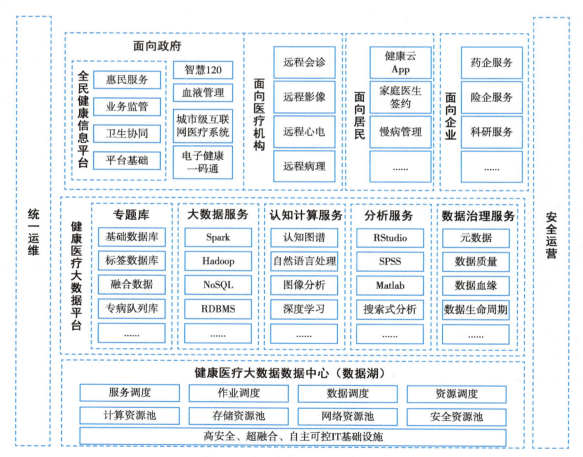

图6-1 人口信息平台总体框架图

注:Spark:计算引擎;Hadoop:分布式计算;NoSQL:非关系型数据库;RDBMS:关系数据库;RStudio:R 语言开发工具;SPSS:统计产品服务解决方案;Matlab:矩阵实验室。

2. 系统数据架构 数据服务是人口信息平台的核心服务。数据源包括属地医院、公共卫生系统、医保/新农合系统、药品保障系统、物联网和互联网数据;数据源通过数据交换和暂存平台首先进入业务主题库。业务主题库包括全员人口库、健康档案库、电子病历库、公众健康库、物联网库、互联网库等；业务主题库向上按照应用主题加工进入应用主题库。应用主题库包括业务协同、行业治理、决策支持、教育培训、健康服务、便民服务、远程医疗、智能设备等库；应用主题库按照场景和用户的不同进入不同的沙箱。场景驱动沙箱包括专病分析、早期筛查、临床辅助和药物筛选等；角色驱动的数据沙箱包括针对政府监管者、医生、患者、科研人员的数据沙箱；此外受控数据需要单独存储，包括隐私数据和安全数据等；管理数据也需要单独存储，包括注册数据和配置数据等（图 6-2）。

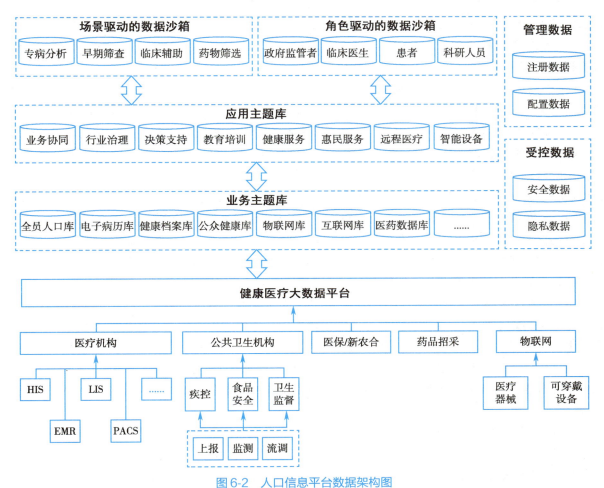

图 6-2　人口信息平台数据架构图

注：HIS，医院信息系统；LIS，实验室（检验科）信息系统；EMR，电子病历系统；PACS，影像归档和通信系统。

（二）平台应用系统

人口健康信息平台应用系统以基础资源信息、全员人口信息、居民电子健康档案和电子病历四大数据库为基础，整合公共卫生管理、医疗健康公共服务、基本药物制度运行监测评价、卫生服务质量与绩效评价、人口统筹管理和综合管理等多方面的业务应用，包括以下几大类功能。

1. 业务监管

（1）医院运营情况监管系统：依据电子病历数据分析医院运营情况，结果以仪表盘、图表等方式显示查询结果。查询方式包括模糊查询、组合查询、简单查询等，对区域各级医疗机构的运营情况进行全面监测与分析，内容主要包括：资产运营监管、医院工作负荷监管、工作效率监管、患者负担监管等。

（2）医务人员执业行为监管系统：医师、护士和其他专业技术人员从事诊疗活动，需要在执业区域进行注册，形成执业医师、执业护士、药师、执业技师库，将平台注册信息与医务人员的实际诊疗活动进行对比,从而监管其是否存在超出执业范围以外的诊疗活动。

(3)医疗行为监管系统:面向卫生行政主管部门,对区域各级医疗机构开展的诊疗行为和超出诊疗业务登记范围的行为进行监管。通过采集各级医疗机构对患者进行的检查、诊断、治疗、用药、护理、康复等医疗行为数据,与平台注册的医疗机构登记的诊疗行为进行对比、监管,防止违规行为的发生,主要包括医疗机构管理、医疗行为监管等。

(4)检验检查互认系统:区域居民通过全民健康信息平台提供的门户网站、手机App等途径,查询在区域内医院的检验检查报告。具体功能包括报告提醒、报告查询、报告定制与推送等。

对互认的检验检查项目、医疗机构、处方信息、病历信息进行统一的监管。具体功能包括互认医院监管、互认项目标准管理、互认结果监测分析等。

(5)医疗质量情况监管系统:建立统一的医疗质量指标体系,开展医院质量监测,对合理用药、诊疗质量、服务规范和患者安全进行监测、预警与追踪评价。具体功能包括医疗质量指标管理、单病种监管、用血监管、不良事件管理、医疗服务执行与提示、临床知识库接口、质量管理指标统计分析等。

(6)医院感染情况监管系统:建立区域医院感染监测,进行医院感染监测信息上报和监督通报。支持医院感染及相关信息的采集、存储、访问和辅助决策,并围绕提高医院感染管理水平而提供信息化处理和智能化服务的功能模块。具体功能包括数据采集与填报、指标管理、信息监测、综合分析等。

(7)医疗服务管理与执业监管系统:规范医疗机构依法执业监管,保障患者健康权益,促进医疗服务市场健康发展。监管内容主要包括:变更执业类别或执业范围,主诊医师备案,按规定实行资质管理的手术和操作,开具或使用麻醉、精神药品和易制毒化学制品,开具或使用限制使用级和特殊使用级抗生素以及医疗机构内部认定的重点领域需强化监管的高风险诊疗执业行为等。

(8)公立医院绩效考核系统:实现区域二级以上公立医院绩效考核功能。指标体系由医疗质量、运营效率、持续发展、满意度评价四个方面的指标构成。考核定量数据源于电子病历数据库,定性数据源于医院上报。

(9)人口信息服务与监管:对人口信息监测关键指标,例如婚姻、妊娠、生育、人口素质等进行对比分析和预警预测,具体功能包括婚情统计、孕情统计、生育信息统计、避孕信息统计、人口教育统计等。

(10)人口决策支持管理:充分利用信息化手段,加强人口信息的监测评估和统计分析,为人口与计划生育领域的决策提供支撑。具体功能包括:人口信息监测、人口自身变动统计分析、人口结构统计分析、人口与发展统计分析、家庭单元信息统计、统计分析管理、人口迁移流动评估、育龄妇女生育行为评估、出生人口变动预测、人口与计划生育政策辅助决策等。

(11)国家基本公共卫生服务项目监管:针对国家基本公共卫生服务项目开展情况进行统一监管。具体功能包括:居民电子健康档案建档率;基层医疗卫生服务机构提供的0~6岁儿童、孕产妇、65岁及以上老年人、高血压患者、2型糖尿病患者、严重精神障碍患者、结核病患者的健康管理;了解健康教育、预防接种服务、传染病和突发公共卫生事件的报告和处理,卫生监督协管,中医药健康管理的服务数量。

(12)基层医疗卫生机构绩效考核监管:针对基层医疗卫生机构,通过对考核相关业务监测数据的采集,实现绩效监管。具体功能包括:考核指标管理、医疗服务质量/数量、患者满意度、任务完成情况、城乡居民健康状况。

2. 便民服务

(1)健康档案查询:居民通过互联网、自助服务等多种途径,依据居民健康卡等进行身份实名安全认证与有效授权,实现对居民电子健康档案的查询。具体功能包括:居民可查询个人自身的就诊记录、检验检查结果、公共卫生服务记录,授权查询规则等。

（2）生育登记网上办理：夫妻生育第一个或第二个子女的，通过网上办事大厅、移动客户端等信息平台办理生育登记，并享受相关服务。夫妻申请再生育的，也可以在网上办理。具体功能包括：办事指南、服务指南、申请登记、办事进度查询、资格审查、领证通知、证照管理。

（3）家庭医生签约服务：面向社区、乡（镇）居民，通过门户网站、手机 App 等多种途径，预约家庭医生上门服务，查询服务记录，进行在线健康咨询。具体功能包括：家庭医生签约服务申请与服务签订，个人及家庭就诊记录的查询和推送，家庭医生上门服务记录的查询和推送，居民健康咨询回复信息的查询和推送，健康常识及便民活动信息的发布，社区医生信息的发布。

（4）计划生育服务和指导：为人工流产或分娩后的服务对象提供安全避孕咨询与指导。针对已生育或未生育人群提供个性化的技术指导与关怀，提高其保健意识和安全避孕能力。具体功能包括：各类避孕节育措施的特点、禁忌证、使用方法、注意事项、可能出现的副作用及其处理方法，与计划生育相关药品网上配送的连接途径和方式等。

（5）计划生育药具网上配送：居民通过门户网站、手机 App 等多种途径申领计划生育药具，填写电子申领表格，对确认身份并申领成功的居民提供线下药具配送服务。具体功能包括：计划生育药具申领／申请、申领人身份核实、配送计划管理、申领规则库、异常申领警示、人员黑名单管理、免费药具需求预测功能。

（6）慢性病管理：面向居民，通过门户网站、手机 App 等多种途径，提供针对高血压、2 型糖尿病等慢性病的信息查询和信息推送服务。具体功能包括：慢性病监护、随访评估信息、健康体检信息、健康状况信息、健康宣教和日常护理知识等。

（7）精神疾病管理：面向居民，通过门户网站、手机 App 等多种途径，提供针对各种精神疾病的信息查询和信息推送服务。具体功能包括：就诊记录信息、随访评估信息、健康体检信息、日常心理健康和护理知识等。

3．业务协同

（1）计划生育业务协同：通过建设全员人口数据库和业务信息系统，支撑计划生育各项业务在计划生育服务机构、民政、公安、医疗机构等之间的协同与整合。计划生育服务管理需要从公安获取人口基本信息，从民政获取婚姻信息，从助产机构获取出生人口信息；人口出生管理需要从医院获取出生信息。具体功能包括：出生人口信息，生育登记服务，计划生育依法行政，计划生育技术服务，出生人口性别比综合治理，计划生育家庭奖励和扶助，流动人口服务管理，计划生育基层群众自治。

（2）出生人口监测业务协同：依托国家人口基础数据库、全员人口数据库，增加对出生人口监测的入口，强化监测力度。通过卫生健康系统内部信息的比对共享，以及出生人口信息与公安、民政、人社、教育部门的交换共享，支撑人口问题的前瞻性、战略性和对策性研究，调整和完善生育政策。具体功能包括：生育登记服务、孕妇建档、孕产妇保健、住院分娩、出生医学证明办理、儿童预防接种等信息的交换共享；出生医学证明与公安出生户籍人口信息、民政婚姻和收养信息、个人社保信息、教育学籍信息的交换共享；出生人口比对与异常监测。

第三节　公众健康信息管理与居民电子健康档案

一、公众健康信息管理

公众的健康管理水平，体现了我国国民健康水平和社会平均劳动生产率，是衡量经济是否良性发展，确保经济社会可持续健康发展的重要基础。基于个人健康档案的个性化健康管理是建立在现代医学和信息化管理技术模式上,从社会、心理、环境、营养、运动的角度对公众提供全面的健康促进服务,帮助和指导公众有效地把握与维护自身的健康。

公众健康信息学(consumer health informatics,CHI)是指运用现代科学技术手段,研究和促使公众获取、理解并利用其所需健康信息的应用型交叉领域,也是医学信息学的重要分支。从打破数据孤岛,建立数据存储及应用法律规范,保证电子健康档案使用价值三个方面简述公众健康信息管理的相关内容。

(一)打破数据孤岛

受传统医疗行为习惯的影响,居民的健康信息往往集中于部分医疗机构。一方面,出于政策限制、数据安全、信息技术发展状况、个体机构利益等原因,医疗机构本身对于健康信息的共享积极性有限;另一方面,居民本身对于相关个人健康信息的采集也存在一定的隐私性、安全性担忧。

公众健康信息管理的前提就在于拥有全面、准确、标准的居民健康信息,从而建立起健康数据共享的基础。为了消除"数据孤岛"的状况,可以从以下几方面采取措施。

1. **完善基础设施** 是健康信息管理的重要保障,因此需要建设完善的健康信息管理数据中心,配备齐全且与系统软件适配的服务器、存储设备、网络设备和其他计算机硬件设备。同时,提高各级行政及医疗卫生机构健康信息管理系统和软件之间的兼容性,建立完善的传输共享渠道。

2. **优化系统服务** 数据平台的使用感受客观上影响了相关医疗机构人员和居民对于数据传报的积极性,因此优化数据平台产品质量及服务水平是提高健康信息管理水平的重要方式。需要优化产品性能,完善产品功能,降低产品操作难度,为公众提供更优良的服务及产品。

3. **提升人员素质** 相关数据管理工作人员的素质直接影响公众健康数据最终的生成质量。当前工作人员所能掌握或接触的健康信息量更多,价值更高,这就要求相关数据管理工作人员提升自己的专业素质和思想道德修养,同时以良好的工作态度提供服务。

4. **健全法律规范** 相关数据标准、法律规范的推出不仅能够起到对健康信息管理活动的规范作用,也能有效打击健康信息隐私侵犯行为。因此需要完善顶层设计,规范数据采集、传输、使用、管理等各方面行为,保证公众健康信息管理更标准、更安全。

(二)建立数据存储及应用法律规范

当前公众健康信息管理仍然存在整合难度大、整合程度低的问题。为了进一步提高信息共享的程度和水平,需要注重以下几个方面的问题。

1. **统筹区域发展水平** 在全国、省、市等各级行政区域范围内完善健康档案大数据建设的顶层设计,建立区域统筹发展模式,搭建统一平台,统筹考虑确定发展重点,避免重复建设,实现资源的有效利用、数据平台的功能协调和结构统一。同时,也要注重基础薄弱地区的投入,加快基层地区和机构的信息化建设进程,扩大公众健康数据互联互通的范围和程度,建设更加全面、完整的居民电子健康档案。

2. **重视数据标准的发展、应用** 需要重视健康信息数据体系标准的制定和落地,在《健康档案架构与数据标准》的基础上,制定和推行符合业务发展需要的健康档案数据标准。同时要建立长效动态检查机制,对各级医疗机构原始健康数据填报的规范性、完整性进行监督,确保各类居民健康信息能够全面、准确地纳入电子健康档案。

3. **重视相关数据立法工作** 国家健康信息管理机构需要制定健康信息管理的相关法律法规,以保证公众健康信息的安全性。一方面,要明确有关健康信息数据责任和安全性保护的责任主体与相关义务,包括健康信息管理的主体和对象,相关健康信息资源和健康信息泄露的处置方法等;另一方面,要促进健康信息管理机构加大对健康信息知识的宣传力度,吸引公众积极参与其中,以发展和提升公众健康信息管理的社会环境。

（三）保证电子健康档案的使用价值

1. 完善电子健康档案的内容　精准、有效的健康服务的前提是要准确地了解居民的健康状况。健康档案理论上记载了居民所有的健康事件，是记录居民个人全生命周期健康信息变化的重要资料，通过比对一段期间内的健康档案中某个指标的变化，可以发现居民健康状况的变化趋势，进而采取针对性的健康干预。因此，健康档案的全面性、准确性、完整性越高，就越有利于各级医疗机构和相关工作人员对居民健康问题的评估、预测和干预，相应健康服务的质量就越好。为此，需要进一步完善电子健康档案的内容，补充缺失字段和信息；同时，需要完善档案索引信息，打通不同机构、不同业务条线间的信息传输渠道，在整合碎片化信息的同时消除重复信息。

2. 加强电子健康档案数据治理　数据质量的保证是电子健康档案应用的基础。没有好的数据质量，电子健康档案的应用价值就非常有限。因此，在数据汇集、处理和应用的过程中，可以采取以下几类信息化手段进行数据治理，进而提高电子健康档案的数据质量。

（1）建立区域医疗卫生数据标准：根据国家相关行业标准和区域内各级政府与医疗卫生机构的信息化水平，采用统一的数据架构、数据标准和数据集编制规范，为数据集成和电子档案的建立奠定基础。

（2）建立数据监控和质量校验机制：在区域电子健康档案的建立过程中需要进行全程监控和数据质量校验，建立统一数据监管平台，通过数据监管系统实时监控各单位的数据上传状况。对于数据是否及时上传、数据完整性、数据一致性、数据上传比例、数据逻辑性等进行统计和考核，促使相关机构进一步提升数据上传质量。

（3）数据清洗和标准化：电子健康档案相关数据在最终应用前需要进行数据清洗和标准化工作，主要包括一致性检验，相关缺失数据的补充，无效、错误数据的修正，重复数据的消除等。

二、居民电子健康档案

居民健康档案是居民健康管理（疾病防治、健康保护、健康促进等）过程的规范、科学记录。电子健康档案（electronic health record，EHR）是以居民个人健康为核心，贯穿整个生命过程，涵盖各种健康相关因素，实现多渠道信息动态收集，满足居民自我保健、健康管理（疾病防治、健康保护、健康促进等）和健康决策等需要的信息资源。EHR 的研究始于 20 世纪 90 年代的中后期，伴随着电子病历（electronic medical record，EMR）的研究而日益深入，是当前国内外医疗卫生信息化建设中备受关注的热点之一。

居民电子健康档案是记录居民生命全周期健康情况的数字化档案，其主要内容包括个人基本信息、健康体检、重点人群健康管理记录和其他医疗卫生服务记录。2009 年，国家卫生部印发《健康档案基本架构与数据标准（试行）》，规范了居民健康档案相关数据的基本采集项目和表达规范，为健康档案的电子化、规范化、互联互通和信息共享奠定了基础。根据 2012 年实行的卫生行业标准《城乡居民健康档案基本数据集》（WS 365—2011）规定，居民电子健康档案主要包括以下几部分内容。

（一）个人基本信息

个人基本信息是居民电子健康档案的基础，包括人口学和社会经济学等基础信息以及基本健康信息。其中一些基本信息反映了个人固有特征，贯穿整个生命过程，内容相对稳定、客观性强。个人基本信息主要包括以下方面。

1. 人口学信息　如姓名、性别、出生日期、出生地、民族、身份证号码、文化程度、婚姻状况等。

2. 社会经济学信息　如户籍信息、联系地址、联系方式、职业类别等。

3. 社会保障信息　如医疗保险类别、医疗保险号码、残疾证号码等。

4. 基本健康信息　如血型、过敏史、既往疾病史、手术史、外伤史、输血史、家族遗传病史、环境危险因素等。

5. **家庭信息** 如家庭厨房排风设施、家庭燃料类型、家庭饮水类别、家庭厕所类别、家庭禽畜栏等。

6. **建档信息** 如健康档案编号等。

（二）健康体检

健康体检包括健康状况、健康检查、健康评价、健康服务情况等信息，主要分为以下几大类。

1. **健康状况信息** 如体格检查数据、症状信息、老年人健康状态评估、健康指导、饮食习惯、吸烟状况、饮酒状况、职业暴露因素等。

2. **检验报告信息** 如检验报告单、检验指标、检验结果等。

3. **检查报告信息** 如检查报告单、医学影像图像等。

4. **住院记录** 如入院日期、入院原因、出院日期等。

5. **用药记录** 如药品名、用药频率、用药剂量等。

6. **接种记录** 如疫苗名称、疫苗批号、接种日期等。

（三）重点人群健康管理记录

重点人群健康管理记录包括国家基本公共卫生服务项目要求的0～36个月的儿童、孕产妇、老年人、慢性病和精神疾病患者等各类重点人群的健康管理记录，主要分为以下几大类。

1. **儿童保健** 如新生儿家庭访视信息、儿童健康检查信息等。表6-1列出了电子健康档案中与儿童保健相关的卫生服务基本数据集标准目录，如"出生医学证明基本数据集"的数据集标识符为"HRB01.01"，表示该数据集标准属于"电子健康档案领域（EHR）"中的一级类目"公共卫生（B）"下的二级类目"儿童保健（01）"，数据集顺序号为"01"。

表6-1 电子健康档案中与儿童保健相关的卫生服务基本数据集标准目录

一级类目	二级类目	数据集标准名称	数据集标识符
A 基本信息		个人信息基本数据集	HRA00.01
B 公共卫生	01 儿童保健	出生医学证明基本数据集	HRB01.01
		新生儿疾病筛查基本数据集	HRB01.02
		儿童健康体检基本数据集	HRB01.03
		体弱儿童管理基本数据集	HRB01.04

2. **妇女保健** 如产前随访服务信息、产后访视服务信息、产后42天健康检查信息。表6-2列出了电子健康档案中，与妇女保健相关的卫生服务基本数据集标准目录，如"婚前保健服务基本数据集"的数据集标识符为"HRB02.01"，表示该数据集标准属于"电子健康档案领域（EHR）"中的一级类目"公共卫生（B）"下的二级类目"妇女保健（02）"，数据集顺序号为"01"。

表6-2 电子健康档案中与妇女保健相关的卫生服务基本数据集标准目录

一级类目	二级类目	数据集标准名称	数据集标识符
A 基本信息		个人信息基本数据集	HRA00.01
B 公共卫生	02 妇女保健	婚前保健服务基本数据集	HRB02.01
		妇女病普查基本数据集	HRB02.02
		计划生育技术服务基本数据集	HRB02.03
		孕产期保健服务与高危管理基本数据集	HRB02.04
		产前筛查与诊断基本数据集	HRB02.05
		出生缺陷监测基本数据集	HRB02.06

　　3．疾病控制和管理　如预防接种卡信息、传染病报告卡信息、职业病报告卡信息、食源性疾病报告卡、高血压患者随访信息、2型糖尿病患者随访信息、重性精神病患者管理信息等。表6-3列出了电子健康档案中，与疾病控制与管理相关的卫生服务基本数据集标准目录，如"传染病报告基本数据集"的数据集标识符为"HRB03.02"，表示该数据集标准属于"电子健康档案领域（EHR）"中的一级类目"公共卫生（B）"下的二级类目"疾病控制（03）"，数据集顺序号为"02"。

表6-3　电子健康档案中与疾病控制与管理相关的卫生服务基本数据集标准目录

一级类目	二级类目	数据集标准名称	标识符
A 基本信息		个人信息基本数据集	HRA00.01
B 公共卫生	03 疾病控制	出生缺陷监测基本数据集	HRB02.06
		预防接种基本数据集	HRB03.01
		传染病报告基本数据集	HRB03.02
		结核病防治基本数据集	HRB03.03
		艾滋病防治基本数据集	HRB03.04
		血吸虫病患者管理基本数据集	HRB03.05
		慢性丝虫病患者管理基本数据集	HRB03.06
		职业病报告基本数据集	HRB03.07
		职业性健康监护基本数据集	HRB03.08
		伤害监测报告基本数据集	HRB03.09
		中毒报告基本数据集	HRB03.10
		行为危险因素监测基本数据集	HRB03.11
		死亡医学证明基本数据集	HRB03.12
	04 疾病管理	高血压病例管理基本数据集	HRB04.01
		糖尿病病例管理基本数据集	HRB04.02
		肿瘤病例管理基本数据集	HRB04.03
		精神分裂症病例管理基本数据集	HRB04.04
		老年人健康管理基本数据集	HRB04.05

（四）其他医疗卫生服务记录

　　上述记录以外的其他医疗卫生服务记录，主要分为以下几类。

　　1．门诊摘要信息　如就诊日期、就诊机构名称、就诊科室、疾病代码、处置计划、门诊费用信息等。

　　2．住院摘要信息　如病案号、住院机构名称、入院时间、入院原因、疾病代码、出院日期、住院费用信息等。

　　3．会诊信息　如会诊日期、会诊原因、会诊意见、会诊医师姓名等。

　　4．转诊/院信息　如转诊日期、转入医疗机构名称、转入科室名称、转诊医师姓名等。

第四节　基层和社区卫生信息系统

一、健康档案管理

　　基层和社区卫生信息系统（community health information system，CHIS）是指以计算机、网络技术、医学和公共卫生学知识为基础，以居民为中心，对社区卫生信息进行采集、加工、存储、共享，并提出决策支持的管理系统。社区卫生信息系统是一个常见的公共卫生信息系统，是集社区医疗、预防、保健、康复、健康教育和计划生育技术指导的"六位一体"社区医疗卫生服务网络体系。该体系为一个"四纵二横"的医疗体系，即医疗急救、后续护理、健康教育、心理咨询四大功能的纵向联系，以及与医疗机构、医疗保险机构二者的横向联系。

二、健康信息服务

基层和社区卫生服务是社区建设的重要组成部分，是在政府领导、社区参与、上级卫生机构指导下，以基层卫生机构为主体，全科医师为骨干，合理使用社区资源和适宜技术，以人的健康为中心、家庭为单位、社区为范围、需求为导向，以妇女、儿童、老年人、慢性病患者、残疾人等为重点，以解决社区主要卫生问题、满足基本卫生服务需求为目的的，融预防、医疗、保健、康复、健康教育、计划生育技术服务等为一体的，有效、经济、方便、综合、连续的卫生服务。

三、基层和社区卫生信息系统的档案内容

社区卫生信息系统的档案内容主要围绕社区卫生管理服务，包括健康档案管理、健康教育、保健、居民交互等内容。基层和社区卫生信息系统通过与农村卫生系统、妇幼保健系统等信息系统对接，采集个人的公共卫生有关信息。下面简述基层和社区卫生信息系统中的部分专项档案内容。

1. **传染病专项档案** 包括传染病症状、检验/检查信息、诊断信息、发病日期和诊断日期等传染病发生的相关情况。传染病专病管理包括病例的发现、病例的治疗跟踪、病例治疗的管理控制、病例治疗的社区督导等。具体内容参见本书第七章第二节中"传染病防控和管理"部分。

2. **慢性病专项档案** 慢性病信息包括对高血压、糖尿病、肿瘤、心脑血管疾病等慢性病患者进行日常随访和管理的信息；疾病报告包括患者基本信息、患者的发病信息、发病/报告日期、诊断结果信息等；随访信息包括访视患者状况，饮食、生活行为、用药等信息。具体内容参见本书第七章第二节中"慢性非传染病监测和管理"部分。

3. **计划免疫专项档案** 儿童预防接种包括预防接种记录、接种副作用、禁忌证、传染病史等；其他预防接种包括其他预防接种记录、接种副作用等；学校预防接种包括到所管辖中/小学进行集体接种情况的记录等。

4. **儿童健康专项档案** 儿童保健信息主要包括儿童的健康体检，生长发育监测、评价和干预信息等。通过采集农村卫生信息系统中的儿童保健数据，与妇幼保健院、儿童保健所的儿童保健管理数据集成，实现数据的整合共享，使分散各地的数据汇聚到健康档案中。

5. **妇女健康专项档案** 妇女保健信息主要包括孕产妇信息、产褥期信息、更年期信息和健康检查信息等。通过采集农村卫生信息系统中的儿童保健数据，并与妇幼保健院、儿童保健所的妇女保健管理数据集成，实现数据的整合共享，使分散在各地的数据汇聚到健康档案中。

四、社区卫生信息化建设模式

社区卫生服务机构作为公共卫生服务网络的网底，是卫生相关信息的重要采集源头，因此，建立健全社区卫生信息系统不仅有助于完善和规范社区卫生服务的功能、提高社区卫生服务质量、推动社区卫生服务体系的深入发展，而且有助于促进卫生信息系统的整体进展，加快卫生信息化建设步伐。

从目前的情况来看，社区卫生信息化有三种常见的模式，自行建设、挂靠医院和区域规划。三者各有利弊：自行建设模式，系统相对独立，功能简单，但维护麻烦，整合困难；挂靠医院模式可以实现在社区卫生站和三级医院之间的相互转诊，但覆盖范围有限，也不利于与其他社区卫生站、三级医院

的信息交换,无法为整个区域提供卫生信息;区域规划的模式保证了各个卫生站之间信息的统一及互通,可以进行资源的统一配置,但不利于与大型医院之间的转诊服务。

(曾国军)

本章小结

　　卫生信息系统作为一种领域信息系统,主要包含医疗和公共卫生服务两个部门,可以分为国家卫生信息系统、省市级卫生信息系统、县区卫生信息系统等,主要涉及卫生信息系统服务对象、建设条件、设计原则和标准,数据存储、共享及交换的策略和方法,医疗和公区卫生监管系统规划、设计与服务,以及区域卫生信息系统的主要应用模块等。人口健康信息化是国家信息化建设及战略资源的重要内容,是深化医药卫生体制改革、建设健康中国的重要支撑。公众健康管理既是每个公民的个人全程、全方位的健康管理问题,也关系着我国社会发展目标的重大战略,主要涉及公众健康信息管理,打破数据孤岛,建立数据存储及应用法律规范,保证电子健康档案的使用价值,以及构建居民电子健康档案,包括个人基本信息、健康体检、重点人群健康管理记录以及其他医疗卫生服务记录等。基层与社区卫生信息系统主要涉及健康档案管理、健康信息服务、基层和社区卫生信息系统,构建传染病、慢性病、计划免疫、儿童健康和妇女健康专项档案,并探索社区卫生信息化建设模式等。

思考题

　　1. 区域卫生信息系统建设健全的安全保障体系包括哪些?

　　2. 人口健康信息平台的意义是什么?

　　3. 公众健康信息管理为了消除"数据孤岛"的状况,可以在哪些方面采取措施?

　　4. 基层和社区卫生信息系统主要包括哪些常见的档案?

第七章

公共卫生信息系统

公共卫生指针对社区或者社会的医疗措施，有别于针对个人的、在医院进行的医疗措施。公共卫生信息（public health information）是指与公共卫生活动相关的所有信息的统称，如疾病预防与控制信息、妇幼保健信息、卫生行政监督信息、疫情监控信息、医疗救济信息等。公共卫生信息学（public health informatics，PHI）既是信息科学的一个分支，又是医学的一个重要组成部分。本章主要对公共卫生信息学的内涵与特点、研究内容，以及常见的公共卫生信息系统的组成和功能等进行简要介绍。

第一节 公共卫生信息学与信息系统

一、公共卫生信息学的内涵与特点

（一）公共卫生信息学的内涵

目前公认的公共卫生信息至少应当包含三大类：第一类是基础公共卫生信息，包括人口、地理、经济、出生、死亡、机构、管理等信息；第二类是疾病相关信息，发病、病原等因素属于此列；第三类是健康危险因素，包括了环境、营养、食品、职业卫生等。

2002 年，学界提出了关于"公共卫生信息学"较为公认的定义：信息学和计算机科学技术在公共卫生实践、研究和学习中的系统性应用。如果按照信息学的含义理解，公共卫生信息学的概念可以分为狭义和广义两种。狭义的公共卫生信息学指的是利用计算机技术为工具来研究基础公共卫生信息、疾病相关信息和健康危险因素等信息的获取、处理、传递和利用的一门交叉学科。因此，公共卫生信息学需要多种跨学科的技能。图 7-1 显示了影响狭义公共卫生信息学的多种跨学科科学。广义的公共卫生信息学则是研究与公共卫生信息相关的一切现象及其本质的学科。可以说，公共卫生信息学是属于医学信息学的一个分支学科，是近年来新兴的一门交叉学科。

（二）公共卫生信息学的特点

1. **科学性** 无论是公共卫生学还是信息学，都是一门科学，在此前提条件下的公共卫生信息学必然具有科学性。一方面，公共卫生信息学本来就是科学劳动的结晶；另一方面，公共卫生信息汇集着丰富的卫生信息资料，是卫生科学研究事业的重要部分。对公共卫生信息的分析能力也是构成社会科学能力的重要因素。此外，有关公共卫生的信息工作还需要更多更有效的科学方法指导，从而使之更加尽善尽美。

2. **社会性** 公共卫生事业的社会公益性决定了公共卫生信息的社会性。公共卫生信息学的研究对象——信息，已经成为继物质、能量后的第三大资源。它一方面无所不在；另一方面可被所有人共享。因此，信息的这种永恒性和普遍性也决定了公共卫生信息学的社会性。

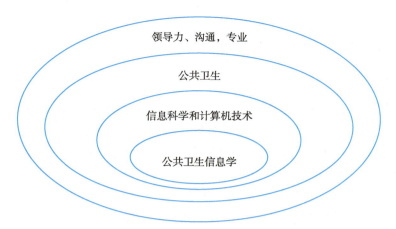

图 7-1 影响狭义公共卫生信息学的多种跨专业能力和跨学科科学

3．**服务性** 任何一个领域的信息行业都是典型的服务型行业,公共卫生领域也不例外。它以搜集、整理卫生信息资料为手段,以提供卫生信息服务为宗旨,并在应用服务中创造效益。其服务对象与范围可分为三个层次:卫生管理部门的决策者、卫生工作者,以及卫生教育工作者与卫生科研人员及卫生专业的学习人员。公共卫生信息工作主要是向这些服务对象提供各种层次的信息服务,以获取自身存在的价值。

二、公共卫生信息学的研究内容

公共卫生信息学所研究的核心内容是信息。根据信息学的研究内容,公共卫生信息学的主要研究内容包括:公共卫生领域的信息加工、信息资源管理、信息安全、信息传播等。近年来,有关公共卫生信息学的研究逐年增多,其研究领域可归为以下几个方面。

1．**公共卫生信息化标准建设** 标准化是卫生信息化的基础,是卫生信息化建设的一个重要组成部分。只有实现卫生信息标准化,才能使卫生信息系统更好地适应医药卫生体制改革的要求,把卫生信息资源进行充分的整合、利用,实现科学管理,提高医疗卫生服务质量和全民健康水平。近年来,世界各国投入了大量的人力和物力进行卫生信息标准化的研究和推广工作,并取得了可喜的成绩。与发达国家相比,我国的卫生信息标准化建设起步晚、底子薄,尚处在"初级阶段",距离世界先进水平还有很大差距,正面临前所未有的发展机遇和挑战。在卫生信息化过程中,标准化已经成为制约卫生信息化建设的主要障碍之一,必须引起高度重视。

2．**领域数据库建设** 领域数据库(domain database)是指面向具体应用领域的数据库。数据库技术被应用到公共卫生领域中,为提高领域数据的利用效率提供了可行之路。公共卫生领域数据库是针对公共卫生领域某一主题的数据库,整合了公共卫生领域知识,为公共卫生人员的活动提供决策支持。

3．**公共卫生信息系统建设** 是以提高公共卫生管理效率及决策科学性为目的,建立由人、计算机技术、数据信息等要素构成,以公共卫生信息的收集、传递、储存、加工、维护为主要功能的系统。通过公共卫生信息系统,可以提高公共卫生事业管理的效率和水平,使公共卫生管理更加科学、合理。主要的公共卫生信息系统包括疾病预防控制信息系统、妇幼保健信息系统、卫生监督信息系统、疫情和突发事件监测系统等。

4．**卫生信息分析与决策支持** 卫生决策离不开信息的支持,对在公共卫生活动过程中采集得到的信息进行分析,可以得到决策所需要的知识,从而为公共卫生的决策活动提供依据,使决策更加科学。例如,根据传染病的发病信息,可以判断传染病的流行特点,从而制订有效的防治措施,达到科学防控的目的。目前，整合公共卫生海量数据，建立数据仓库，并利用数据挖掘方法，发现公共卫生活动的规律性，提取公共卫生决策知识，是卫生信息学研究的重要内容之一。

三、公共卫生信息系统

公共卫生信息化最重要的依托是公共卫生信息系统（public health information system，PHIS）。公共卫生信息系统是为了给公共卫生服务系统的各层次机构提供业务管理、决策支持而建立的一种信息系统。公共卫生信息系统的服务对象是公共卫生管理，它对于加强卫生机构的卫生管理能力，提高卫生管理水平，具有十分重要的作用。

（一）公共卫生信息系统建设的总体目标

公共卫生信息系统建设的总体目标是：综合运用计算机技术和通信技术，构建覆盖各级卫生行政部门、疾病预防控制中心、卫生监督中心及各级各类医疗卫生机构的高效、快速、通畅的信息网络系统，网络触角延伸到城市社区和农村卫生室；加强法治建设，规范和完善公共卫生信息的收集、整理、分析，提高信息质量；建立中央、省、市三级突发公共卫生事件预警和应急指挥系统平台，提高医疗救治、公共卫生管理、科学决策，以及突发公共卫生事件的应急指挥能力。

（二）公共卫生信息系统的特点

1. **可识别性**　卫生信息是在公共卫生机构和社会环境中客观存在的，通过利用公共卫生信息系统收集、处理、存储、传递信息，同时利用各种仪器和科学方法识别信息。

2. **可传输性**　在公共卫生信息系统中，信息通过各种途径和传输介质进行传递。

3. **可存储性**　可以采用各种方法和手段存储公共卫生信息，如计算机和网络技术。

4. **可处理性和效用性**　采用各种方法处理不同的信息，通过传递给信息受体，将信息及时、准确地传递到管理者或者决策者手中，以增加信息的效用性。

5. **经济性**　公共卫生信息系统是一个讲求实效和效益的信息系统，始终坚持效率和效益并重的观点。为了使管理信息系统有效而可持续性运行，既要重视信息系统技术的先进性，又要强调技术的实用性和经济性，避免脱离实际。

6. **信息可共享性**　是指信息在传输的过程中，只会使接收方的信息量增加，不会使输入方的信息量减少，从而可以实现"信息共享"。信息共享性主要表现在不同的管理领域和管理层次都可共同使用同一信息；正确认识这一点，对公共卫生管理信息系统的建设和发展具有十分重要的意义和作用。

（三）公共卫生信息系统的功能

作为一个完整的信息系统，公共卫生信息系统也具有信息系统的五大功能。

1. **输入功能**　信息系统的输入功能决定于系统所要达到的目的、系统的能力和信息环境的许可。

2. **存储功能**　是系统存储各种信息资料和数据的能力。

3. **处理功能**　是对数据进行处理的功能，例如，基于数据库技术的联机分析处理和数据挖掘技术。

4. **输出功能**　信息系统的各种功能都是为了保证最终实现最佳的输出功能。

5. **控制功能**　对构成系统的各种信息处理设备进行控制和管理，对信息加工、处理、传输、输出等环节通过各种程序进行控制。

（四）常见的公共卫生信息系统

公共卫生信息系统是卫生管理走向现代化及网络化的重要标志，也是最终实现卫生信息资源共享的必由之路与先决条件。它具有跨机构、跨层级和跨业务的特点：纵向分为国家、省、地市、县区、乡镇等多级信息系统；横向可分为疾病监测和控制信息系统，妇幼保健、疫情和突发事件监测、卫生监督、医疗救治信息系统等业务信息系统。本章的后续将详细介绍疾病监测和控制信息系统、妇幼保健信息系统、卫生监督信息系统，以及疫情和突发事件监测系统。

（五）公共卫生信息系统建设的发展和挑战

随着信息技术和基础设施的普及，我国公共卫生信息系统得到了长足的发展，初步建立了以疫情防控、疾病监测、卫生监督为主体的公共卫生信息系统；但是，由于起步较晚，仍然存在信息交换与共享机制滞后，数据资源利用程度较低，相关人员对信息化的认识程度有待提高等问题。此外，现有公共卫生信息系统应用较少，需要进一步扩展，通过对卫生信息应用系统的整合与扩展，为医务工作者、公众及其他有关部门人员提供更多的信息服务。

第二节　疾病监测和控制信息系统

一、疾病监测和控制信息系统概述

（一）疾病监测和控制信息系统的概念

疾病监测和控制信息系统可定义为：疾病监测和控制信息系统是用于实时捕获和分析疾病数据，实现多监测信息系统的无缝连接，监测并评估疾病发展趋势，确定公共卫生突发事件，指导疾病的预防、控制和救治的互操作信息系统。需要特别强调疾病监测是手段而不是最终目的，其最终目的是为控制疾病流行服务。

虽然具体的信息、通信技术工具和技术会快速发展和更新，但疾病监测和控制的底层原则与概念是相对稳定的。下面是关于疾病监测的几个核心概念。

1. **被动监测与主动监测**　下级单位按照常规上报监测资料，而上级单位被动接收，称为被动监测。根据特殊需要，上级单位专门调查或要求下级单位严格按照规定收集资料，称为主动监测。

2. **常规报告与哨点监测**　常规报告如我国的法定传染病报告系统，要求报告的病种多，报告的范围覆盖全国，而且主要由基层卫生人员来开展工作，漏报率高和监测质量低是不可避免的。哨点监测是指为了达到特定目的，在经过选择的人群中用标准的内容和方法开展的监测。采用耗费低、效率好的哨点监测也同样能达到监测的主要目的。

3. **监测病例**　由于报告病例与实际病例会发生一定数量的漏诊和误诊，在大规模的监测工作中宁可忽视单个患者的准确性也要保证一个统一的、可操作性强的临床诊断标准。用这个标准确诊的病例称为监测病例。

4. **直接指标与间接指标**　监测得到的发病数、死亡数，以及经过分析后得到的发病率、死亡率等，称为监测的直接指标。有时监测的直接指标不易获得，例如，要对每个流行性感冒病例都做出诊断会非常困难，即使仅仅对流行性感冒死亡做出诊断，也会因为涉及死因分类等问题而很难区分患者是因流行性感冒还是因肺炎死亡。这时可以用"流行性感冒和肺炎死亡数"作为监测的间接指标，同样可以达到监测流行性感冒疫情的目的。

5. **静态人群与动态人群**　在监测过程中观察人群如果没有迁出、迁入，或有少量迁出、迁入，称为静态人群。如果有频繁迁出、迁入，则称为动态人群。

（二）疾病监测和控制系统的目的

疾病监测是指长期、连续、系统地收集疾病的动态分布及其影响因素的资料，经过分析将信息上报和反馈给一切应当知道的人，以便及时采取干预措施并评价其效果。疾病监测的含义包括以下方面：①强调长期地、连续地收集疾病的动态资料，唯此才能及时发现疾病分布及其影响因素的变化；②疾病的动态分布，不仅指发病的人群、时间和地域的动态分布，也包括从健康到发病的疾病谱的动态分布；③影响因素包括与疾病发生有关的自然因素和社会因素；④对收集的资料要做认真核对和分析,去粗取精,归纳出有用、准确的信息;⑤及时上报和反馈信息,使一切应该了解信息的人都能迅速地知道;⑥疾病监测是手段而不是最终目的,其最终目的是为控制疾病流行。

根据上面的含义,进一步明确疾病监测的主要目的如下。

1. **定量描述或估计传染病的发病规模、分布特征、传播范围**　如法定传染病的常规报告系统。

2. **早期识别疾病的流行和暴发**　如麻疹监测等。

3. **了解疾病的长期变动趋势和自然史。**

4. **对于已消灭/消除或正在消灭/消除的传染病,判断疾病或病原体的传播是否阻断**　例如,在消灭脊髓灰质炎过程中开展的急性弛缓性麻痹病例监测。

5. **病原学监测**　监视病原微生物的型别、毒力、耐药性及其变异,例如,监测细菌的耐药性、流感病毒的抗原变异、流行性脑脊髓膜炎的流行菌群的变迁等。

6. **人群免疫水平监测**　通过血清学监测进行人群免疫水平的监测。

7. **相关的危险因子监测**　如动物宿主和病媒昆虫等的密度、季节消长、病原体携带率等。

8. **评价预防控制策略和措施的效果**　如疫苗可预防传染病传播等。

9. **建立和检验传染病流行病学的研究假设。**

10. **进行传染病流行趋势的预测、预报和预警。**

11. **发现新发传染病**　如美国疾病预防控制机构在肯尼亚开展的国际新发传染病监测项目(International Emerging Infection Disease Surveillance Program,IEIP)等。

二、疾病监测和控制信息系统的结构和功能

(一)疾病监测和控制信息系统的功能定义

疾病监测和控制信息系统在医疗卫生各部门内部,以社区人群为基础收集人群的疾病发生情况和健康状况的数据资料,进行归纳和处理,为疾病预防控制部门的各个管理层次提供有关人群疾病和健康状况的历史记录信息,如周报、月报或年报的统计结果等,从而成为卫生管理者制订有关疾病预防控制计划、实现疾病控制、辅助疾病控制决策的支持系统。疾病监测和控制系统主要面向免疫预防、慢性病管理、疫情报告、传染病控制等公共卫生活动,为各级疾病预防控制中心、社区(乡、镇)卫生机构和各级医院等提供信息服务,主要功能包括传染病防治、慢性病防治、生命统计、预防接种、实验室样品检验/检测等。常见的疾病监测种类如下。

1. **传染病监测**　世界卫生组织规定的国际监测传染病为流行性感冒、脊髓灰质炎、疟疾、流行性斑疹伤寒和回归热。我国要求报告的传染病分为甲、乙、丙三类,共40种。其中新型冠状病毒作为乙类传染病进行管理。

2. **慢性非传染病监测**　随着疾病谱的改变,疾病监测的范围扩大到非传染病,病种很多。国内外目前涉及的非传染病有恶性肿瘤、心脑血管疾病、糖尿病、职业病、肝硬化与酒精中毒、出生缺陷等。

3. **其他公共卫生监测**　包括环境监测、营养监测、药物不良反应监测等。为了达到特定的公共卫生目标,可以开展各种内容的监测工作。

(二)疾病监测和控制信息系统的功能结构与组成

1. **传染病防控和管理**

(1)病例报告:实现对法定报告传染病、突发急性传染病、符合疑似传染病诊断标准患者的信息管理。

1)具备患者个人基本信息、姓名、身份证件类别信息、户籍信息、现住址信息、职业信息、婚姻状况、联系方式、患者身份证号码、发病日期、症状代码、诊断日期、诊断机构、疾病诊断、诊断状态、病例分类、死亡日期、报告单位、报告日期等19项数据采集功能。

2）支持病例个人就诊信息自动采集、预警、法定传染病强制报卡、病例信息自动采集导入报告模板、病例就诊信息自动关联病例数据库、统计分析、周期性分析报告自动生成、系统用户权限管理等8种技术。

（2）流行病学调查：实现对符合诊断标准的法定传染病和突发急性传染病确诊病例、疑似病例和密切接触者流行病学调查结果的信息管理。

1）具备患者个人基本信息、危险因素与暴露史信息、感染途径信息、污染范围信息、发病与就诊信息、疾病临床进程信息、密切接触者基本信息、接触信息、发病信息及健康监测、调查机构等10项数据采集功能。

2）支持移动端数据采集、语音识别、文字识别、图片扫描、可视化展示、统计分析结果自动生成、系统用户权限管理、病例信息跨省协查等8种技术。

（3）呼吸道传染病实验室检测：实现呼吸道传染病实验室检测结果的信息管理。

1）具备病例个人基本信息、疾病诊断、病例转归、标本采集日期、标本类型、检测方法、检测结果、标本核酸含量、采样单位、采样人员、检测人员、呼吸道相关病原检测结果、标本序列测定结果、标本序列比对信息、标本分离获得病毒株信息等15项数据采集功能。

2）支持移动端数据采集、系统间数据交换、可视化展示、文字识别、语音识别、图片扫描、检测结果自动生成、检测信息自动抓取、统计结果查询、统计报表自动生成、系统用户权限管理等11种技术。

（4）肠道传染病实验室检测：实现肠道传染病实验室检测结果的信息管理。

1）具备病例个人基本信息、疾病诊断信息、病例转归、标本采集日期、标本类型、检测方法、检测结果、标本中核酸含量、采样单位、采样人员、检测人员、检测统计、统计结果查询、标本序列测定结果、标本序列比对等15项数据采集功能。

2）支持标本分离获得病毒株信息采集、系统间数据交换、可视化展示、文字识别、语音识别、图片扫描、检测结果自动生成、检测信息自动抓取、统计报表自动生成、系统用户权限管理等10种技术。

（5）自然疫源性传染病实验室检测：实现自然疫源性传染病实验室检测结果的信息管理。

1）具备用户权限管理、病例个人基本信息、疾病诊断、病例转归、标本采集日期、患者标本类型、媒介生物及宿主动物监测和检验信息、伤人动物信息、标本采集及检测情况、检测方法、检测结果、采样单位、采样人员、检测人员、标本检测统计数据、统计结果查询、标本序列测定结果、标本序列比对信息、标本分离获得病毒株信息等19项数据采集功能。

2）支持移动端数据采集、系统间数据交换、可视化展示、实验室检测文字识别、语音识别、图片扫描、检测结果自动生成、检测信息自动抓取、统计报表自动生成、系统用户权限管理等10种技术。

（6）不明原因传染病实验室检测：实现对不明原因传染病患者及密接人员检测结果的信息管理。

1）具备病例个人基本信息、疾病诊断信息、病例转归、标本采集日期、标本类型、检测方法、检测结果、标本中核酸含量、采样单位、采样人员、检测人员、检测统计数据、统计结果查询、标本序列测定结果等14项数据采集功能。

2）支持标本序列比对信息采集、标本分离获得病毒株信息采集、系统间数据交换、可视化展示、文字识别、语音识别、图片扫描、检测结果自动生成、检测数据自动生成、检测信息自动抓取、统计报表自动生成、系统用户权限管理等12种技术。

（7）传染病报告质量控制：实现传染病报告质量控制的信息管理。

1）具备逻辑校验、信息录入完整性统计、信息录入准确性统计、漏报率每日统计、报告及时性统计、审核及时性统计、重复报告率统计、信息填写不完整报卡提示、信息填写逻辑错误提示等9项功能。

2）支持传染病强制报卡、法定传染病自动报告、定期报告信息质量统计、报告卡自动审核、不合格报卡强制弹出、个案信息自动订正、个案信息状态订正等7种技术。

2.慢性非传染病监测和管理

（1）2型糖尿病服务和管理

1）高危人群服务。实现辖区内常住糖尿病高危人群健康信息管理：①具备高危人群基本情况、个人及家族病史、危险因素暴露情况、高危人群健康教育指导、转归情况等5项信息记录功能；②支持移动端数据采集、病历数据自动抓取、数据逻辑校验审核、个案信息查询、个案信息上报、个案数据批量下载、数据自动恢复、数据自动备份、统计分析、可视化展示、健康风险评估、2型糖尿病健康风险评估知识库、2型糖尿病防治知识库等13种技术。

2）人员培训考核。实现2型糖尿病防控人员的培训与考核信息管理：①具备人员培训考核、服务过程督导、服务效果监测等3项信息记录功能；②支持移动端数据采集、2型糖尿病防控服务数据自动抓取、数据逻辑校验审核、个案信息查询、个案数据批量下载、数据自动恢复、数据自动备份、统计指标自动生成、管理信息表自动生成、统计分析、可视化展示、培训规范知识库等12种技术。

（2）高血压服务和管理

1）易感人群服务。实现辖区内常住高血压易感人群健康信息管理：①具备易感人群基本情况、个人及家族病史、危险因素暴露情况、易感人群健康教育指导、转归情况等5项信息记录功能；②支持移动端数据采集、病历数据自动抓取、数据逻辑校验审核、个案信息查询、个案信息上报、个案数据批量下载、数据自动恢复、数据自动备份、统计分析、可视化展示、健康风险评估、高血压健康风险评估知识库、高血压防治知识库等13种技术。

2）人员培训考核。实现高血压防控人员的培训与考核信息管理：①具备人员培训考核、服务过程督导、服务效果监测等3项信息记录功能；②支持移动端数据采集、高血压防控服务数据自动抓取、数据逻辑校验审核、个案信息查询、个案数据批量下载、数据自动恢复、数据自动备份、统计指标自动生成、管理信息表自动生成、统计分析、可视化展示、培训规范知识库等12种技术。

（3）慢性阻塞性肺疾病服务和管理

1）患者服务。实现辖区内常住稳定期慢性阻塞性肺疾病患者随访干预的信息管理：①具备患者基本情况、就诊机构及诊断医生、诊断信息、确诊患者病历、问卷筛查、肺功能检查、慢阻肺评估干预指导、药物治疗、双向转诊等10项信息记录功能；②支持移动端数据采集、病历数据自动抓取、数据校验审核、个案信息查询、个案数据批量下载、数据自动恢复、数据自动备份、统计分析、可视化展示、个案信息上报、随访预约与提醒、慢性阻塞性肺疾病防治基本知识库、慢性阻塞性肺疾病诊断评估知识库、慢性阻塞性肺疾病分类干预知识库、肺功能检查及质量评估数据库等15种技术。

2）高危人群服务。实现辖区内常住慢性阻塞性肺疾病高危人群社区干预的信息管理：①具备高危人群基本情况、危险因素暴露情况、呼吸道症状、戒烟干预情况、肺功能检查情况、疾病转归等6项信息记录功能；②支持移动端数据采集、病历数据自动抓取、数据校验审核、个案信息查询、个案信息上报、个案数据批量下载、数据自动恢复、数据自动备份、统计分析、可视化展示、慢性阻塞性肺疾病高危人群识别知识库、慢性阻塞性肺疾病防治基本知识库、肺功能检查及质控数据库等13种技术。

3）人员培训考核。实现慢性阻塞性肺疾病防控人员的培训与考核信息管理：①具备人员培训考核、服务过程督导、服务效果监测等3项信息记录功能；②支持移动端数据采集、慢性阻塞性肺疾病防控服务数据自动抓取、数据逻辑校验审核、个案信息查询、个案数据批量下载、数据自动恢复、数据自动备份、统计指标自动生成、管理信息表自动生成、统计分析、可视化展示、培训规范知识库等12种技术。

（4）心脑血管疾病服务和管理

1）心血管疾病高危人群服务。实现辖区内心血管疾病高危人群筛查和干预的信息管理：①具备高危人群基本情况、个人及家族病史、用药史危险因素、暴露情况、体力活动情况、膳食状况、颈动脉超声、血管病变治疗、高危人群健康教育、高危人群健康指导、转归情况等 11 项信息记录功能；②支持移动端数据采集、病历数据自动抓取、数据逻辑校验审核、个案信息查询、个案信息上报、个案数据信息查询、数据自动恢复、数据自动备份、统计分析、可视化展示、心血管疾病风险评估分级、心血管疾病风险评估分级判定知识库、心血管疾病防治知识库等 13 种技术。

2）脑卒中高危人群服务。实现辖区内脑卒中高危人群的筛查和干预的信息管理：①具备高危人群基本情况、生活方式、个人及家族疾病史、控制情况、危险因素暴露情况、体格检查结果、心电图、实验室检查结果、颈动脉超声、血管病变的外科手术情况、血管病变的介入治疗情况、中高危人群随访、高危人群健康教育指导、转归情况等 14 项信息记录功能；②支持移动端数据采集、病历数据自动抓取、数据逻辑校验审核、个案信息查询、个案信息上报、个案数据批量下载、数据自动恢复、数据自动备份、统计分析、可视化展示、脑卒中风险评估分级、脑卒中风险评估分级判定知识库、脑卒中防治知识库等 13 种技术。

3）人员培训考核。实现心脑血管疾病防控人员的培训与考核信息管理：①具备人员培训考核、服务过程督导、服务效果监测等 3 项信息记录功能；②支持移动端数据采集、心脑血管疾病防控服务数据自动抓取、数据逻辑校验审核、个案信息查询、个案数据批量下载、数据自动恢复、数据自动备份、统计指标自动生成、管理信息表自动生成、统计分析、可视化展示、培训规范知识库等 12 种技术。

（5）肿瘤服务

1）高危人群服务。实现辖区内常住居民中我国主要高发肿瘤类型高危人群的健康管理、筛查和干预随访的信息管理：①具备高危人群基本情况、危险因素暴露情况、个人及家族疾病史、肿瘤风险评估结果、肿瘤筛查结果、体检结果、肿瘤高危人群诊疗干预情况、高危人群健康教育指导、高危人群行为方式改变、肿瘤转归情况等 10 项信息记录功能；②支持移动端数据采集、病历数据自动抓取、数据逻辑校验审核、个案信息查询、个案信息上报、高危风险实时评估分级、高危人群健康教育指导建议个体化推送、高危人群专业医疗机构筛查就诊预约管理、个案数据批量下载、数据自动恢复、数据自动备份、统计分析、可视化展示、肿瘤风险评估分级判定知识库、肿瘤预防知识库等 15 种技术。

2）患者服务。实现辖区内常住肿瘤患者随访干预的信息管理：①具备确诊患者基本信息、就诊机构及诊断医生、就诊原因、医疗保险、诊断结果、治疗情况、肿瘤随访信息等 7 项信息记录功能；②支持移动端数据采集、病历数据自动抓取、影像学检查数据自动抓取、数据逻辑校验审核、个案信息查询、个案信息上报、个案数据批量下载、数据自动恢复、数据自动备份、统计分析、可视化展示、肿瘤诊疗知识库、肿瘤康复知识库、肿瘤预防知识库等 14 种技术。

3）人员培训考核。实现肿瘤防控人员的培训与考核信息管理：①具备人员培训考核、服务过程督导、服务效果监测等 3 项信息记录功能；②支持移动端数据采集、肿瘤防控服务数据自动抓取、数据逻辑校验审核、个案信息查询、个案数据批量下载、数据自动恢复、数据自动备份、统计指标自动生成、管理信息表自动生成、统计分析、可视化展示、培训规范知识库等 12 种技术。

（6）其他慢性病服务和管理

1）高危人群服务。实现辖区内常住居民中，其他慢性病高危人群健康信息管理：①具备高危人群基本情况、危险因素暴露情况、个人及家族疾病史、体检结果、高危人群健康教育指导、高危人群行为方式改变、疾病转归情况等 7 项信息记录功能；②支持移动端数据采集、病历数据自动抓取、数据逻辑校验审核、个案信息查询、个案信息上报、个案数据批量下载、数据自动恢复、数据自动备份、统计分析、可视化展示、健康风险评估、其他慢性病健康风险评估知识库、其他慢性病防治知识库等 13 种技术。

2）人员培训考核。实现慢性病防控人员的培训与考核信息管理。①具备人员培训考核、服务过程督导、服务效果监测等 3 项信息记录功能；②支持移动端数据采集、慢性病防控服务数据自动抓取、数据逻辑校验审核、个案信息查询、个案数据批量下载、数据自动恢复、数据自动备份、统计指标自动生成、管理信息表自动生成、统计分析、可视化展示、培训规范知识库等12种技术。

（7）死因监测

1）常规死因监测。按照《人口死亡信息登记管理规范》要求，实现人群死亡情况的信息管理：①具备死亡报告信息记录、居民死亡医学证明（推断书自动生成）、居民死亡医学证明（推断）书打印、多部门死亡信息查询比对等4项功能；②支持个案信息实时报送、个案信息自动查重、数据逻辑校验审核、个案信息查询、个案数据批量下载、数据自动恢复、数据自动备份、统计分析、统计报表自动生成可视化展示、培训规范知识库等11种技术。

2）死因监测漏报调查。按照《全国死因监测漏报调查总体方案》要求，实现人群死亡漏报情况的信息管理：①具备辖区人口信息、辖区死亡名单、漏报病例等3项信息记录功能；②支持个案信息上报、个案信息自动查重、数据逻辑校验审核、个案信息查询、个案数据批量下载、数据自动恢复、数据自动备份、多部门死亡信息查询与比对、统计分析、统计报表自动生成、可视化展示、培训规范知识库等12种技术。

（8）慢性病监测

1）慢性病及危险因素监测。实现常住居民主要慢性病及危险因素监测信息管理：①具备个人及家庭基本信息、危险因素暴露情况、主要慢性病患病及卫生服务、体格测量结果、生化检查结果等5项信息记录功能；②支持抽样、移动端数据采集、病历数据自动抓取、数据逻辑校验审核、个案信息查询、个案信息上报、个案数据批量下载、数据自动恢复、数据自动备份、统计报表自动生成、统计分析、可视化展示、培训规范知识库等13种技术。

2）心血管疾病监测。实现常住18岁及以上居民主要心血管疾病及其危险因素监测信息管理：①具备监测点基本信息、个人及家庭基本信息、个人及家族疾病史、心血管疾病症状、生活方式与行为、危险因素暴露情况、体格测量结果、器械检查结果、影像学检查结果、实验室检查结果、疾病诊断/治疗、结局、质量控制工作管理等14项信息记录功能；②支持抽样、应答或替换情况登记、移动端数据采集、实验室检查数据批量导入、病历数据自动抓取、数据逻辑校验审核、资料上传计时、个案信息查询、个案信息上报、个案数据批量下载、数据备份、数据恢复、统计分析、视频播放、文档上传与展示、有权限的资料下载、培训规范知识库等17种技术。

3）慢性阻塞性肺疾病监测。实现常住40岁及以上居民慢性阻塞性肺疾病监测信息管理：①具备个人及家庭基本信息、个人及家族疾病史、呼吸道症状与卫生服务、危险因素暴露情况、肺功能检查禁忌证、人体测量结果、肺功能检查报告与质量控制、影像学检查结果等8项信息记录功能；②支持抽样、移动端数据采集、病历数据自动抓取、数据逻辑校验审核、个案信息查询、个案信息上报、个案数据批量下载、数据自动恢复、数据自动备份、统计分析、可视化展示、培训规范知识库等12种技术。

4）肿瘤登记。按照《肿瘤登记管理办法》要求，实现人群肿瘤发病死亡、生存情况的信息管理：①具备肿瘤登记报告卡信息记录、肿瘤病例与死因监测系统匹配查询、肿瘤病例生存随访信息记录、人口信息记录等4项功能；②支持肿瘤病例信息报送、个案信息自动查重与合并、多原发肿瘤判定、数据逻辑校验审核、个案信息查询、随访提醒、个案数据批量下载、数据自动恢复、数据自动备份、肿瘤编码（ICD-10）自动转换、统计分析、统计报表自动生成、可视化展示、工作消息推送、培训规范知识库等15种技术。

三、疾病监测和控制信息系统的建设

（一）疾病监测和控制信息系统的总体架构

在以国家、省、地市（区域）为总体框架的三级卫生信息平台建设环境中，地市（区域）卫生信平台作为最低一级平台，是支撑区域范围内疾病监测和控制、医疗服务、疾病管理，以及综合卫生管理等各项卫生业务活动信息交互和业务协作的中心枢纽，并承担着向上级信息平台，以及外部领域相关业务应用系统/平台传递和交换信息的重要功能。疾病监测和控制信息系统是一个跨机构的事务处理系统，其建设和运行关系到区域卫生信息化体系的整体性和协同性。区域卫生信息平台可为疾病监测和控制信息系统的构建提供必要的基础支撑环境，需要从信息平台的高度认识疾病监测和控制信息系统的总体架构，对于疾病监测和控制信息系统的合理设计与高效实现具有十分重要的意义。

在基于区域卫生信息平台的疾病监测和控制信息系统架构中，包含从属于区域卫生信息平台的疾病监测和控制业务子平台，并基于区域卫生信息平台连接在下属相关医疗卫生机构（医疗卫生服务点）中运行的疾病监测和控制系统实例（服务点系统）。区域卫生信息平台提供的基础支撑服务、疾病监测和控制业务子平台，以及平台下连接的疾病监测和控制服务子系统实例共同构成了基于区域卫生信息平台的疾病监测和控制信息系统的核心框架（图 7-2）。

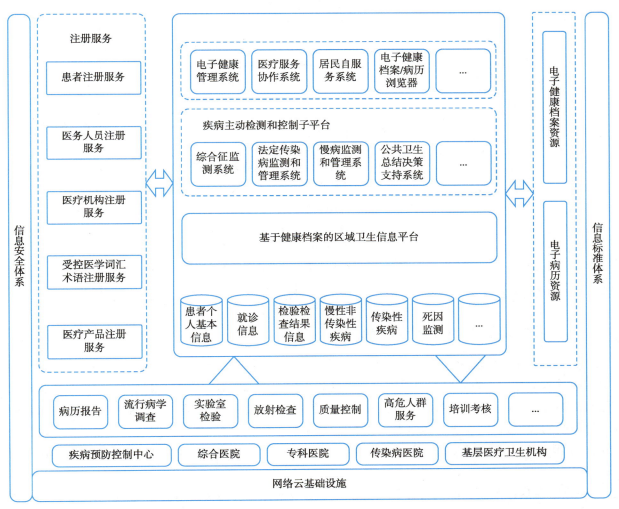

图 7-2　基于区域卫生信息平台的疾病监测和控制信息系统总体架构

本节主要介绍基于区域卫生信息平台的疾病监测和控制信息系统总体架构。关于区域卫生信息平台更为详细的内容可参见本书第六章"区域卫生信息系统和公众健康管理"中系统架构和系统平台的有关内容。

（二）疾病监测和控制系统的编码系统

不同的信息系统之间通过互相传递消息来实现信息共享，消息中包含了需要共享的数据。卫生信息标准明确定义了消息的传递机制、格式、数据类型、编码和语义，从而有利于实现卫生信息的共享。从表 7-1 可以看到疾病监测和控制系统的编码很大程度上依赖于基于电子健康档案的区域信息平台所提供的基础数据和元数据管理注册服务，疾病监测和控制系统可以共享使用这些基础服务和编码系统，实现与相关卫生医疗服务点系统之间的信息交互。

表 7-1　电子健康档案中与疾病控制与管理相关的卫生服务基本数据集标准目录（节选）

一级类目	二级类目	数据集标准名称	数据集标识符
A 基本信息		个人信息基本数据集	HRA00.01
	03 疾病控制	出生缺陷监测基本数据集	HRB02.06
		预防接种基本数据集	HRB03.01
		传染病报告基本数据集	HRB03.02
		结核病防治基本数据集	HRB03.03
		艾滋病防治基本数据集	HRB03.04
		血吸虫病病人管理基本数据集	HRB03.05
		慢性丝虫病病人管理基本数据集	HRB03.06
		职业病报告基本数据集	HRB03.07
		职业性健康监护基本数据集	HRB03.08
		伤害监测报告基本数据集	HRB03.09
		中毒报告基本数据集	HRB03.10
		行为危险因素监测基本数据集	HRB03.11
		死亡医学证明基本数据集	HRB03.12
	04 疾病管理	高血压病例管理基本数据集	HRB04.01
		糖尿病病例管理基本数据集	HRB04.02
		肿瘤病例管理基本数据集	HRB04.03
		精神分裂症病例管理基本数据集	HRB04.04
		老年人健康管理基本数据集	HRB04.05

四、疾病监测和控制系统的发展趋势

从疾病监测的概念和目的可以看出，疾病监测和控制系统的一个主要特点是需要获取来自不同机构的异构信息源。疾病监测需要数以千计的各个层次的临床医疗机构、第三方检验中心和公共卫生机构的支持。因此，监控数据往往是以"数据烟囱"的形式存储，这些"数据烟囱"通常无法实现跨信息系统的数据共享，可能导致公共卫生智能管理部门未能及时发现重大的公共卫生事件。这也是2016 年国家卫计委针对人口健康信息化提出的"46311-2"的顶层设计中，重点关注和需要解决的问题之一。

未来，疾病监测和控制的目标是关注公共卫生数据标准和相关技术的应用，强化区域和全国的数据基础设施建设与数据共享。为了消除数据孤岛，需要广泛实施和使用现有的规范和标准，包括《全国公共卫生信息化建设标准与规范（试行）》《全国基层医疗卫生机构信息化建设标准与规范（试行）》和《基于健康档案的区域卫生信息平台建设指南（试行）》。在此基础上，实现公共卫生机构内部，以及公共卫生机构与医疗机构之间的数据互操作性，避免建立新的"数据烟囱"，并实现历史遗留"数据烟囱"的逐步整合。

第三节　妇幼保健信息系统

一、妇幼保健信息系统概述

（一）妇幼保健信息系统的概念

妇幼保健信息系统（maternal child information system，MCIS），是指按照国家有关法律法规和政策、标准的要求，以计算机技术、网络通信技术等现代化手段，对妇幼保健机构及相关医疗保健机构开展的妇幼保健服务工作在各主要阶段所产生的业务、管理等数据进行采集、处理、存储、分析、传输及交换，从而为卫生行政部门、妇幼保健机构和社会公众提供全面的、自动化的管理及各种服务的信息系统。妇幼保健信息系统是妇幼保健机构对其服务对象进行长期、连续的追踪管理和开展优质服务的基础，是妇幼保健机构现代化建设中不可缺少的基础设施与支撑环境。

（二）妇幼保健信息系统的组成

妇幼保健信息系统一般包含妇女/儿童基础档案管理系统、妇女保健信息系统、儿童保健信息系统、妇幼卫生统计报表系统四个基本组成部分。在实际应用中，还可在此基础上进行功能扩展。下面是妇幼保健信息系统中四个子系统的概念。

1. **妇女/儿童基础档案管理系统**　是用于建立和管理妇女及7岁以下儿童保健对象的个人基础信息档案的计算机应用系统。其主要任务是建立妇女/儿童基础档案，保证妇女/儿童个人基础信息的唯一性，是连接其他各个分系统数据档案的核心。

2. **妇女保健信息系统**　是以妇女个案为单位，以妇女保健信息为核心，对妇女保健服务过程中所产生的主要业务数据进行计算机管理与处理，为了实现妇女保健管理的现代化、科学化而建立的应用信息系统。

3. **儿童保健信息系统**　是以儿童个案为单位，以儿童保健信息为核心，对儿童保健服务过程中所产生的主要业务数据进行计算机管理与处理，为了实现儿童保健管理的现代化、科学化而建立的应用信息系统。

4. **妇幼卫生统计报表系统**　是以现阶段妇幼卫生统计报表为主要内容，对妇女保健和儿童保健等信息系统所收集、管理的相关业务信息进行分类汇总、统计分析和网络传输上报等处理的计算机应用系统。主要任务是完成对妇幼保健各分系统的数据统计，产生国家规定的妇幼卫生统计年报表，提高统计数据的准确性。

二、妇女保健信息系统的建设

（一）妇女保健信息系统的总体架构

妇女保健信息系统主要有8项基本功能：婚前保健服务、孕前优生健康检查、孕产期保健与高危管理、产前筛查与诊断、出生缺陷监测、孕产妇死亡报告、妇女常见病筛查、计划生育技术服务。其中每个功能包括业务功能、查询与统计、打印与输出、数据交互四个部分，业务功能可具体进一步细分（图7-3）。

（二）妇女保健信息系统的结构和功能

妇女保健信息系统是需要跨机构甚至跨地域运行的"逻辑完整、物理分散"的开放式信息系统。逻辑结构上，系统功能完整，支撑整个妇幼健康业务运转。物理结构上，是由相互独立、面向不同业务层面、分散在多个不同机构中运行的若干业务，应用按照一定的业务规则有机组合而成，主要由婚

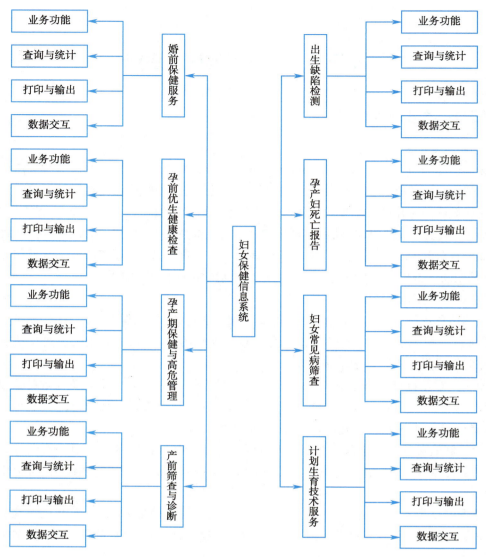

图 7-3　妇女保健信息系统的总体架构图

前保健服务,孕前优生健康检查,孕产期保健与高危管理,产前筛查与诊断,出生缺陷监测,孕产妇死亡报告,妇女常见病筛查,计划生育技术服务等八个部分构成。

1. 婚前保健服务　是对准备结婚的男女双方在结婚登记前所进行的婚前医学检查、婚前卫生指导和婚前卫生咨询服务。信息系统的主要任务是记录和管理男女婚前检查基本信息、检查信息(病史、体格检查、辅助检查)、婚前卫生指导、婚前卫生咨询和结果报告。

2. 孕前优生健康检查　是在夫妇计划受孕之前,通过问诊和孕前医学检查,评估计划怀孕夫妇的健康状况,发现影响生育的遗传、环境、心理、行为等危险因素;通过健康教育和优生咨询,指导计划怀孕夫妇采取有针对性的预防措施,减少出生缺陷发生风险,避免不良妊娠结局,提高出生人口素质。信息系统的主要任务是记录和管理计划怀孕夫妇的基础信息、孕前检查信息(病史询问、体格检查、实验室检查和影像学辅助检查)、风险评估结果、咨询指导意见等各项信息,建立完整的孕前优生家庭档案,实现孕前优生健康检查服务过程信息化、档案存储数字化,推动诊疗机构间业务协同和数据共享,实现孕前优生健康检查结果、评估建议及随访信息的查询,以及信息提醒等服务功能。

3. 孕产期保健与高危管理　孕产期保健是指各级各类医疗保健机构为准备妊娠至产后 42 天的妇女及胎 / 婴儿提供全程系列的医疗保健服务。孕产期保健服务包括孕前、孕期、分娩期、产褥期的全程系列保健服务。高危管理是在产前检查过程中发现有高危因素的孕产妇,应被纳入高危孕产妇专案管理,并按管理程序进行高危孕产妇的评分、登记、预约、追踪和转归工作。信息系统主要任务是通过记录孕产妇从妊娠到产后 42 天健康检查、高危管理的各项信息,建立完整的孕产妇系统管理档案和孕产妇高危专案,实现孕产妇、高危孕产妇基本信息及服务过程数字化存储,实现诊疗机构之间的业务协同及数据共享,实现检查结果查询、随访提醒等公众服务功能。

4. 产前筛查与诊断 产前筛查是通过可行的方法,对一般妊娠妇女进行筛查,发现子代高度具有患遗传性疾病风险的可疑人群。信息系统主要任务是记录孕妇的基本信息、产前筛查、产前诊断、阳性个案登记与追踪随访等信息,实现筛查信息及服务过程数字化存储,实现筛查机构与诊断中心业务协同及数据共享,实现筛查结果查询、诊断信息查询、随访提醒等公众服务功能。

5. 出生缺陷监测 是指长期持续地收集胚胎或胎儿发育过程中发生的结构或功能异常数据。对于以医院为基础的监测,监测对象是指从妊娠满 28 周至生后 7 天的围产儿(包括活产、死胎、死产和治疗性引产),在此期间首次确诊的主要出生缺陷均需报告。对于以人群为基础监测,监测对象为≥28 孕周的胎 / 婴儿(如孕周不清楚,可参考出生体重达 1 000g 及以上),监测至生后 42 天,在此期间首次确诊的主要出生缺陷均需报告。信息系统主要任务是记录和管理出生人群与出生缺陷登记信息,满足出生缺陷监测管理和业务需要。

6. 孕产妇死亡报告 是对从妊娠开始至产后 42 天内死亡的妇女(不论妊娠时间和部位,包括因宫外孕、葡萄胎、计划生育和内 / 外科疾病死亡的孕期妇女等,不包括意外原因,如车祸、中毒等导致的死亡)死亡情况进行报告管理,以便及时了解和掌握孕产妇死亡动态及孕产妇死亡相关因素,制订有效干预措施,控制并降低孕产妇死亡率。信息系统主要任务是记录孕产妇死亡报告卡、个案调查报告和各级死亡评审等信息,完善孕产妇死亡报告管理机制。

7. 妇女常见病筛查 妇女常见病是指发生在女性生殖器官或乳腺的常见疾病,主要包括子宫颈疾病、乳腺疾病、生殖道感染及其他生殖系统疾病。信息系统的主要任务是记录筛查对象的基本信息、筛查结果、诊断结果、治疗计划、跟踪管理、随访记录、复查结果等信息,实现筛查信息及服务过程的数字化存储,实现筛查机构与跟踪管理机构业务协同及数据共享,实现筛查结果查询、随访提醒等公众服务功能。

8. 计划生育技术服务 包括计划生育技术指导、咨询,以及与计划生育有关的临床医疗服务。信息系统主要任务是记录和管理服务对象的基本情况,医学指导,咨询和随访,医学检查结果,避孕节育手术和输卵 / 精管复通术,手术并发症和药具不良反应,术后随诊等各项信息,实现计划生育技术服务信息的服务过程数字化存储。

三、儿童保健信息系统的建设

(一)儿童保健信息系统的总体架构

儿童保健信息系统主要有 6 个基本功能:《出生医学证明》管理、新生儿遗传代谢病筛查、新生儿听力筛查、儿童健康体检、营养性疾病儿童管理、5 岁以下儿童死亡报告。其中每个功能包括业务功能,查询与统计,打印与输出,数据交互 4 个部分,业务功能可具体进一步细分(图 7-4)。

(二)儿童保健信息系统的结构和功能

儿童保健信息系统是以儿童个案为单位,以儿童保健信息为核心,对儿童保健服务过程中所产生的主要业务数据进行计算机管理与处理,为实现儿童保健管理的现代化、科学化而建立的应用信息系统。儿童保健信息系统主要有以下 6 项基本功能。

1.《出生医学证明》管理 《出生医学证明》是根据《中华人民共和国母婴保健法》的相关规定,由医疗保健机构依法出具的新生儿出生医学信息证明,主要用于证明新生儿出生时的健康及自然状况、

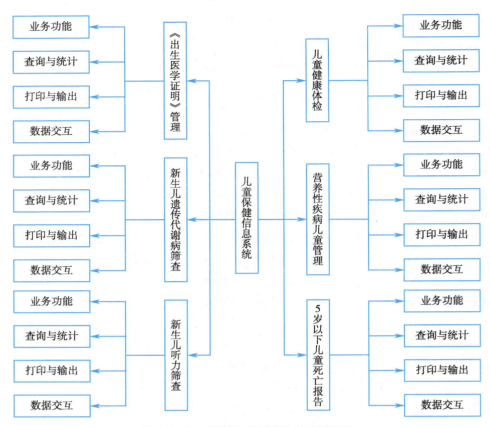

图 7-4   儿童保健信息系统的总体架构图

血亲关系。信息系统的主要任务是实现空白《出生医学证明》管理、出生个案信息登记、《出生医学证明》规范化打印签发、签发信息管理、废证管理、档案管理；向各级管理和签发机构提供实时、可靠的证件管理与使用信息。

2．**新生儿遗传代谢病筛查**   是指医疗卫生机构在新生儿期对某些危害严重的先天性、遗传性代谢性或内分泌疾病施行专项检查，提供早期诊断和治疗的母婴保健技术，是提高出生人口素质，减少出生缺陷的预防措施之一。信息系统的主要任务是记录新生儿的基本信息、筛查、确诊和治疗等信息，实现新生儿遗传代谢病筛查信息及服务过程的数字化存储，实现诊疗机构之间业务协同及数据共享，实现筛查结果查询、确诊结果查询、随访提醒等功能。

3．**新生儿听力筛查**   是早期发现新生儿听力障碍、开展早期诊断和早期干预的有效措施，是减少听力障碍对语言发育和其他神经精神发育影响，促进儿童健康发展的有力保障。信息系统的主要任务是记录新生儿的基本信息，听力障碍的初筛、复筛、确诊、治疗、干预和康复等信息，实现新生儿听力筛查信息及服务过程的数字化存储，实现诊疗机构间的业务协同及数据共享，实现初筛 / 复筛结果查询、确诊结果查询等功能。

4．**儿童健康体检**   是定期对 7 岁以下儿童进行体格发育测量和评价，检查全身健康状况，提供辅助检查、指导喂养和护理，帮助家长科学养育孩子。信息系统的主要任务是记录儿童在婴儿、1～2 岁、3～6 岁等不同年龄阶段健康检查的各项信息，开展完整的儿童健康体检系统管理，实现 7 岁以下儿童信息及体检过程的数字化存储、体检结果查询等公众服务功能。

5．**营养性疾病儿童管理**   是将存在营养性疾病的儿童纳入专案管理。信息系统的主要任务是建立营养性疾病儿童专案，记录和管理营养性疾病儿童筛查、专案登记、追踪和结案信息，实现对营养性疾病儿童信息及服务过程的数字化存储，转诊机构间的业务协同及数据共享。

6.5 岁以下儿童死亡报告　是对妊娠满 28 周（或出生体重在 1 000g 及以上）的活产儿至未满 5 周岁的儿童死亡情况进行报告管理。信息系统的主要任务是记录和管理 5 岁以下儿童死亡报告信息，完善儿童死亡报告管理机制。

四、妇幼保健信息系统的发展趋势

妇幼保健信息工作是妇幼保健机构的常规业务工作之一，其职责是掌握辖区妇女儿童健康状况及其影响因素，评价群体保健和临床诊疗工作的质量和效果，组织开展信息化建设，为实行科学管理和开展优质服务提供依据和手段。妇幼保健信息工作的质量和能力水平直接影响着整个妇幼保健工作的管理和服务水平，加强妇幼保健机构规范化建设的重要任务之一就是要加强妇幼保健信息工作的规范化建设。

未来，加强妇幼保健信息系统建设的目标包括以下方面。

1．建立妇幼卫生信息统筹协调机制。
2．综合梳理妇幼年报与监测指标，逐步推行全监测。
3．增加妇幼群体保健人员的编制与经费，拓展业务培训。
4．加强对妇幼流动人口信息的管理，改进数据质量。
5．优化妇幼信息采集的手段与工具，改善流程与利用。
6．根据需要适当调整上报时间，加强基层信息反馈。

第四节　卫生监督信息系统

卫生监督信息系统是国家卫生监督体系建设的重要内容之一。其目标是要在建设覆盖全国卫生监督信息网络平台的基础上，建立健全卫生监督信息标准体系，完善卫生监督信息系统业务应用软件，共享卫生监督数据和信息资源，实现卫生监督工作实时、动态和科学管理，规范卫生监督执法行为，提高卫生监督工作效率。

一、卫生监督信息系统概述

（一）卫生监督信息系统的概念

卫生监督（health supervision）是政府卫生行政部门依据卫生法律法规的授权，对公民、法人和其他组织贯彻执行卫生法律法规的情况进行监督检查，对违反卫生法律法规、危害人体健康的行为追究法律责任的一种卫生行政执法行为。卫生监督信息系统（health supervision information system）是指利用计算机技术和网络技术，对在履行卫生监督职责各阶段中产生的数据进行采集、存储、处理、提取、传输、汇总、加工生成各种信息，从而为卫生监督管理的整体运行提供全面的、信息化的、规范化管理的信息系统。其主要组成部分有"卫生监督信息报告系统""卫生行政许可审批系统""卫生监督检查和行政处罚系统"。进行监测和评估的范围主要为放射卫生、食品卫生、营养卫生、学校卫生、环境卫生、职业卫生等相关信息。

（二）卫生监督信息系统的目的

卫生监督信息系统是国家卫生监督体系建设的重要内容之一。其目的是要在建设覆盖全国卫生监督信息网络平台的基础上，建立健全卫生监督信息标准体系，完善卫生监督信息系统业务应用软件，共享卫生监督数据和信息资源，实现卫生监督工作的实时、动态和科学管理，规范卫生监督执法行为，提高卫生监督工作效率。

二、卫生监督信息系统结构和功能

（一）卫生监督信息系统

卫生监督信息系统由卫生监督业务信息系统和卫生监督信息报告系统组成。卫生监督业务信息系统是指利用计算机技术和网络通信技术，对在履行卫生监督职责各阶段中产生的数据进行采集、存贮、处理、提取、传输、汇总、加工生成各种信息的信息系统。其中卫生行政许可审批系统、卫生监督检查和行政处罚系统是卫生监督业务信息系统的主要组成部分。卫生行政许可审批子系统可采集、处理卫生行政许可、审查和备案等管理相对人的基本信息，进行动态管理，规范卫生行政许可、审查和备案工作程序。卫生监督检查和行政处罚子系统是采集、处理各类日常卫生监督检查、监测，以及行政处罚和行政控制措施信息，出具现场执法文书，对日常卫生监督检查工作进行动态管理，规范日常卫生监督检查工作，并实现与卫生行政许可审批管理的衔接。

卫生监督信息报告系统与卫生监督业务信息系统之间的关系是：信息报告系统是核心和主干，是卫生监督信息报告、数据库建设和数据共享的关键，是真实、及时、全面掌握卫生监督实际状况的重要手段；卫生监督业务信息系统是卫生监督信息报告系统的基础和延伸，可以有效地改进工作方式，提高监督效率并规范执法行为，同时提高卫生监督信息的采集、处理和报告效率。

（二）卫生监督信息系统的结构和功能

卫生监督信息系统的基本功能应主要包括：数据采集、质量审核、查询统计、数据输出、传输及交换、权限控制等。各个子系统的结构与功能简述如下。

1. 卫生监督信息报告系统　卫生监督信息报告方式是政府采集全国卫生监督业务信息的一种最基本的方式。卫生监督信息报告系统包括卫生行政许可端、监督检查端、行政处罚端、外部系统接口等部分，采用混合式部署（部分集中、部分分布），实现数据的同步更新和交换，区县、地市将个案报告卡数据填报到上级信息平台，经上级机构审核后信息生效。省级可汇总本地区所有个案数据，产生各省级汇总数据；卫健委卫生健康监督中心则汇总全国各省上报的个案数据，汇总全国卫生健康监督统计数据。通过权限管理，实现对各级机构及业务人员的操作控制，各级用户只拥有对本地区数据操作的权限。系统使用范围为全国各级卫生监督机构，项目规模大，系统设计要求高。数据在各级之间交换时，必须保证完整性、精确性。系统同时能够实现与各地业务系统的集成，报告卡中的管理相对人信息可以直接从相应的业务系统提取。系统的主要功能包括信息卡上报、信息卡管理、汇总表上报、汇总表管理、自定义报表系统、机构管理、用户管理、权限管理、系统管理、统计分析等。

2. 卫生行政许可审批子系统　卫生监督管理相对人的基本信息是卫生监督工作的基础，卫生监督的所有业务都是围绕着管理相对人展开的，如日常监督、专项监督和抽检等。管理相对人的基本信息主要来源于许可证发放时管理相对人所提交的资料和业务人员根据规定收集的信息。卫生行政许可审批系统的集中开发，可供全国大部分卫生监督机构选择使用。利用该系统对卫生许可管理相对人信息进行建档，通过该档案的建立可以对全国管理相对人的信息进行统计汇总，准确地提供全国管理相对人的统计数据，同时可以为本级卫生监督机构提供一种信息化的相对人基本档案管理手段，提高工作的效率、准确性、科学性，更好地为管理相对人和公众服务。

该系统为基层卫生监督机构提供一套信息化管理工具，建立被监督对象的基本档案库，实现许可证的打印发放和管理相对人基本信息的自动化管理，同时，为卫健委卫生健康监督统计报告卡系统提供真实可靠的被监督单位的基本信息，实现被监督单位基本信息的自动上报。系统的主要功能包括业务管理、制证与文书管理、归档管理、结果公示、查询管理、打印和数据导出、统计报表管理、流程管理等。

3. 卫生监督检查和行政处罚子系统　是供卫生监督人员使用的卫生监督检查和行政处罚管理信息系统，涵盖食品卫生、化妆品卫生、公共场所、生活饮用水、职业卫生、学校卫生、传染病与消毒、医疗机构、血液管理、放射卫生、母婴保健等卫生监督专业领域，用于规范日常卫生监督（预防性卫生监督、经常性卫生监督）检查工作，采集、处理各类日常监督、监测和处罚信息，出具执法文书，对日常卫生监督、行政处罚工作进行动态管理。系统的主要功能包括管理相对人档案查询、执法标准管理、执法任务下达、现场监督检查、现场执法设备管理、行政处罚、查询统计、文书打印、信息卡生成。

三、卫生监督信息系统的建设

（一）卫生监督信息系统的总体架构

卫生监督信息系统业务软件目前包括两大类、三个系统，即卫生监督信息报告系统和卫生监督业务信息系统。其中卫生监督业务信息系统又包括卫生行政许可审批系统及卫生监督检查和行政处罚系统（图7-5）。

卫生监督信息报告系统的主要功能包括信息卡上报、信息卡管理、汇总表上报、汇总表管理、自定义报表系统、机构管理、用户管理、权限管理、系统管理、统计分析、卫生行政许可端、监督检查端、行政处罚端、外部系统接口。

卫生监督检查和行政处罚子系统主要功能包括管理相对人档案查询、执法标准管理、执法任务下达、现场监督检查、现场执法设备、行政处罚、查询统计、文书打印、信息卡生成。

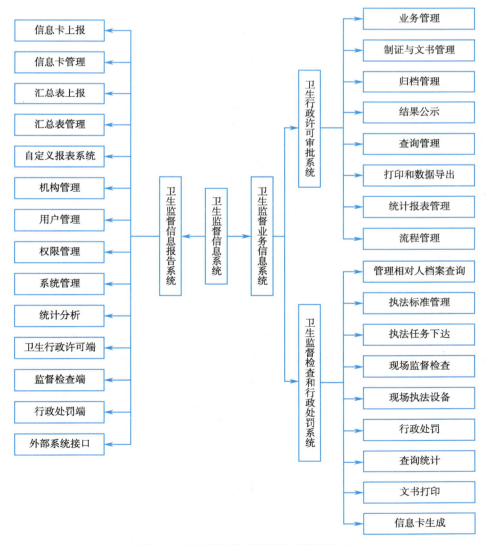

图 7-5　卫生监督信息系统的总体架构图

（二）卫生监督信息系统的编码系统

表 7-2 列出了电子健康档案中与卫生监督相关的卫生服务基本数据集标准目录，如"传染病报告基本数据集"的数据集标识符为"HRB03.02"，表示该数据集标准属于"电子健康档案领域（EHR）"中的一级类目"公共卫生（B）"下的二级类目"疾病控制（03）"，数据集顺序号为"02"。

表 7-2 电子健康档案中与卫生监督相关的卫生服务基本数据集标准目录

一级类目	二级类目	数据集标准名称	数据集标识符
A 基本信息		个人信息基本数据集	HRA00.01
B 公共卫生	03 疾病控制	预防接种基本数据集	HRB03.01
		传染病报告基本数据集	HRB03.02
		结核病防治基本数据集	HRB03.03
		艾滋病防治基本数据集	HRB03.04
		血吸虫病患者管理基本数据集	HRB03.05
		慢性丝虫病患者管理基本数据集	HRB03.06
		职业病报告基本数据集	HRB03.07
		职业性健康监护基本数据集	HRB03.08
		伤害监测报告基本数据集	HRB03.09
		中毒报告基本数据集	HRB03.10
		行为危险因素监测基本数据集	HRB03.11
		死亡医学证明基本数据集	HRB03.12
	04 疾病管理	高血压病例管理基本数据集	HRB04.01
		糖尿病病例管理基本数据集	HRB04.02
		肿瘤病例管理基本数据集	HRB04.03
		精神分裂症病例管理基本数据集	HRB04.04
		老年人健康管理基本数据集	HRB04.05
C 医疗服务		门诊诊疗基本数据集	HRC00.01
		住院诊疗基本数据集	HRC00.02
		住院病案首页基本数据集	HRC00.03
		成人健康体检基本数据集	HRC00.04

四、卫生监督信息系统的发展趋势

随着经济社会发展和服务型政府建设的需要，卫生监督工作已经从过去的五大卫生，发展到现在执行七部法律、数十个法规的十大类卫生监督工作。近年来，我国卫生监督体系建设与卫生监督工作取得了长足的进步与发展，卫生监督体制改革不断深入，卫生监督能力建设得到不断加强。但是卫生监督信息化发展水平参差不齐，成为卫生监督体系建设的薄弱环节，亟待加强。

未来，加强卫生监督信息化建设的目标是：建立和完善卫生监督信息标准体系，推动资源整合与信息共享；加快专业化系统开发，推广产品化应用，提高执法能力和水平；建设面向公众的服务体系，提升公共服务水平；探索先进技术在卫生监督领域的应用。

第五节 疫情和突发事件监测系统

疫情和突发事件监测系统是用于实时捕获和分析疾病数据，实现多监测信息系统的无缝连接，监测并评估疾病发展趋势，确定公共卫生突发事件，指导疾病的预防、控制和救治的互操作信息系统。

一、疫情和突发事件监测系统概述

（一）疫情和突发事件监测

突发公共卫生事件（以下简称"突发事件"）是指突然发生，造成或者可能造成社会公众健康严重损害的重大传染病疫情、群体性不明原因疾病、重大食物和职业中毒以及其他严重影响公众健康的事件。疫情和突发事件监测的几个核心概念，如监测、疾病监测及主要目的等内容详见本章第二节。

（二）疫情和突发事件监测信息模型

旨在通过已知疾病监测信息揭示疾病流行的客观规律，其任务就是要运用流行病学的理论、方法和手段，在对大量的（通常是零散、杂乱无章的）疾病监测信息进行搜集、加工整理与评价的基础上，透过由各种关系交织而成的错综复杂的表面现象，把握其内容本质，从而获取对疾病流行客观规律的认识。因此，疾病监测的信息分析，是在获得的监测所需信息基础上，对信息进行整理、综合、分析、推理，从而发现新的规律或异常的技术过程。

疾病监测的信息管理目的就是对消除不确定性的数据或信息进行分析、比较、判断，得出结论，并帮助或支持决策者作出正确的评价/评估和决策。

疾病监测信息的分析是指以决策者或管理者的特定需求为依托，以定性和定量研究方法为手段，通过对疾病监测信息的收集、整理、鉴别、评价、分析、综合等系列化加工过程，形成新的、增值的信息报告，最终为不同层次的科学决策服务的一项具有科研性质的智能活动。通过信息分析描述疾病的自然史，发现疾病变化的趋势和影响疾病分布的因素，确定疾病流行的薄弱环节；揭示不同地区人口构成、出生和死亡频率，以及婴幼儿和孕产妇的健康指标；描述不同疾病的发病水平、人群图像以及城乡居民的死亡谱；反映重点人群计划免疫状况和血清抗体水平，并对主要预防措施的经济效益和社会效益进行评价。疾病监测信息管理主要包括以下过程。

1. **信息采集**　疾病监测的信息资料大致包括以下几个方面：①人口学资料；②疾病发病或死亡资料；③实验室检测资料（如抗体测定、水质检验等）；④危险因素调查资料（如吸烟、职业暴露等）；⑤干预措施记录（如疫苗发放、食盐加碘等）；⑥专题调查报告（如暴发调查、漏报调查等）；⑦其他有关资料。信息采集的数据包括个案报告、统计调查表。以国家法定传染病上报为例，进一步说明如下。

（1）监测目的：依据《中华人民共和国传染病防治法》第二十一条规定，为了掌握急性传染病发生和死亡的动态，据以进行流行病学分析和作为制订防疫措施的参考。

（2）统计范畴：对于甲类和乙类传染病，要在全国范围内，统计地区内全部居民（军人除外）的急性传染病发生和死亡人数；对丙类传染病要求在丙类传染病监测区统计地区内全部居民（军人除外）的急性传染病发生和死亡人数或医院监测点的就诊发病死亡人数。各地区全部居民包括城乡居民、机关、团体、学校、铁路、交通、民航、厂矿、农场、林场等企/事业单位的工作人员及居民区居住的军人家属和在军事部门工作的非军事人员。

（3）报告单位：各级各类医疗机构、疾病预防控制机构、采/供血机构均为责任报告单位；其执行职务的人员和乡村医生、个体开业医生均为责任疫情报告人。

（4）报告时限：责任报告单位和责任疫情报告人发现甲类传染病与乙类传染病中的肺炭疽、严重急性呼吸综合征、脊髓灰质炎、人感染高致病性禽流感的患者或疑似患者时，应于 2h 内以最快的方式向当地县级疾病预防控制机构报告。发现其他传染病和不明原因疾病暴发时，也应及时报告。同时，实行网络直报的责任疫情报告单位将传染病报告卡通过网络报告；尚未实行网络直报的责任报告单位须于 2h 内寄送出传染病报告卡。对其他乙、丙类传染病患者、疑似患者和规定报告的传染病病原携带者，在诊断后，实行网络直报的责任疫情报告单位应于 24h 内进行网络报告。尚未实行网络直报的责任报告单位应于 24h 内寄送出传染病报告卡。县级疾病预防控制机构收到无网络直报条件责任报告单位寄送的传染病报告卡后,应于 2h 内通过网络直报。其他符合突发公共卫生事件报告标准的传染病暴发疫情,应按《国家突发公共卫生事件相关信息报告管理工作规范(试行)》要求报告。

(5)指标解释

1)"发病"是指初次确诊的病例数,"死亡"是指死亡数,分别按疾病发生和死亡的日期填写。甲、乙类传染病按患病时的现住址填报;丙类传染病要填报在监测区/点内部就诊的新发病数和死亡数。

2)一个人同时患两种以上传染病,发病统计应按其所患传染病种分别填报。死亡统计只记录一种主要的死因。

(6)填写《中华人民共和国传染病报告卡》。

2.统计分析　　是把原始资料加工成有价值信息的过程,主要包括以下步骤:①将收集到的原始资料认真核对、整理;②利用统计学技术把各种数据转变为有关的指标;③解释这些指标究竟说明了什么问题。各级疾病预防控制机构应及时对辖区的疫情数据进行分析,为防治决策和调整工作重点提供参考依据。

(1)疫情分析:对当日疫情和累计疫情进行分析,包括报告病例数、收治病例数、死亡病例数和病例转归情况、治愈出院情况,以及发病率、死亡率和病死率等。

(2)流行病学分布

1)人群分布特征:年龄、职业、性别分布、流动人口、重点职业发病特点等。

2)时间分布特征:发病时间、就诊时间、报告时间、住院时间分布等。

3)地区分布特征:不同地区分布、城乡分布、聚集性分析等。

(3)专题分析

1)疫情报告系统及时性分析:时间间隔频数分析,如发病日期至诊断日期、发病日期至报告日期、发病日期至住院日期、诊断日期至报告日期等。

2)病例接触史、传染源及传播链分析。

3)疫情波及地区情况分析。

3.信息反馈　　信息的反馈分为纵向和横向两个方向。纵向包括向上反馈给卫生行政部门及其领导,向下反馈给下级监测机构及其工作人员。横向包括反馈给有关的医疗卫生机构及其专家,社区及其居民。反馈时应视对象不同而提供相应的信息。监测或分析结果及时形成报告,报送同级政府的卫生行政部门和上级疾病预防控制机构,并及时向下级疾病预防控制机构反馈。

4.预测预警　　预警系统是指对监测数据(传染病个案、传染源、接触者、活动范围、居民健康档案等)、历年传染病、流行病发病情况及社会经济、人口、环境、气候等可能影响因素的数据进行整合、分析和判断,建立诊断和预测模型,对易造成疾病暴发、流行或重大危害的分布状态及危险因素进行早期报告。

5.信息发布　　监测获得的信息可以用来了解疾病分布特征、预测流行、评价干预效果、确定主要卫生问题等,为制订预防控制疾病的策略和措施提供依据。

(1)卫健委根据传染病疫情或公共卫生事件的情况,及时向国务院有关部门和各省、自治区、直辖市卫生行政部门以及军队卫生主管部门通报。

(2)传染病疫情或公共卫生事件发生地的省、自治区、直辖市卫生行政部门,及时向相邻的省、自治区、直辖市卫生行政部门通报。接到通报的省、自治区、直辖市卫生行政部门,必要时,将及时通知本辖区的医疗卫生机构,做好预防控制工作。

(3)卫健委及时、如实向社会公布疫情;省、自治区、直辖市卫生行政部门及时、如实公布本行政区域的疫情。

6.监测组织和监测系统　　根据疾病预防控制工作的需要,为了达到特定目标而对某种疾病或某个公共卫生问题开展有组织、有计划的监测时，就形成了一个监测系统。监测系统可以分为三类：①以人群为基础的监测系统；②以实验室为基础的监测系统；③以医院为基础的监测系统。

二、疫情和突发事件监测系统的结构与功能

（一）疫情和突发事件监测系统的结构

1. **业务数据**　以法定传染病报告为主。报告内容包括：责任报告单位、地区名称及编码、人口 / 社会 / 经济学资料、自然地理资料、传染病个案资料、传染病漏查调查资料。同时，采集数据还包括个案调查表和专项调查表。根据实施情况分为常规监测报告、不明原因疾病监测、防灾疫情监测报告和突发疫情监测报告。从时间上可分为历史数据和当前报告。

2. **信息采集过程**　责任报告人填写传染病报告卡，交责任报告单位的疫情管理员，核实确认后直报传染病报告系统。县级疾控中心及时对辖区内上报的报告卡进行审核，对有问题的报告卡向责任报告单位质询和调查。报告数据经由"传染病报告系统"分发给各级卫生行政部门和疾病控制机构。其主要功能有填报、审核、订正、补报、查重、漏报调查、自定义报告、数据导入、数据导出等。

3. **信息分析**

（1）访问：各级按权限分享数据，跨区域、跨级别调用数据须经审批同意后方可获得。

（2）查询：传染病疫情数据查询，人口数据查询，漏报调查数据查询和社会 / 经济 / 自然 / 地理环境数据查询，包括基本查询和自定义统计查询。

（3）统计：系统提供多种类型的疾病报告分析及报表功能，可以为各级卫生行政部门和卫生防疫机构在疾病报告防治决策方面提供有效的信息服务；通常实现常用统计报表（人口资料统计表、卫统表、传染病个案报告卡一览表，描述三间发布常用统计图表、常用比较分析图表）和自定义统计报表。

（4）疫情简报：生成符合用户要求的疾病报告分析简报。

4. **预警**　依据历史和现在传染病的发病资料，以及传染病的类型，用国际通用的统计方法，如控制图和比数图法，对即将出现的发病趋势进行分析，根据趋势的方向及可能的强度进行分级警示。

5. **主要统计分析指标**

发病率（/10 万）= 某年某病新发生病例数 / 该年平均人口数 ×100 000/10 万。

死亡率（/10 万）= 该年内死于某病人数 / 该年平均人口数 ×100 000/10 万。

病死率（%）= 某病死亡数 / 某病发病数 ×100%。

罹患率（%）= 观察期间新病例数 / 同期暴露人口数 ×100%。

患病率（/10 万）= 某期间内某病现症病例数 / 某期间内暴露人口数 ×100 000/10 万。

漏报率（%）= 漏报传染病例数 /（已报传染病例数 + 漏报传染病例数 − 重报例数）×100%。

就诊率（%）= 某病就诊人数 / 某病同期发病总人数 ×100%。

漏诊率（%）= 某病漏诊人数 / 某病同期发病总人数 ×100%。

发病上升百分比（%）= 本期发病人数 / 上年（或去年同期）发病人数 ×100%−100%。

发病下降百分比（%）=100%− 本期发病人数 / 上年（或去年同期）发病人数 ×100%。

某病当年漏报数（人）= 某病当年发病数 × 漏报率。

某病漏诊数（人）=（某病当年发病数 + 当年漏报数）× 漏诊率。

某病校正发病率（/10 万）=（当年病例数 + 漏报数 + 漏诊数）/ 当年平均人口数 ×100 000/10 万。

新生儿发病率（/ 千）= 当年新生儿发病例数 /（当年 1 岁组人口数 /12）×1 000/ 千。

6. **报告类型**

（1）初始报告：主要完成突发事件的初始报告，可对重大传染病疫情，不明原因引起的群体性疾病，有毒有害因素污染造成的群体中毒，职业中毒，生物、化学、核辐射事件及其他严重影响公众健康

的事件进行初次汇报的管理。

（2）进程报告：初始报告完成后，进入进程报告。在进程报告中主要完成对突发事件发生过程中的事件情况进行跟踪，并反馈事件变化的信息。跟踪事件的信息包括个案信息、检验结果信息、流行病学分析等。

（3）结案报告：记录事件的最后结果，包括所属个案和检测报告情况，并且记录到历史事件库，供处理类似事件时参考。

7. 流程说明 突发公共卫生事件的信息报告，通常有三种方式可以触发突发公共卫生事件的处理。某些传染病个案在累计到满足一定条件的情况下，如某一地区在某个特定时期内报告的某种疾病个案达到一定的数量，系统自动产生警示事件信息，并提示给该地区的疾病预防控制机构人员进行核实。如发现确实属于突发事件，则形成初次报告并输入系统。公共卫生监测人员输入一个公共卫生事件后，系统根据该事件的要素判断是否需要按照突发公共卫生事件处理，提醒疾病预防控制机构人员进行核实，形成初次报告并输入系统。当基层疾病预防控制机构人员接报后，经过核实确认，形成初次报告并输入系统。

初次报告根据事件类别输入事件要素，并且输入检验结果，还可以输入附件（如图片、胸片等）作为判断依据。初次报告作为一个重大事件启动的标志，可以手工或自动给事件赋予一个警报级别（包含一般、黄色、橙色、红色等）。系统按照警报级别和事件影响范围，发送警报信息给相关单位和人员。

初次报告完成后，进入进程报告阶段。本阶段的任务包括：输入事件的变动信息；调整个案信息，输入新的个案，或者将已经输入的个案归并到事件中；输入新的监测报告信息；分析事件的趋势等。

事件结束后完成结案报告。结案报告记录事件的最后结果，包括所属个案和检测报告情况，并且记录到历史事件数据库，提供处理类似事件时参考。

8. 系统的关联关系 传染病与专病之间的业务关系密不可分。常规疾病监测中报告的传染病报告卡一部分是非专病管理传染病，只进行常规疫情监测管理；另一部分是专病管理传染病，要进行个案管理，同时对于由专病主动调查发现并管理的患者，也要相应报告传染病报告卡。这就保证了常规疾病监测数据与专病管理数据在同一年中是一致的。

（二）疫情和突发事件监测系统的功能

业务功能大致分为传染病报告卡直报、传染病报告卡核查、传染病报告卡统计、传染病报告卡定制查询、传染病报告卡转院处理五个主要功能。

1. 传染病报告卡直报 是整个传染病疫情报告系统的核心业务。具体实现为：①传染病报告卡录入，主要提供传染病报告卡原始信息的实时采集录入功能；②传染病报告卡审核，主要提供各级疾病预防控制机构对上报的传染病报告卡原始信息进行审核的功能；③传染病报告卡订正，主要提供对审核后的传染病报告卡关键信息进行修改的功能；④传染病报告卡驳回，主要提供对没有通过审核的原始传染病报告卡进行退卡处理的功能；⑤传染病报告卡维护，主要提供对没有审核的原始传染病报告卡进行修改或删除的功能；⑥传染病报告卡查重，主要提供对辖区内传染病报告卡重卡的查询或删除功能。

2. 传染病报告卡核查 主要是为了提高传染病报告卡的报告质量，对各级责任填报机构进行监督而开展的。具体实现为：①传染病报告卡漏报登记，主要提供对传染病漏报情况进行登记的功能；②传染病报告卡迟报登记，主要提供对传染病迟报情况进行登记的功能；③传染病报告卡漏报登记维护，主要提供对已经登记的传染病漏报记录进行修改或删除的功能；④传染病报告卡迟报登记维护，主要提供对已经登记的传染病迟报记录进行修改或删除的功能。

3. 传染病报告卡统计 主要是为了使各级疾病预防控制机构及卫生行政机构能够及时、准确地了解到疫情发展的情况并辅助其快速决策而开展的。主要体现为各种报表，以及报表数据的不同展现形式,如"饼图/柱状图"、地理信息系统等。具体实现为:①传染病典型三间分布统计;②传染病发病率、死亡率、病死率统计;③传染病个案一览统计;④传染病漏报率统计;⑤传染病迟报率统计。

4. 传染病报告卡定制查询　主要体现了"实时查询"的原则,使用户能够对当前的数据进行快速查询及打印。具体实现为:①传染病个案查询,主要提供对传染病个案的快速查询功能;②传染病漏报查询,主要提供对传染病漏报登记信息的快速查询功能;③传染病迟报查询,主要提供对传染病迟报登记信息的快速查询功能;④传染病应用流水查询,主要提供对应用流水的查询功能。

5. 传染病报告卡转诊　主要完成患者因治疗需转诊时个案信息的共享,解决转诊后新的医院重新录入此患者个案信息的问题,同时避免了因转诊而带来的重卡率上升的问题。具体实现为:①传染病个案转出,主要提供患者在转诊时,将患者的资料及时转出并共享的功能;②传染病个案转入,主要提供患者在转入医院时,可将转出医院共享的个案信息调入转入医院的辖区数据内的功能。

以上五个业务的结合基本体现了传染病网络报告系统的核心业务功能。

三、疫情和突发事件监测系统的建设

(一)疫情和突发事件监测系统的总体架构

图 7-6 列出了疫情和突发事件监测系统的总体架构图。

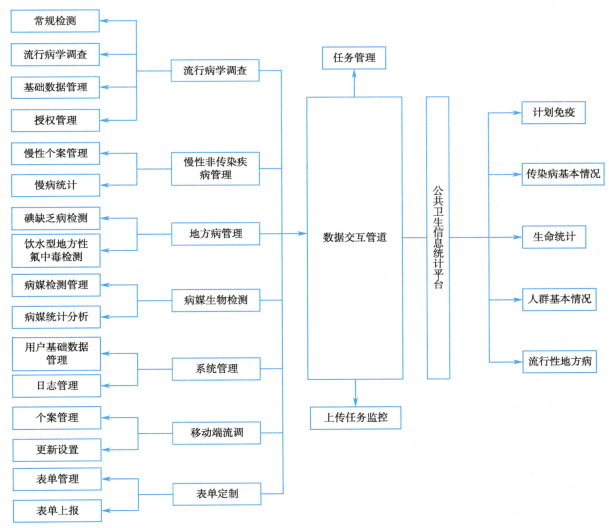

图 7-6　疫情和突发事件监测系统的总体架构图

（二）疫情和突发事件监测系统的功能模块

表 7-3 列出了疫情和突发事件监测系统的主要功能模块及其定义。

表 7-3　疫情和突发事件监测系统的主要功能及其概要说明表

模块 / 功能名称		功能概要
子系统	模块	
流行病学调查	常规监测	针对传染病病例个案信息的查看
	流行病学调查	针对传染病病例建立相应的任务，分配给不同的社区进行流调、随访的过程管理
	基础数据管理	统一管理和维护工作人员在开展工作时需要的基础资料
	接报管理	食源性疾病接报表的上报记录表
信息统计平台	计划免疫	主要针对各种免疫规划、疫苗接种以及医疗卫生机构等信息做统计分析，更清楚明了地提供全面的信息
	传染病基本情况	针对各种传染病，按照多发暴发、年龄、发病死亡、报告数以及处理数、职业分布为基础做的相关统计分析
数据交换管理	任务	主要用来管理业务系统同第三方平台进行数据交换功能以及数据交换日志记录查看功能
系统管理	用户基础数据管理	主要针对系统业务基础编码、机构编码、地区编码的维护
	日志管理	提供系统操作日志查询功能
	数据导出（总结）	各种数据导出总结
	退出	退出系统

1. 系统数据库的主要构成

（1）系统基础数据区：存储了维持系统正常运转的数据，包括一些系统的查询语句、统计报表语句、系统解析参数数据等。

（2）业务基础数据区：存储了业务系统中的基础信息，包括用户管理（用户信息、用户权限）、基础数据（地区编码、机构编码、数据字典）、日志信息。

（3）业务数据区：存储了业务规定的流行病学调查管理（个案随访、密切接触管理）数据。

（4）报表数据区：存储了地区基本情况、生命统计信息、传染病基本情况、流行病统计信息、计划免疫统计数据。

（5）预处理区：存储了过程中计算得到的中间表数据，主要指数据交换过程的缓冲区域数据等。

2. 关键技术设计

（1）数据交换技术实现：涉及众多业务监测数据、统计分析预处理数据，这些数据均来源于其他业务系统，如区域卫生平台、国家疾病监测信息系统以及现有部分业务系统。为了避免与目的业务系统直接交互，有效地屏蔽异构业务系统的差异性，减轻业务系统端的复杂性，实现数据交换的透明性，系统通过 web service 方式实现良好的数据共享接口。web service 是基于简单对象访问协议（simple object access protocol，SOAP），利用 XML（可扩展置标语言）实现的。通过开放标准、Internet（互联网）以及基于业界标准的 Intranet（内联网）技术动态交互的软件组，它可以将不同厂商、不同硬件、不同语言编写成的应用程序集成在一起。

（2）多表查询设计：考虑到系统的扩展性，流行病学个案调查表的种类与数量会逐步增多，每个病种都有自己的个案调查表，每张个案调查表字段都很多，同一属性对应的字典内容也存在差异，导致查询极不方便，而且效率也非常低。要根据实际业务情况，将这些个案调查表中不涉及字典的个人基本信息抽取成中间检索表，涉及具体操作数据时，再去操作对应的个案调查表。

四、疫情和突发事件监测系统的发展趋势

在很多领域，新技术正在慢慢填补空白。最突出的例子是智能手机的快速普及和介入，利用手机的移动性、实时性和贴身性，完成个体和群体的行程检测与预警，可以很好地避免疫情的扩散。通过这些机制收集的数据可以成为用户健康信息和位置活动的重要信息来源。

1. **智能手机**　根据皮尤研究中心研究人员的估计，截止到2021年有超过72.6亿人使用移动电话，占世界人口超过91%。这些设备中约有90%是智能手机。研究人员对撒哈拉以南非洲地区使用手机进行公共卫生监测的研究得出结论：手机在监测中的主要用途是使公共卫生工作者能够及时传递有关传染病的信息，如疟疾或流感。

2. **可穿戴设备和生物传感器**　是公共卫生监测的另一种潜在数据来源。这些设备都可以记录用户的身体数据和环境数据。可穿戴设备追踪运动、睡眠模式、血压和血糖水平。生物传感器可以识别个人是否服用了药物，药物是如何被吸收的，甚至是个人微生物组的特征。

世界卫生组织认为"公共卫生监测是持续、系统地收集、分析和解释公共卫生规划、实施和评估所需的数据"。欧盟委员会认为"监测系统为监测传染病趋势和早期发现疫情提供信息，帮助确定风险因素和干预领域。它们为预防方案的优先设置、规划、实施和资源分配提供信息，并为评价预防方案和控制措施提供信息"。美国CDC（疾病预防控制中心）认为"公共卫生监测是持续、系统地收集、分析和解释与卫生有关的数据，这些数据是规划、实施和评估公共卫生实践所需的"。公共卫生方面的监测是连续的。它包含了世界卫生组织所指的健康的大部分内容，即实现可达到的最高标准的福祉，而不仅仅是没有疾病。这些任务声明清楚地表明了监测的范围。

尽管对监测的承诺力度没有减弱，但我们收集数据的方式仍在不断地发生着巨大的变化。监测已经远远超出了计算人口数量的范畴，而是追踪运动、感知身体变化，以及观察人们如何通过社交媒体进行交流和可能进行的交流。公共卫生，也许更多的是进入监控领域的其他行为者，可以在身体内部和外部、家庭、工作环境及公共场所获得前所未有的技术应用。

维持监测需要在不同情况下做出多方面的努力。坚持科学伦理是关键，对被监测者的监测也是如此。监测中的公平性至关重要，各种人群都不能被忽视。当监测范围超出传染和对他人的伤害时，必须注意尊重个人和群体的价值观。正如《世卫组织关于健康和福祉的自我保健干预指南，2022年修订版》所讨论的那样，需要透明、参与和尊重文化差异。监测在改善个人、群体、社区、国家和人口的健康方面有很大的潜力，但只有在监测的方式能够产生应有的信任时才有可能。

（吴辉群　梁　俊）

本章小结

公共卫生信息系统（PHIS）是综合运用计算机技术、网络技术和通信技术构建的覆盖各级卫生行政部门、疾病预防控制中心、卫生监督中心、各级各类医疗卫生机构的高效、快速、通畅的网络信息系统。公共卫生信息系统的网络触角可延伸到城市社区和农村卫生室，能够规范和完善公共卫生信息的收集、整理和分析，具有提高医疗救治、公共卫生管理、科学决策以及突发公共卫生事件的应急指挥能力。我国公共卫生信息系统建设原则是：统一规划、分步实施；突出重点、纵横联网；规范标准、资源共享；平战结合、预警预报；多方投资、分级负责；明确职能、分层装备。因此，公共卫生信息系统的覆盖面广阔，涉及面众多，是一个"横向到边，纵向到底"的系统建设项目。

目前，我国已建立了国家传染病与突发公共卫生事件网络直报系统，实现个案实时报告，并在新型冠状病毒肺炎疫情防治中发挥了巨大的作用。全国所有的疾病预防控制机构、96.98%的县和县级以上医疗机构、82.21% 的乡镇卫生院实现网络直报。完成卫健委突发公共卫生事件应急指挥信息系统和国家突发公共卫生事件医疗救治信息系统建设工作。2009 年起启动的国家级卫生监督信息系统建设，内容包括国家级卫生监督信息网络平台建设、全国卫生监督信息报告系统、普遍适用的卫生行政许可审批系统以及卫生监督检查和行政许可处罚等业务应用系统、食品安全综合协调信息发布平台等。妇幼保健业务信息系统围绕新生儿出生登记、死亡和就诊等业务，也正在逐步建立和完善。

思 考 题

1. 什么是公共卫生信息学？它与公共卫生的关系是什么？你对于公共卫生信息的未来是怎么看的？

2. 常见的公共卫生信息学系统有哪些？这些系统有什么特点？

3. 疾病监测信息主要有哪几个类别？各有何特点？

4. 疾病监测和控制信息系统有哪些主要功能？

5. 卫生监督信息化的作用是什么？卫生监督信息系统具有哪些主要功能？

第八章

医院信息系统

医院信息系统（hospital information system，HIS）是国际学术界公认的医学信息学的重要分支，广义上可理解为利用计算机和通信设备为医院科室提供患者诊疗信息与管理信息的收集、存储、处理、提取和数据交换功能，并满足所有授权用户的功能要求的管理信息系统。医院信息系统是利用计算机及其网络通信设备和技术，对医院内外的相关信息进行自动收集、处理、存储、传输和利用，是临床、教学、科研和管理服务的应用信息系统，主要由以医院为中心的管理信息系统（hospital management information system，HMIS）、以患者为中心的临床信息系统（clinical information system，CIS）和以知识为中心的医学文献服务信息系统组成。本章将对临床信息学、医院管理信息系统、电子病历、医学影像与检验信息系统、医院信息系统的集成与平台管理、临床决策支持系统进行简要介绍。

第一节　临床信息学与医院信息系统

一、临床信息学

（一）临床信息学的定义

临床信息学是医学信息学的一个重要分支学科。作为医学信息学的重要组成部分，临床信息学（clinical informatics，CI）是研究如何通过现代信息技术有效地收集、储存、检索、分析和利用患者医疗信息、临床研究信息与医学教育信息，从而提高医疗卫生管理与决策，医疗质量和医学教育效果的一门学科。临床信息学是一个面向临床医疗业务的跨学科领域，是临床医学与现代信息科学、计算机科学、认知科学、现代医院管理学等多种学科相融合而产生的，以提高医疗效果、效率和降低医疗支出，合理配置医疗资源为目的的新兴交叉学科。

（二）临床信息学的研究范畴

临床信息学作为医学信息学的重要组成部分，研究范畴主要包含以下方面。

1. 临床信息收集与利用　利用各类临床信息系统收集患者在诊疗过程中产生的各类信息，并且对所收集的信息进行处理、组织、利用，以改进医疗服务质量，并在此基础上形成临床知识库。如何有效地收集、利用临床信息也是未来临床信息学的重要研究方向。

在临床信息的收集和利用研究中，患者信息数据隐私保护也是一个重要内容。于 2021 年 11 月 1 日起施行的《中华人民共和国个人信息保护法》（以下简称"《个人信息保护法》"），明确要求"处理生物识别、医疗健康、金融账户、行踪轨迹等敏感个人信息，应取得个人的单独同意"。《个人信息保护法》对于敏感个人信息的定义，是指一旦泄露或者非法使用，可能导致个人受到歧视或者人身、财产安全受到严重危害的个人信息，包括种族、民族、宗教信仰、个人生物特征、医疗健康、金融账户、个人行踪等信息。对于医疗机构而言，各类医疗信息系统收集的患者信息大多都属于《个人信息保护法》所指的敏感个人信息，特别是涉及患者个人的医疗健康数据。因此，在对患者信息进行相关处理时，除了遵循个人信息保护的一般义务之外，还应当按照敏感个人信息的相关规定从严管理，以保证在收集、利用患者信息过程中，尽到对患者个人信息的保护义务。

2. 临床信息系统研究 临床信息系统是患者诊疗信息的重要来源。临床信息系统研究旨在建立全面支持医护人员临床活动，并提供辅助决策的各类信息系统。利用相关数据分析处理技术对临床信息系统在医疗活动各阶段产生的信息进行处理、分析、挖掘，为医院临床活动运行提供全程、高效的数据支持。

3. 临床信息集成标准研究 由于绝大多数临床信息系统需要与其他系统进行交互，临床信息集成标准的研究主要是为保证在临床信息的产生、传输、交换、处理过程中，使医疗机构各类现行的异构系统具有统一的规范，从而解决医疗机构较为突出存在的"信息孤岛""数据烟囱"问题。

对于在临床信息学领域所开展的研究，可以通过文献、实验，以及利用数据分析领域的相关方法，如统计、数据挖掘等开展。

（三）临床信息系统

随着我国新医疗改革的进一步深入发展，医疗卫生机构信息化建设投入力度也不断加大，当前，我国医疗机构信息化建设已进入以临床医疗管理信息化为主的发展阶段。

临床信息系统（CIS）是利用信息技术、计算机技术和网络通信技术对患者信息进行采集、存贮、处理、传输，为临床医护人员所利用，以提高医疗质量为目的的信息系统。主要包括电子病历（electronic medical records，EMR）系统、影像存储与传输系统（picture achieving and communication system，PACS）、实验室信息系统（laboratory information system，LIS）、护理信息系统（nursing information system，NIS）和远程医疗（telemedicine）等。临床信息系统是医院信息系统的组成部分，对在医疗活动各阶段产生的数据进行采集、储存、处理、提取、传输、汇总并加工生成各种信息，支持医院医护人员的临床活动，丰富和积累临床医学知识，并提供临床咨询，辅助诊疗，辅助临床决策，以提高医疗质量和工作效率。

二、医院信息系统概述

（一）医院信息系统的定义

医院信息系统（HIS）是医学信息学的重要组成部分，同时也是信息技术在医疗领域的重要应用。Morris Collen 教授在 1988 年曾著文为 HIS 做如下定义：利用电子计算机和通信设备，为医院所属各部分提供患者诊疗信息和行政管理信息的收集、存储、处理、提取与数据交换的能力，为医院所属各部门提供信息服务，并满足所有授权用户的功能需求。

根据《基于电子病历的医院信息平台 建设技术解决方案（1.0 版）》及《医院信息系统基本功能规范》中对医院信息系统的定义，医院信息系统是指利用计算机软硬件技术、网络通信技术等现代化手段，对医院及其所属各部门的人流、物流、财流进行综合管理，对在医疗活动各阶段产生的数据进行采集、储存、处理、提取、传输、汇总、加工生成各种信息，从而为医院的整体运行提供全面的、自动化的管理及各种服务的信息系统。一个完整的 HIS 应该包括医院管理信息系统和临床信息系统，满足医院管理和临床工作需要。信息系统运行稳定、安全和高效，可连续、系统、准确地收集、整理、分析和反馈医院管理与医疗质量控制等所需要的信息，能够与其他医疗机构、卫生行政部门及相关部门实现信息共享，并严格执行保密制度，实行信息系统操作权限分级管理，保障网络安全，保护患者隐私。

（二）医院信息系统的意义和作用

HIS 的应用在改善医疗服务质量，提高医院科学管理水平，提升医院社会经济效益等方面有重要的意义和作用。

1. HIS 的使用，实现对患者信息的采集、存储、传输，使医院内部的信息高度共享，为医院科学管理和决策分析提供必要的数据支持。

2. HIS 的使用，优化了医院的工作流程，实现了患者信息的全流程管理，规范了医护人员的工作行为，从而减少医疗差错，提高医护人员的工作质量。

3. HIS 的使用，简化了患者的就诊流程，减少了患者的诊疗程序，缩短了患者的就医时间，保证医疗机构医疗秩序的顺畅，在提高医疗资源利用率的同时，提高了医院的工作效率和管理水平，真正实现以患者为中心。

（三）医院信息系统的发展

HIS 在我国起步相对较晚，但整体发展较快，国内 HIS 的发展大致经历了以下四个发展阶段。

1. **单机应用阶段**　20 世纪 70 年代至 80 年代初，随着个人计算机的使用，以及医院在财务管理、统计、物资管理等方面的需求增长，医院信息系统建设逐步开始发展。在此阶段，以小型机为主，且单机单系统。系统主要应用于门诊、住院收费管理，以及药品管理等，无法进行联网处理，并且由于技术水平有限，只有少数大型综合性医院和教学医院在此阶段拥有此类系统，例如：1976 年，上海肿瘤医院利用计算机进行 X 线放疗剂量的计算；1980 年，北京积水潭医院实现药房计算机化财务管理。

2. **管理信息系统阶段**　20 世纪 80 年代中后期，随着计算机技术的发展，以及网络操作系统的出现，一些医院开始建立小型的局域网络，并且开发出部门级别的小型网络管理系统，如门诊计价收费系统、药房管理系统等，因此通常也把此阶段称为管理信息系统阶段。此阶段可实现部门间的数据共享，例如，1984 年，卫生部成立了由上海肿瘤医院、黑龙江省医院、北京积水潭医院和南京军区南京总医院的课题协作组，进行"计算机在我国医院管理中应用的预测研究"课题研究。

3. **临床信息系统阶段**　20 世纪 90 年代，随着快速以太网和大型关系型数据库的使用，完整的网络化医院管理信息系统得以实现。一些计算机技术力量较强的医院，以及一些计算机公司开始开发全院级别的 HIS 系统。在此阶段，HIS 开发的设计理念强调以患者为中心，在应用上坚持管理系统与临床系统并重的原则，将信息系统深入到临床医疗过程，形成辅助医疗的临床信息系统。

4. **区域医疗信息化阶段**　21 世纪初，国内一些地方卫生局、大型医院以及一些有实力的机构开始探索区域医疗信息化，力图在一定区域内实现医疗机构间的医疗信息交换与共享。至此，进入区域医疗信息化阶段。在此发展阶段，通过集成不同应用系统构建医院信息平台，与外界互联互通，共享医疗信息。

随着医疗信息化的深入发展，从外部环境而言，疾病诊断相关分组（diagnosis related groups，DRG）、按病种分值付费（diagnosis-intervention packet，DIP）等医疗付费制度深入变革，"互联网＋医疗健康"深刻改变了医疗机构的服务模式与生态。云计算、大数据、物联网、人工智能、5G 等信息技术的发展，不断推动医疗行业的重大变革。从医院内部来看，院区一体化的发展趋势、业务科室对学科发展的需求、监管部门对医疗质量与安全的要求等，都对业务共享、流程标准化、数据集中提出了新的要求。新一代医院信息系统蓄势待发，一体化、平台化、互联网化、区域化、无纸化成为新的发展方向，新一代医院信息系统更加贴近医院的核心业务，紧紧围绕"以患者为中心"，更加突出医嘱地位与患者管理。未来，医院信息系统将成为医院的核心竞争力。

（四）医院信息系统的特征

HIS 是一个综合性的信息系统，在处理医院人、财、物等管理信息的同时，还要全面支持以患者就诊信息为中心的医疗活动。作为所有信息系统中最复杂的一类信息系统，医院信息系统具有以下基本特征。

1．以数据库系统为核心。

2．以计算机网络硬件为支持环境。

3．以医疗业务为主线，以提高服务效率和辅助决策为目的。

4．系统内部按一定原则划分成若干子系统，各子系统可实现信息交换和资源共享。

5．系统开发难度高，技术复杂，开发周期长。

6．系统既能处理结构化数据，也能处理半结构化或非结构化数据。

7．具有完善的系统管理、监督、运行保障体系，以及相应的规章制度和系统安全措施。

（五）医院信息系统新进展

在医院等级评审、各类信息化评级、公立医院绩效考核、医保支付改革等政策标准的多措并举下，医院信息化建设的重要性已经不言而喻。同时，在分级诊疗、"互联网＋医疗健康"、健康医疗大数据等国家医改和健康医疗信息化政策不断深入，医保控费和医疗综合支付的变革诉求加剧的大背景下，医院信息化建设出现众多的新需求、新问题，对新一代医院信息系统的呼声与关注越来越大。新一代 HIS 的主要特征是"全面、全程、闭环、专业、移动、集成、智能"，也就是：以患者为中心，对患者实现全程智能化服务；以临床业务为核心，对诊疗过程实现全程智能化处理；以管理为导向，对管理对象实现全程智能化管控。未来，新的 HIS 集成度、数据的融合度将更高，应用的智能化程度也将更高。

三、医院信息系统的内容及构成

（一）医院信息系统的组成及功能定义

HIS 主要由硬件系统和软件系统两大部分组成。在硬件方面，要有高性能的计算机或服务器、大容量的存储装置、遍布医院各部门的用户终端设备和数据通信线路等，以及组成信息资源共享的计算机网络；在软件方面，需要具有面向多用户和多种功能的计算机软件系统，包括系统软件、应用软件和软件开发工具等，要有各种医院信息数据库及数据库管理系统。

医院信息包括管理信息与临床信息，对应的业务包括医院管理业务和临床医疗业务。从医院业务角度出发，医院信息系统主要包括医院管理信息系统（HMIS）和临床信息系统（CIS）两部分。HMIS 的主要目标是支持医院行政管理与事务处理，将工作人员从重复性的事务劳动中解放出来，并辅助医院管理层领导决策。CIS 的主要目标是支持医护人员的临床医疗活动，收集、处理患者的临床诊疗信息，为医护人员提供临床医学知识、临床咨询等，辅助医护人员进行临床决策，提高医护人员工作效率。

（二）医院信息系统的体系结构

实现医院信息的计算机系统管理可以有不同的逻辑结构，也就是 HIS 的体系结构。计算机系统的体系结构与系统集成数据、通信以及所能提供的信息服务和系统自我的维护、扩充能力都有很大的关系。

从层次结构上来看，HIS 具有"以患者为中心"的临床诊疗信息处理体系和"以提高现代管理及服务为中心"的管理决策信息处理系统两大交互体系，也就是很多专家所说的"双塔结构"，如图 8-1 所示。

根据 HIS 的网络结构，其体系结构可分为集中式体系结构、分散式体系结构、分布式体系结构与混合式体系结构。

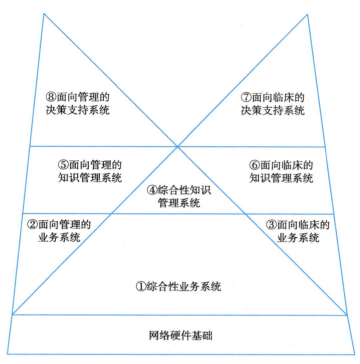

图8-1 医院信息系统层次结构图

（三）医院信息系统的基本要求

医院日常运营对信息系统的依赖性日渐增强，保障业务系统的稳定性和高可用性是医院信息系统的重要任务。因此，在医院信息系统运行过程中，对操作系统、数据库、网络系统的选择要安全、稳定、可靠。开发单位应提供对这几个方面的保证，并提供必要的技术培训、技术支持与技术服务。

1. 系统必须设置初始化及各级权限管理。

2. 系统应根据需要随时调整和设置各种单据、报表等的打印输出格式。

3. 系统必须保证7天24小时安全运行（无休息日），并有冗余备份。

4. 系统具有友好的用户界面，必须设置为鼠标或键盘均可单独操作的方式，以便提高操作速度，减少两者互换带来的不便。

5. 系统数据处理必须准确、真实、无误。

6. 作为软件产品，医院信息系统开发应提供以下技术文档。

（1）总体设计报告。

（2）需求分析说明书。

（3）概要设计说明书。

（4）详细设计说明书。

（5）数据字典。

（6）数据结构与流程。

（7）测试报告。

（8）操作使用说明书。

（9）系统维护说明书。

7. 系统运行的维护与管理　系统在运行过程中，必须建立日志管理、各项管理制度及各种操作规程。系统维护应包括工作参数修改，数据字典维护，用户权限控制，操作口令或密码设置和修改，数据安全性操作，数据备份和恢复，故障排除等。

8. 医院方必须考虑整个系统每年维护费用的投入。

9. 本规范所指医院信息系统是在网络环境下运行的系统，因此各模块之间要实现数据共享，互联互通，清晰体现内在逻辑联系，并且数据之间必须相互关联，相互制约。

第二节　医院信息系统的规划与设计

一、医院信息系统设计思路

（一）医院信息系统的建设需求分析

HIS 系统最初主要应用于医院财务管理，后陆续出现相对独立的各类子系统，如实验室信息系统（LIS）、影像存储与传输系统（PACS）等。经过几十年的发展，HIS 系统已经从以医务为主的管理信息系统向以医嘱系统为核心的电子病历转化。HIS 系统的开发也变得越来越复杂，既要满足医院各个不同部门的业务流程所需，又要能够对各类不同来源的数据进行集成，同时还需要为使用者提供一个便于管理和使用的统一的一体化工作界面。在开发复杂度如此之高的综合性信息系统过程中，需要院方、厂商通力合作，同时也离不开医院内各相关部门的协作配合。

不同类型、不同级别的医院有不同的现状、问题、需求，因此开发 HIS 必须从医院自身实际情况出发。在系统开发时，首要也是最为核心的问题是确定建立所开发系统的目的，以及医院需要通过该系统实现在临床、医院管理、数据集成、应用扩展等方面的主要功能。在进行系统规划和具体设计时，确定其基础的、首要的、核心的功能，在此基础上再确定哪些系统是在基础系统上扩展、涌现出的，使整个系统的结构清晰可见。同时，鉴于医院的特殊性，医院不同部门的医疗流程不尽相同，对系统的要求也不尽相同。因此，在制订开发计划过程中，需要将医院各不同科室、不同部门的人员纳入开发团队，使开发者与用户能够进行深入的调查、研讨，使系统覆盖医院各个不同部门，满足各个不同部门的需求。

需求分析方法由对软件的数据域和功能域的系统分析过程及其表示方法组成。大多数的需求分析是由数据驱动的，也就是说这些方法提供了一个待开发软件的抽象模型，即目标系统的逻辑模型。常用的需求分析的工具主要有数据流图、数据字典、层次方框图等。

在具体进行需求分析时，还可以采用以下方法。

1. 头脑风暴法　在不受任何限制的情况下，集体讨论问题可以激发人的热情。与会者自由发言、相互影响、相互感染，以突破固有观念的束缚，最大限度地发挥创造性思维。

2. 实体 - 联系图法　实体 - 联系图又称为 E-R 图，是一种表示实体、属性和联系的方法，用来描述现实世界的概念模型。在医院信息系统的软件开发过程中，应严格遵守软件工程的基本方法与流程，包括建模、结构化分析、确定开发环境与工具。

（二）医院信息系统建设目标

HIS 的建设与开发是一项非常复杂的工程，需要得到医院人力、物力、财力等各方面的支持。HIS 的基本建设目标包括以下几个方面。

1. 符合法律法规要求　HIS 是一个综合性的信息系统，功能复杂，涉及国家有关部委制定的各项法律法规，因此系统开发首先要符合各项法律法规的要求。

2. 系统功能完整　HIS 的建设应当满足医院各部门的功能需求，保证系统功能的完整性，做到功能实用、适用、适度超前。系统既要满足事务处理的需求，又要满足后续管理的需求。

3. 符合医院自身定位　不同等级、不同性质医院，其对 HIS 的功能要求有所不同。在满足各项基本要求的前提下，不同医院应当做好自身的定位分析，并且要合理考虑自身的预算投入水平，及后期运营和维护成本。

4．**保障系统安全**　HIS 一经投入使用，就需保证每天 24h 不间断运行，因此，建设 HIS 应确保系统运行的稳定性、安全性，在保障系统持续运行的同时要确保数据安全，有必要的安全管理制度与措施。

5．**具有一定的前瞻性**　这里的前瞻性既包括技术的，同时也包括思想的。"思维指导行动，策略决定成败"。首先，要保证思想的超前性，使所开发的 HIS 尽可能满足新一代医院信息系统的要求。同时，在条件允许的情况下，应尽可能采用较为先进的技术，以保证系统的生命周期，避免短期淘汰，浪费人力、物力、财力，并且要保证所用技术的稳定性、安全性、开放性、灵活性。

二、医院信息系统设计

（一）医院信息系统规划设计的基本要求

HIS 是一个多目标、开放性的复杂系统，在其设计实现上，必须对系统进行一体化的整体设计，也就是应当从医院整体信息处理的角度出发，分析全院级的信息构成与联系，在此基础上，选择合适的技术以进行设计开发。作为整个医疗卫生信息化的重要组成部分，HIS 的规划设计"以患者为中心，以业务人员为主体"，在满足医院管理、临床诊疗的同时，要能够全面提升医疗辅助决策能力。同时，按照医院评审标准，HIS 要能够系统、连续、准确地采集、存储、传输、处理相关的信息，为医院管理、临床医疗和服务提供包括决策支持在内的信息技术支撑，并根据国家相关规定，实现信息互联互通、交互共享。开发医院信息系统，应更多地从医学角度考虑系统的效率、适用性、安全性等因素。在进行 HIS 规划设计时，要特别注意以下要求。

1．按照整体设计、系统集成、分步实施、突出重点、实用高效的原则，对 HIS 进行优化设计。

2．完善数据标准和通信标准体系，促进信息的互认和共享。

3．防止和减少"信息孤岛"问题，并逐步通过区域卫生信息平台实现与传染病报告、卫生应急、卫生监督、医疗服务、新农合、妇幼卫生、社区卫生、采 / 供血等方面的信息系统实现对接，连点成面，促进医药卫生信息系统的整体建设。

4．加强医院信息的数据挖掘与综合利用，充分发挥信息在临床决策中的作用。

5．充分发挥信息技术在改善监管和绩效考核中的作用，提高医院医疗行为的监管效率。

（二）医院信息系统模型的功能规划

HIS 的规划建设应以医院各科室需求为基本导向，以患者为中心，在确保系统安全运行的前提下，不断促进临床诊疗与医院管理的可持续改善。HIS 在架构选择、功能划分、系统设计上要结合医院自身建设目标进行统筹规划，合理构建 HIS 业务架构模式，保证医院各业务部门紧密协作。HIS 的基本功能如图 8-2 所示。

（三）数据字典

数据字典是对数据的数据项、数据结构、数据流、数据存储、处理逻辑等进行定义和描述，其目的是对数据流程图中的各个元素做出详细的说明。简言之，数据字典是描述数据的信息集合，是对系统中使用的所有数据元素定义的集合。在 HIS 的规划设计过程中，应确定系统功能与数据流程图，对系统数据进行详细分析，并对系统涉及的数据进行分类编码，撰写相应数据字典。

（四）医院信息系统架构

根据《医院信息系统基本功能规范》，一个完整的 HIS 系统包括 5 个部分，分别是临床诊疗部分、药品管理部分、经济管理部分、综合管理与统计分析部分，以及外部接口部分。各类医院在选择 HIS 基本架构时，都要从自身的需求出发，并注重医院未来 5～10 年的信息化发展，由精通医院业务与计

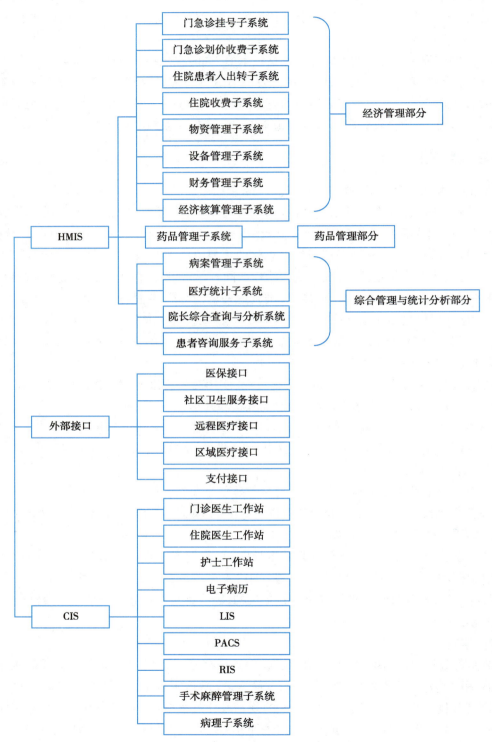

图8-2　医院信息系统基本功能

算机技术相关人员对医院系统架构进行精心设计,根据设计方案在医疗健康信息化(healthcare IT, HIT)厂商中寻找合适的产品。当然,不同的 HIT 厂商都有对自身产品的功能结构定位与设计,不一定完全满足医院的需求,这就需要医院专业的医疗信息化工程师结合医院需求与 HIT 厂商产品,利用技术手段,使产品最大程度地契合医院的需求。图 8-3 为 HIS 基本架构图。

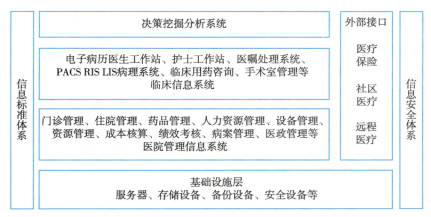

图 8-3　医院信息系统基本架构

(五)新一代医院信息系统架构

随着医院信息化的不断发展,医院内、外部对信息化的要求不断提升,对新一代 HIS 架构的思考与实践也不断深入。新一代医院信息系统按照"以患者为中心"的理念,把真正围绕患者的就医全场景作为系统设计的出发点,从业务维度进行功能拆分,体现了一种微服务架构的思想,技术架构以支持云服务为必备条件。新一代医院信息系统的架构设计如图 8-4 所示。

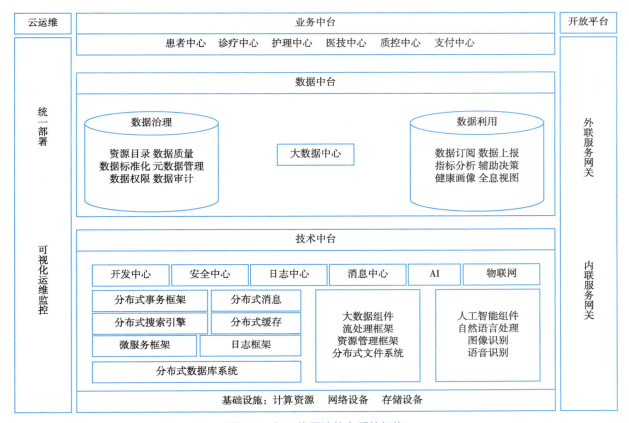

图 8-4　新一代医院信息系统架构

第三节 医院管理信息系统

一、医院管理信息系统概述

（一）医院管理信息系统的定义

医院管理信息系统（HMIS）是以支持医院的行政管理与事务处理业务为目标，减轻行政管理人员的劳动强度，辅助医院管理，辅助高层领导决策，提高医院工作效率，从而使医院能够以较少的投入获得更好的社会效益与经济效益，如医院财务管理系统、人事管理系统、住院患者管理系统、药品管理系统等都属于医院管理信息系统。

（二）医院管理信息系统与医院信息系统

HMIS 主要包括行政管理的工作事务以及与行政管理和医疗活动有较大关联的工作事务。HMIS 主要是为实现对医院人、财、物的计算机化管理，因此它的管理对象也主要是医院的人、财、物。随着医疗信息化的不断发展，对临床需求的关注越来越多，医院信息系统也从关注一般性的业务流程信息服务，转移到临床医生所关注的核心业务上，真正"以患者为中心"，"以医嘱为主线"。因此，从 HMIS 与 HIS 二者的关系来看：HMIS 是 HIS 的基础，HMIS 的使用效果直接影响着临床信息系统使用效果。

因此，一个完整的 HIS 应该包括 HMIS 和临床信息系统两个部分，这是毫无疑问的。

（三）医院管理信息系统的发展

国内的 HMIS 始于 20 世纪 80 年代，随着计算机技术在各行业的广泛应用，少数有实力的大型医院开始将计算机技术应用于医院的收费、药房管理、教学科研过程中。20 世纪 90 年代后，随着计算机网络技术和数据库技术的不断发展与日臻成熟，一些技术实力相对雄厚的医院尝试研发一些管理软件。进入到 21 世纪，HMIS 得到快速发展，更加广泛地应用于医院的各个部门，实现了医院人、财、物更加全面的信息化管理，将医院各业务部门更加紧密地联系在一起，在提高医院管理效率和医疗水平方面发挥了重要的作用。在医疗改革不断深入的时代大背景下，医院的管理模式与服务模式发生着深刻的变化，HMIS 也在立足满足医院信息化管理需求的基础上，不断尝试，追求技术创新、模式创新、功能创新，为医院的智慧化管理提供坚实的基础。

二、医院管理信息系统的构成及实现

（一）医院管理信息系统的组成

HMIS 一般包括门/急诊管理信息系统、住院管理信息系统、药品管理信息系统、医院财务管理信息系统、医院人力资源管理信息系统、医院后勤管理信息系统等多个涉及医院人、财、物管理的信息系统。

（二）医院管理信息系统的实现

1.**门/急诊管理信息系统** 医院的门/急诊业务是与患者关系最为密切的环节，也是医院业务的重要组成部分，大多数患者都是通过门/急诊服务来感受医院服务，并对医院进行评价的。

门诊管理信息系统需覆盖患者在门诊就诊的各个环节，包括挂号、分诊、候诊、诊疗、缴费、标本采集、检验/检查、取药及复诊等。从系统功能设计上来讲，不仅要满足医护人员、患者在门诊各环节的要求，同时还要做到易用、高效、可靠、安全。门/急诊管理信息系统的子系统主要包括如下几类。

（1）门诊挂号子系统：主要进行预约、身份登记、建立病案、挂号、退号等业务。对于初次就诊的

患者，登记患者的基本信息和医疗保险信息，建立患者索引，再根据患者选择的科室、挂号类型、医生状态进行相应的挂号处理；对于复诊患者，直接扫描就诊卡或病历信息，进行挂号。

（2）急诊管理子系统：主要用来快速、准确地采集患者信息，根据患者病情的紧急程度进行相应挂号、分诊、诊断、治疗等处理，确保危急患者能够及时得到治疗。

（3）门诊分诊子系统：主要用于解决门诊患者排队的问题，优化患者就诊秩序，节约排队等待时间，为患者创造一个良好的就诊环境，包括免挂号分诊和挂号分诊。

（4）门诊医生工作站：负责接诊患者，记录患者就诊的详细信息，进行疾病诊断、病历书写、开具检查单和处方单等。同时还具备常用诊断、处方模板、医嘱用法等临床规则的维护功能。由于门诊患者多、就诊时间短，该子系统应当操作简单，响应迅速，尽可能地降低医生的工作强度，提高医生诊治效率。门诊医生工作站是门诊管理信息系统的核心，是门诊患者信息的主要来源，其在功能上也属于临床信息系统。

（5）门诊药房：主要负责门诊药品出入库管理、处方确认、配药、发药等业务，用于协助门诊药房人员完成日常工作。

（6）门诊收费：主要根据患者的就诊明细进行费用结算、收费，并开具相应的收费凭证。系统根据相应的医疗保险接口，根据患者医疗保险信息进行结算、退费、优惠等业务，并且能够支持多种支付方式，方便患者查询和财务部门审核。

在医院管理模式上，各家医院都有自己的方法与特色，门诊就诊流程也会略有区别，但总体上门诊的业务流程是比较类似的。门/急诊管理信息系统的业务流程如图8-5所示。

2. 住院管理信息系统 与门/急诊管理信息系统是 HIS 中的两大核心系统。与门/急诊管理不同，住院管理信息系统主要是实现住院患者的全流程管理，也是医院信息系统为临床服务的集中体现，所以住院管理信息系统既是管理信息系统，也是临床信息系统。

住院管理信息系统贯穿于患者从入院到出院的全过程，包括入院、入科、床位分配、医嘱处理、医技科室辅助诊疗、出院办理、划价结算、病案室病案编目等多个环节，相应也涉及医院多个部门，系统复杂度要高于门/急诊管理信息系统。住院管理信息系统主要包括以下一些子系统。

（1）住院登记：是患者入院的第一个环节，完成患者入院的基本信息采集。

（2）护士工作站：主要负责患者的入、出、转管理，床位分配管理，住院费用信息管理，及医嘱的转抄、校对、执行等。

（3）医生工作站：主要负责为患者下达医嘱，病历书写、检索及调阅，检验/检查，会诊，手术申请，查询报告结果等。

（4）临床药房：主要负责住院部门药品管理，以及对病房药物医嘱进行信息处理。

（5）划价收费：对患者在院期间所缴纳费用进行划价、结算管理。

在整个 HIS 中，住院管理信息系统是一个非常核心的组成部分，不仅负责医院住院部门信息管理，同时还负责向医院其他系统提供必需的患者信息和临床信息，以辅助管理部门开展医疗管理。住院管理信息系统业务流程相比门/急诊管理信息系统要复杂一些，各家医院的管理模式、流程也不尽相同，但总体上大同小异。住院管理信息系统业务流程如图8-6所示。

3. 药品管理信息系统 是医院信息系统的重要组成部分，支撑着医院几乎所有的临床活动。药品管理信息系统负责对药品的进、销、存和药品信息的使用分析进行管理。药品管理也是医院业务流程中重要的一个环节。医院药事通常有三种类型的业务，分别是库房业务、门诊发药、住院发药。其中，药房库房业务主要包括药库领药、药品入库/出库、药品库存处理，以及统计、数据查询等；门诊发药业务包括处方划价、处方发药/配药、退药，以及统计与查询功能；住院发药业务包括药物申领、摆药、发药等。

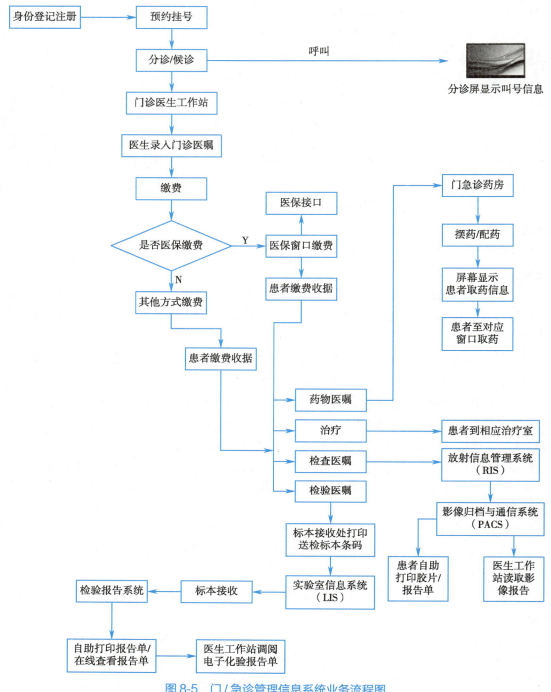

图8-5　门/急诊管理信息系统业务流程图

药品管理信息系统对药品在医院内流通的各个环节进行信息化管理,包括的主要子系统如下。

(1)药品信息管理:对药品基本信息进行维护、管理。药品基本信息主要包括药品的名称、规格、批号、价格、生产厂商、来源、剂型、属性和类别,毒麻药品、精神药品、贵重药品的种类,院内制剂,进口药品,自费药品等。

(2)药库信息管理:实现药品入库、出库、退货、调拨、盘点、报损、调价的业务管理,同时对药库的出入库汇总,进、销、存,购药计划等进行查询。

(3)药房信息管理:又分为门诊药房管理和住院药房管理,主要也涉及药品的进、销、存等,与药库信息管理较为类似。

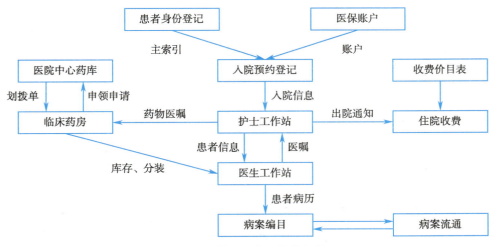

图 8-6　住院管理信息系统业务流程图

（4）发药信息管理：主要发生在直接面向患者的住院药房和门/急诊药房的发药窗口，包括摆药、发药等。

（5）安全用药监测与咨询：根据临床合理用药的基本特点和要求，运用信息技术对医药学及相关学科知识进行结构化处理，实现对医嘱的自动审查和医药信息在线查询，及时发现潜在的不合理用药问题，帮助医生、药师等临床专业人员在用药过程中及时、有效地掌握和利用医药知识，预防药物不良事件的发生，促进临床合理用药工作。

药品管理信息系统对分布于医院各药库、药房、制剂室、病房等不同部门的各类药品的基本信息、去向、库存的物品流，及由此产生的财务流进行一体化信息化管理。药品管理信息系统的业务流程如图 8-7 所示。

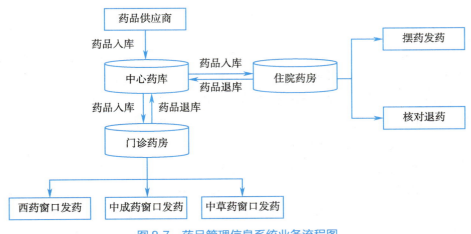

图 8-7　药品管理信息系统业务流程图

4. 医院财务管理信息系统　财务活动贯穿于医院的各个业务流程中，医院财务管理信息系统涉及财务会计、预算管理、医疗收入与资产账务等，通过利用信息化手段对资金运行进行管控，保证资产变动清晰，保障从资金到物资，再到医疗消耗，最后到医疗收入的正循环。

医院财务管理系统是医院信息系统的重要组成部分，医院财务管理信息系统的基本功能结构如图 8-8 所示。

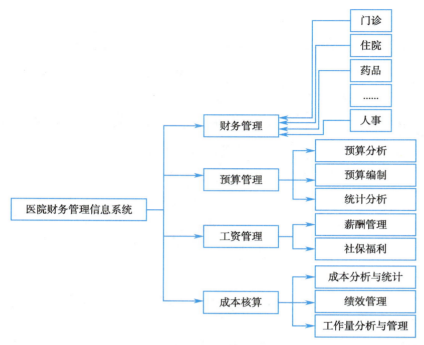

图8-8　医院财务管理信息系统功能结构

5．医院人力资源管理信息系统　人力资源管理与传统的人事管理既有历史渊源，又有本质上的区别。人事管理是人力资源管理的初级阶段，是以人事管理为中心，是有关人事方面的计划、组织、指挥、协调、信息和控制等一系列管理工作的总称。而人力资源管理则是以人为中心，是在经济学与人本思想指导下，通过招聘、甄选、培训、报酬等管理形式对组织内外相关人力资源进行有效运用，满足组织当前及未来发展的需要，保证组织目标实现与成员发展的最大化。

人是生产力中最具有决定性的力量和最活跃的因素，代表先进生产力的发展要求。人力资源同样也是支持医院向前发展的第一要素。医院人力资源包括医生、护士、药剂师、科研人员、工程师、管理人员、后勤服务人员等所有参与医院日常运行的全体工作人员，其中医护人员是医院人力资源的主体。医院人力资源管理要坚持科学的管理理念，健全内部管理体制，合理薪酬分配体系，完善考核评价制度，依靠数据说话，以进一步调动全体人员的工作积极性。

所谓医院人力资源管理信息系统，是指根据医院人力资源管理需求，将医院中涉及人力资源相关数据进行整合，达到人力资源核算准确、工作效率有效提高的目标，做到医院员工一站式管理的系统。医院人力资源管理信息系统是现代医院必不可少的管理系统，其基本功能包括如下方面。

（1）人员管理：对医院内部员工，如员工信息、证照资料、职称／职位、员工岗位变动等基本信息实行信息化管理，帮助人力资源部门清楚了解医院当前的人力资源基本数据。

（2）机构管理：实现对医院内部部门、科室、岗位，以及组织结构等的信息化管理。

（3）人力资源规划：实现对医院未来人力资源需求、供给状况的分析与预测，以合理进行人力资源的调配、招聘等。

（4）人事资料管理：实现对医院人事管理、职称评定、人事调动、人事报表统计分析等有关人事管理的基本功能。

（5）薪酬管理：满足不同医院薪酬公式设定、计算、发放，以及薪酬项目设定、公式维护等。

（6）福利管理：实现医院员工医疗保险、社会保险、住房公积金、退休金等各类福利体系的管理。

（7）绩效管理：对医院不同部门、不同类别人员的绩效考核、等级评分，以及绩效计划制订、审核等进行管理。

（8）培训管理：实现对医院培训计划、培训考勤、培训绩效等内容的管理，以及绩效目标的查询统计功能。

（9）招聘管理：对医院各部门、各科室人才需求计划的征集、制订、审核，以及对人员招聘、录用等进行管理。

医院人力资源管理信息系统是医院信息系统大家族中重要的组成部分，在不断深化公立医院人事制度改革，建立健全适应行业特点的人事薪酬制度，完善分配激励机制，优化人才培养培训制度等方面发挥重要的作用。

三、医院管理信息系统新进展

（一）医院管理信息系统新发展

随着医院信息系统的发展，HMIS 基本满足了医院日常运行过程中基于管理层面的要求，如对患者信息的管理，对药品信息的管理，对医院财务、人事等的信息化管理，并且在对医院人、财、物的管理基础上，向对临床业务、管理决策的支持转变。医院信息系统是世界上公认的最为复杂的信息系统，其中的 HMIS 在满足了医院管理信息化的基本需求后，未来系统的发展要进一步贴合医院业务，提供全流程的准确数据，真正对医院管理起到决策支持的作用，为未来医院智慧管理助力。

在经过了多年的医院信息系统高速建设之后，大多数医院都已建设完成了覆盖临床业务、人力资源、财务、物资等众多的业务系统，同时，越来越多的科室、部门提出设置信息系统的要求，医院信息系统越来越"庞大"。随着医院信息化的发展，在数据共享、信息互通方面提出了更为迫切的需求，在这个过程中，"系统孤岛、功能导向、服务割裂"等问题凸显，"医院信息集成平台"这一概念与产品应运而生，近几年在医院信息化领域对集成平台的讨论非常多。2018 年 4 月国家卫生健康委员会规划与信息司，国家卫生健康委员会统计信息中心联合发布了《全国医院信息化建设标准与规范（试行）》（以下简称：《标准与规范》），明确了医院信息化建设的基本内容和建设要求。在《标准与规范》第二章"信息平台"中对二级以上医院信息平台业务、数据服务、数据访问、存储等进行了详细的内容和要求说明。

为进一步提升医院管理精细化、智能化水平，国家卫生健康委员会于 2021 年 3 月出台了《医院智慧管理分级评估标准体系（试行）》：明确医院智慧管理各级别所实现的功能，为医院加强智慧管理相关工作提供参照；指导各地、各医院评估医院智慧管理建设发展现状，建立医院智慧管理持续改进体系；完善"三位一体"智慧医院建设的顶层设计，使之成为提升医院现代化管理水平的有效工具；针对医院管理的核心内容，从智慧管理的功能和效果两个方面进行评估，评估结果分为 0 级至 5 级；对未来医院管理信息系统的智慧化建设提供了依据。

（二）医院管理信息系统新应用

1. 预约挂号　医院一号难求，特别是大医院、名医院的名医，更是一号难求，患者就医为了挂号就要大费周章。作为 HMIS 系统中的为患者提供挂号服务的门诊挂号系统来说，以往只能现场挂号，时间、地点难倒了不少人，特别是外地患者，挂号可以说是难上加难。随着移动互联网技术在医疗领域的应用，挂号不再只有院内挂号一种方式，预约挂号也从院内窗口预约、导诊台预约、分诊台预约、自助机预约、诊间预约，延伸到院外的电话预约、网站预约，再到移动互联网时代的 App、微信服务号、小程序、支付宝生活号等，极大地方便了患者就医。

2. 医疗支付　2018 年 10 月，国家卫生健康委员会发布《关于印发公立医院开展网络支付业务指导意见的通知》（国卫办财务发〔2018〕23 号）（以下简称《指导意见》）。《指导意见》对公立医院开展网络支付业务，进一步改善患者就医体验，提出了具体要求。随着移动互联网的发展，改变了医疗机构的支付方式，从传统的现金、医保、银行卡，到窗口扫码支付、自助终端扫码支付、处方单诊间支付、医保线上支付等，支付场景与支付方式发生了很大的变化，当然，由于支付过程涉及系统数据流及财务资金流，如何保证医疗支付的安全性也变得更为重要。

第四节　电子病历系统

一、电子病历概述

（一）电子病历的定义

改变传统的医疗服务模式，构建以患者为中心的新型医疗服务体系，可实现个性化诊疗、主动服务、信息共享、循证决策、协同服务等目的，也是现代医学的一个重要发展方向。加快推进我国电子病历的研究、应用，对我国医疗卫生领域的发展也具有重要的意义。

《电子病历应用管理规范（试行）》对电子病历（EMR）的定义为，电子病历是指医务人员在医疗活动过程中，使用信息系统生成的文字、符号、图表、图形、数字、影像等数字化信息，并能实现存储、管理、传输和重现的医疗记录，是病历的一种记录形式，包括门／急诊病历和住院病历。

对于电子病历，需要正确地理解其概念与含义。首先电子病历不是简单的病历的电子化，不是将手写病历改为计算机输入就是电子病历。电子病历是按时间顺序所记录的患者在院的医疗记录。它更注重病历文档结构，并且满足医院不同的业务需求，病历数据以可检索、可处理的形式存在，并且有必要的数据安全与隐私保护措施。

（二）发展电子病历的意义

1. 电子病历的使用有效地规范了医疗行为，是对医疗行为进行监督的重要手段。

2. 电子病历的使用提高了医护人员的工作效率与工作质量，将医护人员从繁重的记录书写中解放出来，有更多的时间与患者沟通和交流，将医护人员真正还给患者，在一定程度上改善了医患关系。

3. 电子病历的使用提高了患者信息的共享程度，为远程医疗、双向转诊奠定了必要的数据基础。

4. 电子病历的使用有效提高了医疗纠纷的举证能力，从而有效地保障医疗安全。

5. 电子病历的使用实现了病历的无纸化管理，对降低医院经营成本，提高经济效益有积极的意义。

二、电子病历系统概述

（一）电子病历系统的定义

《电子病历应用管理规范（试行）》对电子病历系统的定义为，电子病历系统是指医疗机构内部支持电子病历信息的采集、存储、访问和在线帮助，并围绕提高医疗质量、保障医疗安全、提高医疗效率而提供信息处理和智能化服务功能的计算机信息系统。

（二）电子病历系统的组成

一个完整的电子病历系统应能对患者信息、病历信息提供全流程管理，并提供满足医院需求的病历模板，病历归档、病历质量监控、病历数据分析功能，以及基本电子病历数据的临床诊疗辅助决策功能。图8-9为一个电子病历系统的功能结构。

医生工作站和护士工作站属于业务层面。其中，医生工作站的患者管理模块负责患者登记信息、转科、出院、转院等信息的查询。患者信息，如姓名、性别、年龄、婚姻、住址等，可从住院登记系统中获得。医生可在医生工作站为患者开立医嘱、检查／检验申请、书写电子病历等。护士工作站的患者

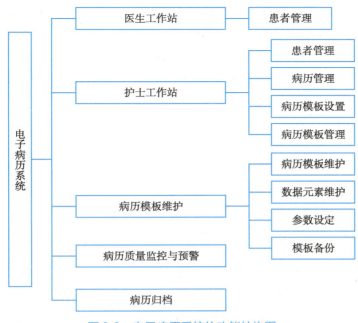

图 8-9　电子病历系统的功能结构图

管理模块负责管理患者信息登记、转科、出院、转院等信息。护士在进行患者信息管理时，通过护士工作站完成生命体征采集。生命体征包括体温、脉搏、呼吸、血压、血糖、血氧、尿量、大便，以及各种其他引流量和出入量等。同时，护士在护士工作站完成医嘱的审核、执行。病历管理模块主要为医疗、护理和检查/检验结果等医疗电子文书提供创建、管理、存储和展现等功能，包括病历的书写、归档、质量检查、审核和痕迹保留查询，以及医技报告等。病历模板设置与管理模块负责对病历模板及工作站相关工作参数进行设置。

病历模板维护负责维护住院病历模板，如入院记录、首次病程等，以及按照疾病病种维护主诉、现病史等子模板。数据元素维护包括按照国家规范维护的最小数据元素，以方便病历录入。模板备份负责导出模板数据到文件，或从外部文件导入模板。

电子病历系统在实现医疗业务流程自动化的同时，其病历质量监控与预警模块可对病历质量进行全面的管理与控制，对病历记录完成情况、病历质量评价与缺陷、医嘱执行完成率等进行监控管理。同时，通过电子病历系统对病历数据进行汇总分析，在病历质量管理与控制、合理用药监控、感染监测监控、医疗费用监控、高值耗材等方面为医疗质量管理与控制提供信息支持。

病历归档应按所在医院要求，对合格病历、不合格病历按相应归档流程进行病历归档管理。

电子病历系统的使用有助于提高医疗质量，保障医疗安全，提高医疗效率。

（三）电子病历系统的基本功能规范

《电子病历应用管理规范（试行）》中对电子病历系统基本功能规范的规定包括如下方面。

1. 电子病历系统应当为操作人员提供专有的身份标识和识别手段，并设置相应权限。操作人员对本人身份标识的使用负责。

2. 有条件的医疗机构电子病历系统可以使用电子签名进行身份认证，可靠的电子签名与手写签名或盖章具有同等的法律效力。

3. 电子病历系统应当采用权威可靠的时间源。

4. 电子病历系统应当对操作人员进行身份识别，并保存历次操作印迹，标记操作时间和操作人员信息，并保证历次操作印迹、标记操作时间和操作人员信息可查询、可追溯。

5. 医务人员采用身份标识登录电子病历系统完成书写、审阅、修改等操作并予以确认后，系统应当显示医务人员姓名及完成时间。

6. 电子病历系统应当设置医务人员书写、审阅、修改的权限和时限。实习医务人员、试用期医务人员所记录的病历，应当由具有本医疗机构执业资格的上级医务人员审阅、修改并予以确认。

7. 在上级医务人员审阅、修改、确认电子病历内容时，电子病历系统应当进行身份识别，保存历次操作痕迹，标记准确的操作时间和操作人信息。

（四）电子病历系统分级评价

电子病历系统分级评价是一种依据数据进行评估的客观评价方法。电子病历分级评价的全称是电子病历系统应用水平分级评价。电子病历系统应用水平共分为 9 个等级，每一等级的标准包括电子病历各个局部系统的要求和对医疗机构整体电子病历系统的要求。

（1）0 级：未形成电子病历系统。

局部要求：无。

整体要求：全院范围内使用计算机系统进行信息处理的业务少于 3 个。

（2）1 级：独立医疗信息系统建立。

局部要求：使用计算机系统处理医疗业务数据，所使用的软件系统可以是通用或专用软件，可以是单机版独立运行的系统。

整体要求：使用计算机系统进行住院医嘱、检查、住院药品的信息处理，能够通过移动存储设备、复制文件等方式将数据导出供后续应用处理。

（3）2 级：医疗信息部门内部交换。

局部要求：在医疗业务部门建立内部共享的信息处理系统，业务信息可以通过网络在部门内部共享并进行处理。

整体要求：住院、检查、检验、住院药品等至少 3 个部门的医疗信息能够通过联网的计算机完成本级局部要求的信息处理功能，但各部门之间未形成数据交换系统，或者部门间的数据交换需要手工操作；部门内有统一的医疗数据字典。

（4）3 级：部门间数据交换。

局部要求：医疗业务部门间可通过网络传送数据，并采用任何方式（如界面集成、调用信息系统数据等）获得部门外数字化数据信息。本部门系统的数据可供其他部门共享。信息系统具有依据基础字典内容进行核对、检查的功能。

整体要求：实现医嘱、检查、检验、住院药品、门诊药品、护理至少两类医疗信息跨部门的数据共享；有跨部门统一的医疗数据字典。

（5）4 级：全院信息共享，初级医疗决策支持。

局部要求：通过数据接口方式实现所有系统（如 HIS、LIS 等系统）的数据交换。住院系统具备提供至少 1 项基于基础字典与系统数据关联的检查功能。

整体要求：实现患者就医流程（包括用药、检查、检验、护理、治疗、手术等处理）信息在全院范围内的安全共享；实现药品配伍和相互作用的自动审核，以及合理用药监测等功能。

（6）5 级：统一数据管理，中级医疗决策支持。

局部要求：各部门能够利用全院统一的集成信息和知识库，提供临床诊疗规范、合理用药、临床路径等统一的知识库，为本部门提供集成展示、决策支持的功能。

整体要求：全院各系统数据能够按统一的医疗数据管理机制进行信息集成，并提供跨部门集成展示工具；具有完备的数据采集智能化工具，支持病历、报告等的结构化、智能化书写；基于集成的患者信息，利用知识库实现决策支持服务，并能够为医疗管理和临床科研工作提供数据挖掘功能。

（7）6级：全流程医疗数据闭环管理，高级医疗决策支持。

局部要求：各个医疗业务项目均具备过程数据采集、记录与共享功能；能够展现全流程状态；能够依据知识库对本环节提供实时数据核查、提示与管控功能。

整体要求：对检查、检验、治疗、手术、输血、护理等实现全流程数据跟踪与闭环管理，并依据知识库实现全流程实时数据核查与管控；形成全院级多维度医疗知识库体系（包括症状、体征、检查、检验、诊断、治疗、药物合理使用等相关联的医疗各阶段知识内容），能够提供高级别医疗决策支持。

（8）7级：医疗安全质量管控，区域医疗信息共享。

局部要求：全面利用医疗信息进行本部门医疗安全与质量管控。能够共享本医疗机构外的患者医疗信息，进行诊疗联动。

整体要求：医疗质量与效率监控数据来自日常医疗信息系统，重点包括院感、不良事件、手术等方面的安全质量指标和医疗日常运行效率指标，并具有及时的报警、通知、通报体系，能够提供智能化感知与分析工具；能够将患者病情、检查/检验、治疗等信息与外部医疗机构进行双向交换。患者识别、信息安全等问题在信息交换中已得到解决。可利用院内外医疗信息进行联动诊疗活动；患者能够通过互联网查询自己的检查/检验结果，获得用药说明等信息。

（9）8级：健康信息整合，医疗安全质量持续提升。

局部要求：整合跨机构的医疗、健康记录、体征检测、随访信息用于本部门的医疗活动。掌握区域内与本部门相关的医疗质量信息，并用于本部门医疗安全与质量的持续改进。

整体要求：全面整合医疗、公共卫生、健康监测等信息，完成整合型医疗服务；对比应用区域医疗质量指标，持续监测与管理本医疗机构的医疗安全与质量水平，不断进行改进。

（五）电子病历系统数据应用

电子病历系统的应用在我国起步较晚，随着2010年起逐步在全国范围内大面积推广电子病历系统的试点工作，我国电子病历系统开始飞速发展。临床数据的大量积累能够为医疗管理提供反馈信息，为临床开展各项业务提供辅助，也能为临床科研提供数据支撑。特别是在推动新型诊疗技术的开发和科研应用等方面具有重要作用。

（1）为医疗质量监管提供平台系统：电子病历系统内的数据相比于纸质资料更易于调取及查阅，在诊疗过程中系统的各项运行数据能够便于院方后台监测，预警潜在风险。将原始数据采集和信息反馈形成闭环系统，有助于提高医疗质量，避免医疗事故的发生。

（2）为远程医疗提供信息支持：电子病历系统中的数据便于传输，可以在患者需要远程会诊或异地就医时提供支持。随着流动人口的体量不断增大，未来电子病历系统或许能够实现个人就诊记录的全地区覆盖。

（3）为临床科研提供数据支撑：随着电子病历系统的普及，在临床诊疗过程中医务人员在完成临床信息的采集和输入的同时，可以将临床资料与科研数据进行整合，避免数据库的重复建立所造成的资源浪费，也能够减少人为因素对科研数据质量的影响。电子病历数据能够根据研究的目的、时间、参与机构等各种类型的科研路线进行调整，降低在数据收集和处理过程中对人力及资金的大量需求，提高科研数据采集的质量和效率。临床与科研的结合，是医学信息领域未来的发展方向之一，有助于提升我国整体医疗及科研实力，提高国际竞争力。

（4）为国家医疗管理提供数据指导：各省市的电子病历系统数据可为国家医疗宏观调控提供数据；大样本数据经分析及判断，可用于指导不同地区医疗政策的个体化制定，有利于医疗服务的优化，提升医疗资源的使用效率，平衡各地区医疗服务的收入与支出。

第五节　医学影像与检验信息系统

一、医学影像与检验信息系统概述

（一）医学影像与检验信息来源

所有与医学影像相关的信息，统称为医学影像信息（medical imaging information）。根据用途的不同，医学影像信息可以分为两大类：医学诊疗影像信息和医学影像工作管理信息。前者主要用于医学诊断、治疗和科研，前面介绍的医学影像中所包含的信息属于这一类；后者主要是用于医学影像工作的管理，如医学影像检查的申请信息、预约信息等。

医学检验信息一般包括受检者（患者或体检者）信息、标本信息、检验申请信息、检验结果和结论信息，以及实验室运作、管理等辅助信息。

（二）医学影像与检验信息系统定义

医学影像信息学也称影像信息学（imaging informatics）。关于医学影像信息学的明确定义，至今尚未形成权威性的统一意见。Dr. Andriole 认为"医学影像信息学是生物科学、健康服务、信息科学、医学物理学和工程学等学科相互交叉而成的多学科领域"。Nancy Knight 认为："医学影像信息学"是"任何与图像获取、图像处理、图像传输、图像释读及报告、图像存储及检索链有关的技术。医学影像信息学涉及影像链的各个方面，包括图像产生与获取，图像发布与管理，图像存储与检索，图像处理，图像分析与理解，图像可视化和数据导航，图像解释，报告与通信等各个方面"。Barton F. Branstetter 认为："影像信息学是生物医学信息的分支学科，目的在于提高医疗保健机构中医学影像服务的有效性、准确性、可用性和可靠性。"从以上定义可以发现，医学影像信息学是医学影像学与信息科学交叉的产物，是以信息科学的方法解决医学影像学问题的一门科学。它涉及医学影像的各个环节，目的在于快速、准确地获取、处理、分析与利用医学影像，提高医学影像信息的使用价值。与其他新兴学科相同，医学影像信息学具有跨学科、跨领域的特性。医学影像信息学对于医学影像的数字化进程，以及临床学科与影像学专业人员之间的密切结合，具有积极的推进作用。此外，医学影像信息学作为医学影像学与信息科学高度融合的产物，在优化影像科作业流程中起着十分重要的作用。

"临床检验"是指为了客观地掌握人体的健康状态、发病原因及病情发展程度所使用的诊断手段之一。大多数医院的临床实验室拥有许多数字化检验/检测设备，每天处理大量的检验/检测申请，产生大量的检验/检测信息，势必需要一套计算机信息系统高效且快速地管理这些设备和信息。医院临床检验信息系统也称为临床实验室信息系统（LIS），是指利用计算机网络和信息技术，实现临床实验室业务信息和管理信息的采集、存储、处理、传输、查询，并提供分析及诊断支持的信息管理系统。随着计算机技术的不断发展，LIS 的信息输入、输出方式趋于多样化，数据分析处理的能力不断增强。

二、医学影像与检验信息系统的临床应用

（一）医学数字成像和通信标准

在医学影像信息学的发展和 PACS 的研究过程中，医疗设备生产厂商的不同，造成与各种医疗设备有关的医学图像存储格式、传输方式千差万别，使得医学影像及其相关信息在不同系统、不同应用之间的交换受到严重影响。为此，ACR 和 NEMA 设计、建立了一组规范医学影像及其相关信息的交换标准——医学数字成像和通信（digital imaging and communications in medicine，DICOM）标准。

1. **DICOM 的定义**　DICOM 是一组用于医学图像及相关信息的国际技术标准（ISO 12052）。它的设计目的在于确保用于产生、存储、显示、处理、发送、检索、查询、打印医学影像及其结构文档的系统之间具有交互操作性，同时也用于相关流程的管理。

2. **DICOM 的发展历程**　DICOM 的研究开始于 20 世纪 80 年代，1985 年发布了 1.0 版本（ACR-NEMA Standards Publications No. 300—1985）；1988 年推出 2.0 版本（ACR-NEMA Standards Publications NO. 300—1988）；到 1993 年发布了 3.0 版本，即 DICOM 3.0。目前，DICOM 3.0 已经发展成为医学影像信息学领域的国际通用标准。

3. **DICOM 的优势**　DICOM 标准详细定义了影像及其相关信息的组成格式和交换方法。DICOM 标准以计算机网络的工业化标准为基础，为医学影像、公用信息、应用服务及通信协议提供一种标准模式，能帮助更有效地在医学影像设备、医疗信息系统之间传输和交换数字影像信息，包括 CT（计算机断层扫描）、MRI（磁共振成像）、核医学、超声检查、DR（数字 X 线摄影）、CR（计算机 X 线摄影）、胶片数字化系统、视频采集系统、HIS、RIS 等设备／系统之间的医学影像信息交换。不同厂商的仪器、服务器、工作站在制造时遵守 DICOM 技术标准，因此，通过 DICOM 接口可以整合来自不同厂商的不同设备，使它们都能集成在医学影像存档与通信系统中。DICOM 标准的推出与实现，大大简化了医学影像信息交换的实现，推动了远程放射学系统、医学影像存档与通信系统的研究和发展。另外，DICOM 的开放性与互联性，使得医学影像与其他医学应用系统（HIS、RIS 等）的集成成为可能。

DICOM 基于开放式互联参考模型，属于第七层（应用层）范围，不涉及具体的硬件实现而直接应用网络协议，因此与网络技术的发展保持相对独立，随着网络性能的提高，DICOM 系统的性能可立即得到改善。基于 DICOM 标准，可以在医疗影像设备上建立一个通用接口来完成影像数据的输入／输出工作。DICOM 接口不同于设备中的其他接口。其他设备的接口包括一些硬件，当然也有相应的软件，但软件必须基于特定的硬件才能实现其功能。而 DICOM 则是一种纯软件的标准，不管在任何设备的计算机上，只要嵌入了 DICOM 软件，就能实现 DICOM 功能，即拥有 DICOM 接口。

在采用 DICOM 标准的信息网络系统中，所有 DICOM 设备之间都可以按照 DICOM 的网络上层协议进行互相连接和操作。例如，临床医生可以在自己的办公室查看 B 超设备的图像和结果，可以调用磁共振图像进行图像的叠加融合，也可以通过网络调用存储在其他医院的医学影像。无论是本院、本地还是相距很远的外地，DICOM 设备都可以通过网络相互联系，交换信息。

由于 DICOM 标准提供了统一的存储格式和通信方式，它可以简化医疗信息系统设计，避免许多重复性的工作，加快信息系统的开发速度，对于无纸化、无胶片化医院的实现和远程医疗系统的实施起着重要作用。

（二）医学影像存档与通信系统

医学影像存储与传输系统（PACS）首次出现在 20 世纪 70 年代末，主要用于解决医学影像的采集和数字化，图像的存储和管理，医学图像的高速传输，图像的数字化处理和重现，图像信息与其他信息的集成等五个方面的问题。建立 PACS 的目的在于促进医疗卫生信息化的发展，提高诊断水平，降低医疗成本，加强质量管理，构建临床信息资源。建立 PACS 主要涉及计算机、通信、存储、数据处理、图像显示、压缩、人工智能、光电子设备、安全、标准化和系统集成等一系列技术。

1. **PACS 的定义**　PACS 是一个影像医学、数字图像技术、计算机技术与通信技术相结合的高技术复杂系统，也是一种提供多模图像的经济存储和方便访问的医学影像技术。PACS 将医学图像资料转换为计算机数字形式，通过高速计算设备及通信网络，完成对图像信息的采集、存储、管理、处理及传输等功能，使图像资料得以有效管理和充分利用。建立 PACS 的主要目的在于实现医学影像设备的数字化，实现大容量数字信息的存储、通信和显示。

PACS 最初主要用于放射科,经过不断发展,现在已经从简单的几台放射影像设备之间的图像存储与通信,扩展至医院所有影像设备乃至不同医院影像数据之间的相互操作,包括超声、MRI、PET(正电子发射断层显像)、CT、内镜、乳腺 X 线检查、DR、CR、眼科学检查等。

20 世纪 80 年代初,欧美等发达国家医院管理信息系统已经基本完成研究阶段而转向实施阶段,研究工作也逐步转向为医疗服务的系统,如 CIS、PACS 等。20 世纪 90 年代已经陆续建立起一些实用的 PACS,特别是在 ACR 和 NEMA 制定 DICOM 3.0 标准后,由于一些主要的医疗仪器公司所生产的大型影像检查设备都配有支持 DICOM 标准的通信模块或工作站,许多专门制造影像系统的公司也生产支持 DICOM 标准的影像处理、显示、存储系统,使 PACS 进入了快速发展阶段。目前,PACS已经成为医院信息系统中的一个重要组成部分,与其他系统相互交换信息,共同形成医院的整体信息环境。PACS 与 RIS 和 HIS 的融合程度已成为衡量功能强大与否的重要标准。

2. PACS 的工作流程　PACS 系统由影像采集设备、影像数据存储中心及相关的影像工作站组成,涉及硬件和软件两个部分,其基本结构如图 8-10 所示。硬件主要有接口设备、存储设备、主机、网络设备和显示系统。软件的功能包括通信、数据库管理、存储管理、任务调度、错误处理和网络监控等。PACS 系统的主要工作包括图像采集、传输、存储、处理、显示以及打印等流程。

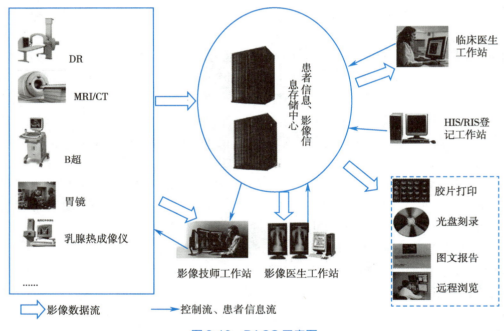

图 8-10　PACS 示意图

(1) 图像采集:是 PACS 系统的基础,采集的图像质量决定 PACS 系统是否可用以及是否具有实际意义。采集的图像可分为两种类型,静态图像和动态图像:静态图像主要是单帧图片,由一张或一组图片组成,例如 DR、CT、MRI 图像;动态图像为一段或多段连续的图像系列,如心脏超声可以采集一个或多个心动周期的图像。随着医疗设备数字化的不断推进,大多数设备支持 DICOM 3.0 标准,目前医学图像基本实现了数字图像方式采集。

(2) 传输存储:是将医疗设备中采集到的图像传输到指定存储位置保存的一个过程。这一过程必须解决的问题包括通信协议、传输格式、存储格式、存储空间、存储介质等。医学图像数据量大,必须进行压缩后,才能传输和存储。图像压缩方法很多,为保证图像质量,医学图像一般采用无损压缩。在存储方面,医学影像的存储介质有磁盘、光盘、磁带等。

（3）显示：是医学图像获取后利用的一个过程，它不再依赖于成像时的硬件，只通过软件来实现图像显示；动态图像可以动态显示，也可以静态显示。所有能够访问存储中心影像数据的工作站，包括影像科室工作站、临床医生工作站都可以访问并显示采集到的图像，充分实现影像数据的共享。

（4）处理：是一个图像后期处理的内容，通过对图像的处理，使图像中所包含的特征更加容易被发现，从而提高诊断的质量。医学图像处理主要包括图像缩放、灰度增强、锐度调整、开窗以及漫游、图像面积与周长的测量、灰度值度量等。由二维图像叠加，重新构建出三维立体图像，也是医学图像处理的内容。

（5）输出打印：输出是指按规范的格式打印或生成文档的过程，可能是图文并茂的纸质报告，也可能是以通过专门的胶片打印机输出的 X 线胶片，还可能是以计算机处理的电子文档等。

3. PACS 的应用   包括以下几个方面。

（1）替代硬拷贝：PACS 可以替代基于硬拷贝的医学影像管理方式，如胶片归档。随着数字存储价格的下降，与胶片归档相比，PACS 具有越来越大的成本和空间优势。

（2）远程访问：通过提供非现场浏览和报告功能，PACS 扩展了传统系统的功能，如远程教育、远程诊断。它使处于不同物理位置的执业医生可以同时访问相同的信息。

（3）电子图像集成平台：PACS 提供了与其他医学信息系统相交互的放射影像电子平台，如医院信息系统（HIS）、电子病历（EMR）、放射信息系统（RIS）。

（4）放射工作流程管理：PACS 可以用于放射科患者检查工作流程的管理。

（三）放射信息系统

最初的放射信息系统（RIS）主要实现放射科内部工作流程、管理的数字化和信息化。随着 PACS 的发展，RIS 已经成为 HIS 在放射科的缩影，逐步与 PACS 融合，形成了新一代 RIS。目前，RIS 除具有影像处理功能外，一般还具有患者跟踪和安排、结果报告及影像跟踪功能。

1. RIS 的定义   放射信息系统是基于医院影像科室工作流程和任务执行过程管理的计算机信息系统，主要实现医学影像学检查工作流程的计算机网络化控制、管理和医学图文信息的共享，并在此基础上实现远程医疗。RIS 包括患者安排系统、放射科管理系统等，涵盖了从患者进入放射科后的全部文本信息记录、放射科的日常工作管理和病例统计。

2. RIS 的工作流程   RIS 的主要功能包括患者、影像设备和工作人员的预约 / 排班，报告的输入和传输等。RIS 的基本工作流程大概经历以下几个步骤。

（1）由医生提出影像检查申请，护士确认医嘱，将申请单及患者资料上传到 RIS。

（2）记账。

（3）预约时间。

（4）患者去检查室，护士确认患者身份。

（5）影像技师从 RIS 中下载申请及患者资料。

（6）影像技师根据申请对患者进行放射检查，RIS 从设备中获取检查结果。

（7）影像医师从 RIS/PACS 中审阅检查结果，并写出报告，送往 RIS，再送往 HIS。

（8）放射科主任或授权医师进行二级确认。

（9）临床医师在 HIS/RIS 工作站上调阅检查报告。

3. RIS 的应用   虽然都是实现放射工作管理的自动化，但不同厂家开发的 RIS，实现的功能有所不同。我国对 RIS 的基本功能进行了规范，将 RIS 功能分为影像处理部分和报告管理部分。

（1）影像处理部分

1）数据接收功能：接收、获取影像设备的 DICOM 3.0 和非 DICOM 3.0 格式的影像数据，支持非 DICOM 影像设备的影像转化为 DICOM 3.0 标准的数据。

2）图像处理功能：自定义显示图像的相关信息，如姓名、年龄、设备型号等参数。提供缩放、移动、镜像、反相、旋转、滤波、锐化、伪彩、播放、窗宽/窗位调节等功能。

3）测量功能：提供 ROI 值（感兴趣区值）、长度、角度、面积等数据的测量，以及标注、注释功能。

4）保存功能：支持 JPG、BMP、TIFF 等多种格式存储，以及转化成 DICOM 3.0 格式功能。

5）管理功能：支持设备间影像的传递，提供同时调阅患者不同时期、不同影像设备的影像及报告功能。支持 DICOM 3.0 的打印输出，支持海量数据的存储、迁移管理。

6）远程医疗功能：支持影像数据的远程发送和接收。

7）系统参数设置功能：支持用户自定义窗宽/窗位值，显示文字的大小、放大镜的放大比例等参数。

（2）报告管理部分

1）预约登记功能。

2）分诊功能：患者基本信息、检查设备、检查部位、检查方法、划价收费。

3）诊断报告功能：生成检查报告，支持二级医生审核。支持典型病例管理。

4）模板功能：用户可以方便、灵活地定义模板，提高报告生成速度。

5）查询功能：支持姓名、影像号等多种形式的组合查询。

6）统计功能：可以统计用户工作量、门诊量、胶片量以及费用信息。

各个厂家在以上基础上，根据客户需要进一步完善自己所开发的 RIS 的功能。

（四）临床实验室信息系统

1. LIS 的定义　临床实验室信息系统（LIS）是指利用计算机网络和信息技术，实现临床实验室业务信息和管理信息的采集、存储、处理、传输、查询，并提供分析及诊断支持的信息管理系统。随着计算机技术的不断发展，LIS 的信息输入、输出方式趋于多样化，数据分析处理的能力不断增强。LIS 所要处理的数据信息一般包括受检者（患者或体检者）信息、标本信息、检验申请信息、检验结果及结论信息，以及实验室运作、管理等辅助信息。

2. LIS 的工作流程　LIS 主要由硬件部分、操作系统、数据库管理软件、LIS 应用软件组成，通过网络将其连接起来，协同工作，形成可运行的 LIS 系统。

（1）硬件部分：主要为计算机服务器、计算机工作站、普通打印机、条码打印机、条码扫描仪以及可联入网络的各类检验/检测设备等。

（2）操作系统：是连接硬件和应用软件之间的桥梁，通常使用的操作系统有 Microsoft Windows 系列、Unix、Linux 等。

（3）数据库管理系统：负责数据库文件建立、查询、修改等操作，其性能直接决定了整个 LIS 的数据访问能力。根据检验/检测数据量的多少，可选择合适的数据库管理系统。常用的数据库管理系统有 Microsoft SQL Server、Informix、Oracle、Sybase 等。

（4）应用软件：LIS 不是一个单一的信息系统，它与医院信息系统中的其他子系统结合在一起，提供不同的服务和功能，如临床化学、血液学、微生物学、免疫学、血凝学、血气分析、血库、尿液分析和质量控制等，还有一些附属模块用来支持所有的主要模块，包括分析界面、标本读取、结果报告和管理报告以及实验室的运行管理模块等。

（5）LIS 网络：首先将医院内各种检验/检测仪器通过局域网络的网线或其他接口线（如 RS-232 串行通信端口）与工作站连接，实现仪器控制和数据采集自动化；然后建立全检验科室的计算机局域网络；最后根据需要，将局域网络接入 HIS 系统，实现 LIS 信息资源的交换和共享。图 8-11 为一个典型的实验室网络信息系统架构图。

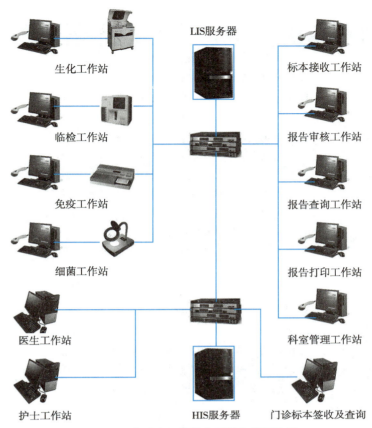

图 8-11　实验室网络信息系统架构示意图

3. LIS 的应用　LIS 在功能上可以划分为三个层次,即业务信息处理、实验室管理和分析决策支持。实验室业务信息处理功能是最基本的,主要针对实验室、检验科的日常工作。由于实验室的工作流程和性质不同,LIS 可分成检验申请子系统、标本采集子系统、通用生化子系统、微生物检测子系统、血库子系统、报告管理子系统和查询子系统等,同时应包含相应的质量监控系统,对技术或逻辑错误、历史结果等进行自动判断。第二层是实验室管理层,主要针对实验室内部各方面的管理工作,通过对原始数据的汇总,提供反映各方面运行状况的报表。第三层是分析决策层,为领导提供决策信息和智能诊断功能等。表 8-1 列出了一般 LIS 各模块的主要功能要求。

表 8-1　LIS 模块与功能要求一览表

系统模块	功能要求
检验申请	1. 支持医生或护士录入检验申请单
	2. 支持将 HIS 中的检验信息转为检验申请单
	3. 支持根据录入的检验项目,智能判定样本类型和数量
	4. 支持检验科录入检验申请单
	5. 支持打印多种形式的检验申请单,如标签、条形码等
样本采集	1. 可在采样处打印标签或条码
	2. 可在门诊工作站、护士站、医生工作站打印标签或条码
	3. 可查询采样计划,打印采样任务表
	4. 可记录采样者、采样日期、采样时间、样本描述等

续表

系统模块	功能要求
样本核收	1. 可按照执行科室、日期、患者标识等条件对比核收检验申请 2. 可在样本核收的同时自动通知收费科室计费 3. 可在样本核收的同时与收费科室核对样本是否收费 4. 可记录拒收样本理由并通知申请者
样本检验	1. 支持单向通信，计算机自动接收仪器检验结果 2. 支持双向通信，计算机不仅自动接收仪器检验结果，还能向仪器下载检验任务 3. 支持键盘录入、修改检验结果，包括单个和成批方式，同时写入日志系统 4. 支持撤销审定检验报告方式，同时写入日志系统 5. 支持自动生成计算项目，判定结果高低状态，标示结果异常状态 6. 支持自动检查错项、漏项、多项 7. 支持区别常规报告、急诊报告、打印报告、未打印报告
报告审核	1. 可以审核单个报告，也可以审核批量报告 2. 可以用当前结果与历史结果的比对并进行图形显示 3. 可以按照设定规则，自动审定检验结果
报告发布	1. 能自动向相关科室通过网络发送常规、急诊检验报告 2. 能自动将异常检验结果通过网络发回申请科室工作站 3. 能单个或成批打印检验报告，以人工方式传递 4. 能通过网络向患者、护士或医师发布报告 5. 能通过互联网向远程用户在线发布报告
室内、室间控制	1. 实现自动接收仪器的质控结果 2. 实现绘制质控图、标示结果失控或在控状态并打印输出 3. 实现自动判断仪器的失控和在控状态，并给操作者提示 4. 实现支持多规则质控，即 Westguard 规则 5. 实现以互联网方式回报室间质控结果和接收室间质评报告
查询	1. 可按病案号、姓名、性别、年龄、科别、病区、病房、病床、检验医师、检验项目等条件进行查询 2. 可按单项条件快速查询 3. 可按多项条件组合进行复杂查询
统计分析	1. 能按照多种条件统计检验样本量 2. 能按照多种条件统计检验工作量 3. 能按照多种条件统计检验收费情况 4. 具有分析检验结果的多种方式 5. 具有报表、图形等打印输出功能
报告打印	1. 提供独立的打印系统，支持各种打印机 2. 提供 10 种以上报告样式供用户选择 3. 提供远程报告打印 4. 提供实时报告打印
检验计费	1. 允许录入检验住院时收费、检验科收到检验申请时收费、报告发布时收费 2. 允许根据不同的检验类型、样本类型对单一项目设置多种计费方式 3. 允许根据不同的检验报告（如公费、自费、全费等）设置多种计费方式
权限管理功能	1. 具备完善的日志管理，可记录每个进入系统人员的操作内容 2. 具备多层权限控制，不同组、不同检验技师拥有不同的操作口令 3. 具备多种权限管理，不同的用户设置不同的操作权利

续表

系统模块	功能要求
数据安全	1. 提供检验数据的备份与恢复功能
	2. 提供检验数据整理、修复功能
个性设置	能够进行个性化设置，比如选择用户界面颜色，设定默认值等
血库管理	1. 各种类型血液入库、出库管理
	2. 配血、输血及输血反应记录
	3. 查询用血情况，汇总统计各种费用报表
试剂管理	1. 可以进行入库登记、出库登记
	2. 可以报告失效试剂清单
	3. 可以报告停用试剂清单
	4. 可以提供在用试剂清单
	5. 可以根据试验次数估算试剂消耗量
人员管理	1. 能登记人员基本信息
	2. 能记录人员变化情况
	3. 能统计人员数据资料
	4. 能查询打印人员信息
设备管理	1. 能登记设备基本信息
	2. 能记录设备维修、保养和使用等变动信息
	3. 能统计设备的费用信息
	4. 能查询、打印设备的各种数据
知识库系统	1. 提供样本分类和定义解释
	2. 提供样本采集操作要求和质量要求
	3. 提供项目定义解释、试验方法说明和临床意义提示等
	4. 提供根据检验结果提示进一步检验的建议

第六节　医院信息系统的集成与平台管理

一、医院信息系统的集成与平台管理概述

（一）集成与平台管理的定义

HIS 的集成与平台管理是指对医院诸多子系统进行物理上和逻辑上的连接以实现信息交换与互操作性，通过对医院业务全方位把控掌握，将 HIS 集成融合成为整体，结合全院临床数据，在此基础上对数据进行分析及汇总，辅以协助管理，形成一整套标准的数据信息资源共享系统，实现了临床数据信息的高效共享与管理，加快建设成为智能化、信息化医院，提升了医院整体业务水平，强化了医院信息化管理的质量，为医护人员的临床工作提供更为便捷的服务。

（二）集成与平台管理的作用

随着现代科学技术的快速发展以及大数据平台的建设改进，各行各业都已进入智能化阶段，尤其是 HIS 的集成与平台管理的广泛应用，彻底打破了以往烦琐的工作流程，大大降低了人工工作量，节约了人力、物力，逐步进入科学化、智能化的信息管理体系，提高了医院内部信息管理的效率。

1. 临床医疗数据库的建立监管与不断完善，是医院未来长期发展的重中之重。HIS 的集成与平

台管理有助于辅助临床数据的管理与监测,完善与改进医院诊疗流程的规范化管理,实现医院信息的高度统一性。推进医院监测平台以及数据集成操作系统的发展,能够提高患者临床诊疗及医院管理水平。

2. HIS 的集成与平台管理为医院管理部门提供便捷的数据查询方式,完成对医院各个部门工作情况的监管与监控,实现医院各部门资源的交互配置、数据交互的应用与管理,进而加快医院信息化管理的智能化、规范化及科学化。

3. HIS 的集成与平台管理的建立,实现了临床多数据系统集成,解决了临床数据信息管理的烦琐,节约了数据存放空间,降低冗杂的工作量,同时促进医院内部各系统间的沟通和数据共享,以及各部门的信息集成,符合现代医院的发展需求。

4. HIS 的集成与平台管理的建立为患者的就诊提供便捷的服务,节约患者就诊等待时间,同时监测患者在诊疗过程中产生的诊疗费用问题,为患者提供更为详细与明确的诊疗费用清单,杜绝私收检查费情况的发生,更好地改善患者及临床医生之间的关系,提升患者对医生的信任度。

二、医院信息系统的集成与平台管理的内容

(一)集成与平台管理的类型

1. **应用集成与平台管理** 是指应用平台之间实时对采集数据信息进行交互沟通,相互调节,共同完成数据的集成与信息的传递过程。集成与平台管理作为 HIS 的中转站,成为不可或缺的重要角色,在整合医院内部业务应用系统中占据重要地位。同时应用系统在医院内广泛的使用,以及互联互通协作网络的创建及建立,确保了数据在交互过程中的准确性与安全性。

2. **数据集成与平台管理** 是指应用平台数据库之间的信息资源沟通与共享,还包括数据之间的映射变换。现阶段,医院已形成比较完整的医疗信息系统,例如常用的 HIS 数据库,确保了数据库之间的高频率以及高性能的沟通交流,系统之间既有各自的任务重点,又有相互沟通、联系和配合,保证了医院内部日常工作的快速、高效进行。

3. **界面集成与平台管理** 是指应用系统应用程序界面之间的相互联系以及相互关联;主要是针对医学影像数据,医师除浏览患者的影像图像外,还需要对影像资料进行后处理工作,针对具有专业处理工具的应用程序,多采用界面集成的方式来实现。界面集成与平台管理为临床医护人员提供了技术上的支持和保证,实现了数据在院内调阅以及在传递过程中的实时性及可靠性。

(二)集成与平台管理的组成

HIS 的集成与平台管理实现了各个子系统之间的信息交流、业务联动、资源共享,推进医院向智能化、科学化、规范化发展,医院信息系统集成与平台管理的创建将成为院内信息数据沟通交流与安全对接的进出口。现阶段,HIS 的集成与平台管理的组成主要包括应用服务总线、大数据资源中心、应用与业务支持系统。

1. **应用服务总线** 是临床数据集成以及应用体系的战略支点,推进医院各个子系统以标准化及科学化的方式/方法进行交互,实时追踪和监管信息沟通交流,有效快速地解决出现的问题。应用服务总线兼顾了高度的兼容性及拓展性,实现了院内外数据整合共享。

2. **大数据资源中心** 集成与平台管理的核心是数据资源,对数据进行分析、利用、整理以及保证数据的安全性。基于医院信息系统的计算机平台搭建的管理系统实现了数据的高效对接和资源的弹性供给,进而解决了医院因数据量大而出现的问题,提高了数据的利用效率。大数据资源中心通过数据与业务的同步技术,有效地追踪历史资料数据信息,精炼和提取数据信息,实现标准化及科学化处理。

3. **应用与业务支持系统** 具有对专业领域数据的处理能力,在应用服务总线及大数据资源中心

的基础上，搭建的业务支持系统具有专业能力强、适用性高的特点。可深度挖掘处理医疗数据，快速、高效地提取数据价值，集成来自各医院业务系统的数据，是一种重要的数据处理工具集。

（三）集成与平台管理的应用

HIS 集成与平台管理的建设促进了医院各部门子系统之间的沟通交流，加强了各个系统之间的资源数据共享，推动了各个系统的协同运作，大大提高医院的工作效率，推进我国医疗卫生事业的发展。

1. 临床决策管理子系统　是医院信息化系统建设的基础。医护人员能够直接获取量化的数据，深入挖掘和分析潜在的有价值信息，保证临床决策的准确性、规范性、时效性。

2. 临床医技信息交互子系统　主要负责处理与就诊患者相关的医学检查报告的打印与信息的查询。临床医生将患者信息及医嘱信息上传至集成与平台管理系统上，通过平台数据处理，反馈至临床医技信息交互子系统，即可浏览患者信息及相关医嘱信息，同时实时动态地显示患者辅助检查的状态，及时关注患者的检查结果。

3. 医院信息综合管理子系统　是 HIS 建设过程中最为关键性的一环。该系统担负了医院所有信息管理工作，包括患者入院记录、手术记录以及用药记录等，同时进行院内人事部门档案信息的管理以及基层工作的总结。医院信息综合管理子系统在医院内部信息化建设过程中具有举足轻重的地位。

4. 授权服务平台子系统　在 HIS 集成与平台管理的基础上还需要创建管理者身份和授权者身份，目的是识别与鉴定用户的身份信息、管理用户的访问权限，保证医院信息系统的安全性。

三、医院信息系统的集成与平台管理的新进展

（一）集成与平台管理新技术

随着信息技术的不断发展，HIS 的集成与平台管理的新技术日新月异，可以归纳为以下几种类型。

（1）基于面向服务的体系结构（service-oriented architecture，SOA）的集成与平台管理：主要包含资源层、服务层、接口层。通过智能化技术手段将三者紧密结合在一起，构建完整的医院信息系统的集成与平台管理。根据应用程序的不同功能将其分为不同板块，同时利用定义接口的方式将不同功能的板块联系在一起，达到信息数据交互沟通的目的，实现了医院内部信息资源的灵活分析、整合和高效利用。

（2）基于 HL7 的集成与平台管理：主要包含数据层、企业应用集成（enterprise application intergration，EAI）层、应用层。HL7 是医院数据信息的传输协议和标准，具有其独特的信息数据传输方式，为临床医生及行政管理等不同应用系统之间的数据资源交互定义了统一标准的信息接口，实现了不同业务系统中数据的沟通与交流，打破了传统信息系统与数据传输错配的弊端，降低了医院系统运行及异构链接的成本。

（3）基于 Portal（门户系统平台）引擎的集成与平台管理：Portal 是指对临床数据信息进行收集、整理、分析的平台，与 HIS 联合，可加强医院各个部门之间的沟通联系并构建集成系统，进行个性化、安全、准确、单点式的信息交流，加强医院各个部门之间的沟通交流，监测医院的日常运转情况。

（4）基于云计算技术建设的集成与平台管理：云计算技术成为当今炙手可热的技术，计算机联合人工智能搭建云计算技术平台，记录医院临床数据信息。云计算技术通过与多种类型的集成平台交互，同时在发生突发事件时，发挥应急保障的重要作用；基于大数据计算，为临床诊疗提供具有科学性、规范性、准确性的应对措施，保障医疗数据及信息的互通。随着云计算技术及智能化技术的不断发展和完善，基于云计算技术的集成与平台管理会变得越来越普遍，并将加快医院信息化建设。

（二）集成与平台管理发展方向

随着国内医疗信息化的发展以及经济技术的高速增长，信息化在医疗领域崭露头角，加之医院

对信息化的需求程度越来越高,目前,医院信息系统集成与平台管理的建设在行业内外已经达成共识,国内各大医院都相继建成了属于自己的,具有特征的、标志性的医院信息系统,投入了大量人力、物力、财力对集成与平台管理进行研发,加强了临床工作质量的监管,提高了临床工作的效率,提升了临床决策分析的能力。医院信息系统集成与平台管理的开发与建立成为当前提高医疗服务质量,辅助临床诊疗工作不可或缺的重要工具。

1. **优化整合医疗数据库**　医院临床数据库的建立,能为临床医生快速调阅并查找患者信息提供便捷,提高医疗服务水平,协同促进医院信息化建设的发展。准确、全面、科学、规范的医疗信息数据资源为高质量医疗活动奠定基础;临床数据库的优化整合保证数据资源的安全性及可靠性,保证患者诊疗过程的规范性及科学性,提高医疗质量,为患者的个性化诊疗及医院的智能化发展保驾护航。

2. **一体化临床监控平台管理**　将 HIS 中的集成与平台管理作为应用平台,以临床大数据库为基本,以临床支持系统作为重心,对获取的患者临床数据、医生诊疗信息进行智能化分析,减少在诊疗过程中出现的差错,保障医疗安全,改善医疗诊疗过程,具有快捷方便、操作简单、规范、有效的优势。一体化的平台建设保证院内的质控管理,实现患者病历数据与临床质控的结合,对临床患者的诊疗过程进行实时动态监控,减少诊疗过程中出现的问题,做到零错误,提高临床工作的质量,提升临床服务水平。

3. **实时动态数据监控**　医院应实时动态更新显示患者相关数据信息,例如进行门诊就诊记录、住院诊疗记录、辅助检查资料等信息数据的动态监测。集成与平台管理将零散分布在各个子系统中的患者历次诊疗记录数据进行综合分析,实现所有临床相关数据的集成与集中展现,成为医院医护人员获取及时、有效数据资源的重要工具。

4. **发展完善移动便携式临床应用设备**　便携式的临床检查设备方便临床医护工作的管理与操作,实时动态地监测/监控患者的病情变化。对发生突发状况的患者,采取及时、有效的急救措施,可缩短患者等待急救的时间,大大降低患者病情恶化的程度,提升患者后期诊疗的效果与质量。现阶段,临床上常见的移动便携式应用设备包括便携式医生工作站、麻醉医生工作站以及会诊移动工作站。在医疗诊疗过程中应用便携式工作站,可随时随地调阅患者相关的临床数据资料信息,完全不受空间、地域的影响与限制,实现临床数据资源的快速调阅和查看,进而帮助医护人员为患者制订有效的诊疗决策。

5. **临床科研齐头并进**　科研的进步与发展离不开临床疑难问题的提出,同时临床疾病诊疗为科研平台的搭建提供了数据库,两者相辅相成,共同进步发展,促进我国医疗卫生事业的快速发展。临床科研数据库的搭建及创立,保证了临床数据的深入挖掘以及充分利用。建立以临床数据库为核心的实验数据中心,实现科研迅速发展,攻克临床出现的疑难问题,实现医疗诊疗的持续改进。医疗数据的互联互通,不断夯实我国医疗卫生事业的发展。

第七节　临床决策支持系统

一、临床决策支持系统概述

(一)临床决策支持系统的定义

临床决策支持系统(clinical decision support system,CDSS)是基于计算机的信息系统,用来整合临床患者信息,为卫生保健决策提供支持。

（二）临床决策支持系统的作用

CDSS 能够提供协助医师制订临床决策的所有信息，包括参考资料（如文献资料）、帮助医师诊断的"专家"系统、临床提醒和警示系统、对一些危重疾病的病情和危险性评分的系统、疾病诊治指南以及治疗方案协助系统等。CDSS 的另两项重要工具是提醒（reminder）和警示（alert），可以在医师应诊地点根据预先设定的规则，向医师作出提醒和警示。在医师应诊时，提醒和警示系统根据患者的具体情况，搜索相关的提醒和警示条目，若有与预先设定相符合的情况，系统则自动在屏幕上显示或打印出提醒和警示条目；该系统还可以与实验室检查结果捆绑，对于每一项实验室检查结果，警示系统都将核查一系列预先设定的规则，决定医师是否需要采取干预措施，并提出相应的治疗建议。提醒和警示系统还可以在医师开出医嘱时弹出对话框，提醒医师可能出现的药物过敏反应、药物相互作用，最大限度地减少因药物使用不当引起的医疗差错。例如充血性心力衰竭服用地高辛的患者，当医师再开处方静脉钙剂时，警示系统将显示二者有配伍禁忌的警示，这样医师可以选择其他替代治疗而避免药物选择不当导致的错误。提醒和警示系统可以提醒医师减少不必要的重复检查项目，并能根据患者的实验室检查结果给出药物的使用建议，减少不必要的医疗花费和协助医师作出正确的决策。

二、临床决策支持系统的内容

（一）临床决策类型

1. 诊断是对可得数据进行分析，以便对某个患者的症状作出病理/生理解释。

2. 与诊断同样重要的是诊断过程，如决定提哪些问题，安排什么样的检查，进行哪些操作，以及确定与相关风险或经济成本有关的结果的价值等。

即使诊断已经清楚，如何处理和决策同样很重要，因为它们会检验医生的知识和经验。生物医学不只涉及具体患者或其疾病的对策。生物医学科学家使用实验数据帮助设计下一个实验，医院管理者运用管理数据以确定分配医院资源等，都涉及决策问题。

（二）临床决策支持系统

临床决策支持系统发展至今，已成为协助医师在临床工作中作出诊断及进行合理治疗的辅助决策软件系统。随着计算机技术的发展以及大数据时代的到来，多种临床决策诊断系统应运而生，并已应用于临床工作决策中，成为临床医生在工作中不可缺少的得力助手。通过与临床实际工作整合，以及与相关疾病指南结合，实现了临床决策支持系统的精准化与规范化，减少了临床工作中的失误。临床决策支持系统中比较典型的有以下两种系统。

1. Internist-1 诊断系统　Internist-1 是 20 世纪 70 年代在匹兹堡大学医学院开发的大型诊断程序，后来演变为有名的决策支持系统（quick medical reference，QMR）。Internist-1 项目的最初目的是构建内科诊断模型。Internist-1 含有近 600 个疾病和 4 500 个相互联系的发现或疾病表现（体征、症状和患者的其他特点）。一般说来，每个疾病与 75～100 个发现有联系。如果每个疾病与独一无二的一组发现相联系，诊断工作就是直截了当的。不过，绝大多数的发现（例如发热）都与多种疾病进程有关，因此通常又在不同程度上存在患多种疾病的可能性。临床医生一直认为，运用简单的模式匹配作出困难诊断是不可行的。另一方面，对 Internist-1 知识库中的所有疾病和临床发现估计条件概率也是不切实际的，特别是 600 种疾病和临床发现中有许多都是罕见的，在文献中未被充分描述过。为此，Internist-1 的开发者选择生成特别计分方案，编码临床发现和疾病之间的关系。在该方案中，对每一种临床发现分配一个频数权重（frequency weight，FW）和引起力度（evoking strength，ES），两个数字共同反映疾病和临床发现之间的相互关系。

2. EON 系统　是由斯坦福大学开发的第二代基于知识的系统，按照处理方案、指导方针辅助临床医生为患者进行科学系统的临床治疗。

　　EON 系统中的各种成分被设计成可以彼此结合和匹配，以产生不同的决策支持功能。如 EON 系统的治疗计划成分与胜任资格确定成分，加上基于治疗方案的艾滋病和 HIV（人类免疫缺陷病毒）相关疾病保健知识库，形成了有名的治疗助手系统的决策支持单元。该系统含有一个电子病历，在患者每次到专门的艾滋病门诊部就诊时，卫生保健人员可用它登录患者信息。然后治疗助手调用 EON 系统中的各种成分生成有关患者治疗的具体建议。若患者未制订个性化诊疗方案，治疗助手会提示适合患者的其他方案。对患者已计入其中的那些方案，系统将根据方案要求、患者当前所处的治疗阶段以及患者的临床情况，提示应进行的治疗。

　　除新的知识库外，EON 系统的结构同样使添加新的解决问题成分变得相对直截了当。例如，开发人员可能设计一种回顾性分析电子病历的新的问题解决者，以确定过去的治疗是否与治疗方案指导方针一致。在已经存在 EON 系统中的问题解决者软件套件中加入这类模块会非常简单，新模块将会由在 EON 系统中的其他成分所使用的同样的共享知识库所驱动。

（三）临床决策支持系统的层面

　　1. 系统功能　决策支持程序一般分为两类：就确定某个患者的真实情况（如在 Leeds 腹痛系统中确定患者是属于哪种急腹痛）对卫生保健工作人员提供帮助；就对上述患者做什么（如在 MYCIN 中布置什么样的检查，是否进行治疗，以及制订什么样的治疗计划）为卫生保健工作人员提供帮助。

　　2. 咨询模式　绝大多数决策支持程序以被动方式给临床人员提供咨询。在这种模式下，卫生保健工作人员必须明白什么时候咨询才是有用的，然后有目的地访问计算机程序。在这种模式下，临床人员通过登录数据描述某个病例，要求对某一诊断或治疗措施进行评估。然而，随着技术的发展以主动方式的咨询模式应运而出（如 HELP 系统），这些系统在提供帮助时不需要临床人员进行烦琐的数据登录工作，简化了工作流程，提高工作效率。在这种模式下，卫生保健工作人员一般不向系统寻求帮助，仅实时监控患者的临床检查数据，监管患者异常的临床数据，从而作出迅速的反应与处理。

　　3. 交流风格　一般地，决策支持系统在咨询模式或鉴定模式下运行。在咨询模式下，程序起顾问者的作用，接收特定患者的数据，提出问题，就诊断或处理为用户生成咨询意见。MYCIN 就属于这一类。在鉴定模式下，对患者正在发生的事情，或进行什么样的处理比较恰当，临床医生会有一个预先的想法。然后计算机对用户自己的想法起到共鸣板的作用，表示同意，或建议用其他合理的替代办法。Attending 就是鉴定系统的一个先驱，是一个非常好的麻醉程序。在麻醉师提出计划后，它可对具体患者的麻醉选择、诱导和用药计划提出鉴定意见。这种鉴定系统能满足很多医生根据他们自己的想法制订计划的愿望，不过在行动前，必要时需进行双向检查。在这种鉴定风格下，程序更直接专注于医生感兴趣的计划。这种模式同样可以应用于主动监控场所。比如，HyperCritic 系统与 MYCIN 系统具有相似性，它能在患者每次就诊时暗中分析患者基于计算机的病历，从而辅助临床医生为患者就如何改进病情的发展提出个性化诊疗方案。

　　4. 基础的决策方法　用在决策支持系统设计和实施中的技术种类繁多。最简单的是由临床医生设计的解决具体问题的逻辑方法，但因其在计算机上使用的长处不清楚，而且用于常规工作又过分简单，多数被医生拒绝使用。20 世纪 70 年代在波士顿 Beth Israel 医院使用的一种大型计算机程序是一个例外。它使用详细的算法逻辑对诊断和处理酸碱平衡与电解质紊乱提供咨询。尽管另外一些技术如数学建模、模式识别和大型数据库的统计分析一直被用在实验性的决策支持系统中，基础决策方法还是来自贝叶斯建模、决策分析、人工神经网络以及人工智能等。

（四）决策支持工具的构建

　　1. 患者数据的获取和确证　在决策支持工具的构建中，开发能精确、完整、高效地捕捉患者数据的有效技术是最具挑战性的工作。各种各样的数据录入技术，如键盘录入、语音输入以及将临床医生与计算机分开的各种方法（如可扫描形式、实时数据监控以及转录书写数据供计算机使用的中介），都有其局限性。除非将卫生保健工作人员从数据录入中解放出来，并使之将注意力集中于数据审查和信息检索，否则他们对计算机的使用就会受到限制。就算计算机能接受不受限制的语音输入，恰当构建和编码所说的内容也面临着严重挑战。否则语音输入就变成不能进行语义解释的大型自由词数据库。关键性的进步在于，语音和图形的某种结合，配合一体化的数据管理环境，可以防止将同样的信息累赘地录入到一个医院或诊所内的综合计算机系统中。这将吸引繁忙的临床医生和其他卫生保健工作人员使用基于计算机的各种工具。

2. **建立医学知识模型** 医学知识模型是一种高层次的系统，通过以信息网络技术为基础，对海量医学数据知识信息进行挖掘、汇总、融合，从而获得医学信息知识。同时，根据用户的兴趣，为用户提供个性化的医学信息知识。生成基于计算机的决策支持系统要求大量的建模工作：决定什么样的临床特征与患者数据是有关的；搞清概念和对决策任务有影响的各个概念之间的关系；明确解决问题的策略，以便能运用有关的临床知识获得恰当的结论等。

构建任何决策支持系统，不管其基础的决策方法是什么，都需要开发一种模型，该模型既含有所需解决问题的特性，又有告知如何解决问题的临床知识。因此，开发基于计算机的有助于构建临床知识模型的各种工具，是未来相当繁重的任务。

3. **医学知识的导出** 过去十多年来，研究人员开发了各种计算机程序，这些程序通过直接与专家互动而获得决策支持方案的知识基础，这样就不需要计算机编程员作为中间人。在所有这些方法中，分析人员首先必须与临床专家紧密合作，建立相关应用领域的模型。现以研究人员利用专门工具 OPAL（代数编程语言）录入和维护肿瘤化疗顾问 ONCOCIN 为例加以说明。OPAL 开发人员将一个肿瘤化疗处理的综合模型装入该工具中，让 OPAL 将 ONCOCIN 知识导入的过程转变为表格的结构化填写，以及在计算机显示屏上描绘流程图的一个过程。当研究人员在生成领域特定（或称面向领域）的知识导出工具（如 OPAL）时，他们就开发了目标决策支持系统的预期应用领域模型，然后或者以手动方式将模型装入工具，或者将模型录入到一个综合工具（meta-tool）中，后者根据该模型自动生成具体知识导出工具。

4. **医学知识的表述和推导** 在许多正在进行的研究中，一个重要的挑战是需要改善计算技术，以便编码医学专家们在解决问题中用到广博知识。例如，医生在解释数据或计划进行治疗时，要用到人体各部分和器官之间三维关系的内心模型。而由计算机表述解剖知识和进行空间推断，有着相当的难度。因此，由基于计算机的工具进行最佳知识管理非常重要。在医学上这被称为"良好的临床判断"，这与记忆从文献获得的事实性知识或数据是有本质区别的。相似的情况是，简单地给计算机大量事实性知识，也不会使其具备某个领域的专门技能，除非它们是能恰当地应用该方面知识的"专家"。因此，改进对人解决问题的心理学理解是一个特殊重要领域，它可帮助研究人员开发决策支持工具，这些工具更详细地模拟临床专家如何从观察到诊断或处理的过程。

5. **确证系统性能** 随着医学技术的迅速发展，医学知识的不断完善，评估系统的性能成为当前研究的热点话题，同时也面临诸多挑战。

当一个评价性能的"金标准"存在时，通过对系统程序提供的评估与公认的"正确"标准的评估进行比较，可以准确地寻找系统存在的问题与不足。但针对治疗 - 咨询系统的性能评估，"金标准"更难界定，没有标准的评估准则。因此通过对决策者使用后调查以及反馈，结合医院的实际情况，从而对系统的性能进行全面综合的评估，针对决策者、系统以及临床情况出现的交互问题给予解决，进一步完善系统的性能个，使之更加稳定、便捷，更好地服务应用于临床。

6. **整合决策支持工具** 为将决策支持工具与日常的临床任务进行有效整合，需要将基于知识的计算机工具与存储、操作和检索具体患者信息的程序紧密结合。由于各个医院愈来愈多地使用多种小型机以处理不同的任务，整合决策支持工具的挑战必然与联网和系统界面问题紧紧相连。只有将多种小型机与重叠的功能和数据需求进行电子链接，才能实现分布式和一体化的患者数据处理。

三、临床决策支持系统的评价

（一）临床决策支持系统的优势

CDSS 是医院信息化建设的重中之重，为临床医务工作者提供可靠、有效、方便的帮助，同时提高医疗服务的安全与效率。

1. CDSS 辅助临床医务人员作出诊断，有助于降低疾病的漏诊率及误诊率，具有高准确度、诊断适应性强的优势，同时帮助医务人员详细、完整地记录患者的相关临床信息，确保掌握患者病情的进展情况。

2. CDSS 有助于提高医疗相关流程的处理效率，促进数据的规范化与标准化，实现就诊患者信息、医嘱信息的及时获取，完成从患者、医疗用品、分组到整体的一站式工作交接，减少纸张的浪费，实现无纸化的实时工作交流与沟通。

3. CDSS 有助于减轻医护人员负担，提高医护工作质量，减少患者与医护人员的矛盾，保障就诊医疗环境的结构化与规范化，解决看病难的问题。

4. CDSS 有助于保证科研与临床间的沟通与交流，降低远程数据获取的烦琐以及信息沟通的不对等，加快临床科研的发展，提高临床数据的充分利用，实现科研研究转化，应用于临床疾病诊疗，促进医疗卫生事业的发展。

5. CDSS 加强临床各学科之间的碰撞与融合，实现对患者多学科诊疗的综合分析，改善患者的临床诊疗方案，实现精准医疗，提升医疗质量。

（二）临床决策支持系统的不足

知识爆炸对医疗工作提出了严峻的挑战，医生们日益感到难以跟上突飞猛进的医学发展步伐。临床分科虽有助于缓解这一矛盾，但绝非根本解决办法。即使是很专业的医学领域的知识更新和增长，也常超出医生的学习和掌握限度。借助电脑的巨大存储和处理能力有可能彻底改变这一状况，于是 CDSS 应运而生。CDSS 是临床信息系统中专门辅助医疗工作的系统，它的应用可以有效解决临床医生知识的局限性问题，减少人为疏忽，相对降低医疗费用。尽管基于临床指南的 CDSS 的价值得到普遍认同，但目前无论国内外，在实际临床工作中得到广泛、长期应用的系统并不多。造成这种情况的原因有以下几个方面。

（1）技术问题：虽然计算机的处理与存储能力、图形界面及人工智能等方面均有了惊人的发展，但仍被许多关键技术问题困扰，比如推理模型，其中基于流程图的方法可以很好地解决简单问题，但流程图难以处理稍复杂的问题，且不能处理不确定问题。

（2）数据及知识库问题：临床问题涉及的知识面广泛，现代医学模式的转变要求医生不仅要考虑生理因素，同时还要考虑心理和社会因素，这将极大地拓宽临床决策所需的知识领域。任何系统在应用前须用大量的病例进行验证，缺少现存的病例数据，使验证成为一项非常艰巨的工作。

（3）以软件为中心的开发思路：软件或技术导向的开发策略指设计人员在开发时首先选择软件工具，而预先选好的工具不仅进一步决定待解决问题的选择，同时还决定着对所选问题的分析。如此，开发人员把大部分时间用于选择和设计诸如工具箱、数据结构及推理方法等技术问题，对临床实际问题及用户的真正需求注意不够。

（4）忽视组织文化因素：开发人员对即将应用的组织环境因素重视不够，对用户需求的理解也常常有误。不少开发人员错误地认为 CDSS 就像一台普通医疗仪器，只要安装在医院的某个地方就会自然而然地解决临床问题。很少有人将 CDSS 作为错综复杂的医院信息系统的一个组成部分。

（5）可移植性差：CDSS绝非简单的物理意义上的软件转移，很多因素会妨碍该过程的顺利实现，例如：不同医院的数据定义、保健标准及服务人群不一样；卫生系统现有软硬件配备差别悬殊，存在不相兼容的问题；计算机存储的知识存在更新时间延迟等。

四、临床决策支持系统的新进展

临床决策支持系统是医疗信息化建设的核心，是医院为支持临床诊疗，以患者为中心重新构建的数据存储库。近年来，新技术的迅速发展以及其在医疗领域的广泛应用，推进了医院信息化建设从数字医院向智慧医院转型。医院信息化建设将成为临床未来发展的核心，使用覆盖越来越广泛。

1. **新技术与临床的碰撞融合**　近年来，计算机科学飞速发展，人工智能、大数据整合等新技术在临床疾病诊疗中的应用，不仅降低了误诊率及漏诊率，而且能挖掘临床疾病之间潜在的相关性，进而达到疾病预测的目的，开创疾病诊疗研究的新领域，推动了临床医疗卫生事业的发展。但两者之间相互融合存在一定的局限性，例如临床决策支持系统被应用于医院后，部分功能尚未获得医务工作者的认可，加之临床疾病的复杂性以及新技术缺乏人类的逻辑思维，还需临床医务工作者协调参与，影响系统在临床中的应用与发展。因此新技术应用于临床还需进一步完善与发展。

2. **建立健全临床医学数据库**　临床诊疗决策需多学科共同参与，大数据成为临床决策支持系统建设的基础。医学数据库的创建，进一步完善了临床决策支持系统，方便自动和定期地获取与更新患者的健康信息，提高了诊疗决策的科学性及可靠性，保证为患者提供安全、舒适的医疗护理，确保医疗保健系统的一致性及统一性，改善临床诊疗决策系统医务人员的使用接受度。然而，电子病历中的非结构化数据影响了数据的可视化，阻碍临床决策支持系统的进一步发展。

3. **完善和优化电子病历系统**　电子病历系统是临床大数据库建设中尤为关键的一环。电子病历以数据的形式记录患者诊疗信息数据。充分利用电子病历系统的数据信息，可优化和改善临床决策支持系统，简化诊疗流程，提高诊疗效率。

临床决策支持系统在互联互通信息化技术的推动下，将向着临床研究与治疗更加深入地探索，不断完善和改进系统功能，为临床医疗卫生事业做贡献。

（吴雅琴　刘建华）

本章小结 ▶▶▶

医院信息系统是医院信息化管理的重中之重，作为医院信息化产物其重心逐步从临床信息系统、管理信息系统转变为数字化产品，为医院的整体运行提供全面的、自动化的管理及各种服务。完整的医院信息系统应该包括医院管理信息系统和临床信息系统。国内医院信息系统的发展已有几十年的历史，从最早的单机版应用系统，到现在的区域医疗信息化建设阶段，并且逐步向智能化方向发展，帮助医护人员更好地收集、分析和使用患者数据，以进一步提高医疗服务质量。电子病历系统、医学影像与检验信息系统、医院信息的集成与平台管理、临床决策支持系统的建立促进了医疗信息化建设，推进了医院信息化建设从数字医院向智慧医院转型。医院信息化建设将成为未来临床发展的核心，使用覆盖越来越广泛，将提升医院整体业务水平，强化医院信息化管理的质量，为医护人员的临床工作提供更为便捷的服务。

思 考 题

1. 何谓医院信息系统？医院信息系统的基本功能包括哪些？

2. 对于医疗机构而言，该如何选择和设计应用架构，以更好地提高医疗应用系统的性能，并给医护人员带来更好的用户体验？

3. 什么是电子病历？电子病历的优势是什么？

4. 电子病历应用水平分级评价对提升医院电子病历应用系统水平有哪些促进作用？

5. 医学影像与检验信息系统的临床应用主要有哪些？

6. 医院信息系统的集成与平台管理的作用是什么？

7. 临床决策支持系统的优、劣势分别是什么？

第九章

健康医疗保险信息系统

医疗保险信息系统（medical insurance information system，MIIS）是信息系统在管理领域的具体应用，具有信息系统的一般属性，即以人为主导，运用计算机硬件、软件、网络通信等信息技术以及其他办公设备，依托信息平台进行信息的收集、加工、存储、传输、更新和维护，建立统一的医疗保险业务管理及服务体系。MIIS 包括医疗保险基金缴纳、记录、核算、支付及查询服务等业务功能，保障基本医疗改革政策的顺利实施，支持高层决策、中层控制和基层运作，能够不断提高医疗保险管理效率及决策的科学性。此外，MIIS 还可以利用过去及现在的数据预测未来，监测医疗保险运行过程中的各种情况，利用信息控制医疗保险的运行，帮助医疗保险机构实现其规划的目标。

第一节　健康医疗保险信息化及关键技术

一、健康医疗保险信息系统

（一）健康医疗保险及其信息化

医疗保险（health insurance）又称健康保险。广义的医疗保险包括补偿由疾病给人们带来的直接经济损失（医疗费用）和间接经济损失，对分娩、残疾、死亡也给予经济补偿，以支持疾病预防、健康维护等。我国自 1998 年建立基本医疗保险制度（medical insurance system，MIS）以来，保险范围不断完善与扩大，是一种广义的医疗保险，分为四个阶段：1998 年建立城镇职工医疗保险制度；2003 年建立新型农村合作医疗制度；2007 年建立城镇居民医疗保险；2018 年国家机构改革，成立了国家医疗保障局（National Healthcare Security Administration，NHSA），整合了中国的基本医疗保障体系，保留城镇职工医疗保险，统一城镇居民医疗保险与新型农村合作医疗（简称"新农合"）为城乡居民基本医疗保险。

我国的 MIIS 支持医疗保险业务的处理与管理。图 9-1 给出了 MIIS 的基本要素及其相互关系。政府的医疗保障局制定医疗保险政策、制度并监管实施，建立和完善信息平台，管理信息系统的运行。通过对城镇职工等固定就业人员征税筹集资金；而农民、城镇居民等无固定职业人员直接向医疗保险经办机构定期缴费。医疗服务提供者为被保险人提供医疗服务。医疗保险经办机构作为医疗保险政策的具体实施者，为被保险人和医疗服务提供者提供医疗保险经办和管理服务。受国家管理部门职能调整的影响，我国医疗保险管理部门和医疗保险经办机构的管理层次和管理权限发生了多次变化，但它们各自职能的实质内容并没有发生重大变化。

1998 年以来我国医疗保险信息服务系统的建设经历了相对独立、互联网和大数据三个时期。

第一阶段（1998—2009 年）：根据业务发展的需要，全国建立了 2 000 多个县级新农合信息系统和

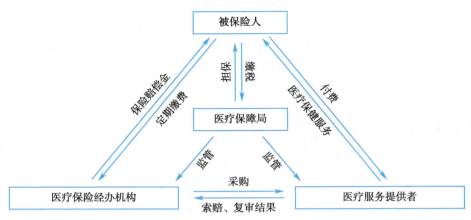

图 9-1　医疗保险信息系统模式图

300 多个地市级城镇职工与居民信息系统。它们主要对参保单位、家庭、个人进行参保登记和对资金的收付进行管理。该阶段的 MIIS 相对独立，缺乏整体规划和设计，存在重复投资、信息系统孤岛等严重问题，系统互动性差、重复参保的情况时有发生。

第二阶段（2010—2017 年）：医疗保险系统开始网络互联，进入集成阶段。24 个省的县级新农合信息系统被整合到 MIIS 中，其余 7 个省的情况保持不变。随着参保群体覆盖面的扩大，MIIS 也随之扩大了覆盖面，并更加注重中央与省、市、县之间的互联互通。数据从下至上集中，数据应用进一步深化：实现了智能审计的深入应用；监测医疗机构、医师、药房、药店的诊疗和服务行为；广泛开展跨省住院结算报销工作；参加医疗保险的人员可以将其医疗保险范围转移到其他省份；支付、直接报销结算等公共服务更加便利；基于大数据的分析和利用以及宏观决策的应用与研究越来越多。

第三阶段（2018 年至今）：2018 年国家机构改革，将人力资源和社会保障部的城镇职工和城镇居民基本医疗保险、生育保险职责，国家卫生和计划生育委员会的新型农村合作医疗职责，国家发展和改革委员会的药品和医疗服务价格管理职责，民政部的医疗救助职责整合，组建国家医疗保障局。主要职责是：拟订医疗保险、生育保险、医疗救助等医疗保障制度的政策、规划、标准并组织实施；监督管理相关医疗保障基金，完善国家异地就医管理和费用结算平台，组织制定和调整药品、医疗服务价格及收费标准；制定药品和医用耗材的招标采购政策并监督实施；监督管理纳入医保支出范围内的医疗服务行为和医疗费用等。

机构改革后，医疗保障系统得到了进一步的完善和统一。如图 9-2 所示，系统总体架构采用分布式云架构，在基础设施层上，结合云平台，提供分布式服务支撑。通过业务中台构建业务中心，支持实时交易型应用；通过数据中台实现数据汇聚、数据治理等，开展大数据应用。基于统一的应用分层架构建设经办管理类、公共服务类、智能监管类、宏观决策类业务子系统应用。为满足全国医疗保障信息系统部署模式的可灵活选择要求，相对传统系统技术架构，医疗保障信息平台在架构中增加了"适配层"，将应用层依赖的分布式技术与具体厂商的分布式技术进行适配，实现应用层可以适配多家厂商的分布式技术。地方可根据实际情况向各个云资源提供商（包括政务云和专有云等）租用或申请资源使用，也可自建数据中心。其中：业务系统是基于医疗保障应用框架（healthcare security application framework，HSAF）开发的支撑医疗保障业务运行的应用子系统，HSAF 框架采用分布式云架构，封装核心云支撑服务适配接口，用于实现云产品的解耦设计；适配层是基于 HSAF 的适配技术，将应用层依赖的分布式技术与具体厂商的分布式技术进行适配，实现应用层可以适配多家厂商的分布式技术；云支撑服务层基于云基础设施，为应用层提供通用的技术支撑服务，包括分布式服务、分布式缓存、分布式数据访问、日志服务、非结构化存储和消息队列等；云基础设施层采用云架构，在物理设备基础上，实现计算资源、存储资源、网络资源的动态管理和资源调配。

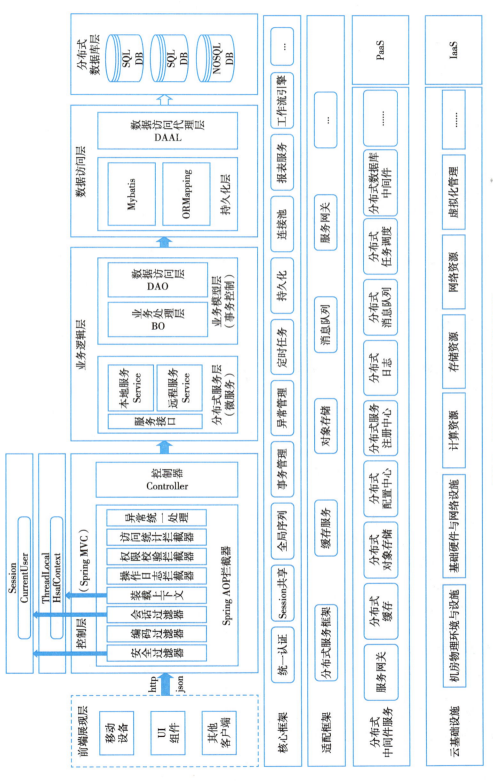

图9-2　国家医保局信息平台技术架构

2019 年《关于完善"互联网＋"医疗服务价格和医保支付政策的指导意见》明确提出互联网医疗要逐步推进线上线下医疗项目实行平等的支付报销政策，不再仅限于自费患者的支付，为医保线上支付报销提供了政策支持。"十四五"规划提出推动智慧医保发展，从管理、服务、基础设施建设等方面提出了信息化建设的任务。

1. **加强信息基础设施建设** 全面建成全国统一的医疗保障信息平台，持续优化运行维护体系和安全管理体系，完善平台功能。推进数据迁移、清洗等工作，提高数据质量。建立健全物理安全、数据安全、网络安全等安全管理体系和云平台、业务系统、网络等运行维护体系。深化大数据、区块链等技术在宏观决策分析、医疗电子票据等工作中的应用。

2. **运用智慧医保加强管理** 全面建立智能监控制度。积极探索将按疾病诊断相关分组付费、按病种分值付费等新型支付方式以及"互联网＋医疗健康"等新业态、长期护理保险等纳入智能监控范围。

3. **提升服务水平** 运用信息化技术，提升医保便民服务质量。鼓励发展诊间结算、床边结算、线上结算，推进医疗电子票据使用，支持重点区域拓展"跨省通办"政务服务范围。运用信息化技术，提高异地就医直接结算效率。继续优化网上办事流程，提供更多智能化适老服务。

4. **推进数据共享** 通过全国一体化政务服务平台，实现跨地区、跨部门数据共享，做好医保数据分级分类管理，探索建立与卫生健康、药监等部门的信息共享机制。按规定探索推进医疗保障信息平台与商业健康保险信息平台的信息共享。

（二）医疗保险信息系统的设计原则

1. **优良的性能** MIIS 是一个联机事务处理系统（online transaction processing system，OLTP），联机事务的实时响应时间是衡量其性能的重要指标。MIIS 在省、市、县、乡镇 / 街道、村 / 社区建立五级医保服务网络，参保人群基数大，交易数量庞大，因此，对联机事务的实时响应要求较高，在系统设计时必须考虑系统响应的及时性特点和对响应速度的要求，采用性能符合的机型。

2. **可靠性** 指机器本身的可靠性和稳定性。在设计系统时要选用具有双电源、双风扇、处理器和内存块"封装"（book）等能提高系统可靠性与稳定性的设备。

3. **服务性** 当系统出现可靠性问题时能提供方便的手段使问题得以快速修复。常见的有磁盘热插拔技术（hot-pluggable）、系统的远程诊断（remote diagnosis）技术等。

4. **连续可用性** 指整个系统在某一部件出现可靠性问题时仍能正常使用。常见的解决办法有集群系统解决方案（HACMP）、磁盘的镜像（mirror）方式、磁盘阵列中盘片重组的方式等。

5. **可扩展性** 包括硬件支撑平台的可扩展性和应用系统平台提供的相应接口的可扩充性。系统在业务量不断增加时仍能满足客户的需求，或只需做很小的改动就能适应对新业务扩展的要求。

6. **安全性** 指对来自系统外的攻击防范能力，确保基金与数据安全。安全防护措施与性能往往是不能兼顾的，在取舍时要充分考虑哪些部分需要受到重点保护，哪些部分可以降低安全性标准。

（三）医疗保险信息系统的主要功能

MIIS 不仅能进行一般的事务处理，代替管理人员的繁杂劳动，还能为管理人员提供辅助决策方案，为决策科学化提供应用技术和基本工具。建立 MIIS 以处理日益增多的信息能提高管理效率、管理水平和经济效益。因此，MIIS 一般应具有以下功能。

1. **数据处理功能** 将各种形式的原始数据进行分类、整理和保存，以供查询及进行各种统计和汇总，及时提供如报表、指标和决算等具有统一格式的信息。

2. **预测功能** 运用数学、统计和模拟方法，根据历史的数据预测未来的情况。

3. **计划功能** 合理地制订和安排每个职能部门的计划，按照不同管理层次提供满足不同要求的报告，以便及时决策。

4.决策优化功能　利用数学模型导出各种最优解、次优解或满意解,辅助各级管理层进行决策,从而合理利用人、财、物和信息资源,为医疗保险的顺利进行提供依据。

5.控制功能　对每个工作岗位和整体计划的执行情况进行监测和检查,比较计划与执行情况的差异,分析偏差原因,采用各种方法加以纠正,以期达到预期的目标。

二、医疗保险信息技术

信息技术日新月异,以网络、计算机技术和新兴的大数据、区块链、医保云计算平台等技术为支撑,推进建立全国统一、高效、兼容、便捷、安全的医疗保障信息系统,为医疗保障精细化管理和优质化服务提供重要的技术支持。

(一)网络技术

主要的组网包括光纤专用网(FOPN)、电子政务外联网(EGE)、虚拟专用网(virtual private network,VPN)和 Internet 四种方式。FOPN 具有安全性能高、传输性能好、成本高等特点。EGE 连接各级医疗保险经办机构,成本低,安全性能好。VPN 是基于 Internet 建立的虚拟安全通道,成本低,安全性能好。Internet 的传输性能好,成本低,但其安全性能较低。

(二)计算机技术

计算机技术主要应用在医疗费用结算、医保目录更新、医保对账以及医疗物资更新等方面。

MIIS 基于计算机技术的应用被划分成了多个子系统,每个子系统都有专属性的功能,除了在医保信息传输及管控方面可以提供可靠的技术支持外,还为管理层的决策以及信息数据保护提供了稳定的环境,例如,投保子系统是总系统的关键环节,包含了多种业务项目。在单位投保方面,子系统可以根据单位对投保形式的选择,将所报送的信息以数据库的形式传输到系统中,保证了信息的整体性和安全性。在个人投保和投保审核方面,系统可以针对参保人信息进行采集与录入,并提供正规流程下的投保审核操作,保证了参保人的利益。另外,投保子系统还能根据参保人个人情况,进行账户冻结、解冻以及退保操作,并明确提出操作原因,从而为医保流程的专业性提供保障,提高业务处理水平。除了投保系统,总系统下还设有劳资管理、财务管理、查询统计以及医疗管理等多个子系统,在医疗监管、财务报销以及投保缴费等业务中发挥出巨大作用。如在财务管理系统的支持下,医保机构对参保人员的统筹资金使用情况以及利息管理情况进行准确的判断,并及时统计参保者的投保缴费信息,有利于后续医保管理的稳步进行。医疗管理系统则不仅能帮助业务人员掌握参保者的门诊及住院信息,还能对其用药的具体情况进行记录和整理,是一种便捷的医疗监督手段,可以作为后期医疗物资配置与更新的参考。

1.保障数据安全　为了解决基层单位计算机数据的安全性,各医疗机构补偿窗口的计算机不设置本地数据库,所有资料和数据均借助于医疗卫生系统的宽带网实时传递到业务管理中心的服务器,数据计算和统计也统一由中心服务器完成并统一存储在服务器外置硬盘上,每天进行备份保存,保证在发生意外事故时尽快恢复数据。在中心机房还建有病毒服务器来抵御网络上存在的安全问题。

2.软件的可控制性　计算机技术下的医疗保险工作需要在控制系统、运行系统以及相应软件的操作下完成,能够在为工作人员节省业务办理及数据管理时间的同时,提高各软件的可控性,从而保证了医疗保险工作的稳步开展。

3.加强个人账户管理　计算机技术在医疗保险工作中的应用使参保人的个人账户管理得到强化。

(三)大数据技术

我国于 2015 年提出了大数据发展战略,战略要求利用大数据对医保基金进行风险防控。将大数据分析技术应用到医疗保险行业,能够有效降低医保基金运行风险,有利于解决医疗保险欺诈、过度医疗等问题，最终实现医保基金的可持续发展。中国信息产业部逐步加强对 MIIS 数据的收集和利用，实现了业务监管。大数据在推动医疗保险精细化管理、为政策制定和评估提供循证支持等方面逐步发挥作用。

1. 数据交换标准化技术　MIIS 与 HIS 是相互独立存在、互相不能替代的两类不同的信息系统，它们的目标不同，功能设计不同，但双方有密切的数据交换关系。在二者之间的业务处理过程中需要制定标准统一的内容与格式。命名、用语及编码系统需采用统一的标准，统一涉及的企/事业单位、医疗保险管理机构、医院、医生、患者等的名称及 ID 码等。

2. 相似重复的数据清理技术　需配合一定的计算分析方法，才可保证数据信息的清理效果。以排列合并计算分析方法为基础，结合数据库相关知识内容，应用于医疗保险的管理系统数据库字段上，有效查找和筛选数据信息。

3. 不一致的数据修复清理技术　主要是对医疗保险管理系统数据库内部不一致的数据加以约束，以便更好地为医疗保险管理系统内部数据信息质量提供基础保证。

4. 不完整性数据清理技术　主要是清理医疗保险管理系统数据库内错误空白字段，利用最小值、最大、平均、求和等函数，实现对医疗保险管理系统相关数据信息的合理化、高效化清理。

5. 数据库连接池技术　数据库连接是一种关键的、有限的、昂贵的资源，对数据库连接的管理会显著影响整个应用系统的伸缩性和健壮性，影响应用系统的性能指标。该技术可以减少数据库连接频繁创建、释放所产生的开销。数据库连接池负责分配、管理和释放数据库连接，它允许应用系统重复使用一个现有的数据库连接，而不是再重新建立一个；释放空闲时间超过最大空闲时间的数据库连接来避免因为没有释放数据库连接而引起的数据库连接遗漏。这项技术能明显提高对数据库操作的性能。数据库连接池的基本思想就是为数据库连接建立一个"池"。预先在池中放入一定数量的连接，当需要建立数据库连接时，只需从"池"中取出一个，使用完毕之后再放回去。可通过设定连接池的最大连接数来防止系统过多地与数据库连接。

（四）区块链技术

区块链的去中心化、点对点链接、开放透明、智能合约自治性、信息不可篡改、匿名和保密性等特点，可以在一定程度上提高理赔效率，解决投保人的安全隐私以及投保人与保险机构之间的信任问题，节省烦琐的验证流程和人工审核过程，降低运营成本，带来更多便利和收益。

第二节　城镇职工医疗保险信息系统

一、城镇职工医疗保险制度

1998 年国务院召开全国医疗保险制度改革工作会议，发布了《国务院关于建立城镇职工基本医疗保险制度的决定》和《社会保险费征缴暂行条例》，要求在全国范围内建立覆盖全体城镇职工的基本医疗保险制度，我国的医疗保险事业开始由计划经济体制下的公费医疗制度转向符合社会主义市场经济体制的医疗保险制度。

城镇职工基本医疗保险制度要求：城镇所有用人单位及其职工都要参加基本医疗保险，实行属地管理；基本医疗保险费由用人单位和职工双方共同负担；基本医疗保险基金实行社会统筹和个人账户相结合。用人单位缴费率应控制在职工工资总额的 6% 左右，职工缴费率一般为本人工资收入的 2%。随着经济发展，用人单位和职工缴费率可作相应调整。

二、城镇职工医疗保险信息系统

（一）城镇职工医疗保险的信息特点

1. **医学属性**　医疗保险的目的是向患病的被保险者提供医疗服务，保障被保险人在自然生病时享受基本医疗服务并支付就诊、检查、诊断、治疗、住院等所需费用，其中包含了大量的医学信息。

2. **地域性**　城镇职工医疗保险是以地级以上行政单位为统筹单位，不同地域因地制宜，依据国家医保政策做适当调整，所以地域性强，各地区信息不完全一致。

3. **海量性**　由于该制度带有强制性，参保职工人数众多，信息面广量大。

4. **广泛性**　城镇职工医疗保险面向全社会，包括被保险方（相关单位、职工）、医疗服务方（所有定点医院、定点药房）、保险方（医保中心）和政府，各方之间的联系广泛。

5. **长期性**　职工的医保信息需保留终生，可长达60～70年，信息具有长期性的显著特点。

6. **易变性**　国家和地方政府会不断制定、补充、更改相关的政策，例如用药范围、支付比例等，所以信息变动频繁。

7. **适时性**　由于被保险方到医院的就诊行为都是实时的，关系患者的生命安危，所有信息处理必须瞬时完成，所以对信息化管理的要求极高。

8. **共享性**　系统的数据将在保险方、被保险方以及医疗服务方等不同部门、不同业务科室内传输、利用，所以数据要完全保持一致并实现三方、多部门的数据共享。

（二）城镇职工医疗保险信息系统建设的原则

根据"统一规划、统一标准、城市建网、网络互联、分级使用、分步实施"的指导方针，以医疗保险业务为基础，按照医疗保险一体化管理的要求和系统工程的理论、方法进行系统建设。

1. **一体化原则**　信息系统（劳动和社会保障分五大保险种类：养老保险、医疗保险、失业保险、工伤保险、生育保险）的建设要统一规划，分步实施；参保人员和参保单位的基本信息必须一致，并采用相同的信息标准；统一信息交换平台，防止各险种单独建系统增加成本。同时做好医疗保险管理信息系统同银行、医院、药店等管理信息系统的接口处理，并保持自身的独立性。

2. **分级管理**　实行国家级、省级、地市级三级管理，各级负责相应的职责，地市级以下地区不再进行系统的规划工作。

3. **统筹规划、分步实施**　由于政策、组织机构、业务流程的调整不可避免，计算机技术也在不断发展，所以应根据本地的具体情况，确定合理的技术方案、投资规模和阶段性目标，并充分考虑未来业务发展对信息系统的影响，切忌追求"高、大、全"。

4. **多渠道筹集资金**　实行城镇职工基本医疗保险制度是政府行为，信息系统建设经费应以政府投资为主，也可以多渠道筹集系统建设经费，系统的运行维护经费应纳入各级财政预算，由各级政府解决。

5. **确保系统建设技术的先进性和可靠性**　一是坚持实用性和可靠性，采用稳定、可靠的成熟技术，保证系统长期安全运行。二是坚持先进性和开放性，在实用、可靠的前提下，尽可能跟踪国内外先进的计算机信息技术及网络通信技术，使系统具有较高的性能价格比；技术上立足于长远发展，坚持选用开放性系统，采用先进的体系结构和主流产品，保证整个系统高效运行。三是坚持安全性，遵循有关信息安全标准，具有切实可行的安全保护和保密措施，以及对计算机犯罪和病毒的防范能力，确保数据永久安全。四是实现可扩充、易维护及易操作性，充分考虑联网用户增加和业务扩展，有扩充能力及接口；应用软件的模块化程度要高，对不同业务流程和管理方式的适应能力要强，软件维护方便；贯彻面向最终用户的原则，建立友好的用户界面，使操作简单、直观、灵活，易于学习掌握。

（三）城镇职工医疗保险信息系统的构成要素

城镇职工医疗保险系统涉及医疗保险结算管理中心、参保单位和个人、定点医疗机构与医疗保障局四方。

1. **医疗保险结算管理中心** 承担保险方功能，负责职工基本医疗保险、大病救助医疗保险的审核、支付工作；负责职工基本医疗保险个人账户的建立和管理工作；负责与定点医疗机构和定点零售药店签订服务协议，并对其执行协议情况进行管理、检查和考核；负责基本医疗保险用药范围、诊疗项目范围、医疗服务设施范围和支付标准的管理、监督及检查；负责编制医疗和相关财务、统计报表的汇总填报工作。

2. **参保单位和个人** 即被保险方，城镇职工基本医疗保险是政府强制性社会保险。城镇各类企业、个体经济组织、民办非企业单位、社会团体及其从业人员（含单位退休退职人员）以及灵活就业人员应当参加城镇职工基本医疗保险。参保职工应到定点医疗机构就诊、取药或在定点零售药店购药，基本医疗保险基金将支付规定费用。

3. **定点医疗机构** 即医疗服务方，由医疗保障局认定和监督的定点医疗机构和定点零售药店，为参保人员提供基本医疗服务，承担相应责任，并从保险方收取各种医疗服务费用。

4. **医疗保障局** 行使政府授予的职责，负责组织拟定基本医疗保险的各种方案、规划、政策、标准并组织实施，保证医疗保险的资金征缴及分配，并通过法律、政策、行政、经济等手段来规范各方的行为，保障三方利益，推行和实施该项制度。由于城镇职工医疗保险具有社会公益性、福利性，所以政府干预作用十分重要，政府将通过提供资金、制定法律，不断改进和完善城镇职工基本医疗保险工作。

（四）城镇职工医疗保险信息系统的架构

根据 MIIS 的政策、业务和使用对象不同，可建立不同的系统架构。城镇职工医疗保险系统的总体框架如图 9-3 所示。

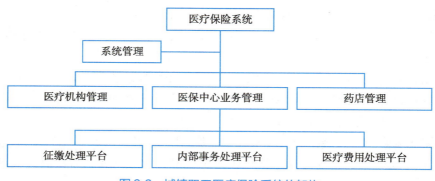

图 9-3 城镇职工医疗保险系统的架构

1. **医保中心业务管理** ①征缴事务处理层：以基金征缴为主线，包括保险业务的登记、申报、缴费核定、费用征集等基本环节；②内部事务处理层：主要包括医疗保险的个人账户管理、基金会计核算与财务管理等基本环节；③医疗费用处理层：以医疗保险费用支付为主要内容，包括与定点医疗机构、定点零售药店之间的信息交换、费用审核和费用结算等基本业务环节。

2. **医疗机构管理** 包括门诊挂号、门诊收费管理、住院登记、缴纳押金、每日明细输入、出院结算、错账处理、综合统计查询、报表管理、维护管理。

3. **药店管理** 包括药店收费管理、错账处理、综合统计查询、报表管理、维护管理。

城镇职工医疗保险系统的主要业务流程如图 9-4 所示。

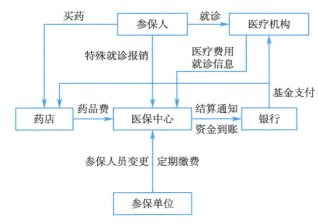

图9-4　城镇职工医疗保险系统主要业务流程

（五）城镇职工医疗保险信息系统建设要求

综合考虑基本医疗保险业务开展的要求、数据量、系统安全性、城市规模等各方面的因素和设备的性能随时间推移的变化，具体的建网方案和设备选型取决于各地的业务需求、资金状况以及城市基础通信设施等。对于统一数据资源库、建立"五保合一"信息管理系统，应综合考虑技术方案，提高共用设备的档次，可从各地的实际情况出发考虑方案。

1. **加强领导**　医疗保险业务的特点决定了其信息系统的建设是一项投资大、技术复杂的系统工程。在系统建设和实施过程中不仅涉及社会保险机构内部的各部门，还涉及医疗服务机构等部门。在进行系统规划时，要统一协调和指挥，以保证业务流程优化、岗位设置合理、管理制度可行，进而保证系统建设和实施的顺利进行。

2. **规范业务流程，做好前期准备**　做好业务流程的规范化和优化工作，包括管理模式和业务处理模式的选择，部门和岗位的设置，职责和权限的划分等，形成分工合理、权责分明、相互制约的机制。做好基础数据的准备，保证其完整、准确。

3. **充分论证，避免急于求成**　MIIS建设难度大、投资大、风险大，系统建设要进行充分论证，不仅要对各种备选方案的投资成本、潜在风险和复杂性进行估算，还要对系统的运行费用和维护费用进行细致测算，方能选择最佳方案，求得最高的性能价格比。

4. **统一信息系统，充分发挥协同性**　在MIIS规划设计时应充分利用医院信息系统，实现市地级范围内的信息系统有效衔接与统一。强化医保基金协同监管，医保、卫生健康、公安、市场监管等部门加强数据共享。

5. **安全运行管理**　首先要严格执行系统安全管理各项规定。其次是健全完善系统安全运行管理机制，从物理层、网络层、操作系统层、应用层、管理层等五个层次全方位地落实系统安全管理工作，同时解决系统的容灾备份问题。第三是强化信息系统的各项安全管理与防范措施的落实，确保在特殊情况下做到系统万无一失和正常运行。

6. **将信息系统开发建设、劳动保障运行机制和服务方式创新相结合**　劳动和社会保障信息化建设的难点不只局限于技术，更重要的是运作理念和管理体制、模式的创新。设计符合于计算机信息技术简洁、规范、透明、高效特点的管理模式和运行流程，完善劳动和社会保障信息化建设。

（六）城镇职工医疗保险信息系统的功能

1. **系统控制与管理功能**　进入医保信息系统并进行正常操作，需有一些基本的控制与管理功能，如：操作员的权限管理，系统日志管理，相关机构信息库管理，政策参数的管理，各类字典及编码系统的管理，基于险种及政策的方法库维护。

2．**参保单位信息管理功能**　投保单位的档案是医保系统的基础数据，需按标准实行动态管理，包括：投保申请资料及审批结果、开始日期；基金征缴记录；欠费冻结记录；单位变更处理，如合并、拆分、破产、清算等；单位终止参保，注销处理；单位年检登记处理。

3．**参保人信息管理功能**　包括：参保人个人档案管理；ID号变动；关系转移接续；工资调整，保费变动；退休转养老，险种变动；单位变更；中断医保，恢复医保；退出医保；参保个人的审核处理。

4．**医保基金征缴管理功能**　包括：基金预算计划；政府财政拨款管理；投保单位应缴保费核定；单位交费入账管理；欠费催账及补交管理；个人投保交费处理；捐款管理；基金到账确认处理（现金、支票、托收、电子汇款等）。

5．**个人账户管理功能**　包括：建立个人账户；基金到账后划入部分记账；个人账户信息；个人账户年终结转；清算、撤销账户；基金继承处理；支出查询和对账处理。

6．**医保卡管理功能**　包括建卡发证、换卡、挂失和作废处理。

7．**医保费用申请及赔付管理功能**　包括申报资料审查、支付及通知、拒付部分及通知、年终结账报表、申报和审查结果查询。

8．**转诊和授权管理功能**。

9．**与医院信息系统的数据交换管理功能**　包括：参保名单发布与维护；诊疗服务项目字典发布与维护；药品字典发布与维护；医院费用申报数据及结果通信。

10．**统计报告及查询功能**。

第三节　城乡居民医疗保险信息系统

城乡居民医疗保险信息系统是2016年国家发布《国务院关于整合城乡居民基本医疗保险制度的意见》后在城镇居民基本医疗保险信息系统和新农合医疗保险信息系统基础上建立的。

一、城乡居民医疗保险制度的建立与发展

（一）新型农村合作医疗制度

2002年10月中央明确提出各级政府要积极引导农民建立以大病统筹为主的新型农村合作医疗制度。2009年，深化医药卫生体制改革的重要战略部署确立新农合作为农村基本医疗保障制度的地位。农村合作医疗保险一般以户为单位参保，自下而上汇总。农村居民由村委会组织参保、征收保险费用；城镇居民由社区组织参保，征收保险费用。参加新农合后，凭新农合的医疗证，农民可以选择定点医疗机构看病、住院治疗。

（二）城镇居民医疗保险制度

城镇职工基本医疗保险制度并未覆盖到城镇的未就业人员，为了解决城乡各类人群的医疗保障问题，2007年起国务院建立城镇居民基本医疗保险试点，目的是解决城镇非职工居民的基本医疗需求，通过统筹共济保障居民住院和门诊大病的基本医疗需求，充分体现政府关注民生，缓解群众"看病难、看病贵"等问题，推进社会公平正义，让市民共享改革和发展成果。建立"全覆盖、多渠道、专户存、保大病、补门诊、属地管"的城镇居民基本医疗保险制度，有利于保障居民身体健康，减轻居民家庭负担，使所有的居民不至于"因病致贫、因病返贫"，在发生重大疾病时基本的医疗需求能够得到保障。

（三）城乡居民医疗保险制度

为推进医药卫生体制改革、实现城乡居民公平享有基本医疗保险权益、促进社会公平正义与城

乡经济社会协调发展、全面建成小康社会,国家发布《关于整合城乡居民基本医疗保险制度的意见》,基本制度政策如下。

1. 统一覆盖范围　包括现有城镇居民医保和新农合所有应参保/合人员,即覆盖除职工基本医疗保险应参保人员以外的其他所有城乡居民。

2. 统一筹资政策　坚持多渠道筹资,继续实行个人缴费与政府补助相结合为主的筹资方式,鼓励集体、单位或其他社会经济组织给予扶持或资助。

3. 统一保障待遇　遵循保障适度、收支平衡的原则,均衡城乡保障待遇,逐步统一保障范围和支付标准,为参保人员提供公平的基本医疗保障。

4. 统一医保目录　统一城乡居民医保药品目录和医疗服务项目目录,明确药品和医疗服务支付范围。

5. 统一定点管理　统一城乡居民医保定点机构管理办法,强化定点服务协议管理,建立健全考核评价机制和动态的准入退出机制。

6. 统一基金管理　城乡居民医保执行国家统一的基金财务制度、会计制度和基金预决算管理制度。

二、城乡居民医疗保险信息系统

(一)城乡居民医疗保险信息系统建设目标

1. 建设经办机构业务管理系统　为参保居民、各级各类定点服务机构、各级经办机构和管理机构提供服务,实现参保、就医、补偿、结算清算、基金等的管理和财务统计等业务的计算机管理,在各级管理部门、经办机构、定点服务机构以及其他相关部门间建立计算机网络连接管理,实现网上参保征缴、就医转诊、在线审核结算、实时监控和信息汇总,提高城乡居民医保工作效率和服务水平。

2. 建设省级城乡居民医保信息平台　统一全省信息化标准和数据字典,实现省级数据的集成,满足省级对各市、县(市、区)城乡居民医保工作的宏观管理和科学决策,实现异地就诊信息的共享与互联互通,实现对医疗行为和医保基金的监管监测,提供运维服务及管理功能,实现各类统计调查信息的上报管理,向社会发布城乡居民医保信息,为参保居民投诉咨询和社会监管提供平台。

3. 建设异地就医管理系统　为参保居民、辖区定点医疗机构、与异地就医有关的经办机构和管理机构提供业务管理,实现转诊、就医、补偿、结算、清算等的管理和统计查询等业务的计算机管理;在与异地就医有关的经办机构、定点医疗机构和管理机构以及其他相关部门间建立计算机网络连接,实现网上转诊、在线审核补偿、结算和清算,实现医疗行为监控和信息汇总,提高异地就医的补偿和结算/清算工作效率及服务水平。

4. 实现城乡居民医保网上监管监控　应用计算机信息技术实现城乡居民医保的实时智能监控监管,包括:对参保征缴、基金运行情况、诊疗行为、经办机构和参保对象就医行为的监控监管;充分运用大数据、云计算、数据挖掘、人工智能等信息技术,完善有关知识规则库,通过高效、精准地监控监管,实现合理就医、合理检查、合理用药、合理治疗,控制医药费用的不合理增长,提高经办管理水平,获取基金效益的最大化。

(二)城乡居民医疗保险信息系统建设的原则

1. 统筹规划、协调发展　把城乡居民医保信息系统纳入全民医保体系发展和深化医改全局中,统筹安排,合理规划,突出医保、医疗、医药"三医联动",加强基本医保、大病保险、医疗救助、疾病应急救助、商业健康保险等衔接,强化制度的系统性、整体性、协同性。

2. 立足基本、保障公平　准确定位,科学设计,充分考虑并逐步缩小城乡差距、地区差异,保障城乡居民公平享有基本医保待遇,实现城乡居民医保制度可持续发展。

3．**因地制宜、有序推进** 结合实际，全面分析研判，周密制订实施方案，加强整合前后的衔接，确保工作顺畅接续、有序过渡，确保群众基本医保待遇不受影响，确保医保基金安全和制度运行平稳。

4．**创新机制、提升效能** 坚持管办分开，落实政府责任，完善管理运行机制，深入推进支付方式改革，提升医保资金使用效率和经办管理服务效能。充分发挥市场机制作用，调动社会力量参与基本医保经办服务。

（三）城乡居民医疗保险信息系统平台的架构

城乡居民医保信息系统是部署在国家医疗保障核心平台上的应用系统。城乡居民医保信息系统平台以数据处理为核心层，网络、主机、存储、系统安全为保障层，业务应用为功能层，门户为交互服务层的基本架构。系统平台由以下五个部分组成。

1．**网络支撑层** 提供覆盖医保管理机构、定点机构等相关部门的内部网络和外部网络。

2．**主机服务器层** 服务器端包含控制层、业务处理逻辑层、数据访问层和分布式数据库层四个部分。

（1）控制层：包含过滤器拦截器层、控制器层（controller）两部分。过滤器拦截器层主要处理全局性问题，一切访问都会经过过滤器拦截器层处理，不会绕过过滤器拦截器直接访问控制层。控制器层负责请求的全生命周期处理，包含"接收—分发—调用业务—视图展现"的全过程。

（2）业务逻辑层：包含服务发布层（service）和业务对象层（Business Object，BO）两个子层次。

（3）数据访问层：分为持久化层和数据访问代理层两部分。持久化层实现对象关系映射（object relational mapping，ORM）的工作并调用分布式数据库。数据访问代理层统一接收数据访问层的请求并对请求进行解析、优化、路由，分发给分布式数据库，提供对分库分表、读写分离的透明支持，并且提供对跨库信息进行合并等操作，将数据库结果返回给数据访问层。

（4）分布式数据库层：通过分布式数据访问代理服务，访问分布式关系型数据库能使多个关系型数据库的工作如在同一个关系型数据库一样。

3．**存储管理层** 构建支撑城乡居民医保数据中心所需要的存储硬件及相关的管理软件环境。

4．**系统安全管理层** 按照《信息安全等级保护管理办法》，建立信息安全保护的整体运维环境。

5．**门户层** 将来自多个信息源的信息以一种可定制的、个性化的界面展现给用户。

（四）城乡居民医疗保险信息系统的建设要求

城乡居民医疗保险信息系统是在新农合和城镇居民医疗保险信息系统的基础上建成的，是一个功能完整、覆盖城乡居民、各级各类定点服务机构、各级经办机构和管理机构的信息系统。整合后的系统安全稳定、运行通畅、标准统一、管理规范、操作简便。通过有效的互联互通、资源共享来提高经办效率和基金效益，使城乡医保监管更得力，补偿更方便，结算/清算更高效，使广大城乡居民能及时获取到安全、有效、方便、价廉的医疗卫生服务，提高健康水平，促进社会和谐。

1．**完善信息系统** 整合现有信息系统，支撑城乡居民医保制度运行和功能拓展。推动城乡居民医保信息系统与定点机构信息系统、医疗救助信息系统的业务协同和信息共享，做好城乡居民医保信息系统与参与经办服务的商业保险机构信息系统必要的信息交换和数据共享。强化信息安全和患者信息隐私保护。

2．**客户端建设** 客户端包含 PC 端、移动端、大屏幕端等类型。客户端与服务器端之间的通信协议为 HTTP（超文本传送协议），交互的数据格式为 Java 脚本对象简谱（JavaScript Object Notation，JSON）格式。公共服务子系统涉及移动 App、网厅、短信、微信小程序、自助终端等客户端，认证服务提供客户端统一身份认证能力。在多个相互信任的应用系统中，用户只需要登录一次就可以访问所有相互信任的应用系统的服务，实现单点登录服务。

3．**安全要求** 应满足 GB/T 22239—2019《信息安全技术 网络安全等级保护基本要求》中的第三级安全要求,还应满足网络安全、主机安全、应用安全、数据安全和安全管理方面的其他要求。HSAF框架对系统异常进行统一处理,实现对控制层、业务处理层及数据访问层的异常捕获和异常信息封装。业务开发人员只需要在各个层次中,抛出对应的业务异常和数据访问异常,框架会进行统一拦截,不需要开发人员手动进行异常处理,可减少代码量,提高开发效率,同时也实现了整个系统的异常统一处理和管理。

(五)城乡居民医疗保险信息系统的管理

1. 整合经办机构　理顺医保管理体制,统一基本医保行政管理职能。充分利用现有城镇居民医保、新农合经办资源,整合城乡居民医保经办机构、人员和信息系统,规范经办流程,提供一体化的经办服务。完善经办机构内外部的监督制约机制,加强培训和绩效考核。

2. 创新经办管理　完善管理运行机制,改进服务手段和管理办法,优化经办流程,提高管理效率和服务水平。鼓励有条件的地区创新经办服务模式,推进管办分开,引入竞争机制,在确保基金安全和有效监管的前提下,以政府购买服务的方式委托具有资质的商业保险机构等社会力量参与基本医保的经办服务,激发经办活力。

(六)城乡居民医疗保险信息系统功能

1. 参保管理　完成参保人员信息采集和变更、基金征缴,管理账户、台账、待遇和证卡。

2. 诊疗管理　采集医疗服务团队的信息,就诊对象的就诊、转诊、体检和出院等信息。

3. 支付管理　包括支付审核、支付计算、实际支付、二次补偿等功能。软件可满足不同支付模式的需求,包括定点医疗机构"审核 - 计算 - 支付"模式、统筹机构"审核 - 计算"模式、定点医疗机构"支付"模式,以及统筹机构"审核 - 计算 - 支付"等模式;满足参保支付与民政救助、大病保险等补偿进行关联的需求。

4. 结算管理　是经办机构向定点医疗机构拨付医保费的过程,包括:定点医疗机构使用的结算申报、核减申诉、清算管理、结算查询等功能;结算中心使用的申报受理、初审、复审、核减、申诉受理、申报核定、结算查询等功能。支持申报受理后支付部分医保费的业务规则。

5. 清算管理

(1)清算单管理:选定一张或一批收据清单、选定清算单汇总形式(如按行政区汇总、按"行政区 + 结算属性"汇总等)生成清算单。

(2)清算资料管理:提供清算资料管理功能,记录清算单对应的资料及发送日期、经办人等信息,记录清算单登账日期时间、财务周期、登账人等信息。

(3)清算确认:下级经办机构使用,获取清算确认信息,包括确认时间、确认人、确认机构等。

6. 内控及信用管理

(1)内控监管:展示结算流程中各内部质控节点的信息,包括岗位、业务量、经办时间、差错等信息。有内控报警功能。

(2)内控评分:生成岗位及个人的内部质控明细单、汇总单,按差错数、差错程度及流程是否在规定时间内完成等指标生成内部质控评分单。提供按时间、岗位、人员等条件查询打印内控评分单和内控明细单的功能。

(3)信用评分:根据申报核定的结果生成对应的信用评分,包括机构评分、科室评分和经治医师评分。信用评分 = 审核支付金额(元)/ 申报支付金额(元)× 100%。信用评级可按信用评分 100%、90%、80%、70%、60% 分别对应于五星、四星、三星、二星、一星。

(4)信用统计:提供按时间范围及机构、科室、医师、支付类别等条件进行信用统计,提供查询打印信用评分表的功能。

7. 基金管理　包括基金预算、基金收入、基金分配、基金支付、基金结余、基金结转、基金预警等功能。可满足基金分级管理的要求。

8．**会计核算**　提供账套管理、凭证管理、账簿管理、财务报表管理等功能,按国家《社会保险基金会计制度》要求实现医保基金的会计核算功能。

9．**统计查询**　定义报表格式,指标,表内和表间的平衡关系,上报起止日期和修订审核期限。提供国家、省级和市县级调查统计表。

10．**大病保险管理**

(1)投保管理:提供医保经办机构为参保对象购买"大病及高额医疗费"商业保险的功能,提供按行政区划、按人群生成投保名单的功能,提供传送投保名单、接受投保受理信息的功能。

(2)理赔管理:提供理赔受理功能,生成理赔申报表、打印理赔所需相关表格等功能。提供传送和接受理赔信息的功能。

(3)保险监管:提供获取商业保险机构理赔信息的功能,提供投保及理赔信息的查询、统计和汇总等功能。

11．**系统管理**　提供系统菜单、权限和维护功能;管理机构、操作员、用户;维护字典、参数配置、系统运行和日志,并建立智能合约自治性备份。

第四节　商业健康医疗保险信息系统

商业健康保险是医疗保障制度的重要组成部分。目前,国家以基本医疗保障为主体,积极发展商业健康保险,落实税收等优惠政策,鼓励企业、个人参加商业健康保险及多种形式的补充保险。

一、商业医疗保险的产生与发展

1998 年《国务院关于建立城镇职工基本医疗保险制度的决定》提出"超出最高支付限额的医疗费用,可以通过商业医疗保险等途径解决","允许建立企业补充医疗保险。企业补充医疗保险费在工资总额 4% 以内的部分,从职工福利费中列支,福利费不足列支的部分,经同级财政部门核准后列入成本"。这是国家政策层面最早提出商业健康保险的补充定位。

2006 年《国务院关于保险业改革发展的若干意见》明确商业保险在社会保障体系中的地位,为商业健康保险的发展指明方向。一是大力发展商业健康保险,提出"大力发展商业养老保险和健康保险等人身保险业务,满足城乡人民群众的保险保障需求"。二是支持参与新农合经办,提出"积极探索保险机构参与新型农村合作医疗管理的有效方式,推动新型农村合作医疗的健康发展"。

2009 年后,商业健康保险进入了快速发展阶段,成为"医改生力军",在多层次医疗保障体系中发挥越来越重要的作用。2015 年国务院常务会议研究决定试点对购买商业健康保险给予个人所得税优惠,运用更多资源更好地保障民生。2016 年国家开展长期护理保险试点,商业保险机构积极参与,借助其在人才队伍、专业能力、信息技术等方面优势,积极参与失能人员资格认定与失能服务管理、费用审核、结算支付等管理服务工作,有力保证了试点顺利实施,对促进公共管理创新、推进"放管服"改革做了有益尝试。2019 年银保监会出台新修订的《健康保险管理办法》,将商业健康保险定位为多层次医疗保障体系的重要组成部分和行业服务民生的重要领域。同时,监管部门加快相关配套文件出台。2020 年国家医保局和财政部联合下发《关于扩大长期护理保险制度试点的指导意见》,进一步支持商业保险机构参与,明确提出"引入社会力量参与长期护理保险经办服务,充实经办力量"。

2020 年开始,以城市为基础,一城一险的惠民保快速推广,已在超过 20 个省 80 个地市开展,参保人数超过 4 000 万人。作为社商融合型业务,普惠补充医保具有"政府支持、普惠特色、市场融资、商业运作"的特点，是基本医保、商业健康保险融合的一种创新模式和产品。它定位保障缺口，具有低门槛、高保额、高杠杆、价格惠民等特点，兼具公益性和商业性，覆盖人群方面向政策性保险看齐，保障待遇方面突破社保目录，引起社会广泛关注。目前，商业健康保险保费从 2009 年的 574 亿元，快速增长至 2020 年的 8 173 亿元，年均增长率为 25.6%。商业健康保险的保费占人身险的比重从 2009 年的 6.9% 提高到 2020 年的 24.4%，赔付金额占人身险的比重也从 14% 提高至 42%，占比显著提高。

作为社会医疗保险的重要补充，商业医疗保险具有方式灵活、种类丰富的特点。不同于社会医疗保险，商业医疗保险是个人自愿购买的非强制医疗保险。商业医疗保险不受城乡地域限制，但需个人承担较高的保费。总体而言，中国的商业健康保险规模偏小，发展缓慢。而且，由于健康险保险深度偏弱、密度偏低，健康险筹集资金占医疗卫生总费用的比重非常小，个人自付仍是私人医疗费用支出中最重要的筹资方式。

二、实现社保商保信息系统开放共享

信息共享平台对于未来保险产品的开发设计、服务内容与范围，以及基金运作管理都是不可或缺的。保险制度以大数法则为基础，对数据有天然的依赖性，在保险产品设计、费率厘定、理赔、体系构建等领域都离不开大量的数据信息，而健康保险经营水平和服务品质的高低，很大程度上也取决于能否对数据进行深入地挖掘和分析。因此，建立统一的保险信息共享系统是未来社会保障事业发展的重要基础。基本医疗保险机构拥有比较完整的内部信息系统和海量的数据，在信息搜集方面优势明显，与商业健康保险公司实现衔接后可以进一步放大信息系统的功能。

《"健康中国 2030"规划纲要》提出要推动健康医疗大数据应用，建议通过卫健委牵头、行业协作、设定标准、开源开放的方式来推进健康信息技术的标准化工作，制定疾病诊断、手术操作、药品等标准，为实现医疗数据的可信可换提供基础；由银保监会或保险业协会牵头建立商业健康保险大数据系统，与社会医保数据库完成对接。通过立法或制订相关政策，明确医疗数据的所有权和使用权，划定数据适用范围，对使用者进行资质审查和授权，防止数据盗用。

顶层设计，打造"保险 + 健康"服务生态闭环。医保数据有助于保险公司为客户提供健康服务。在充分保障公民个人隐私的前提下，促进商业保险企业通过利用相关数据，分析掌握群众差异化的医疗卫生需求，助推保险精算产品的创新发展，同时支持推动商业健康保险加快实现由报销支付向健康管理和诊疗过程等全流程管理的发展。

（孙　娇）

本章小结 ▶▶

我国医疗保险信息系统分为社会和商业两种，以社会为主，商业为辅。社会医疗保险信息系统自 1998 年建立以来，主要经历了相对独立、互联网和大数据三个时期，目前已经形成了从省市到区县多层次的医疗信息系统管理，分为城镇职工和城乡居民两种形式。医疗保险信息系统是医疗保险管理中重要的支持系统，是以人为本，由政府管理，运用计算机、网络和软件等技术，依托信息平台进行信息采集、加工、存储、传输、更新和维护的管理与服务体系。通过对城镇职工等固定就业人员征税筹集资金。农民、城镇居民等无固定职业人员直接向医疗保险经办机构支付现金。医疗服务提供者为患者提供医疗服务，经办机构为医疗机构提供医保资金结算，经办机构管理患者报销等服务。

思 考 题 ≫

1. 阐述医疗保险信息系统的主要功能。
2. 医疗保险信息系统的设计原则是什么?
3. 简述医疗保险信息系统建设中的关键技术。

第十章

医学生物信息学资源与利用

从达尔文的物种起源到孟德尔遗传学研究、沃森和克里克的 DNA 双螺旋结构模型、Mullis 的 PCR（聚合酶链反应）专利、CRISPR/Cas9 基因编辑系统，人类对生命体的研究已经从宏观到微观以及到分子生物学和基因、蛋白质代谢产物的研究阶段，在人类对自然界和生命的探索过程中生命科学得到快速发展。医学相关学科的发展为医学提供了前进动力，其中生物信息学及其衍生的医学生物信息学是推动医学相关学科发展的重要推动力。生物信息学中基因组以及核酸、蛋白质等生物大分子的许多研究成果都已经在临床医学及药物研发中得到应用，推动了临床医学诊断与治疗的精准化、个性化以及药物靶点开发的快速发展。本章主要介绍生物信息学及医学生物信息学的基本理论和知识，使学生初步了解生物信息学及其在医学中的应用，学会利用生物信息学知识开展医学相关研究。

第一节　生物信息学概述

一、什么是生物信息学

以高通量测序技术为代表的生物医学实验技术的发展促使生物医学研究数据呈几何级数快速增加。如何收集、管理、传递和利用这些海量数据就成为生物学家、医学工作者的主要任务之一，由此逐渐形成了一门新的学科——生物信息学。生物信息学（bioinformatics）是生物学（biology）、信息学（information）和数学（mathematics）结合的交叉学科，即利用数学、信息学、统计学和计算机科学的方法，通过对生物学实验数据的获取、加工、存储、检索与分析，开展生物学领域问题研究的学科。狭义的生物信息学指通过信息科学的理论、方法和技术管理，分析和利用生物分析数据，揭示数据所蕴含的生物学意义。广义的生物信息学则指生物学研究中所有涉及生物信息的研究、管理和利用的全部方法、技术、过程等，涵盖生物组学的基础研究以及研究过程中产生的数据的收集、整理、检索、利用分析等全部内容。

生物信息学主要研究生物信息的采集、处理、存储、传播、分析和解释等，主要集中于核苷酸和氨基酸序列的存储、分类、检索与分析等方面。生物信息学以其快速发展的态势备受世人的瞩目，并在人类基因组计划（human genome project，HGP）实施及后基因组计划中占有重要的地位。生物信息学的研究成果正不断应用到医学、药学等各学科领域中，并形成新的学科分支，如医学生物信息学（biomedical informatics）和药物基因组学（pharmacogenomics）等。

二、生物信息学的研究内容和方法

生物信息学的研究范围十分广泛，涉及内容包括核酸和蛋白质序列分析、组学分析、药物设计等领域。生物信息数据资源与分析也涉及分析工具、计算机算法、建模、机器学习等内容。生物信息学的研究内容包括生物信息的收集、储存、管理和提供;基因组序列信息的提取和分析;功能基因组相关信息分析;生物大分子结构模拟和药物设计等。

1. **生物学数据库(biology databases)** 近年来大量生物学实验积累的数据,形成了当前数以百计的生物学数据库。它们各自按一定的目标收集和处理生物学实验数据,并提供相关的数据查询、数据处理服务。现阶段,各种数据库几乎覆盖了生命科学的各个领域。

2. **序列比对(alignment)** 确定两个或多个序列之间的相似性或同源性。序列比对是生物信息学的基础,是将未知序列同已知序列进行相似性比较用以分析蛋白质或 DNA、RNA 序列结构、功能等生物信息,一般是针对一级结构序列上的比较。序列比对可分为双序列比对、多序列比对、全局比对和局部比对。序列比对有较成熟的动态规划算法和比对工具、数据库,如比对软件包 BLAST 和 FASTA。

3. **结构比对(structural alignment)** 比较两个或两个以上核酸或蛋白质分子空间结构的相似性或不相似性,进行相似性或同源性研究。结构比对也是生物信息学最基础的研究内容之一,目前已有较多的比较成熟的结构比对工具和数据库,如 PDB、SCOP 和 CATH 数据库。

4. **蛋白质结构预测(protein structure prediction)** 从蛋白质一级结构预测它的折叠和二级、三级等空间结构,是生物信息学最重要的研究内容。蛋白质结构的研究结果深刻影响医学、生物技术的发展。根据预测蛋白质结构等级不同,使用的方法和工具也不相同,目前不断开发出相应的预测工具和数据库,如 SMART(simple modular architecture research tool,简单模块化架构研究工具)等。蛋白质结构预测一直是生物信息学最关注的研究领域。

5. **生物计算机(biocomputer)** 生物计算机是以生物界处理问题的方式为模型的计算机,目前主要有生物分子或超分子芯片、自动机模型、仿生算法、生物化学反应算法等几种类型。DNA 计算机(DNA computer)是一种生物化学反应计算机,是计算机科学和分子生物学互相结合、互相渗透而产生的新兴交叉研究领域,自出现以来已取得了较大进展。其基本设想是:以 DNA 碱基序列作为信息编码的载体,利用现代分子生物学技术在试管内控制酶作用下的 DNA 序列反应,作为实现运算的过程,即以反应前的 DNA 序列作为输入的数据,反应后的 DNA 序列作为运算的结果。DNA 计算机的重要特点是信息容量的巨量性和密集性以及处理操作的高度并行性,通过强力搜索策略迅速得出正确答案,运算速度大大超过常规计算机的计算速度。DNA 计算机毕竟只是一种理论设想,在很多方面还相当不完善,主要表现在构造的现实性及计算潜力、运算过程中的错误问题和人机界面。不论如何,生物计算机的提出拓宽了人们的视野,启发人们用算法的观念研究生命,并向众多领域提出了挑战。

6. **生物大分子结构模拟和药物设计** 基于生物大分子结构的药物设计是生物信息学中极为重要的研究领域。在已知蛋白质或酶的结构基础上设计抑制剂的分子结构而抑制其活性作为候选药物,包括:RNA 的结构模拟和反义 RNA 的分子设计;蛋白质空间结构模拟和分子结构设计;具有不同功能域的复合蛋白质以及连接肽的设计;生物活性分子的电子结构计算和设计;纳米生物材料的模拟与设计;基于酶和功能蛋白质结构、细胞表面受体结构的药物设计;基于 DNA 结构的药物设计等。

7. **生物信息分析的技术与方法研究** 包括发展有效的能支持大尺度作图与测序需要的软件、数据库以及若干数据库工具,诸如电子网络等远程通信工具;改进现有的理论分析方法,如统计方法、模式识别方法、隐马尔可夫过程方法、分维方法、神经网络方法、复杂性分析方法、密码学方法、多序列比较方法等;创建一切适用于基因组信息分析的新方法、新技术,包括引入复杂系统分析技术、信息系统分析技术等;建立严格的多序列比较方法;发展与应用密码学方法以及其他算法和分析技术,用于解释基因组的信息,探索 DNA 序列及其空间结构信息的新表征;发展研究基因组完整信息结构和信息网络的研究方法等；发展生物大分子空间结构模拟、电子结构模拟和药物设计的新方法与新技术。

生物信息学的研究方法与其研究内容相对应，基因序列、转录产物序列、蛋白质序列分析与蛋白质空间结构模拟和预测可采用数学和统计学方法，如非线性动力系统方法、复杂性分析方法、多序列比较方法、高维分布的统计方法、机器学习与模式识别技术、物理学与计算机模拟等方法。生物信息数据管理与利用分析则利用数据库技术、自然语言处理技术、数据挖掘以及计算机模拟动态规划等方法；信息科学、数学、统计学、计算机科学和语言学等研究方法也在作为交叉学科的生物信息学研究中得到应用。

三、生物信息学的发展及其在生物医学领域中的应用

生物信息学起源于分子生物学、生物化学和遗传学的不断发展，产生了大量关于生物体的信息，尤其是遗传信息（实验数据等），人们需要对这些快速增长的数据进行整理、对比分析和利用，传统的手工计算分析对比方法已经不再适应生物信息快速发展的需要，新的关于计算机科学、数学、数据库技术被不断地引入生物信息处理中。20 世纪 80 年代末佛罗里达州立大学超级计算机计算研究所的林华安博士将生物信息处理的新的研究领域命名为"bio-informatics（或 bio/informatics）"，诞生了生物信息学。随着生物分子实验技术、测序技术以及计算机技术、数字技术、信息处理技术的快速发展，生物信息学研究也得到快速发展。从海量生物信息中获取价值的知识，探求生物序列中的规律，挖掘蕴藏的生命意义，生物信息学在现代生命科技领域占据不可或缺的支撑地位。

生物信息学几乎覆盖了生命科学的各个领域，并且不断应用到医学领域研究中。生物信息学在医学领域主要应用于医学基础研究、临床医学、药物研发和建立与医学有关的生物信息学数据库。随着规模宏大的人类基因组计划（HGP）的完成，组成人体的约 2.5 万个基因 30 亿个碱基对的秘密逐渐被揭开，结构基因组学研究不断成熟和完善，以揭示基因组功能及调控机制为目标的功能基因组学以及医学（疾病）基因组学研究则开始迅速发展，基因组学研究进入了功能基因组学时代：研究理解在生理及病理情况下人类基因组及内在相互作用网络，从系统层面了解生命的发生发展机制，推动医学基础研究的发展；生物信息学彻底改变了医学模式，从低效率的多中心、大样本的循证医学与经验性医疗时代转向高通量检测的基因组学大数据与精准医疗时代。

生物信息学已广泛地渗透到医学的各个研究领域中，在医学各基础学科中生物信息学主要用于发现新基因、功能基因组判别、基因诊断、基因芯片分析、蛋白质鉴定、代谢物组学研究以及新药开发等。目前疾病相关基因的发现已经涵盖了人类各个系统疾病，以前认为很多不具遗传性的疾病如高血压、糖尿病、冠心病等，通过生物信息学研究发现都与基因改变有关，且从单基因病检测发展到多基因病检测，如肿瘤的多基因检测为临床医生开展肿瘤诊断、临床分期、判断预后和选择用药提供了更多依据，疾病基因检测已经逐渐成为临床医生必须开展的工作。发现一种新的肿瘤发病相关基因，同时阐明其编码的新蛋白的结构与生物学功能、生物学和临床医学之间的相互关系以及新基因表达调节的机制，是目前肿瘤分子生物学研究领域中最具挑战性的工作之一。在疾病相关基因的发现、疾病临床诊断、疾病的个体化治疗、新的药物分子靶点的发现、创新药物设计以及基因芯片的设计与数据处理等医学应用研究方面将发挥重要作用。

新的药物分子靶点的发现和确立已离不开生物信息学的工作。药物开发的关键是如何在大量的潜在靶点中筛选出最有可能获得成功并应用于临床的靶点，并且创新药物的研究具有重要的社会效益和经济效益。生物信息学可以在药物开发过程中更快地找到最优的药物作用靶点，并减少研发所需的高投入、高风险、低效率等缺点。人类基因组计划和蛋白质组计划以及表观基因组计划的实施，大量疾病相关基因及作用靶点的发现，也为生物信息学在新药靶点的识别与药物设计方面的应用提

供了理论和基础。

精准医疗是以个体化医疗为基础,随着基因组测序技术快速发展以及生物信息与大数据科学的交叉应用而发展起来的新型医学概念与医疗模式,是医疗领域的新风向标。通过基因组、蛋白质组学等技术和医学前沿技术,针对大样本人群和特定疾病进行生物标记物的分析与鉴定、验证与应用,从而精确寻找到疾病的原因和治疗的靶点,并对一种疾病的不同状态实行精确分类,最终实现对疾病和特定患者进行个性化精准治疗,提高疾病预防、诊断、治疗以及预后的效益。

生物信息学深刻影响和改变着医疗、健康、环境、能源、生物以及食品等行业和领域。掌握生物信息学的相关理论和操作,已成为当今生物学和医学专业学生的必备素质。

第二节　医学常用生物信息学数据库

以指数形式增长的生物信息学数据为基础医学研究和临床医学实践提供了发展动力,同时也产生了数据管理需要。为了分析比对同种或异种生物信息,探索基因变异、蛋白质、核酸代谢产物的生物学意义,采取有效方法收集、管理、维护和解释生物信息数据,必须建立生物信息学数据库,实现生物信息学资源的共享、交流与协作。

一、医学常用生物信息学数据库简介

生物信息学数据库的作用不仅用于收集、管理、分享生物信息学研究产生的大量数据,更重要的作用是直接服务于生物信息学研究,用来解释、比较、预测生物体基因组及其表达产物等,因此生物信息学数据库是生物信息学研究的重要工具(见本章第三节到第五节内容)。目前医学生物信息学数据库大致可分为 5 个大类(图 10-1):基因组数据库、核酸数据库、蛋白质数据库、疾病相关数据库和其他综合性数据库。此外,其他生物信息学数据库还有原核生物基因组数据库,原生生物、真菌、昆虫、鱼类、啮齿动物、家畜与家禽、农作物基因数据库等,生物信息学数据库总数在千种以上。现在使用较多的生物学数据库分别是基因组数据库、蛋白质序列数据库和核酸序列数据库,其中基因组数据库主要有 GEO、GO、Gene 和 KEGG 等,蛋白质序列数据库主要有 Swiss-Port、PDB、PIR、TREMBL和 OWL 等,核酸数据库主要有 EMBL、DDBJ 和 dbEST 等。以分子生物信息学基本数据资源建立的数据库一般为生物信息学基本数据库或原始数据库(也称一次数据库)。以基本数据库信息为基础,对基因组图谱、核酸和蛋白质序列、蛋白质结构以及文献等数据进行分析、整理、归纳、注释而构建的数据库为生物信息学复合数据库(二次数据库),目前已有数百个二次数据库用于生物信息学领域专业开放和应用,如:以核酸数据库为基础构建的核酸二次数据库有基因调控转录因子数据库Transfac、真核生物启动子数据库 EPD、克隆载体数据库 Vector 等;以蛋白质序列数据库为基础构建的蛋白质二次数据库有蛋白质功能位点数据库 PROSITE、蛋白质功能位点序列片段数据库 PRINTS、同源蛋白家族数据库 Pfam、同源蛋白结构域数据库 Blocks 等。

生物信息学数据库都由专门的机构建立和维护,这些机构负责收集、组织、管理和发布生物分子数据,并提供数据检索和分析工具,为生物信息学研究提供服务。各个国家都非常重视生物信息学数据资源管理,建立相应数据库用于数据管理和分享。2019 年我国依托中国科学院北京基因组研究所成立了国家基因组科学数据中心(National Genomics Data Center),目前主要以基因组和核酸数据管理为主,围绕人、动物、植物、微生物基因组数据,重点开展数据资源及数据库体系建设,对外提供基因组学数据统一存储、整合挖掘、共享应用的一站式数据服务。截至 2019 年 8 月,国家基因组科学数据中心已为国内外 150 多个单位提供免费数据存储服务,用户提交的测序数据量超过 1.2PB,收

集并存储的数据总量超过 4PB。国外生物信息学数据库建设与管理的重要组织和机构有 NCBI。该中心隶属于 NLM，主要工作任务是：建立关于分子生物学、生物化学和遗传学知识的存储与分析的自动系统；实行关于用于分析生物学重要分子和复合物结构和功能的基于计算机信息处理的先进方法研究；提升生物技术研究人员和医药卫生工作者对数据库与软件的使用水平；为全世界范围内的生物技术信息收集的合作而努力。目前该中心管理数据库超过 40 个，与生物信息学相关的数据库超过 18 个，如遗传序列数据库 GenBank，基因表达数据库 Gene Expression Omnibus（GEO），在线人类孟德尔遗传数据库 Online Mendelian Inheritance in Man（OMIM），三维蛋白结构的分子模型数据库 Molecular Modeling Database（MMDB），基因型和表型数据库 Database of Genotypes and Phenotypes（dbGaP），人类基因组基因图谱 Gene Mapping of Human Genome（GMHG），生物门类（Taxonomy）等数据库。除这些资源类数据库外，NCBI 还开发了 Entrez 和 BLAST 两个数据库检索系统：前者整合核酸数据库（GenBank、EMBL、DDBJ）和蛋白质数据库（Swiss-Prot、PIR、PFR、PDB），可以从一个 DNA 序列查询到蛋白产物及其相关文献；后者用于蛋白质数据库或 DNA 数据库中进行相似性比较。另外 NCBI 还建设并开放使用医学主题词表 Medical Subject Headings（MeSH）和医学文献数据库 Pubmed。欧洲生物信息学研究所（European Bioinformatics Institute，EBI）是欧洲分子生物学实验室（European Molecular Biology Laboratory，EMBL）的分支机构，主要负责生命科学实验数据共享、计算生物学基础研究等，为科研人员和企业提供支持。该机构已建立包含 110 个工具的 59 个数据库，如参考基因组数据库（Ensembl）、欧洲核酸序列数据库（European Nucleotide Archive，ENA）、分子间相互作用（IntAct）、微阵列和表达谱数据库（ArrayExpress 和 RNAseq）、基因和蛋白的表达情况（Expression Atlas）、蛋白质序列和功能注释（UniProt）、蛋白质家族、结构域和保守位点（InterPro）、生物分子通路（Reactome）等。该机构建立的基因组、核酸数据库与 GenBank 和 DDBJ 共同组成全球

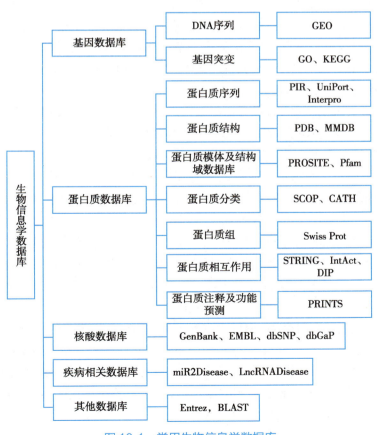

图 10-1 常用生物信息学数据库

性的国际 DNA 数据库。其他主要研究机构和数据库有日本国立遗传学研究所（NIG）建立与管理的 DNA 数据库 DDBJ 和 dbEST、瑞士日内瓦大学的蛋白质序列数据库 Swiss-Prot，美国 Brookhaven 国家实验室的 PDB、PIR、TREMBL 和 OWL 数据库等。

二、常用医学生物信息学数据库

1. **基因组数据库**　是分子生物信息数据库的重要组成部分。基因组数据库内容丰富、名目繁多、格式不一，分布在世界各地的信息中心、测序中心以及和医学、生物学、农业等有关的研究机构与大学。基因组数据库的主体是模式生物基因组数据库，其中最主要的是由世界各国的人类基因组研究中心、测序中心构建的各种人类基因组数据库。

（1）基因表达数据库（Gene Expression Omnibus，GEO）：是由 NCBI 于 2000 年创建并维护的公共功能基因组学数据库，收录了世界各国研究机构提交的高通量基因表达数据，即目前已经发表论文中涉及的基因表达检测的全部数据。GEO 的主要目标是提供强大、通用、高效存储的高通量功能基因组数据，为研究者提供功能完整且注释良好的数据和简洁的提交程序与格式，为用户提供友好界面用于查询、定位、审查和下载感兴趣的研究与基因表达谱。目前 GEO 不仅提供原始数据、处理过的数据和描述性资料，同时还增加了可视化和数据分析等功能，用户更加广泛。GEO 又分为 GEO Datasets 和 GEO Profiles：前者存储从 GEO 收集的包含聚类工具和差异表达式查询等其他资源的基因表达与分子数据；后者存储从 GEO 收集的单个基因表达和分子数据，可用于查找基于基因注释或预先设计的数据的特定基因或分子数据。

GEO 数据库具体存放四类数据：GEO Platform（GPL）芯片平台、GEO Sample（GSM）样本 ID 号、GEO Series（GSE）Study 的 ID 号、GEO Dataset（GDS）数据集的 ID 号。一般高通量测序文章发表时会将原始数据上传至 GEO 数据库并在文章中提供 GSE 号。如果想对某些文章的数据进行再分析，可以在 GEO 数据库搜索文章中的 GSE 号。GEO 数据库检索界面主要包括检索框、检索结果列表、检索结果限定选项、检索记录信息，导入数据库类型（entry type）主要类型为 datasets、series、samples 和 platforms。GEO 数据库支持与 PubMed 相似的关键字检索和布尔逻辑运算。

（2）NCBI 基因与基因组数据库：由 NCBI 建立并维护的 Gene 与 Genome 两个数据库是生物信息学常用数据库。Gene 收录已完全测序的基因组数据，这些基因包括由 NCBI 参考序列（NCBI Reference Sequences 或 RefSeqs）注释的，在 NCBI 的 Entrez 和 E-Utilities 系统集成用于索引、查询和检索的基因组，包含了从病毒到细菌再到真核生物的成千上万种基因序列，代表了染色体、细胞器、质粒、病毒、转录本和数百万种蛋白质。数据记录内容包含基因命名、染色体定位、基因产物及其属性（如蛋白质相互作用）、相关标记、表型、相互作用，以及引用、序列、变异描述、图谱、表达报告、同源物、蛋白质域内容和外部数据库等链接。该数据库提供了基因在图谱、序列、表达、结构、功能、引用和同源性数据关系的基因特异性链接，为每个已知序列、已知图谱位置及表型信息的基因分配唯一标识符。这些基因标识符在 NCBI 维护的所有数据库中通用，并可通过注释更新进行跟踪查询。Genome 则收录 1 000 多种生物体的整个基因组的序列和图谱数据，数据内容包括有关染色体和完整基因组信息。这些基因组既有完全测序的也有正在进行测序的生物体。

（3）京都基因与基因组百科全书：由日本京都大学生物信息学中心的 Kanehisa 实验室于 1995 年建立的京都基因与基因组百科全书（Kyoto Encyclopedia of Genes and Genomes，KEGG）是国际最常用的生物信息数据库之一。该数据库整合了基因组、化学和系统功能信息的数据库，将从完整测序的基因组中得到的基因目录与更高级别的细胞、物种和生态系统层次的系统功能相关联。KEGG 是一个综合数据库，大致分为系统信息、基因组信息、化学信息和健康信息四大类，可细分为 16 个主要数据库（表 10-1）。

表 10-1　KEGG 数据库构成

分类	数据库	目录
系统信息	KEGG PATHWAY	KEGG 通路图
	KEGG BRITE	BRITE 功能层次
	KEGG MODULE	KEGG 功能单元的模块
基因组信息	KEGG ORTHOLOGY（KO）	KEGG 直系同源（KO）组
	KEGG GENES	基因和蛋白质
	KEGG GENOME	KEGG 有机体和病毒
化学信息	KEGG COMPOUND	代谢物及其他小分子化合物
	KEGG GLYCAN	多糖
	KEGG REACTION/RCLASS	生化反应 / 反应级别
	KEGG ENZYME	酶命名法
健康信息	KEGG NETWORK	疾病相关网络变异
	KEGG VARIANT	人类基因变异
	KEGG DISEASE	人类疾病
	KEGG DRUG/DGROUP	药物与药物分组

KEGG 各个数据库中包含了大量的有用信息，如：PATHWAY 数据库含有图解的细胞生化过程如代谢、膜转运、信号传递、细胞周期；GENES 数据库提供完整和部分测序的基因组序列与蛋白质序列；COMPOUND/GLYCAN/REACTION 数据库提供生化复合物及反应方面的知识；ORTHOLOGY（KO）则把分子网络的相关信息连接到基因组中，提供了跨物种注释流程；BRITE 数据库是 BRITE 层次结构文件（.htext）的集合，表示由 KEGG 标识符标识的 KEGG 对象的功能层次结构属性或层次结构之间的关系。KEGG 提供了 Java 的图形工具用来访问基因组图谱，比较基因组图谱和操作表达图谱，以及其他序列比较、图形比较和通路计算的工具；用图形解释代谢途径以及各途径之间的关系，为用户提供直观的代谢途径图示。除用于生物信息学基础研究外，KEGG 将人类疾病、药物和其他健康相关物质结合起来，其用途越来越广泛。

（4）EMBL 基因表达数据库（EMBL Gene Expression，Ensembl VEP）：由欧洲生物信息研究所建立和维护，用于基因组数据库的注释和检索、比对，是常用于检索基因组信息的基因组浏览器之一。该数据库最初收集所有人类基因组的序列片段，直至完整的基因序列；目前基因信息已扩展至其他物种的基因序列。该数据库为开源系统，用户可登录上传基因序列，通过自动注释系统形成序列注释描述，同时可用于高度相似（或同源）的序列比对分析的基因预测。

2. **核酸数据库**　EMBL、GenBank 和 DDBJ 是国际上三大主要核酸序列数据库。EMBL 核酸数据库由多个数据库和工具（tools & data resources）组成；GenBank 由 NCBI 维护；DDBJ 是日本国立遗传学研究所于 1986 年创建的日本 DNA 数据库（DNA DataBase of Japan，DDBJ）。1988 年 EMBL、GenBank 与 DDBJ 共同成立了国际核酸序列联合数据库中心。根据协议这三个数据库分别收集所在区域的有关实验室和测序机构所发布的核酸序列信息，并共享收集到的数据，每天交换各自数据库新建立的序列记录，以保证这三个数据库序列信息的完整性。鉴于核酸序列数据库规模不断扩大，数据来源种类繁多，特别是大量的基因组序列片段迅速进入数据库，有必要将其分成若干子库，这样既便于数据库的维护和管理，也便于用户使用。例如，在对数据库进行查询或搜索时，有时不需要进行整库操作，而是将查询和搜索范围限定在一个或几个子库，不仅加快了速度，而且可以得到更加明确、可靠的结果。分类的原则：一是按照种属来源，如哺乳类、啮齿类、病毒等；二是根据序列来源,如将专利序列、人工合成序列单独分类。此外,基因组计划测序所得到的序列已经占了数据库总容量的一半以上,而且增长速度远远超过其他各种子库,有必要将其单独分类,包括表达序列标记(expressed sequence tags,EST)、高通量基因组测序(high throughput genome sequencing,HTG)、序列标记位点(sequence tagged sites,STS)、基因组概览序列(genome survey sequence,GSS)。其中 EST 序列条目占了整个核酸序列数据库的一半以上。

3. 蛋白质数据库

(1) PIR 国际蛋白质数据库:是由蛋白质信息资源、慕尼黑蛋白质序列信息中心(MIPS)和日本国际蛋白质序列数据库(JIPID)共同维护的国际上最大的公共蛋白质序列数据库。PIR1 中的序列已经验证,注释最为详尽;PIR2 中包含尚未确定的冗余序列;PIR3 中的序列尚未加以检验,也未加注释;而 PIR4 则包括了从其他各种渠道获得的序列,既未验证,也无注释。

(2) Swiss-Prot 数据库:Swiss-Prot 蛋白质序列库是现在最为常用、注释最全、包含独立项最多的蛋白序列数据库,目前由瑞士生物信息研究所(Swiss Institute of Bioinformatics,SIB)维护。瑞士生物信息研究所维护的生物信息学门户网站 ExPASy 有 160 余个生物信息学数据库和开发工具,Swiss-Prot 是其中 UniProtKB 中的分库 UniProtKB/Swiss-Prot,另一个分库是 UniProtKB/TrEMBL。Swiss-Prot 收录的蛋白质主要来自 EMBL/GenBank/DDBJ 核酸序列数据库(International Nucleotide Sequence Database Collaboration,INSDC)。数据库的每个条目由核心数据(core data)和注释数据(annotation)组成:核心数据包括序列、参考文献和序列的生物来源;注释数据包括蛋白质功能、翻译后加工修饰、结构域、功能位点、跨膜区域、二硫键位置、二级结构和四级结构、与其他蛋白的序列相似性、相关疾病、突变体等。Swiss-Prot 与其他包括核酸序列库、蛋白质序列库和蛋白质结构库等数据库在内的 30 多个数据库建立了交叉引用,利用序列提取系统(SRS)可以方便地检索 Swiss-Prot 和其他 EBI 的数据库。Swiss-Prot 的主要特点是收集文献资料较齐全,条目注释精练,与其他数据库建立相互参照链接,尽量减少蛋白质冗余重复。

4. 其他重要生物信息学结构与功能数据库

除了基因组数据库和序列数据库外,生物大分子三维空间结构数据库则是另一类重要的分子生物信息数据库。根据分子生物学中心法则,DNA 序列是遗传信息的携带者,而蛋白质分子则是主要的生物大分子功能单元。蛋白质分子的各种功能是通过不同的三维空间结构实现的。因此,蛋白质空间结构数据库是生物大分子结构数据库的主要组成部分。

(1) 蛋白质三维结构数据库(Protein Date Bank,PDB):由美国纽约 Brookheven 国家实验室于 1971 年创建,目前由结构生物信息学研究合作组织(Research Collaboratory for Structural Bioinformatics,RCSB)维护。PDB 是目前最主要的收集生物大分子(蛋白质、核酸和糖)三维结构的数据库,是通过 X 线单晶衍射、磁共振、电子衍射等实验手段确定的蛋白质、多糖、核酸、病毒等生物大分子的三维结构数据库。PDB 数据库以文本文件的方式存放数据,每个分子各用一个独立的文件,其内容包括生物大分子的原子坐标、物种来源、化合物名称、结构递交以及有关文献等基本注释信息。此外,还给出分辨率、结构因子、温度系数、蛋白质主链数目、配体分子式、金属离子、二级结构信息、二硫键位置等和结构有关的数据,数据可通过相关三维立体结构显示软件进行查看、编辑。PDB 数据库允许用户用各种方式以及布尔逻辑组合(AND、OR 和 NOT)进行检索。可检索的字段包括功能类别、PDB 代码、名称、作者、空间群、分辨率、来源、入库时间、分子式、参考文献、生物来源等项。

(2) 蛋白质三维结构分类数据库 SCOP 和 CATH:蛋白质结构分类是蛋白质结构研究的一个重要方向。蛋白质结构分类数据库是三维结构数据库的重要组成部分。蛋白质结构分类可以包括不同层次,如折叠类型、拓扑结构、家族、超家族、结构域、二级结构、超二级结构等。已经上网的蛋白质分类数据库很多,主要有 SCOP 和 CATH。

蛋白质三维结构分类数据库(Structural Classification of Proteins,SCOP),是英国医学研究委员会

（MRC）分子生物学实验室和蛋白质工程中心开发的基于 web 的蛋白质结构数据库分类、检索和分析系统，是所有已知结构的蛋白质依据三维折叠模式和进化关系划分的结构分类库。截至 2021 年 7 月 31 日，SCOP 共收录已知 790 802 种结构，69 147 种蛋白质结构域。PDB 数据库提供的检索途径有关键词检索和蛋白质 ID 号（SCOP ID、PDB ID、Uniprot ID）检索，另外提供按蛋白质结构分类和蛋白质类型两种浏览方式。

CATH（Class，Architecture，Topology and Homologous，CATH）是另一个著名的蛋白质分类数据库，其含义为类型（class）、构架（architecture）、拓扑结构（topology）和同源性（homology），由英国伦敦大学开发和维护。与 SCOP 数据库一样，CATH 数据库的构建既使用计算机程序，也进行人工检查。CATH 数据库的分类基础是蛋白质结构域。CATH 的检索途径除关键词、蛋白质 ID 号外，还提供按蛋白质序列、PDB 结构的检索途径，提供的浏览方式有 CATH 结构。

（3）相互作用的蛋白质数据库（DIP）：收集了由实验验证的蛋白质 - 蛋白质相互作用。数据库包括蛋白质信息、相互作用信息和检测相互作用信息的实验技术三个部分。用户可以根据蛋白质、生物物种、蛋白质超家族、关键词、实验技术或引用文献来查询 DIP 数据库。

（4）一些重要的生物信息学二次数据库：基因组数据库、序列数据库和结构数据库是最基本、最常用的分子生物信息学数据库。以基因组、序列和结构数据库为基础，结合文献资料，研究开发更具特色、更便于使用的二次数据库或专用数据库信息系统，已经成为生物信息学研究的一个重要方面。随着互联网技术的发展和普及，这些数据库多以 web 界面为基础，不仅具有文字信息，而且以表格、图形、图表等方式显示数据库内容，并带有超文本链接。从用户角度看，许多二次数据库实际上就是一个专门的数据库信息系统。二次数据库和一次数据库之间，其实并没有明确的界限。

1）转录因子数据库 TRANSFAC：是关于转录因子、转录因子在基因组上的结合位点和与 DNA 结合的靶基因概要数据库。由 SITE、FACTOR、CLASS、MATRIX、CELLS、METHOD 和 REFERENCE 等数据库构成。此外，还有几个与 TRANSFAC 密切相关的扩展库：PATHODB 库收集了可能导致病态的突变的转录因子和结合位点；SMARTDB 收集了与染色体结构变化相关的蛋白因子和位点的信息；TRANSPATH 库用于描述与转录因子调控相关的信号传递网络；CYTOMER 库表现了人类转录因子在各个器官、细胞类型、生理系统和发育时期的表达情况。

2）PROSITE 数据库：是蛋白质序列二次数据库，由瑞士生物信息研究所（SIB）维护。它是蛋白质活性位点和模式的数据库，包含了与蛋白质功能直接相关的序列。PROSITE 数据库收集了有显著生物学意义的蛋白质活性位点和序列模式以及蛋白质功能注释。截至 2021 年 6 月 2 日，PROSITE 数据库共收录 1 891 条文档（documentation entries）、1 311 个模式（patterns）、1 321 条概要（profiles）和 1 333 个 ProRule（前规则）。通过对 PROSITE 数据库的搜索，可判断该序列包含什么样的功能位点，从而推测其可能属于哪一个蛋白质家族。通过对蛋白质活性位点和序列模式的检索比对，能快速地鉴别一个未知功能的蛋白质序列应属于的蛋白质家族。PROSITE 中涉及的序列模式包括酶的催化位点、配体结合位点、与金属离子结合的残基、二硫键的半胱氨酸、与小分子或其他蛋白质结合的区域等；除了序列模式外，PROSITE 还包括由多序列比对构建的 profile，能更敏感地发现序列与 profile 的相似性。PROSITE 的主页上提供关键词、蛋白质 ID 号等检索途径，以及提供基于文档（by documentation entry）、基于 ProRule 描述（by ProRule description）、基于分类范围（by taxonomic scope）和基于活性位点（by number of positive hits）的浏览功能。PROSITE 数据库的另外一个功能是提供 ScanProsite（快速检索和比对蛋白质序列工具），用于发现相似蛋白质。

3）转录调控区数据库（TRRD，http：//wwwmgs.bionet.nsc.ru/mgs/dbases/trrd4/）：由俄罗斯科学院西伯利亚分院细胞与遗传学研究所（Laboratory of Theoretical Genetics of the Institute of Cytology and Genetics of Siberian Branch of Russian Academy of Science）于 1993 年建立，目的是通过实验方法收集

有关真核基因调节区域的数据。数据库最新版本为 4.0,关于基因表达调节模体以及调节区域结构特征的描述更为全面。TRRD 包括 6 个相关的数据库:TRRDGENES(包括所有 TRRD 库基因的基本信息和调控单元信息)、TRRDSITES(包括调控因子结合位点的具体信息)、TRRDFACTORS(包括 TRRD 中与各个位点结合的调控因子的具体信息)、TRRDEXP(包括对基因表达模式的具体描述)、TRRDBIB(包括所有注释涉及的参考文献)和 TRRDUNITS4(包括真核基因转录调控区的结构和功能组织)。

第三节　序列比对、序列特征分析与应用

一、序列比对的重要概念及基础知识

序列比对是运用某种特定的数学模型或算法,找出两个或多个序列之间的最大匹配碱基或残基数,比对的结果反映了算法在多大程度上提供了序列之间的相似性关系及其生物学特征。

序列比对的目的是对序列的相似性在核酸、氨基酸的层次上进行分析,从而推测各个序列间结构功能以及进化上的联系,通过比较两条或多条序列之间是否具有足够的相似性,找出序列之间共同的区域,同时辨别序列之间的差异,以寻找和确定比对序列的稳定区域与变化规则,并发现序列的生物学功能特征。分子生物学中序列决定结构,结构决定功能。

序列比对又称序列重排或对准,主要用于发现潜在的同源序列,根据进行比对的生物序列数目,序列比对可分为双序列比对和多序列比对。双序列式比对从比对范围来说又可分为全局比对和局部比对:全局比对考虑序列的整体相似性;局部比对考虑序列片段之间的相似性。

二、序列比对

(一)双序列比对

双序列比对是对两条序列进行编辑操作,通过字符匹配和替换,或者插入和删除字符使两条序列长度相同,并且使其编辑距离尽可能小,使尽可能多的字符匹配。

(二)多序列比对

多序列比对就是对 3 条以上(包括 3 条)序列进行的比对。进行多序列比对的目的通常是为了发现构成同一基因家族的成组序列之间的共性。发现这些共性对于研究分子结构、功能及进化关系都有着非常重要的作用,在阐明一组相关序列的重要生物学模式方面也起着重要的作用。通过多序列比对,可发现与结构域或功能相关的保守序列片段,还可发现蛋白质序列之间的系统发育关系,从而更好地理解这些蛋白质之间的进化关系。

多序列比对是分子生物学中重要的分析方法,可应用于发现新序列与已知序列家族的同源性,也可应用于蛋白质序列的二级和三级结构预测、发现蛋白质之间的系统发生关系,以及蛋白质家族中结构或功能的相似片段获取等。

三、序列比对工具

(一)序列比对工具

序列比对工具即序列比对数据库搜索工具,常用的有 NCBI 的 BLAST 和 EBI 的 FASTA 两大搜索工具。

生物大分子序列比对搜索工作 BLAST(Basic Local Alignment Search Tool)是一套在蛋白质数

据库或 DNA 数据库中进行相似性比较的分析工具。基本的 BLAST 工具包括 BLASTN、BLASTP、BLASTX、TBLASTN 和 TBLASTX。常用的高级 BLAST 工具有 PSI-BLAST、PHI-BLAST 和 MEGABLAST 等。FASTA 是 FAST-ALL 的缩写，是一种可用于核酸和蛋白质序列的快速序列比对数据库搜索工具，主要包括 FASTA、FASTX/Y、FASTF、FASTS 和 TFASTX/Y。

（二）多序列比对软件及应用

多序列比对的软件非常多，常用的有 ClustalX/W 工具、T-Coffee 工具、MultAlin 工具和 MAFFT 工具。

ClustalX 和 ClustalW 是使用最广泛的两个多序列比对工具，均采用渐进式多序列比对算法，不同的是 ClustalX 具有图形界面，而 ClustalW 是文本界面。T-Coffee 是一种核酸或氨基酸的多序列比对工具，但是它更适合于对蛋白质序列进行对比。MultAlin 是一种核酸和蛋白质多序列比对工具。MAFFT 是一种非常快速的多序列比对工具，其算法基于快速傅里叶变换，把比对序列表示成向量序列，把序列信息看成信号，用快速傅里叶变换进行"信号处理"，从而得到多序列比对结果。

四、基因组序列特征分析与应用

（一）基因组序列的基本构成

一个生物体的基因组是指一套染色体中完整的 DNA 序列。对于单倍体细胞，基因组是指编码序列和非编码序列在内的全部 DNA 分子。对于有性生殖物种的基因组，通常是指一套常染色体和两种性染色体的序列。基因组包括核基因组、线粒体基因组和叶绿体基因组等。

不同物种基因组构成存在明显差异，例如，植物（如水稻）和人类基因组构成就存在明显差异，包括基因个数、基因密度、重复序列种类构成和假基因数量等。

（二）基因预测及其基本方法

在完成基因组序列拼接后，可以获得基因组的主要 DNA 序列，甚至可能是整个基因组各条染色体的序列。这些序列中包含许多未知基因，将基因从这些基因组序列中找出来是生物信息学的一个重要任务。

所谓基因预测（gene finding）或注释（annotation）是指基因结构预测，主要预测 DNA 序列中编码蛋白质的区域（CDS）。目前基因区域的预测，已从单纯编码区预测发展到整个基因结构的预测。

基因注释方法主要包括两大类：一类是同源比对方法；另一类是从头预测方法。这两类方法在实际应用中往往配合使用，即综合两类方法的预测结果，给出最终的预测结果。

（三）基因功能注释

在进行基因组序列注释过程中，有两种情况：一是仅针对少量目标序列进行基因注释，目的是了解这些序列上可能的功能基因；二是针对一个新测序基因组进行全基因组水平的基因注释。前者可利用在线开放基因预测平台和数据库搜索平台等对目标序列逐条进行基因注释。全基因组水平的基因注释过程则较为复杂，基因组水平的基因注释往往需要本地化进行。

目前全基因组水平基因注释主要综合利用以下三种方法的预测结果。

1. **从头预测**　该方法的最大优势在于不需利用外部的证据来鉴定基因及判断该基因的外显子-内含子结构，而是利用各种概率模型和已知基因统计特征预测基因模型。

2. **利用近缘物种已知基因蛋白序列进行同源比对获得间接证据**　由于基因蛋白序列在相近物种间存在较高的保守性，所以这部分序列经常被作为基因注释过程中的主要证据，即将相近物种的已知蛋白序列联配到目标基因组上，获得这些蛋白序列在基因组上的对应位置，从而确定外显子边界。在软件工具选用方面，一般使用剪切位点识别度比较高的联配软件（如 Spaln、Spidey 和 sim4等），从而获得较为准确的外显子边界和剪切位点。

3. 基于目标物种基因表达数据获得基因信息 在各种基因预测的证据中，转录组数据（如 RNA-seq）对基因注释的准确性提升有很大帮助。目前利用 RNA-seq 辅助注释的策略主要分为两种：①将 RNA-seq 数据独立拼接成转录本，然后将转录本定位到基因组上，以确定基因的位置和结构；②直接将 RNA-seq 的读序数据联配到基因组上，再通过联配结果进行组装。

当利用以上三种策略或工具完成注释后，会获得很多重叠或者有出入的基因结构，此时可通过基因注释整合工具获得一个完整且较为准确的注释结果。目前使用较主流的整合工具为 Evidence Modeler（EVM）和 GLEAN。

在获得基因结构注释信息后，则希望进一步获得基因的功能信息。基因功能注释主要包括预测基因中的结构域、蛋白质功能和所在的生物学通路等。目前普遍采用序列相似性比对方法对基因功能进行预测。利用序列和结构域数据库进行注释，常用的基因功能注释数据库有 Uniprot/Swiss-Prot 数据库、Interpro 功能域数据库。利用功能分类和代谢途径信息进行注释，其中利用基因本体论 GO（Gene Ontology）定义基因功能，利用 KEGG 等数据库生物学代谢通路信息。

目前基因功能注释面临的问题较清晰：注释工作是建立在相似性比对的基础上，因而非常依赖于外部数据，对某些研究较少的物种，其基因注释限制明显，无法得到功能信息；序列相似并不表示生物学功能相似，需要考虑引入除序列比对外的其他方法，进一步完善基因功能注释工作。

五、蛋白质序列特征分析与应用

（一）蛋白质序列特征分析

蛋白质分子只有处于特定的空间结构下，才能获得特定的生物活性。空间结构稍有破坏，就很可能会导致蛋白质生物活性的降低甚至丧失，因为它们的特定结构允许其结合特定的配体分子。

对 DNA 序列和蛋白质序列进行序列特征分析，能够从分子层次上了解基因的结构特点，了解与基因表达调控相关的信息，了解 DNA 序列与蛋白质序列之间的编码，了解蛋白质序列与蛋白质空间结构之间的关系和规律，为进一步研究蛋白质功能与蛋白质结构之间的关系提供理论依据。

（二）蛋白质的理化性质

蛋白质是由氨基酸组成的大分子化合物，对组成蛋白质的氨基酸进行理化性质的统计分析是对一个未知蛋白质进行分析的基础。蛋白质的理化性质包括蛋白质的分子量、氨基酸的组成、等电点、消光系数、亲水性和疏水性、跨膜区、信号肽、翻译后修饰位点等。

蛋白质分析专家系统 ExPASy（Expert Protein Analysis System）数据库提供了一系列蛋白质理化分析工具，便于检索未知蛋白质的理化性质，并基于这些理化性质鉴别未知蛋白质的类别。其中 ProtParam（physico-chemical parameters of a protein sequence）是计算氨基酸理化参数常用的在线工具。

（三）蛋白质的亲水性或疏水性

蛋白质的基本组成单元是氨基酸。氨基酸通常被分为三类：①疏水氨基酸，其侧链大部分或者全部由碳原子和氢原子组成，因此这类氨基酸不太可能与水分子形成氢键；②极性氨基酸，其侧链通常由氧原子或氮原子组成，比较容易与水分子形成氢键，因此也称为亲水氨基酸；③带电氨基酸，在生物 pH 环境中带有正电或负电。

氨基酸的亲 / 疏水性是构成蛋白质折叠的主要驱动力，一般通过亲水性分布图反映蛋白质的折叠情况。蛋白质折叠时会形成疏水内核和亲水表面，同时在潜在跨膜区出现高疏水值区域，据此可以测定跨膜螺旋等二级结构和蛋白质表面氨基酸分布。ExPASy 的 ProtScale 程序是计算蛋白质亲 / 疏水性的在线工具。

（四）蛋白质的跨膜区

生物膜所含的蛋白质称为膜蛋白，是生物膜功能的主要承担者。根据蛋白质分离的难易及在膜中分布的位置，膜蛋白基本可分为两大类：外在膜蛋白和内在膜蛋白。外在膜蛋白约占膜蛋白的20%～30%，分布在膜的内/外表面，主要在内表面，为水溶性蛋白，通过离子键、氢键与膜脂分子的极性头部相结合，或通过与内在蛋白质的相互作用间接与膜结合；内在膜蛋白约占膜蛋白的70%～80%，是双亲媒性分子，可不同程度地嵌入脂双层分子中。有的贯穿整个脂双层，两端暴露于膜的内、外表面，这种类型的膜蛋白又称跨膜蛋白。内在膜蛋白露出膜外的部分含较多的极性氨基酸，属亲水性，与磷脂分子的亲水头部邻近；嵌入脂双层内部的膜蛋白由一些非极性的氨基酸组成，与脂质分子的疏水尾部相互结合，因此与膜结合非常紧密。所以对膜蛋白的跨膜区进行预测是生物信息学的重要应用。

TMpred 是 EMBnet 开发的一个分析蛋白质跨膜区的在线工具，基于对 TMbase 数据库的统计分析来预测蛋白质跨膜区和跨膜方向。TMbase 来源于 Swiss-Prot 库，并包含了每个序列的一些附加信息，如：跨膜结构区域的数量、跨膜结构域的位置及其侧翼序列的情况。TMpred 利用这些信息并与若干加权矩阵结合来进行预测。

（五）蛋白质的卷曲螺旋

卷曲螺旋是蛋白质空间结构中的一种，是由 2～7 个 α 螺旋相互缠绕而形成超螺旋结构的总称。卷曲螺旋区域一般由 7 个氨基酸残基为单位组成，以 a、b、c、d、e、f、g 位置表示，其中 a 和 d 位置为疏水性氨基酸，而其他位置的氨基酸残基为亲水性。许多含有卷曲螺旋结构的蛋白质具有重要的生物学功能，例如基因表达调控中的转录因子。含有卷曲螺旋结构最知名的蛋白质有原癌蛋白 C-FOS 和 JUN，以及原肌球蛋白。

COILS 是由 Swiss EMBNet 维护的预测卷曲螺旋的在线工具，该软件是基于 Lupas 算法，将查询序列在一个由已知包含卷曲螺旋蛋白结构的数据库中进行搜索，同时也将查询序列与包含球状蛋白序列的 PDB 次级库进行比较，并根据两个库的搜索得分决定查询序列形成卷曲螺旋的概率。COILS 也可以被下载到本地进行运算。

六、其他组学分析

（一）转录组学数据分析

RNA-seq 技术是目前检测细胞和组织中全转录组数据的一种强有效的高通量测序方法。测序的流程包括 RNA 样本的准备，cDNA 测序文库的构建以及高通量测序。它能够在单核苷酸水平对任意物种的整体转录活动进行检测，在分析转录本的结构和表达水平的同时，还能发现未知转录本以及未知基因组序列的物种，精确地识别可变剪切事件等，提供全面的转录组信息。相对于传统的芯片杂交平台，转录组测序无需预先针对已知序列设计探针，并提供更精确的数字化信号，更高的检测通量以及更广泛的检测范围，是目前深入研究转录组复杂性的强大工具。转录组数据可用于新基因和新转录本的预测非编码 RNA 注释，基因的差异表达分析，SNP（单核苷酸多态）/INDEL（插入缺失）检测以及可变剪切事件检测等。

对于 RNA-seq 数据的分析，简单的流程就是先进行数据的比对。具体是将测序产生的 reads（读长）进行质量控制，过滤掉低质量的 reads 后用比对软件将这些 reads 比对到参考基因组或者转录组。在比对中通常允许适当的错配和结构差异。目前已有很多比对分析软件，例如 Bowtie、BWA 和 TopHat 等。其次进行转录组的重建，即利用 reads 位置信息推断表达转录本的外显子结构，组装出转录单元。方法上主要分为两类：①基因组引导法。这种方法依赖于参考基因组或转录组，代表性软件有 Cufflinks。②基因组独立法。这种方法也称为从头装配，是基于图论的思想，代表性软件有 Trinity 等。第三是对转录本的表达水平进行定量，因为在测序过程中，较长的转录本容易产生较多的 reads，而且每次测序轨道上产生的 reads 总数也不同，所以需要对 reads 计数进行标准化。最后进行差异表达的分析，目前常用的软件包括 DESeq、Cuffdiff 和 edgeR 等。DESeq 和 edgeR 是基于负二项分布的统计学模型，利用 Fisher 精确检验方法来进行差异表达检验。Cuffdiff 是基于 t 检验方法评估差异表达的显著性。

（二）代谢组学数据分析

代谢组学分析可以指示细胞、组织或器官的生化状态，协助阐释新基因或未知功能基因的功能，并且可以揭示生物各代谢网络间的关联性，帮助人们更系统地认识生物体。进行代谢组学研究涉及生命科学、分析科学以及化学统计学三大方面的专业知识。代谢物化学分析技术及数据分析技术的发展极大地促进了诸多生物、医学问题的研究，这些知识的综合运用使得代谢组研究在疾病诊断、药理以及临床前毒理等研究中发挥了极为重要的作用。

生物代谢物分析分为代谢物靶标分析、代谢轮廓分析、生物代谢物分析和代谢物指纹分析四个层次。代谢物靶标分析是对某个或某几个特定组分的分析；代谢轮廓/谱分析是对一系列少数预设的一些代谢产物的定量分析，如某一类结构、性质相关的化合物（氨基酸、有机酸、顺二醇类）或某一代谢途径的所有中间产物或多条代谢途径的标志性组分析；代谢组学是对某生物体或细胞在（限定条件下的特定生物样品中）所有代谢组分的定性和定量分析；代谢物指纹分析是不分离鉴定具体单一组分，而是对样品进行高通量的快速定性分析。

代谢物分离的技术主要有液相色谱、气象色谱、毛细管电泳、薄层层析等。检测手段主要有光谱、质谱和磁共振。光谱包括紫外光谱、红外光谱、傅里叶变换红外光谱、激光诱导荧光光谱。质谱根据其质量分析器的不同可分为四极杆质谱、三重四极杆质谱、飞行时间质谱和离子淌度质谱等。

（三）微生物组学数据分析

为了更深入了解人类与人类体表或体内存活的多种细菌等微生物之间的关系，美国国立卫生院对所有这些微生物的基因组进行测序，建立了在自然环境中的微生物进行大规模基因组测序的标准化方法。目前，人类微生物组计划已经公布了 178 个与人类宿主有关的细菌基因组序列的初步分析结果。这些结果为相关的分析工作提供了一个重要的研究基础。

面对庞大复杂的微生物生态系统，微生物组学要准确理解样品中的微生物种类及其功能，并将其与时间、空间、理化因素、宿主疾病状态等进行关联，从而探求微生物与微生物之间，微生物与宿主之间，以及微生物与环境之间的相互关系。若想获取理想的研究数据，适宜的技术需要同时满足广度和精度两个相互矛盾的要求。同时新一代高通量测序技术的成熟，不仅给人类基因组学领域带来了翻天覆地的变化，对微生物组学的研究也产生了革命性的影响。

第四节 生物信息学数据分析与应用

一、生物信息学分析工具与软件

（一）SPSS 统计软件包

在生物信息学的数据分析中，统计学软件起着重要作用。统计产品与服务解决方案软件（Statistical Product and Service Solutions，SPSS）以其强大的统计分析功能、方便的用户操作界面、灵活的表格式报告以及精美的图形展示，在生物信息学和统计学分析研究领域得到广泛应用，是目前世界上流行的统计分析软件之一。SPSS 软件在生物信息学分析中，常用于配对样本的 t 检验、比较同组数据前后的数据差异等。

（二）Cytoscape 网络分析软件

Cytoscape 是可视化分子网络、生物通路、整合网络，并对网络进行注释、解析基因的表达等多用途的开源性软件平台，其最初设计的目标是用于生物学研究。目前该平台已广泛用于复杂网络的可视化和分析。Cytoscape 的基本功能是提供数据的特征整合、分析和可视化。在此软件平台的基础上，许多研究者开发出功能更强大的开源性插件，如分子网络的特征描述、多文件类型支持及网络数据的挖掘等。

（三）Perl、Python、R 语言

1. **Perl 语言**　是一种流行的编程语言，在生物信息学和网络编程中被广泛应用。Perl 语言在解决生物信息学问题中的主要优势是：① Perl 是一个应用程序，容易在计算机中安装使用；② Perl 完全免费；③可以处理 ASCII（美国信息交换标准代码）文本文件或平面文件中的信息；④用 Perl 可以容易地处理 DNA 和蛋白质的长序列，方便地控制一个或多个其他程序；⑤ Perl 程序简单易用，程序员可以非常迅速地写出一个典型的 Perl 程序；⑥可移植性好，可以在各种不同的计算机操作系统上运行。

2. **Python 语言**　可以做到一切用 Perl 语言能做到的事。两者的领域大部分重叠，但是 Python 更专注于代码的可读性、可重用性、可移植性和可维护性。Python 弥补了 Perl 不适合多线程和底层编程的不足，并且不断地优化改进，使运行速度和效率超越了 Perl。

3. **R 语言**　适用于统计分析、绘图的语言和操作环境，遵从 GNU 系统自由、免费、源代码开放的原则。1995 年新西兰奥克兰（Auckland）大学统计系的 Robert Gentleman 和 Ross Ihaka 编写了一种能执行 S 语言的软件，并将该软件的源代码公开，即 R 软件，其命令程序称为 R 语言。虽然它起源较其他语言晚，但是发展十分迅速，近年凭借其强大的统计计算、统计制图及交互能力，已成为业内公认且使用最多的工具，应用领域涵盖了基础统计学、社会学、经济学、地理学等诸多方面。

R 提供了各种各样的统计（包括线性和非线性建模，经典的统计测试，时间序列分析，分类，聚类等）和图形技术，并且具有高度的可扩展性。在生物学领域，著名的有 Bioconductor 生物信息软件包，主要用于生物数据的注释、分析、统计以及可视化。

（四）功能富集分析软件

功能富集分析工具（the Database for Annotation, Visualization and Integrated Discovery, DAVID）是一个生物信息数据库，整合了生物学数据和分析工具，为大规模的基因或蛋白列表（成百上千个基因 ID 或者蛋白 ID 列表）提供系统综合的生物功能注释信息，帮助用户从中提取生物学信息。它可以将用户输入列表中的基因关联到生物学注释上，进而从统计的层面，在数千个关联的注释中，找出最显著富集的生物学注释。DAVID 主要用于功能注释和信息链接，提供了功能注释、基因功能分类、基因 ID 转换等功能。

DAVID 可以实现以下 4 种功能分析。

（1）功能注释（Functional Annotation）：是 DAVID 最核心的分析内容。它包含了三个子工具：①功能注释图（Functional Annotation Chart）。该工具提供 gene-term 的富集分析。相比于其他富集分析软件，DAVID 在该功能上最显著的特点是注释范围的可扩展性：从最初的 GO 注释，扩展到现在超过 40 种的注释种类，包括 GO 注释、KEGG 注释、蛋白相互作用、蛋白功能区域、疾病相关、生物代谢通路、序列特点、异构体、基因功能总结、基因在组织里的表达和论文等。用户可以根据需要选择其中的某些或者所有种类的注释信息。②功能聚类分析（Functional Annotation Clustering）。该工具使用类似于基因功能分类（Gene Functional Classification）工具的模糊聚类方法，基于注释共同出现的程度做聚类，对被注释上的 terms 做聚类，即 terms 被分成多组，并将给出聚类的分值。分值越高，代表该组内的基因在基因列表中越重要。同时，还提供了 2D view，以热图形式展现聚类到同一组的基因和

该组内各个 term 之间的关系。③功能注释表（Functional Annotation Table）。该工具实现了基因的功能注释，将输入列表中每个基因在选定数据库中的注释以表格形式呈现。

（2）基因功能分类（Gene Functional Classification）：由于基因名称并不能显著体现基因的功能，所以我们需要更加有效的功能分类工具。该工具基于它们共同的注释信息，而不是基因名称，采用全新的模糊聚类算法，能够实现将功能相关的基因聚到一起。

（3）基因 ID 转换（Gene ID Conversion）：实现不同数据库的基因标识间的转换，包含 NCBI、PIR 和 Uniprot/Swiss-Prot 等重要数据库的基因标识信息。

（4）基因名称批处理（Gene Name Batch Viewer）：能够将基因 ID 迅速翻译成基因名称，为研究者提供直观的基因 ID 列表，初步判断基因列表是否符合研究要求。

二、基因表达数据分析与应用

（一）基因芯片平台与数据库

基因芯片（或称微阵列）是 20 世纪 90 年代随着计算机技术和基因组测序技术的发展而产生的一种新型的生物技术。该技术能够平行、高通量地检测成千上万基因转录本的表达水平，为系统地检测细胞内 mRNA（信使 RNA）分子的表达状态并推测细胞的功能状态提供了可能。应用基因芯片可以比较正常和异常细胞中基因的表达，帮助识别疾病相关基因和药物作用靶标，分析复杂疾病的致病机制，为个性化诊断和治疗提供指导，也可以揭示基因间的表达调控关系，同时该技术在制药和临床研究中也有重要的作用。

基因芯片的制备原理类似于 Northern 印迹法，它也是基于碱基互补配对的原理测量细胞内 mRNA 表达丰度的实验方法。但是与 Northern 印迹法显著不同的是，基因芯片可以同时检测成千上万个基因的表达水平。这种高通量技术的主要特点为平行性、微型化和自动化。平行性是指它对基因的检测可以做到时空一致性，例如可以使用一张芯片检测细胞内所有基因在某个组织中、某个时间状态下的表达状态，从而在后期的分析中不会受到时空因素的影响。微型化指基因芯片非常小巧，携带方便。基因芯片的自动化指芯片探针的制备固定、探针与实验样本的杂交、信号的提取过程等都依赖于计算机自动完成。

根据探针制备原理的不同可将基因芯片分为预先合成然后点样芯片、原位合成芯片和新一代的光纤微珠芯片。预先合成然后点样芯片根据探针类型的不同又可分为 cDNA 芯片和寡核苷酸芯片：前者的探针是全长 cDNA 序列；后者的探针是运用传统的 DNA 合成仪合成的寡核苷酸序列。预先设计的探针通过点样机器人以高密度分布于硝酸纤维膜或经过处理的玻片上。而原位合成芯片直接在固体基质上用 4 种单核苷酸合成所需的寡核苷酸片段。原位合成制造工艺有原位光刻合成、光敏抗蚀层并行合成法、微流体通道在片合成法、喷印合成法及分子印章在片合成法。光纤微珠芯片是新一代基因芯片产品，是一种以光导纤维和纳米材料（硅珠）为主要组成元件的芯片。与前两种芯片的最大差别在于，光纤微珠芯片的探针序列不是固定在平板上，而是固定在球形的硅珠表面，从而提高了杂交的均匀性和效能。

（二）基因表达数据的预处理

由于获取的芯片原始数据来自不同的芯片平台，数据信息会有差异。往往需要在前期的数据预处理以后才能进行深层次的数据挖掘。这种预处理主要包括数据提取、数据对数转化、数据过滤、补缺失值和标准化处理等。

数据标准化是预处理过程中最主要的步骤。由于基因芯片数据中存在不同来源的变异，主要包括样本变异和混杂变异，前者指生物来源的变异，例如正常组样本和疾病组样本基因转录本表达的差异，而后者指在芯片实验过程中引入的变异，例如在样本的染色、芯片的制作、芯片的扫描过程中引入的系统误差（偏倚），只有运用正确合理的标准化方法去除这些系统误差才能发现真正的生物学变异，确保后期数据分析的可靠性。不同芯片平台的制作原理不同，引入的系统误差不同，标准化的方法也有差异。

（三）差异表达分析

标准化处理就是要过滤非生物学来源的混杂变异，即经过标准化处理以后是否能发现真正的生物学变异，排除把非生物学变异归为生物学变异，即差异表达基因和非差异表达基因的识别。差异基因的筛选方法有很多，最简单的有阈值法：用倍数分析基因表达水平差异，即计算基因在两个条件下表达水平的比值，确定比值的阈值，将绝对值大于此阈值的基因判断为差异基因。但阈值法比较武断，人为因素影响太大且不严谨。其他方法包括统计学的 t 检验法、方差变异模型和基因表达差异显著性分析（SAM）等方法。

（四）聚类分析

无监督的聚类分析是基于研究对象属性的相似性对研究对象进行分组，使组内样本相似，组间样本有差异。

当聚类分析应用于基因表达谱数据分析时，可解决以下两个问题。第一，如果将研究对象定为样本，则基于基因表达的相似性可以将 mRNA 表达相似的样本聚为一类。对样本进行聚类可以进行实验样本的质量控制，即检测实验样本的杂交效能；检查样本根据它们的已知类别是否聚到一处；识别样本的新亚型。其中识别样本的新亚型是聚类分析应用于肿瘤样本的最重要的用途。肿瘤为高度异质性的疾病，基于临床病理学诊断判断为相同的肿瘤往往具有不同的分子机制，运用基因芯片数据的聚类分析可以进一步区分肿瘤的新亚型，从而开发肿瘤的个性化诊疗新途径。第二，如果将研究对象定为基因，则基于基因在样本空间中表达的相似性可以将基因进行聚类，基因"类"通常涉及功能上相关的基因，或参与同一个代谢通路，或编码蛋白质复合物的成分等。聚在同一类的基因可以找到共表达模式的分子机制，如基因上游保守序列分析，进一步构造基因调控网络模型。

聚类分析中最主要的两个因素是评价研究对象相似性程度的距离（或相似性）尺度和将研究对象分组的聚类算法。

（五）分类分析

对于基因芯片数据，无监督的聚类分析可同时对样本和基因进行聚类，从而完成不同的分析任务。而有监督的分类分析一般是单向的，即以基因为属性，构建分类模式对样本的类别进行预测。因此，分类分析可以构建 mRNA 分子层面的预测模型，从而为疾病的预测提供新的手段；另外，参与分类模型的基因往往是对样本判别有重要作用的基因，所以在分类过程中还可以同时进行疾病相关基因的挖掘。

常用的分类方法有线性判别分析（如 Fisher 线性判别）、k 近邻分类法、支持向量机（SVM）分类法、贝叶斯分类器、人工神经网络分类法、决策树与决策森林法，以及基因芯片数据分析中常用的基于中心点的划分（PAM）分类器。

（六）富集分析

基因富集分析是一种对基因进行富集分析的方法，检验已知功能的基因集在一个依据与表型的相关度进行排序的基因列表（两组样品的表达谱数据，依据基因在两种表型中的表达量高低进行排序，因未对基因进行显著差异的筛选，所以可以将全部基因与不同表型的相关性均考虑进去）中，是随机排列还是主要集中在列表的顶部或底部。若研究的已知功能基因集是非随机分布的，则说明该已知功能基因集与表型相关，根据其基因集中情况，则可推断出该已知的功能具体和哪种表型更为接近。

三、蛋白质结构分析、预测及应用

（一）蛋白质结构知识基础

蛋白质是具有特定构象的大分子，通常将蛋白质结构分为四个结构水平，包括一级结构、二级结构、三级结构和四级结构。

蛋白质的一级结构，是指多肽链的氨基酸残基的排列顺序，由氨基酸个体通过肽键共价连接而成。氨基酸是构成蛋白质一级结构的基本单位。存在于天然蛋白质中常见的氨基酸共有 20 种。若两个不同蛋白质的一级结构具有显著的相似性，则称它们可能彼此同源。在蛋白质序列水平上，可以获得其跨膜结构、抗原等。

蛋白质二级结构是指多肽链主链原子借助于氢键沿维方向排列成具有周期性的结构现象，是多肽链局部的空间结构（构象），主要有 α 螺旋、β 折叠、β 转角、无规卷曲等形式。

三级结构是指整条多肽链的三维结构，包括骨架和侧链在内的所有原子的空间排列。如果蛋白质分子仅由一条多肽链组成，三级结构就是它的最高结构层次。

四级结构是指在亚基和亚基之间通过疏水作用等次级键结合，成为有序排列的特定空间结构。亚基通常由一条多肽链组成。

（二）蛋白质结构预测

蛋白质结构预测是指从蛋白质的氨基酸序列预测出其二级和三级结构（所谓一级结构预测是指蛋白质序列跨膜结构、抗体位点、功能域等预测）。由于蛋白质的生物学功能在很大程度上依赖于其空间结构，所以进行蛋白质的结构预测，对于理解蛋白质结构与功能的关系，并在此基础上进行蛋白质复性、突变体设计以及基于结构的药物设计等具有重要意义。进行蛋白质结构预测的基本出发点在于，蛋白质的三维结构是由其序列及环境所决定的。蛋白质结构预算的理论基础源于 Anfinsen 在 20 世纪 60 年代进行的关于核糖核苷酸酶的折叠实验。该实验表明除了核糖核苷酸酶以外，很多其他蛋白质也能自动折叠成活性状态。尽管近年有实验表明许多其他蛋白质折叠时需要分子伴侣的存在，对该实验结论提出挑战，但目前的实验数据支持分子伴侣在蛋白质折叠中只起到了辅助作用，而不是决定性作用。因此进行蛋白质结构预测的这种基本假设还是成立的。

对于蛋白质进行结构预测的意义主要有三点。首先，分子生物学的中心法则只确定了 DNA 与蛋白质氨基酸序列间的关系，提供了第一套遗传密码子。下一步需要确定的是蛋白质的氨基酸序列与其三维空间结构间的关系，或称之为"第二套遗传密码子"。蛋白质的氨基酸序列与其三维空间结构间的关系，可以看作是分子生物学中心法则的延伸，对于理解生命现象的本质具有重要意义。其次，由于蛋白质结构实验测定的速度远跟不上序列增长的速度，而蛋白质三维结构的信息对于蛋白质结构与功能的关系研究等是必需的，所以蛋白质结构预测成为一种需要。基因组计划产生了大量的基因序列信息，而最终要了解基因的功能，就必须认识基因产物——蛋白质的结构与功能的关系。

（三）药物靶标筛选与验证

一种新药开发平均需要 10～12 年，筛选 1.5 万～2 万种化合物和 3 亿～5 亿美元投入。开发新药有两个瓶颈问题：疾病相关的靶标大分子的确定；具有生物活性的小分子药物的设计与发现。计算机辅助药物设计极大提高了新药的开发效率。它分为间接与直接药物设计，其最基本原理为"锁钥原理"。Fischer（1894 年）最早提出药物作用于体内特定部位，如同钥匙和锁的关系一样。

直接药物设计方法以药物作用的对象——靶标生物大分子的三维结构为基础，研究小分子与受体的相互作用，设计出从空间形状和化学性质两方面都能很好地与靶标分子"结合口袋"相匹配的药物分子。这种方法就像根据"锁"的形状来配"钥匙"一样，因此被称为直接药物设计方法。随着细胞生物学、分子生物学和结构生物学的发展，越来越多的药物作用靶标分子（如蛋白质、核酸酶、离子通道等）被分离和鉴定，三维结构被阐明，为直接药物设计方法的应用提供了有利条件。自 20 世纪 90 年代以来，直接药物设计已逐渐成为药物设计研究的主要方法。直接药物设计方法可以分为全新药物设计和数据库搜寻或分子对接两类。

1. 全新药物设计　是根据靶标分子与药物分子结合的活性部位（"结合口袋"）几何形状和化学特征，设计出与其相匹配的具有新颖结构的药物分子。目前，全新药物设计方法主要有两种：一种方法称为碎片连接法，首先根据靶标分子活性部位特征，在其"结合口袋"空腔中相应位点上放置若干与靶标分子相匹配的基团或原子，然后用合适的连接片段将其连接成一个完整的分子；另一种方法称为碎片生长法，首先从靶标分子的结合空腔的一端开始，逐渐"延伸"药物分子的结构。在"延伸"过程中，每一步都要对其延伸的片段（基团或原子）种类及其方位进行计算比较，选择最优的结果，再向下一步延伸，直至完成。

基于药物靶标结构进行药物设计及虚拟筛选，是生物信息学中极为重要的研究领域。该方法的前提条件是事先知道小分子药物在靶标蛋白质表面的作用结合位点，这些结合位点往往位于蛋白质表面的凹处或口袋。一般来说，运用几何方法就可以快速、准确地查找到这些凹处和口袋。目前许多算法和软件已经被开发，用于搜索蛋白质表面的小分子结合位点。已开发并投入使用的蛋白质 - 小分子结合位点预测方法的精度和速度存在着很大的差别，彼此之间也有很深的渊源。目前常用结合位点预测算法可以分为三类，分别基于网格、球体和滚球法（α-shape）：基于网格的预测算法首先将蛋白质映射到一个三维网格中，然后对网格的每一个节点进行相关的操作运算，如果一个节点满足一定的几何或者能量条件，就可以判定它位于结合位点；基于球体的方法一般首先在蛋白质的表面或者里面初始化球体用以填充空白区域，满足一定几何或者能量条件的球体所在区域就是结合位点；α-shape 是一种新型的计算几何理论，用以解决一些复杂的空间几何问题。

2. 数据库搜寻（对接与虚拟筛选）　首先要建立化合物的三维结构数据库，然后将库中的分子逐一与靶标分子进行"对接"，通过不断优化小分子化合物的位置（取向）以及分子内部柔性键的二面角（构象），寻找小分子化合物与靶标大分子作用的最佳构象，计算其相互作用及结合能力。建立的数据库必须保证一定数量，例如几十至上百万个化合物。在库中所有分子均完成了对接计算之后，即可从中找出与靶标分子的最佳结合分子（前 50 名或前 100 名）。此类方法虽然计算量较大，但数据库中的分子一般均是现存的已知化合物，可以方便地获得，至少其合成方法已知，因而可以较快地进行后续的药理测试。实际上，这种方法就是在计算机上对几十万、上百万化合物通过分子对接的理论计算，进行一次虚拟"筛选"，只要数据库中的化合物具有足够大的分子多样性，就可从中搜寻出理想的分子结构。蛋白质 - 小分子对接是依据配体（小分子）与受体（蛋白质）作用的锁钥原理，模拟小分子配体与受体蛋白质的相互作用。小分子与蛋白质相互作用是分子相互识别的过程，主要包括静电作用、氢键作用、疏水作用、范德华作用等。通过计算可预测两者间的结合模式及亲和力，从而进行药物的大规模虚拟筛选。蛋白质 - 小分子对接，首先在蛋白质表面产生一个填充小分子表面口袋或凹槽的球集，然后生成一系列假定的结合位点。这些结合位点信息可以由前一节介绍的位点预测算法得到，或根据实验数据获得。依据蛋白质表面这些结合点与小分子的距离匹配原则，将小分子投影到蛋白质表面来计算其结合模式及亲和力，并对计算结果进行打分，评价小分子与蛋白质的结合程度。

3. 小分子化合物数据库　在虚拟筛选过程中，需要对大规模的小分子化合物进行前期处理。有三个比较常用的开放小分子数据库（DrugBank、ZINC 和 PubChem），这些数据库都可进行在线查询，获得理想目标小分子化合物，或者下载全部数据库，进行本地查询和对接。

DrugBank 数据库是一个生物信息学和化学信息学资源库，包含详细的药物信息（比如化学、药理学和制药学信息）和综合的药物靶点信息（比如序列、结构和生物途径信息）。该数据库包括 4 800 个药物条目，其中有经美国食品药品监督管理局（FDA）批准的 1 350 种小分子药物和 123 种生物大分子（蛋白质、肽段），71 种营养药品，3 243 种正处于临床测试阶段的药物。此外，将经 FDA 批准的药物条目链接到 2 500 条非冗余蛋白质（比如药物靶标）序列上。每个药物条目包括 100 多个数据域，其中一半是关于药物或化学物属性的信息，另一半是关于药物靶标蛋白质属性的信息，包括商品名、化学结构、蛋白和 DNA 序列、互联网上的相关链接、特征描述及详细的病理信息等。ZINC 是一个可用于化合物虚拟筛选的开放数据库。该数据库包含了 130 多万个可购买到的小分子化合物，这些化合物都可用于蛋白质 - 小分子对接，并且都具有 3D 结构信息。PubChem 是分子生物活性数据库，由 NCBI 维护的三个部分组成：PubChem Substance，包含 6 900 多万条记录；PubChem Compound，多达 2 700 万个结构记录；PubChem BioAssay，包含 43.4 万条生物鉴定，每条生物鉴定包含多个信息点。

四、生物分子网络

（一）生物分子网络概述及分类

在生物系统中包含很多不同层面和不同组织形式的网络。目前，基因转录调控网络、生物代谢与信号传导网络、蛋白质相互作用网络是最常见的生物分子网络。这些网络通常由许多不同的参与生物过程的分子元件组成，其中最重要的元件是基因和蛋白质。但对"系统"而言，关键的不是元件本身，而是元件之间的关系。从生物分子的角度来看，关系可以是分子与分子之间的相互作用，也可以是某种化学反应。而为了能够清晰地重构与分析这些网络，必须先明确生物分子网络的基本概念。

通常可以用图 $G = (V, E)$ 表示网络，其中 V 是网络的节点集合，每个节点代表一个生物分子，或者一个环境刺激；E 是边的集合，每条边代表节点之间的相互关系。根据网络中的边是否具有方向性或者说连接一条边的两个节点是否存在顺序，网络可以分为有向网络与无向网络：边存在方向性为有向网络，否则为无向网络。如果网络中的每条边都被赋予相应的数值，这个网络就称为加权网络，所赋予的数值称为边的权重。权重可以用来描述节点间的距离、相关程度、稳定程度、容量等各种信息，具体含义依赖于网络和边本身所代表的意义。如果网络中各边之间没有区别，可以认为各边的权重相等，称为等权网络或无权网络。如果网络中的节点可分为两个互不相交的集合，而所有的边都建立在来自不同集合的节点之间，则称这样的网络为二分网络。

1. 基因调控网络　所有生物在生长发育和分化过程中，以及在对外部环境的反应中，各种相关基因有条不紊地表达起着至关重要的作用。与原核生物相比，真核生物基因表达的调控更为复杂，真核生物基因表达的调控主要是指编码蛋白质的 mRNA 产生和行使生物功能过程中的调节与控制。从理论上讲，基因表达调控可以发生在遗传信息传递过程的各个水平上，其中转录调控是基因表达调控中最重要、最复杂的一个环节，也是当前研究的重点。

通过基因转录调控数据可以构建基因转录调控网络。基因转录调控网络是以转录因子和受调控基因作为节点，以调控关系作为边的有向网络。根据转录因子是促进还是抑制受控基因的表达，调控网络中的边还可分为正调控和负调控。

2. 蛋白质互作用网络　蛋白质是构成生物体的重要物质，也是行使生物功能的重要生物大分子。蛋白质通过彼此之间的相互作用构成蛋白质相互作用网络来参与生物信号传递、基因表达调节、能量和物质代谢及细胞周期调控等生命过程的各个环节。系统分析大量蛋白在生物系统中的相互作用关系，对于了解生物系统中蛋白质的工作原理，了解疾病等特殊生理状态下生物信号和能量物质代谢的反应机制，以及了解蛋白质间的功能联系都有重要意义。

蛋白质互作用通常可分为物理互作用和遗传互作用。物理互作用是指蛋白质间通过空间构象或化学键彼此发生的结合或化学反应，是蛋白质互作用的主要研究对象。而遗传互作用则是指在特殊环境下，蛋白质或其编码基因受到其他蛋白质或基因影响，常常表现为表型变化之间的相互关系。

蛋白质互作用网络是系统显示蛋白质互作用信息的基本方法。将蛋白质作为节点，相互作用关系作为边,将蛋白质整体连接到一个系统网络当中。一般情况下,蛋白质互作用网络是一个规模较大的无向网络。目前蛋白质互作用网络是被研究得最充分的生物分子网络之一,蛋白质互作用网络也往往是规模最大的生物分子网络,常常包含数千甚至上万个节点以及为数更多的边。

3. 代谢网络和信号转导网络 在生物化学领域,代谢通路是指细胞中代谢物在酶的作用下转化为新的代谢物过程中所发生的一系列生物化学反应。而代谢网络则是指由代谢反应以及调节这些反应的调控机制所组成的描述细胞内代谢和生理过程的网络。

生物中的信号转导则是指细胞将一种类型的生物信号或刺激转换为其他生物信号,最终激活细胞反应的过程。同代谢通路一样,信号转导过程中多个生物分子在酶的作用下按照一定顺序发生一系列生理化学反应,由此得到信号转导通路。信号转导网络即参与信号转导通路的分子和酶以及其间所发生的生化反应所构成的网络。

这些生物网络是研究和分析代谢过程和信号转导过程的重要工具,随着许多物种基因组测序的逐步完成以及新的生物检测技术的开发,生物细胞内生化反应的知识也正以极快的速度增加,这就使构建人类等物种完整的生物代谢网络和信号转导网络成为可能。目前代谢和信号转导通路信息被收集和整理到一些重要的通路数据库当中,这些信息是构建代谢网络与信号转导网络的基础。

(二)生物分子网络的分析

细胞功能经常以模块化的形式展现出来。模块是指彼此协同工作从而执行一致功能并在物理上或者功能上紧密联系的一组生物分子(节点)。生物系统包含有大量的模块化现象,例如,蛋白质往往结合成为相对稳定的复合物来行使生物学功能,而蛋白质与核酸分子所组成的复合物在从核酸合成到蛋白质降解的生物基本功能中都发挥了重要的作用。在生物应激反应过程中,共同调控的生物分子也协同完成了使生物体适应内、外环境变化的生物功能。总之,细胞中的大多数生物分子或者参与到多分子复合物中行使功能,或者在某个时刻与受到同样调控机制的其他分子协同参与某个生物过程。也就是说,生物分子行使功能的机制中往往会包含有模块化的特性,而网络中这种由许多分子相互结合形成的,有着稳定结构和功能的复合体,称为网络"模块"。

研究显示不同的生物分子网络往往表现出相似的性质。大部分的真实生物网络如代谢网络、蛋白质互作用网络、蛋白质结构域网络等都是无标度网络,其网络平均聚类系数都比具有同样大小和连通度分布的随机网络更高,且聚类系数均值正比于连通度的倒数,从而表明层次化是生物网络的一项基本性质。

生物分子网络并不是静态不变的。生物分子间发生相互关系需要特定的时间和空间条件,例如:在富氧和缺氧状态下,葡萄糖的代谢途径并不相同;在应激反应中,生物体针对不同的外界刺激开启不同的信号通路予以应对;分子组装和能量代谢发生在特定的细胞器上。在不同的时间和空间,生物体执行着不同的生物过程。要揭示生命活动的真正过程,必须考虑生物分子网络的动态特性。

(郭继军 森 干)

本章小结

生物信息学的研究内容包括生物信息数据的全周期管理、组学基础研究与应用、生物大分子结构模拟和药物设计等。医学常用生物信息学数据库有基因组数据库、核酸数据库、蛋白质数据库、疾病相关数据库及其他综合性数据库等。常用的序列比对工具有 BLAST 和 FASTA,序列比对软件有 ClustalX/W、T-Coffee、MultAlin、MAFFT 等,通过两条或多条核酸、氨基酸序列间的相似性比对找出其共同区域和差异,进而发现序列的生物学功能特征。基因结构预测或注释包括同源比对法和从头预测法。蛋白质的结构、理化性质、亲水性或疏水性、膜蛋白跨膜区预测，转录组学、表观基因组学、代谢组学以及微生物组学等都是生物信息学的研究主要领域。随着计算机科学和人工智能领域的发展，生物信息学数据分析与应用软件工具得到大量开发和应用，包括 Cytoscape、Perl、Python、R 语言以及各类功能富集分析工具，同时开展处理或构建基因表达数据平台或数据库、蛋白质结构分析或预测、新药设计与开发等研究。复杂网络理论与其可视化工具在基因调控、蛋白质互作用、代谢与信号转导等生物信息学研究领域也得到广泛应用。

思 考 题 》》

1. 请简述生物信息学的研究内容与研究方法。
2. 基因组数据库及蛋白质数据库都有哪些？各有哪些特点？
3. 生物信息学分析常用统计软件都有什么？各有什么特长？
4. 基因芯片对于生物分子信息检测的作用和意义是什么？
5. 蛋白质结构预测的意义是什么？

第十一章

中医药信息学

中医药信息学（Chinese medical informatics）是信息技术向中医药领域渗透而产生的新兴交叉学科。在遵循中医药发展规律，传承精华，守正创新的前提下，中医药信息学以中医药信息为研究对象，以信息科学的各种技术与工具为手段，研究中医药信息的获取、传递、加工、存储、处理、分析、控制和应用等诸多方面，阐明和理解数据所包含的意义，以提高中医药信息获取、挖掘、转化、共享、辅助决策与智能化应用的能力，解决阻碍中医药学发展的瓶颈问题，从而加快信息、知识与智能转化速度，为中医药学发展提供支撑。本章主要对中医药信息学的内涵与外延、研究对象与内容、中医药信息标准与分类、中医药信息采集与处理、中医药信息分析与利用等进行简要介绍。

第一节　中医药信息学概述

一、中医药信息学简介

中医药学是中华民族在长期防病治病、养生保健的实践中积累、总结而形成的一种医学体系，与其他医学相比，独具特色和优势。中医药学博大精深，历史悠久，但与西医相比，其近现代发展速度相对缓慢。从信息学角度来看，其主要原因在于中医药信息的表现形式以及其中所包含的哲理丰富、深奥，理解、传递、处理和使用困难。现代信息科学的发展，使中医药信息的处理得到了极大改善，给中医药学的发展带来新的机遇。在中医药信息工作已经取得的成果基础上，一门新兴的分支学科——中医药信息学也应运而生。

（一）中医药信息学的内涵和外延

随着中医药信息化工作的不断推进，相关的研究成果不断积累，在资源建设、文献检索、情报研究、数据库建设、信息标准研究、医院信息系统、电子病历、信息诊断技术、信息工程建设、信息素养教育等方面取得了较快发展。在此背景之下，人们对于中医药信息化的理论研究越来越重视，中医药信息学作为一门分支学科也开始逐渐发展。

中医药信息学是一门什么样的学科呢？以崔蒙为代表的中国中医科学院中医药信息研究所研究团队，从中医药信息学的定义、内涵、外延、学科理论体系、基本框架、研究领域和研究方向等对中医药信息学做了较为全面系统的研究。他们认为中医药信息学以中医药信息为研究对象，以中医药系统信息运动规律及其作用为研究内容，以中医药信息学方法论为研究方法，以提高中医药信息获取、转化、传播与利用能力为目标。在此基础上，他们对中医药信息学进行了定义，认为"中医药信息学是中医药学与信息科学交叉融合产生的一门新兴学科，它是基于动态现象运动规律理论，遵循整体准则和动态准则，运用计算机与网络技术，研究中医药学领域信息现象和信息规律，对中医药信息进行表示、管理、分析、模拟和传播，以实现中医药信息的获取、转化与共享，揭示中医药信息实质与内在联系的一门科学"。

中医药信息学是一门服务型交叉性学科，属于医学信息学的范畴，同时也属于中医药学、信息科学范畴，是由中医药学的发展需求所驱动，以信息处理为主要特征的新兴分支学科，是中医药学、信息科学等学科相互交叉渗透所形成的产物。中医药信息学以中医药学知识体系为基础，通过现代信息理论、技术与方法，研究中医药学相关信息处理问题，并最终将研究成果应用于中医药学问题的解决，服务于中医药学的发展。它既涉及中医药信息化的相关实践研究，也涉及中医药信息化的相关理论研究。

中医药信息学涉及信息技术在中医药临床、药物研发、文献情报研究、教育与科研等中医药各个方面的应用，包括：①利用信息技术开展中医医院管理，如医院管理系统、电子病历、图像处理等；②利用信息技术建立中医临床决策支持系统，如疾病辅助诊断、药物配伍、药物禁忌；③利用信息技术开展中医药信息研究，如中药物质基础研究、中药质量控制、中药药效评价、中药优化设计与研发、中药制药工艺优化和过程控制、中药作用机制、中药知识发现与管理、中药数据库管理中的应用等；④中医药文献信息的研究，如知识产权问题、古籍全文图像的数字化问题等；⑤利用信息技术开展中医药学教育和中医药学科建设，如多媒体技术与中医药教育融合，为中医药教育服务，推动中医药教育的变革。

（二）中医药信息学的研究对象与研究内容

概括性地讲，中医药信息学的研究对象是中医药信息。中医药信息学的研究内容广泛，涉及中医药信息处理的各个方面，可以概括为基础研究、技术研究和应用研究三个领域：①基础研究基于复杂科学观点，采用信息学方法，以计算机及相关技术为工具，对中医药知识体系进行科学的诠释与表达，主要内容包括中医药术语的标准化与规范化、中医药学系统的仿真等；②技术研究以数学、计算机科学、电子技术为基础，以延伸人的智能与行为能力为目标，研究符合中医药学科需求的技术与方法，包括中医药信息获取、存储、传递与管理的所有方法；③应用研究包含所有与中医药信息分析、利用相关的应用。当前主要的研究内容集中在以下几个领域。

1. 中医药信息学的基础研究 研究中医药及其子系统的信息运动规律和作用，通过建立包含中医药系统及其全部子系统的系统模型，发现、厘清中医药及其子系统之间的信息联系，并在系统模型的基础上展开对中医药信息学的原理研究。中医药信息学的基础研究包括：①对中医药信息学的支撑科学的研究，如中医药学、信息学、管理学、信息管理等；②对中医药信息学理论的研究，如中医药信息论、中医药知识整合论和中医药信息学原理；③对中医药信息学方法论的研究，如信息学方法、整体准则、功能准则；④对中医药信息学学科框架的研究。

2. 中医药信息标准化研究 可以概括为三个方面：①中医药信息表达的标准化；②中医药信息交换的标准化；③中医药信息处理与流程的标准化。中医药信息表达的标准化指的是中医药术语标准化和中医药语义的标准化，如中医药语言系统、中医基础理论术语标准、临床诊疗术语标准、中药理论与应用基础标准、中医药名词术语分类与代码等；中医药信息交换的标准化指的是实现中医药信息交换与共享时所使用的格式和技术的标准化，如数据资源标准、数据结构标准、数据加工和整合标准、分类标准、元数据标准等，为中医药信息交换和共享提供技术支撑；中医药信息处理与流程的标准化主要是实现中医药信息管理的标准化、服务的标准化，如中医药信息管理与共享服务标准、中医药数字化技术规范等。

3. 中医药信息技术研究 中医药信息技术包括的内容很广泛，如中医药信息收集技术、中医药信息输入技术、中医药信息存储技术、中医药信息处理技术、中医药信息检索技术、中医药信息输出技术、中医药信息可视化和虚拟现实技术等。

4. 中医药学信息系统的研究 中医药学信息系统指的是通过计算机及通信网络，实现中医药领域活动管理的应用系统，例如中医院信息系统、中医临床信息系统、中医药文献系统、公共卫生系统等。

5.**中医药信息分析与利用研究**　主要以中医药数据为基础,结合高性能计算、数据库等信息技术,利用数据挖掘方法、信息计量方法等各种数据分析方法,对数据集进行主题提取、信息计量、语义分析,形成中医药方面的决策知识,为中医药管理、临床、科研提供决策支持,如中医临床数据挖掘、中医药学图像分析与处理技术、中草药光谱分析等。

6.**中医药知识体系的数字化研究**　中医药知识体系的数字化主要属于知识工程范畴,其研究内容包括中医药理论的计算机建模、中医功能诊断信息系统、中医诊断过程模拟与仿真及专家系统、中医临床决策支持系统以及用于中药研究与开发的决策支持系统。

7.**中医药文献信息资源研究**　主要包括对中医药文献信息资源的获取、保护、存储、处理、传播的研究,如中医药文献数据的鉴定、收集,中医药文献信息的有序化,中医药文献的存储,中医药文献数据库的共建共享,中医药文献数据的传播、交流和利用,中医药文献的用户需求研究等。

8.**中医药古代文献资源开发**　古代文献是中医药学知识宝库的有机组成部分,积累了中华民族数千年来的丰富理论知识和临床经验。中医学是一门实践性很强的学科,经过长期实践获得的诊治技术、组方规律和中药性味功用等都被贮存在历代文献之中。中医文献博大精深,不易寻检,许多宝贵信息仍然需要挖掘开发。由于中医药古代文献形成的历史跨度长达两千多年,而且我国地域辽阔,方言各异,其所形成的古今语言障碍以及古籍中涉及的大量史事、人物和典章制度等,对阅读和理解中医药古代文献带来了很大困难。要解决这些困难,需要对中医药古代文献进行考证、整理和研究,对中医药文献的语义理解和标注进行研究,建立中医古籍资源数据库,从而实现中医药古籍资源的开发和利用。

（三）中医药信息学的研究方法

中医药信息学从信息学的角度探索中医药数据的处理与利用。它以信息科学方法论为研究方法,与现代信息科学密切相关。在中医药信息学研究方法中,信息学方法是核心,功能准则和整体准则与之交互作用,三者共同形成了完整的中医药信息学的方法论体系。

中医药信息学的信息学方法就是运用中医药学理论与信息科学的原理,把中医药及其子系统的运动过程看作信息产生、信息传递、信息转换、信息应用的过程,以信息角度分析和处理各个系统的信息流程,从而获得对中医药及其子系统运动规律性认识的一种研究方法。以信息学方法开展中医药信息学研究,符合中医药信息的特点,能够很好地揭示中医药信息中的规律性。中医药信息学方法论为实现中医药海量数据的有效利用以及中医药信息管理提供了有力的手段。在中医药信息学研究中,信息学方法的特点是以中医理论和信息概念为基础,对中医药系统运动过程中所产生的问题进行分析和处理,不侧重中医药及其子系统实体、具体结构的改变,将中医药及其子系统运动过程抽象为信息变换的过程,即信息输入→存储→处理→输出→反馈→信息输入。通过信息流动过程,特别是干预后产生的综合性反馈,使中医药及其子系统运动按照预定目标实现控制。中医药信息学的信息学方法遵循了信息学的整体准则和功能准则,揭示了中医药及其子系统运动状态之间的信息联系,在一定程度上,能够更加准确地从整体上把握中医药及其子系统的运动状态,同时也揭示了中医药及其子系统运动的信息规律,从信息学角度对现代科学难以理解的中医药及其子系统运动现象作出了说明。

信息学的功能准则,是指运用信息方法分析、研究复杂的事物,综合考虑事物的信息流程,着重于系统与环境交互作用过程中产生的动态功能改变,可以从中获得有关事物的整体知识。中医学的功能准则是运用四诊方法分析、研究复杂生命运动过程,综合考虑人体体表反映出的人体生命运动过程的信息流程,着重于动态功能的改变,这种改变是在人体与环境（包括自然环境、社会环境）交互作用过程中产生的,可以从中获得有关人体生命运动的整体知识。

信息学的整体准则是指直接从整体出发,用联系的、全面的、转化的观点分析、综合系统运动过程。中医学讲究整体观,非常重视人体本身的统一性、完整性,以及人体与自然、人与社会的相互关系,认为人体是一个有机的整体,构成人体的各个组成部分之间在结构上不可分割,在功能上相互协调、互为补充，在病理上则相互影响。同时，中医学认为人体与自然、社会密不可分，自然界的变化、人所处的社会环境随时影响着人体，人类在能动地适应和改造自然、影响社会的过程中维持着正常的生命活动。因此，整体性也体现在中医药信息之间的关系上，运用整体准则研究中医药信息，可以更好地帮助处理、解释中医药信息之间的相互关系。

　　虽然中医药信息学的研究方法核心是信息学方法，但必须注意现代医学与中医药学之间的差别，以便采取不同的方法对中医药信息开展研究，如在临床病理信息的归类方面，中医药学完全不同于现代医学。中医临床上一般将疾病分为外感热病及内伤杂病两大类。对于外感热病，按照抗病力的强弱和致病因的特点，应用阴阳学说，将疾病的性质归纳为太阳、少阳、阳明、太阴、少阴、阴阳等不同的子类；对于内伤杂病可以应用五行、藏象、经络等辨证措施将人体的生理病理信息划分为心、肝、脾、肺、肾五大系统，再通过气血、升降、生克等概念与措施来分析机体内部脏腑系统的功能特征及脏腑系统间的代偿趋势。因此，不能简单地将现代信息学的方法套用在中医药信息学中，而是应该充分考虑中医药信息的特点。

二、中医药信息学与医学信息学的关系

　　从现行学科体系上看，中医药信息学应该划归到管理学门类。中医药信息学实践工作的性质属于信息管理，其管理对象是中医药信息，所以适合于划分到信息管理类别中。但是，由于中医药信息学是一门交叉性分支学科，中医药学是其建立、发展、壮大的基础，所以也有人将其作为中医药学的一个分支学科。笔者认为，中医药信息学属于医学信息学的一个分支学科，都属于信息管理范畴。首先，虽然中医药学和现代西方医学的哲学基础、研究方法有所不同，但从学科门类上划分，两者都属于医学范畴，可以统称为医学，即中医药学是医学范畴；其次，中医药信息学是中医药学与信息科学交叉产生的一门分支学科，而医学信息学是医学与信息科学交叉产生的新学科，可见中医药信息学属于医学信息学的一个子集。当然，中医药信息学作为一门分支学科，除具有医学信息学共有的一般特征外，还有着其独特性，如独特的研究对象、研究内容等。另外，中医药信息学的研究内容、研究方法、研究成果可以有效地充实医学信息学领域的研究，推动医学信息学的快速发展。

三、中医药信息化建设

　　随着全球信息化进程的加速推进，中医药信息化也在不断向前发展。实现中医药信息化，有利于中医药事业的健康持续发展，实现中医药的现代化、国际化，完善中医药信息化系统，有利于中医医疗质量的提高，满足中医药服务需求。经过各方不懈努力，我国中医药信息化取得了良好的成就。

　　1. **中医药数据库建设**　中医药数据库方面，我国建设了一批专门的中医药数据库。在1999年度科技部基础研究项目的支持下建立的"中药基本数据库"已投入使用，包括"中药复方数据库""中药单味药数据库""中药材市场数据库""中药标本数据库"和"中药化学成分立体结构数据库"，如中国中医科学院中医药信息研究所的"中医药文献库"，中国中医科学院中药研究所的"中草药数据库"，南京中医药大学的"中华本草数据库"，天津中药研究院的"中药化学结构数据库"和北京中医药大学的"中医方剂数据库"等。另外，还有我国香港中文大学中药研究中心的"中药毒副作用数据库"等。这些数据库是我国中医药信息化建设成果的具体体现，为中医药的开发、应用、研究提供了良好的信息支撑，促进了中医药的健康发展。

　　2. **中医药信息标准建设**　在中医药信息标准建设方面，我国制定、颁布了一批技术标准和规范，并投入实际应用，取得了一定成效。这些标准可以归纳为以下几个方面。

　　（1）名词术语标准：为了解决一词多义、一义多词的现象，必须对每一个对象进行确切描述、命名和/或编码。制定术语标准，可以对概念进行严格定义，明确其内涵和外延，反映出其基本特征，力

求达到术语的精确性和单一性，从而避免信息交流过程中的歧义和误解。在中医药术语标准方面，1983 年，中医药信息研究所开始着手中医药学专业主题词表的编纂；1987 年《中医药学主题词表》首次面世，被社会各界广泛应用，随后多次修订，收词 13 300 余条。为了适应我国中医药事业发展的需要，促进中医药学名词的规范化，2000 年经全国科学技术名词审定委员会（简称"全国科技名词委"）批准，成立中医药学名词审定委员会（简称"中医药名词委"），第一届委员会审定了《中医药学名词》。另外，我国还制定发布了一系列中医药信息术语国家标准，包括《中医基础理论术语》（GB/T 20348—2006）、《中医临床诊疗术语治法部分》（GB/T 16751.3—1997）、《中医临床诊疗术语证候部分》（GB/T 16751.2—1997）、《中医临床诊疗术语疾病部分》（GB/T 16751.1—1997）、《腧穴名称与定位》（GB/T 12346—2006）、《耳穴名称与定位》（GB/T 13734—2008）。有关中医药临床的术语集《中医临床标准术语集》目前正在研制中。

（2）分类代码标准：分类是将信息按照一定的原则和方法进行归类，并赋予代码表示，为数据记录、存取、检索提供一种简短、方便的符号结构，以便于实现信息处理和信息交换，提高数据处理的效率和准确性，且增强信息的保密性。在中医药信息分类与编码方面，我国制定发布的相关国家标准有《中医病证分类与代码》（GB/T 15657—1995）和《全国主要产品分类与代码第 1 部分：可运输产品（中药部分）》（GB/T 7635.1—2002）；正在研制中的标准还包括《中医内科信息分类与代码》《中医针灸信息分类与代码》和《中医骨伤推拿信息分类与代码》等。

（3）数据交换标准：是为了实现不同系统之间的信息共享和沟通而建立的一套通用的数据文件格式规范，以保证数据传输的完整、可靠和有效，并提高数据交换的速度。我国制定的中医药数据交换相关标准包括《中医药数据库元数据标准》《中医药数据集分类标准》《中医医院信息化建设基本规范（试行）》。目前正在开展《中医结构化电子病历功能技术规范》《电子病历基本架构与数据标准》《中医医院基本数据集标准》等标准的研制工作。在中医药信息标准国际化方面，参与了世界卫生组织《经穴部位》国际标准的制定工作和《国际疾病分类》（ICD-11）传统医学部分的编制工作。

3. 中医药信息系统、信息网络建设 经过多年的建设与努力，中医药信息系统、网络建设取得了明显成果。这些成果包括：办公自动化系统、中医药电子政务信息交换系统、中医医疗质量监测中心、中医药数据库共享平台、中医药电子资源共享平台、中医院临床管理信息系统等。另外，中医药医疗服务信息网络得到了不断完善，开展了电话网络预约挂号、远程医疗会诊等网络服务。中医临床科研信息共享系统在中医医院临床科研中得到了推广应用，对中医临床研究基地信息共享与开发技术平台的构建进行了研究。中医药继续教育的网络化得到了发展，开展了远程教育，建立了中医药继续教育管理系统。

4. 中医药信息化教育体系正在逐步形成 中医药院校、研究机构以不同方式开设中医药信息学课程和设立专业与方向，采用多种形式，有计划地开展对中医医院管理人员和信息技术人员的信息知识培训，培养了一批具备中医药学、信息学、管理学知识的复合型人才。在中医药信息化全日制教育方面，我国已经有不少高校或研究机构开展相关工作，主要学历层次集中在本科、研究生教育。开设的主干课程是中医药学、信息科学两大领域。目前，逐步形成了院校教育与继续教育相结合的多形式、多层次、多途径的中医药信息化教育体系。

中医药信息化建设取得了丰硕成果，随着中医药现代化、社会信息化进程的加速，中医药信息化也得到了前所未有的重视。近年来，中医药信息化建设取得积极进展，国家出台了《中医药信息化建设"十二五"规划》，实施中医药信息化重大工程，初步建立了共享的数据中心和共享网络。构建全国中医药信息单位协作网，建成中医药文献数据库共享平台及中药关联统计分析数据库平台，中医药信息化教育体系初具规模。

为进一步加快中医药信息化建设，国家《中医药发展战略规划纲要（2016—2030 年）》提出：按照健康医疗大数据应用工作部署,在健康中国云服务计划中,加强中医药大数据应用,加强中医医院信息基础设施建设,完善中医医院信息系统;建立对患者处方真实有效性的网络核查机制,实现与人口健康信息纵向贯通、横向互通的目标;实施全民健康保障信息化工程,推进中央本级中医药政务信息化建设,建立中医药医疗、教育、科技、产业、文化、对外交流合作等重点业务应用信息平台;建立一支中医药信息化专业复合型人才队伍,为中医药信息化工作开展提供必要的人才保障。

第二节　中医药信息标准与分类

随着中医药发展以及信息技术的不断创新和广泛应用,中医药信息化建设迎来了前所未有的发展机遇。中医药信息标准是推动中医药信息化发展的关键因素,是中医药信息化建设的有力支撑。开展中医药信息标准研究与制定是传承发展中医药事业的重要举措,能推进中医药信息化与卫生健康信息化的有机融合与协同发展。

中医药信息标准的研制经历了一段相当长的时间,其中具有代表性的术语标准化研究已有 40 余年历史。虽然中医药信息标准研究取得了一些成绩,但与其他领域的信息标准相比,还存在体系不完善、更新不及时、应用不到位等问题,使得标准的系统性、适用性和生命周期受到一定限制。随着中医药信息化程度逐步提高,国家对中医药信息标准的重视度不断加强,多次在国际级、行业级相关政策纲要和指导意见中强调中医药标准化的重要性,并提出建立"中医药信息标准体系",进一步推进中医药信息资源共享、互联互通,实现医疗卫生服务各个环节之间的协同与融合。

中医药标准化是中医药事业发展的重要组成部分,是一项基础性、战略性、全局性的工作,对引领和支撑中医药事业发展具有重要意义。中医药领域目前主要以信息数字化为切入点,通过推进中医药信息标准化发展,进一步推动中医药标准的研究、制订和推广应用,为中医药国际标准的研究创造条件。

一、中医药信息标准体系

"十一五"期间,我国基本完成了中医药标准体系和中医药标准化支撑体系的建设,在中医基础、技术和管理等方面取得较大进展。伴随应用范围变广、国际影响力增强,中医药信息标准逐渐受到国际标准化组织(International Organization for Standardization,ISO)和世界卫生组织(World Health Organization,WHO)的关注。为促使各国能够对中医药信息标准的应用和内容描述达成共识,需要针对中医药信息标准进行顶层设计,构建统一的中医药信息标准体系框架,明确中医药信息标准类别的定义和分类方法,区分不同中医药信息标准的制定过程及其相互关系。

(一)中医药信息标准概述

中医药信息标准是指中医药信息的收集、传递、交换和利用所采用的统一规则、概念、术语、规范和技术。中国中医科学院中医药信息研究所参考国际标准化组织健康信息标准技术委员会(ISO/TC215)健康信息标准研究范围,对中医药信息标准的范围进行了清晰界定,明确了中医药信息标准的研究范围主要是中医药信息领域的标准化,包括对中医医疗保健领域、中医药统计信息管理、中医药科学研究(如临床试验)、中医药文化教育、中药资源监测以及生产、流通等相关领域的信息系统可采用标准进行研究。开展中医药信息标准化研究,能有效减少数据和信息的冗余,让中医药数据和信息提升兼容性、保持一致性,促进各个独立信息系统间的互操作,增强中医药领域信息系统与其他医疗卫生信息系统之间的协调与融合。

(二)中医药信息标准体系框架

中医药标准体系建设是中医药标准化工作的核心,是一项复杂的系统工程,对中医药标准化工作具有十分重要的战略意义,能有效促进信息化有序、快速、健康地发展。为贯彻落实《中医药标准化中长期发展规划纲要(2011—2020年)》和《中医药信息化建设"十二五"规划》文件精神,加强中医药信息标准化工作,切实做好中医药信息标准的制定、修订与管理实施,国家中医药管理局组织编制了《中医药信息标准体系表(试行)》。该体系表规定了中医药信息标准体系的层次结构、分类类目、标准化代码编制方法和标准明细表,适用于中医药医疗、保健、科研、教育、产业、文化、国际交流等领域的信息化工作,能为中医药信息化的规划、建设以及中医药信息标准的制订、修订与管理提供重要支持和参考。

中国中医科学院中医药信息研究所牵头完成了《ISO/TS 18790—1:2015 中医药信息标准体系框架与分类》国际标准,并由国际标准化组织(ISO)发布,形成了中医药信息标准体系表等技术文件。该国际标准实现了中医药信息标准体系的顶层设计,提出了中医药信息标准体系的三维框架,即业务域维、信息化要素维和特异度维。其中,"业务域"主要指中医药信息涉及的业务主题域范围,包括中医医疗保健信息、科研信息、中药信息、管理信息、文献信息等;"信息化要素"按照重要性次序,可划分为中医药术语系统标准、中医药数据标准、中医药信息系统标准和中医诊疗设备通信标准4个类别;"特异度"指从抽象概念模型过渡到具体操作规范的水平,分为概念层、逻辑层、物理层三个层次。该框架可以体现各个标准构件之间的系统性联系,指导中医药信息标准的规划、开发与利用。

随着《中医药发展战略规划纲要(2016—2030年)》和《中医药信息化建设"十三五"规划》的颁布,完善中医药标准体系研究已逐渐成为中医药发展的重点工作任务。

二、中医药信息标准分类

中医药信息标准是指在中医药信息采集、处理、交换、用户访问、传输等处理过程中所制定的标准。中医药信息标准体系隶属于中医药标准体系,为保证一致性与完整性,参照《中医药信息标准体系表》中的中医药信息标准体系层次结构图(图11-1),可将中医药信息标准分为信息基础标准、信息技术标准、信息管理标准和信息工作标准四大类。

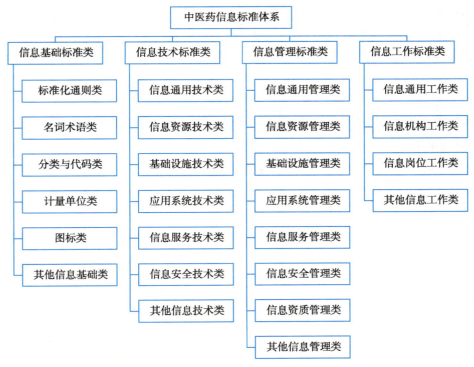

图11-1　中医药信息标准体系层次结构图

1. 信息基础标准   在中医药信息化范围内，信息基础标准作为该领域其他类别标准的基础并普遍使用，具有广泛指导意义。这类标准是根据中医药基本理论，为解决中医药信息标准制定与修订过程中的共性问题所研制的标准，主要包括标准化通则类、名词术语类、分类与代码类、计量单位类、图表类和其他信息基础类等 6 个类目。信息基础标准三级分层结构如表 11-1 所示。

表 11-1   信息基础标准三级分层结构表

一级类目名称	二级类目名称	三级类目名称
信息基础标准类	信息标准化通则类	标准体系表类
		标准制定与修订通则类
		其他标准化通则类
	名词术语类	通用名词术语类
		专用名词术语类
		其他名词术语类
	分类与代码类	通用分类与代码类
		专用分类与代码类
		其他分类与代码类
	计量单位类	通用计量单位类
		专用计量单位类
		其他计量单位类
	图标类	通用图标类
		专用图标类
		其他图标类
	其他信息基础类	-（注："-"表示无子目录）

2. 信息技术标准   是为规范中医药信息化领域中需要协调统一的技术事项所制定的标准。这类标准主要包括信息通用技术类、信息资源技术类、基础设施技术类、应用系统技术类、信息服务技术类、信息安全技术类和其他技术类等 7 个类目。信息技术标准三级分层结构如表 11-2 所示。

表 11-2   信息技术标准三级分层结构表

一级类目名称	二级类目名称	三级类目名称
信息技术标准类	信息通用技术类	-（注："-"表示无子目录）
	信息资源技术类	信息资源通用技术类
		元数据类
		数据元类
		数据字典
		数据集类
		其他信息资源技术类
	基础设施技术类	基础设施通用技术类
		硬件系统技术类
		基础软件技术类
		网络技术类
		其他基础设施技术类

续表

一级类目名称	二级类目名称	三级类目名称
	应用系统技术类	应用系统通用技术类
		应用系统规划设计技术类
		应用系统建设实施技术类
		应用系统运行维护技术类
		其他应用系统技术类
	信息服务技术类	信息服务通用技术类
		信息传输服务技术类
		信息存储服务技术类
		信息共享服务技术类
		信息处理服务技术类
		其他信息服务技术类
	信息安全技术类	信息安全通用技术类
		信息资源安全技术类
		基础设施安全技术类
		应用系统安全技术类
		信息服务安全技术类
		其他信息安全技术类
	其他信息技术类	-(注:"-"表示无子目录)

3. 信息管理标准　是对中医药信息化领域中需要协调统一的管理事项所制定的标准。这类标准主要包括信息通用管理类、信息资源管理类、基础设施管理类、应用系统管理类、信息服务管理类、信息安全管理类、信息资质管理类和其他信息管理类等 8 个类目。信息管理标准三级分层结构如表 11-3 所示。

表 11-3　信息管理标准三级分层结构表

一级类目名称	二级类目名称	三级类目名称
信息管理标准类	信息通用管理类	-(注:"-"表示无子目录)
	信息资源管理类	信息资源通用管理类
		信息资源建设管理类
		信息资源利用管理类
		其他信息资源管理类
	基础设施管理类	基础设施通用管理类
		基础设施建设实施管理类
		基础设施评估监督管理类
		基础设施运行维护管理类
		其他基础设施管理类
	应用系统管理类	应用系统通用管理类
		应用系统建设实施管理类
		应用系统评估监督管理类
		应用系统运行维护管理类
		其他应用系统管理类

续表

一级类目名称	二级类目名称	三级类目名称
	信息服务管理类	信息服务通用管理类
		信息传输服务管理类
		信息存储服务管理类
		信息共享服务管理类
		信息处理服务管理类
		其他信息服务管理类
	信息安全管理类	信息安全通用管理类
		信息资源安全管理类
		基础设施安全管理类
		应用系统安全管理类
		信息服务安全管理类
		其他信息安全管理类
	信息资质管理类	信息资质通用管理类
		信息机构资质管理类
		信息人员资质管理类
		信息技术资质管理类
		其他信息资质管理类
	其他信息管理类	-(注:"-"表示无子目录)

4. 信息工作标准　是对中医药信息化领域中需要协调统一的工作事项所制定的标准,主要包括信息通用工作类、信息机构工作类、信息岗位工作类和其他信息工作类等4个类目。

三、常见中医药信息标准

随着中医药战略地位的显著提升,以及新一代信息技术在中医药领域的广泛应用,国家高度重视中医药信息标准的研制与修订工作。近年来,中医药信息标准研究在中医药信息标准体系、中医药术语标准、中医药数据标准、中医医院信息化建设相关标准等方面取得较大进展。我国中医专家积极参与 ISO 健康信息学技术委员会(TC 215)、ISO 中医药技术委员会(TC 249)、ISO/TC 215 与ISO/TC 249 信息学联合工作组的标准化研究工作,积极研制、发布中医药信息国际标准。国家中医药管理局将中医药信息标准的研究与制定项目列入《中医药信息化发展"十三五"规划》,并在全国遴选 13 个省(直辖市)36 家中医药领域科研、医疗、教育等单位承担该项目,初步构建与卫生信息标准相融合的中医药信息标准体系,基本完成中医药基础标准、数据标准、管理标准、工作标准等的编制以及基层医疗卫生机构中医诊疗区(中医馆)健康信息云平台相关标准的研究与制定任务。

世界卫生组织(WHO)发布了《国际疾病分类》第 11 版(ICD-11),增设传统医学病证补充章节,填补了全球范围内传统医学病证数据统计标准的空白。国家卫生健康委员会启动 ICD-11 中文版信息化相关工作,高效完成该项目主体内容建设,所搭建的 ICD-11 中文网站能提供 ICD-11 内容浏览、在线编码工具、编码测试、ICD-10 国家临床版 2.0 向 ICD-11 单向映射查询等多项服务。为了更好地引领中医临床的传承与创新发展,进一步巩固中医在国际标准编制中的话语权和主导权,解决国家标准与国际疾病分类(ICD)第 11 版传统医学章节的兼容等问题,国家中医药管理局组织全国中医界80 余位各学科专家,针对《中医病证分类与代码》《中医临床诊疗术语　第 1 部分:疾病》《中医临床诊疗术语　第 2 部分:证候》和《中医临床诊疗术语　第 3 部分:治法》四项国家标准进行重新修订和审议,促使新版标准更加符合国际标准规范和中医临床诊断的思维,便于临床运用和学术交流。

围绕上述具有代表性的中医药信息标准研究领域重点工作的开展,我国在中医药信息标准化建设方面取得较大成绩,近些年相继制定、修订、颁布了一批国际级、国家级、行业级中医药标准和规范,包括中医药数据元、数据集、信息分类与代码、功能规范、建设指南等类型标准,进一步完善了健康医疗数据标准体系,规范了医疗机构疾病分类管理,提高了医疗卫生数据质量。

(一)中医药数据标准

中医药传承发展数千年,历代中医专家的学术思想、临证经验与用药规律等形成了宝贵的中医药数据、信息和知识。随着信息技术在中医药领域的广泛应用,中医药相关的古籍、文献和数据库等层出不穷,各类数据资源在数据结构、数据编码和数据语义等方面存在较大差异,不利于数据之间的共享和交换。为了进一步加强数据建设的顶层设计,促进各类数据资源的有机融合,迫切需要构建中医药数据标准体系,实现中医药数据资源的标准化。常见的中医药数据标准包括元数据标准、数据元标准、分类编码标准和数据交换标准等。

1.元数据标准 元数据是"关于数据的数据",可以为各种形态的信息和知识资源提供规范和统一的描述方法。元数据标准有助于实现信息系统的互操作与知识资源的共享,提升知识资源检索的质量和相关性。我国 2010 年修改采用 ISO 标准等资料发布《信息与文献都柏林核心元数据元素集》(GB/T 25100—2010)。中国中医科学院中医药信息研究所制定中医药领域数据集元数据,发布了 *ISO/TS 17948:2014 Health Information-Traditional Chinese Medicine Literature Metadata*(中医药文献元数据)。

2.数据元标准 可以规范和统一数据的采集与应用,为医疗卫生数据交换提供数据层面上统一、共享的数据交换规范。国家中医药管理局从 2012 年开始组织中医药信息化项目"《中医药信息数据元》标准研制"工作,明确中医药信息数据元是卫生信息数据元的重要组成部分,是对卫生信息数据元的补充与完善。我国制定发布的中医药信息数据元相关标准包括《中医药信息数据元目录》(T/CIATCM 002—2019)、《中医药信息数据元值域代码》(T/CIATCM 003—2019)、《基层医疗卫生机构中医诊疗区(中医馆)健康信息平台信息数据元目录》(T/CIATCM 046—2019)和《基层医疗卫生机构中医诊疗区(中医馆)和健康信息平台信息数据元值域代码》(T/CIATCM 047—2019)等。

3.分类编码标准 可以促进信息共享和系统之间的互操作,保证各信息系统之间传输与交换信息的一致性,提高信息处理的效率和准确性。我国制定发布的中医药信息分类与编码相关标准包括 *ISO 22894:2020 Traditional Chinese Medicine - Pulse Waveform Format*(中医药 - 脉象波形格式),*ISO 18668-1:2016 Traditional Chinese Medicine-Coding System For Chinese Medicines-Part 1: Coding Rules For Chinese Medicines*(中医药 - 中药编码系统第 1 部分:中药编码规则),《中医病证分类与代码》(GB/T 15657—1995),《全国主要产品分类与代码第 1 部分:可运输产品(中药部分)》(GB/T 7635.1—2002),《健康信息学 - 中医药数据集分类》(GB/T 38327—2019),《中药方剂编码规则及编码》(GB/T 31773—2015)和《中药编码规则及编码》(GB/T 31774—2015)等。

4.数据交换标准 是为了实现不同系统之间的信息共享和沟通而建立的一套通用的数据文件格式规范,以保证数据传输的完整、可靠和有效,并提高数据交换的速度。HL7 中国委员会于 2013 年成立中医学工作组,开展中医电子病历处方信息模型的研究。中国中医科学院探讨了 HL7 CDA HD(HL7 clinical document architecture hierarchical description,临床文档架构规范层级结构描述)层级结构描述及表征中医临床信息的元素筛选,明确了利用 HL7 信息模型描述中医临床信息的可行性。

(二)中医药术语标准

中医药术语标准是中医药信息标准中一类重要的基础标准。中医药领域开展术语标准化和规范化研究,可以有效统一行业内的相关概念和概念体系,解决各类中医药古籍、文献、教材、病历和信息系统中名词及概念一词多义、一义多词的现象。通过构建中医药信息标准术语概念体系，明确每一个中医药相关名词、概念对象的描述、命名和 / 或编码，以提高术语表达的准确性，避免信息交流中的误解，实现中医药信息的深度共享和综合利用。

1．**术语标准**　是以各种专用术语为对象所制定的标准。我国中医专家参与研制了一系列国际、国内术语标准，包括 *ISO/CD 23961-1 Traditional Chinese Medicine-Vocabulary for Diagnostics-Part 1*：*Tongue*（中医药 - 诊断词汇第 1 部分：舌），*ISO/CD 23961-2 Traditional Chinese Medicine-Vocabulary for Diagnostics-Part 2*：*Pulse*（中医药 - 诊断词汇第 2 部分：脉），《中医基础理论术语》（GB/T 20348—2006），《中医临床诊疗术语　疾病部分》（GB/T 16751.1—1997），《中医临床诊疗术语　证候部分》（GB/T 16751.2—1997），《中医临床诊疗术语　治法部分》（GB/T 16751.3—1997），《针灸学通用术语》（GB/T 30232-2013），《中医基本名词术语中英对照国际标准》（SCM 0002—2007）等。

2．**主题词表**　是通过收集特定学科领域的词汇，按照特定结构排列，以展现词汇之间的关系。这是一种主题内容明确的有组织、有结构的名词术语集合体。结合 NLM 编制的医学主题词表（Medical Subject Headings，MeSH）和中国医学科学院医学信息研究所研制的中文医学主题词表（Chinese Medical Subject Headings，CMeSH），中国中医科学院中医药信息研究所编制了中国中医药学主题词表。该主题词表体系结构合理、编制技术先进，是国内外第一部被行业领域广泛采用的中医药学专业主题词表，可以用于中医药文献标引和检索。

3．**结构化术语集**　是一种层次结构清晰的术语集合，它所包含的信息、信息在术语集层次结构中的分布位置以及信息间的映射关系明确。下面介绍中医药领域广泛使用的两种结构化术语集。

（1）中医临床术语集（Traditional Chinese Medicine Clinical Terminological Systems，TCMCTS）：由科技部科技基础性工作专项资金资助。根据中医临床科研需求，借鉴 SNOMED-CT 的构建模式、概念分轴、语义关联等体例，构建中医临床术语系统分类操作性框架及顶层分类框架，内容涉及中医物质、临床所见、病证、治则 / 治法和中药等。该研究支持中医临床术语的规范化加工，以及电子病历、临床决策支持系统等中医临床相关信息系统的研制。

（2）中医药学语言系统（Traditional Chinese Medicine Language System，TCMLS）：是以中医药学科体系为核心，遵循中医药学科理论体系，采用本体的设计理念和方法，参照"统一医学语言系统"，由中国中医科学院中医药信息研究所组织 13 家中医药大学和科研单位共同完成。该系统包括语义网络和基础词库两大部分，收录超过 12 万个概念、30 万个术语和 127 万条语义关系，在文献检索、文本语义关系发现、术语集成等方面得到广泛应用。

第三节　中医药信息采集与处理

一、中医药信息的特征

（一）中医药信息及其特点

中医药信息，即与中医药相关的信息，是中医药及其子系统存在以及变化的状态。中医药信息媒体形式多样，包括文本、图形 / 图像、音频、视频，如用文本方式记载的医方，图文并茂的中药植物图谱、舌诊图谱，脉冲信号表现的脉象等。

中医药信息具有以下特点：①古汉语成分多。中医药学历史久远，加上中医药在近现代发展缓慢，大量中医药信息以中医药古籍形式存在，包含大量的古汉语成分。②名词术语多、不规范。中医药经历时间长，遍及地域广。中医药学在几千年的发展过程中，形成了许多特有的名词术语，如中医独有的病名胸痹、关格等，中医基础理论名词阴平阳秘、阴阳消长等，中医治法名词寒者热之、热者寒之、泻南补北、培土生金等，中医方名泻青丸、易黄散、逍遥丸等。在中医药学中，名词术语不规范、一词多义、一义多词的现象十分普遍。③中医药学内容丰富，哲学基础不同于其他医学，其理论之间的逻辑关系独特，相应信息之间的逻辑关系复杂，通常结合着人文科学与自然科学知识。④中医药信息表现形式多样，图形／图像信息与文本信息结合，直观明了，表现内容丰富。⑤定性数据多，缺少量化表达，使现有计算机程序处理困难。⑥非结构化数据较多，结构化难度较大，给信息处理造成困难。可见，中医药信息的处理不仅需要信息科学的技术与方法，而且需要具有中医药学理论知识。

（二）大数据时代中医药信息特点

互联网特别是移动互联网的发展，加快了信息化向社会经济各方面和大众日常生活的渗透，昭示着大数据时代的来临。大数据蕴含着丰富的内涵和很多规律性信息，具有多样性、数据大和数据复杂性等多种特质。在大数据时代，任何微小的数据都可能产生不可思议的价值。大数据有四个特点，分别为 volume（大量）、variety（多样）、velocity（速度）、value（价值），一般我们称之为 4V。

随着大数据时代的到来，大数据的理念与技术将影响中医药领域。一方面，依据大数据的四个特点，中医药数据在数据量方面，不仅呈现为量大，还具有混杂性、数据多源异构的特点；在数据种类方面，具有多样性、整体性、模糊性、相关性和全数据等特点；在数据产生方面，具有产生速度快，数据呈指数级增长、应用增多的特点；在数据价值方面，中医药数据多为定性，非结构化数据较多，但通过有效的数据分析可实现数据到价值的转变，数据潜在价值大。通过以上这些特点，可以看出大数据与中医药数据特点具有高度的相似性。

另一方面，中医药信息与大数据特征也具有高度的相似性，表现在：中医药信息相对重视客体在开放环境下的整体变化状态，即人体整体的变化及其与所处环境的变化，以及客体在时间上的延续变化状态，而较少在空间上进行切割，这与大数据注重"整体"而非"抽样"的特征极为相似；中医药信息的"主客整合的体验"及"包含本质的现象"特征所导致的证候诊断和疗效模糊，以及中药性味归经和方剂功效的模糊，与大数据的"混杂性"特征不谋而合；中医药信息相对重视客体在开放环境下随时间推移而产生的整体变化状态与包含本质的现象信息，即所有细节在整体状态下的相关关系，与大数据注重"相关性"的特征具有相似性。

由于中医药数据特点与大数据特点具有一定的相似性，大数据时代的特征也与中医药信息学的特征具有相通的性质，中医药信息学如果能够借助大数据研究所获得的成果，从理论和方法学上建立处理体验信息获取、数字化存储、知识密集型数据处理、隐性知识传播的方法与技术，实现在虚拟世界中重现中医在意象世界中形成的客体自身平衡及其与周围环境的和谐，那么必将对以信息为主要研究对象的中医药信息学发展起到极大的推动作用。

二、中医药信息采集与处理方法

中医药学在临床信息处理方面与现代医药学相比较存在很大不同。在采集临床数据方面，中医利用自身的感官，通过望、闻、问、切来收集观察对象的健康数据，其数据特点是以定性的模糊数据为主；在处理人体健康数据方面，中医药学应用阴阳常说将健康的状态归纳为阴阳、表里、寒热、虚实八大类，应用五行学说将人体的病理信息划分为肝、心、脾、肺、肾五大系统，将中药性味划分为苦、酸、甘、辛、咸五类等，这些归类方法与现代医学有很大的差别。下面以中医药领域主要的四诊客观化、中医电子病历和舌诊客观化的实例来具体阐述中医药信息的采集与处理。

（一）四诊客观化

中医四诊客观化是中医药现代化的重要内容。它关系到中医辨证规范化、病证诊断标准化、辨证微观化及教学手段的现代化。四诊（望、闻、问、切）是中医收集病史资料的基本方法，这些数据一般都是由临床医生主观决断的,缺乏量化的依据,因此,不便于教学及重复实验,也无法实现数字化。中医四诊客观化是中医临床诊断数据数字化的基础。

1. 望诊客观化　望诊,即医生运用视觉观察患者的神色形态、局部表现、舌象、分泌物和排泄物、舌质的变化来诊察病情的方法。目前在望诊方面的研究主要集中在舌诊上。舌诊是中医诊断方法的特色之一,需要在中医基础理论的指导下,对观察到的舌形、舌态、舌质、舌苔、舌面的光质、津液多少等内容进行处理,需要将视觉形象输入计算机,然后在中医专家的指导下进行各种定性及定量的分析。

2. 闻诊客观化　闻诊,即医生通过听声音和嗅气味来诊断疾病的方法。目前中医闻诊客观化研究,主要是采用声频频率分析、音调显示,区别健康人与患者由频率、声压、音色组成的声频图的不同,通过计算机做多元回归分析来进行闻诊判别。

3. 问诊客观化　问诊,即医生通过对患者或陪诊者进行有目的地询问,了解疾病的起始、发展及治疗经过、现在症状和其他与疾病有关的情况,以诊察疾病的方法。中医问诊的客观化研究,主要是采用数学模型使传统中医问诊的信息与病、证之间建立起量化的关系。

4. 切诊客观化　切诊,即医者运用手和指端的触觉,对患者体表的一定部位进行触摸按压,从而了解病情的一种诊断方法。切诊包括切脉和按诊两个部分。目前在切诊客观化方面的研究主要集中在脉诊上。脉诊是中医学中最具特色的诊断方法,具有重要的诊断价值和临床价值,主要是利用现代化诊断仪器(如脉诊仪),通过采集脉象信息并进行分析、处理,得出客观定量指标,为临床脉诊研究提供量化信息。

随着计算机及互联网技术的快速发展,人类社会逐渐迈入人工智能时代。人工智能为中医四诊客观化研究注入了新的动力,可以帮助医生更好地将望、闻、问、切的相关指标数字化,人工智能技术能快速地完成患者全身各类体征信息的采集,并给出相关诊断建议,解决传统中医诊断过分依赖医师目测、言语描述及经验等相关问题,形成更加科学、有效的评价体系。

(二)中医电子病历

随着医院信息化的发展,电子病历已经在大多数中医医院普及。

中医电子病历是在西医电子病历基础上,结合原卫生部、国家中医药管理局关于《中医电子病历基本规范(试行)》和《中医、中西医结合病历书写基本规范(试行)》的相关要求,遵循文献资料及国家颁布的《中医临床诊疗术语　证候部分》标准中的中医证候、症状体征、诊断等术语和名称,而研发适用于中医医院或者综合医院的中医科室使用的电子病历。

然而,由于中西医思维方式与理论体系间的差异,和普通西医电子病历相比,中医电子病历在内容、结构等方面有特殊要求。从内容上说,中医在悠久的历史传承中积累了独有的病名与证名、治法与治则、药名与方剂等;从结构上说,中医电子病历不但与西医电子病历一样记录主诉、病史、体征、理化检查、诊断、治疗、用药等信息,还要记录中医特有的四诊结果、辨证要点、中医疾病、证候、方剂(含通用方剂、自拟经验方剂)的名称、随证加减、剂型、剂数、治法/频次,中药饮片/颗粒剂的中药名称、剂量、用法,针灸处方的穴位、针灸方法、留针时长、开始与结束时间等信息。因此,为了满足中医医疗、管理及科研工作的需要,中医电子病历不仅要包含西医的病名、诊断、检查、ICD 编码等内容,还要体现中医临床辨证论治的过程与特色,包含中医四诊、辨证、立法、处方用药等内容。

中医临床信息的采集、中医临床研究工作站的建立都是以中医电子病历为基础。中医电子病历除具有西医电子病历的基本特点外,还具备以下典型的中医特征。

1. 内容特殊性　中医几千年来形成的整套完整的诊疗体系,涵盖了四诊信息、辨证论治信息、中药处方信息等,这些信息都具有明显的中医特色,需要在电子病历设计过程中建立相应的模块以及中医临床规范术语库。

2. 临床术语特殊性 中医病名、方名、治则/治法也都包含许多特有名词，从而造成中医临床术语的独特之处。中医病名如关格、胸痹；中医治法如泻南补北、培土生金、寒者热之、热者寒之；中医理论名词如阴阳消长、阴平阳秘；中医方名如逍遥丸、易黄散。中医临床术语的特殊性体现了中医信息的重要特征，中医电子病历中需建立中医临床术语库，方便中医师和护理人员使用。

因此，在电子病历中，从中医诊断和西医诊断两个方面建立标准化、结构化的诊断体系，对帮助和引导医生明确诊断、辨证施治具有非常重要的意义。

（三）中医药信息采集与处理实例——舌诊客观化

舌诊是我国传统医学四诊"望、闻、问、切"中的重要内容，而舌色和舌体胖瘦，是舌诊的主要研究内容。但是传统的舌诊方法主要依靠医生目视，主观观察诊断病情。这种方法缺乏客观评价依据，制约了舌诊的进一步应用和发展。利用计算机技术研究舌诊，使其更加科学化、客观化、定量化，已成为舌诊研究的必然方向。

舌诊客观化的主要内容之一就是解决舌诊的模糊性和不确定性问题。江西中医药大学针对舌诊客观化研究进行了一些有益的探索和实践，研究内容主要包括舌色/苔色客观化研究和舌体胖瘦客观化研究两个方面。

1. 舌色/苔色客观化研究 舌体分为舌质和舌苔两个区域：舌色，指舌质的颜色；苔色，即舌苔的颜色。它们是中医舌诊的重要内容。舌色/苔色客观化研究主要包括舌图像采集、舌体分割、舌质/舌苔自动分类和舌象色彩识别等方面。

（1）舌图像采集：是为了获得对舌象进行计算机分析识别的图像来源，只有设计实用、规范的采集方法，才能为后期的研究打下良好的基础。使用先进的图像处理实验开发系统，在标准光源下对舌图像进行采集，保证原始舌图像数据源的质量。

（2）舌体分割：对采集的舌图像的舌色和苔色进行人工判读并分类。原始舌图像包括舌体、嘴唇和部分面额区域，而我们感兴趣的区域为舌体区，将舌体从原始图像中分离出来是中医舌诊客观化研究的重要前提。为了准确将舌体区域从面额中分割出来，基于 HIS（Hue-Intensity-Saturation，色度亮度饱和度）彩色空间，使用双阈值分割法对舌图像进行分割处理。在使用 H 分量进行阈值分割的同时，引入 I 分量进行阈值分割。该算法能够有效地将舌体区域和嘴唇区域分离，实现原始舌图像舌体的自动分割，将舌体从面额部分自动提取出来。舌体分割过程效果如图 11-2/文末彩图 11-2 所示。

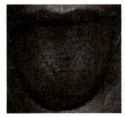 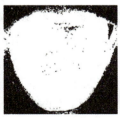 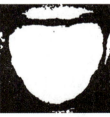 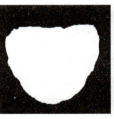 

（a）原始图像　　　（b）H分量阈值分割　　　（c）双阈值分割　　　（d）舌体模板　　　（e）舌体图像

图 11-2　舌体分割过程效果图

（3）舌质/舌苔自动识别：利用 FCM（Fuzzy C-means，模糊 C 均值）聚类算法，将舌体分为舌质、舌苔和背景区。再根据舌苔区域被舌质区域包围的位置特征，通过计算机自动获取舌质区和舌苔区模板，以自动识别舌质区和舌苔区。舌质/舌苔自动分离效果图如图 11-3/文末彩图 11-3 所示。

（4）舌象色彩识别：按照中医的观点，舌的诊察主要是望舌和望苔。舌质的颜色可以分为淡红、淡白、红色、绛红和紫色。苔分为苔色和苔质，苔色包括白苔、黄苔、灰苔和黑苔。颜色是舌诊的重要依据，舌质和舌苔的颜色基本没有重叠，舌象的色度图通常有明显的峰值。通过获取舌质和舌苔区域颜色信息的 H、S、I 值，对舌色和苔色进行定量分析；通过 BP（back propagation，误差反馈）神经网络对舌图像进行舌色和苔色自动分类。

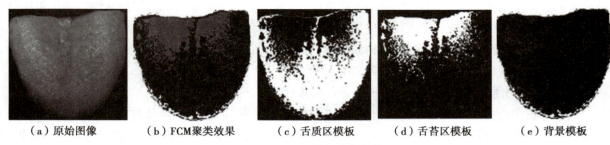

（a）原始图像　　　（b）FCM聚类效果　　　（c）舌质区模板　　　（d）舌苔区模板　　　（e）背景模板

图 11-3　舌质／舌苔自动分离效果图

2. 舌体胖瘦客观化研究　舌诊是中医四诊中望诊的重要内容，是中医临床诊断的主要依据之一。而舌体的胖瘦，是舌诊的主要研究内容。舌体胖瘦客观化研究主要包括舌体边缘提取和舌体胖瘦自动分析。

（1）舌体边缘提取：对采集的舌图像进行舌体分割，在获取舌体模板后，对舌体模板进行边缘检测，获取舌体边缘，并去除舌体边缘上半部分，保证剩下的舌体边缘为单值函数。舌体边缘提取效果图如图 11-4 所示。

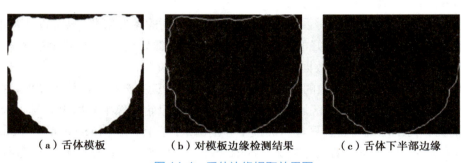

（a）舌体模板　　　　　（b）对模板边缘检测结果　　　　　（c）舌体下半部边缘

图 11-4　舌体边缘提取效果图

（2）舌体胖瘦自动分析：首先寻找一种拟合误差最小的拟合函数，对舌体边缘进行曲线拟合，并获取拟合函数参数。二次函数、高斯函数和双峰高斯函数，三种不同拟合函数对舌体边缘进行曲线拟合的效果对比如图 11-5/ 文末彩图 11-5 所示。仅从视觉效果判断，不对称的双峰高斯函数拟合准确率远高于其他两个有对称轴的函数。而通过对舌图像拟合数据进行分析和比较，双峰高斯函数拟合准确率最高，二次函数拟合效果稍好于高斯函数拟合。在获取曲线拟合参数后，利用 BP 神经网络对舌图像进行胖瘦自动分类。神经网络模仿人的大脑，采用自适应算法，并且具有较强的容错、自学习、自组织功能及归纳能力，所以通过 BP 神经网络，能够实现对舌体的胖瘦进行自动归类，且识别准确率非常高。

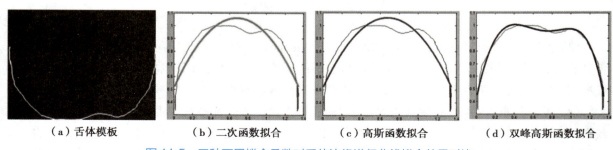

（a）舌体模板　　　　（b）二次函数拟合　　　　（c）高斯函数拟合　　　　（d）双峰高斯函数拟合

图 11-5　三种不同拟合函数对舌体边缘进行曲线拟合效果对比

第四节　中医药信息分析与利用

一、中医药信息分析方法

中医药信息分析是对已获得的中医药临床、科研、管理、服务等信息的深度加工，包括中医药信息的整理、研究、结果的表达以及价值的评价等，是一项系统工程。所涉及的方法包括信息收集方法、加工整序方法、信息研究方法、信息表达和信息评价方法等。中医药信息分析过程涉及的主要技术有统计分析技术、数据库技术、模式识别技术、机器学习技术、人工智能技术等。

（一）中医药数据挖掘方法

在中医领域中，对不确定因素和不完备信息的处理非常普遍。从临床实际系统中采集到的中医药数据常常包含着噪声，不精确，甚至不完整；数据类型及相互关系错综复杂，拥有模糊性、非线性、多维性、复杂性等特点；中医药数据与日俱增，蕴藏着海量的信息。针对中医药数据的这些特点，数据挖掘技术正适合解决此类问题，数据挖掘可以在中医药数据分析与决策过程中发挥重要作用。

中医药数据分析研究目前处于爆发式增长的状态，大量数据挖掘算法被引入中医药数据分析中，利用数据挖掘技术进行中医药数据分析常用的方法有分类、聚类、回归分析、关联分析、特征分析、人工神经网络、决策树、贝叶斯、向量机、随机森林等，它们分别从不同的角度对数据进行挖掘。针对中医药数据非线性、模糊性、复杂性、非定量等特征，依据具体的中医药数据和不同的挖掘目标，往往要将几种方法融合起来应用，以发挥各自的技术优势。

下面从中医药文献数据挖掘、中医临床诊疗数据挖掘和中药与方剂数据挖掘来简单介绍中医药数据挖掘方法。

1. 中医药文献数据挖掘　其目标是重新展现及总结名家学术思想、辨证论治、中药选材、中药炮制、中药制剂、用药规律等中医药优秀成果，对于传承、借鉴与发展起到重要作用。可使用的数据挖掘方法有关联规则、频数分析、聚类、文本挖掘、支持向量机、Logistic 回归、联机分析、因子分析、主成分分析、聚类分析、神经网络等。

2. 中医临床诊疗数据挖掘　其目标是挖掘临床诊疗规律及用药规律，主要包括中医证候及中医四诊方面，归纳出中医专家的辨证规律及推理过程，挖掘隐含在其中的知识与规律，丰富专家知识与中医理论，是中医标准化和客观化的重要手段。可使用的数据挖掘方法有关联规则、聚类、频数分析、文本挖掘、决策树、神经网络、因子分析、主成分分析、对应分析、复杂网络分析技术等。

3. 中药与方剂数据挖掘　其目标是找寻中药药效物质与中药药效的关系，探求中药药性与毒性、中药的归经与四性五味、中药配伍关系和中药方剂的"方 - 药 - 证"等方面的应用，提供一种现代化的工具和手段，减少盲目性，在挖掘与发现隐含知识与规律、提供新的评价方式、缩短研究周期等方面提供了新的思路和途径。可使用的数据挖掘方法有主成分分析法、支持向量机、偏最小二乘法、因子分析、粗糙集、神经网络、聚类分析、多维数据分析、模糊神经网络、随机森林和遗传算法等。

（二）中医药知识图谱技术

知识图谱（knowledge graph）是在大数据的时代背景下产生的一种新型的海量知识管理与服务模式。它是以语义网络（semantic network）为骨架构建起来的巨型、网络化的知识系统，能捕捉并呈现领域概念之间的语义关系，使 web 上琐碎、零散的知识相互连接，支持综合性知识检索以及问答、决策支持等智能应用。

知识图谱技术是指知识图谱建立和应用的技术，是融合认知计算，知识表示与推理，信息检索与抽取,自然语言处理与语义 web,数据挖掘与机器学习等方向的交叉研究。知识图谱技术在中医药领域具有广阔的应用前景,能帮助研究人员对中医药知识体系进行系统梳理,分析中医药知识之间的联系,并能集成中医药知识资源,优化知识检索,支持多种智能应用。

下面从中医药知识图谱构建和中医药知识图谱应用两个方面简单阐述中医药知识图谱技术。

1. 中医药知识图谱构建　中医药知识图谱主要是基于中国中医科学院中医药信息所研制的中医药学语言系统(TCMLS)这样的领域通用本体,以及中医临床知识图谱、中医养生知识图谱、中医健康知识图谱、中药知识图谱、中药制药知识图谱、中医方剂知识图谱及中医经方知识图谱等一系列子领域的知识图谱相互关联所构成的知识体系。中医药知识图谱能增强中医药知识资源的联通性,支持中医用户在概念层次上浏览领域知识资源,发现中医药概念或知识资源之间的潜在联系。

2. 中医药知识图谱应用　中医药知识图谱有助于实现中医药领域大量数据资源的关联和整合,协助用户探索复杂的中医药知识体系,捕捉和呈现领域概念之间错综复杂的关系,并将各种信息系统中分散的知识连接起来,能够有效地解决中医药领域的"知识孤岛"问题,进而支持知识检索、知识问答、知识分析、知识推荐及知识推理等多种应用,提高知识服务能力。

通过构建知识图谱,可以建立名老中医、中医专家、学术流派之间的关联关系,系统总结历代医家的学术思想、临证经验、代表性方药等信息,分析代表流派的学术发展源流,有助于中医名家和代表性流派的学术思想的传承和古籍文献整理;中医临床决策系统可根据中医药知识图谱中定义的关系,计算出辨证诊断结果,并主动推荐治疗方法(如中成药推荐)和用户可能感兴趣的知识(如养生方法推荐等)。

二、中医药信息分析与利用

随着计算机应用技术的发展和完善,数据挖掘、知识图谱和人工智能等技术在中医药的研究越来越多,研究的样本量也从以中小量为主,逐渐出现部分大样本研究,增强了中医药信息分析与利用的能力,为中医药临床辨证、组方配伍提供了有益的参考。下面通过江西中医药大学项目研究团队基于数据挖掘技术的中医药数据分析和基于知识图谱技术的中成药可视化平台的两个实践案例,来具体阐述中医药信息的分析与利用。

(一)基于数据挖掘技术的中药数据分析

药性是药物特征成分作用于机体共性靶标而产生的生物效应的高度概括。药性判别是中药研究体系的基础与核心,是掌握中药特性进而指导临床用药的基本方法。中药药性判别的方法有文献研究方法和实验研究方法,但由于中药成分的复杂性,上述方法成本较高。为了定量研究中药药性,将决策树、人工神经网络等方法引入药性判别中,但该方法不适用于自变量多、样本量少,且存在多重共线性的中药数据。偏最小二乘法(partial least squares,PLS)是集主成分分析、典型相关分析和多元线性回归于一体的多元线性统计分析方法,适用于具有自变量多、样本量少,且存在多重共线性特点的数据,但其外部提取主成分和内部回归都是采用线性的方法,无法满足生物效应指标与中药药性之间的非线性关系;偏最小二乘判别分析(partial least squares discrimination analysis,PLS-DA)是一种线性分类方法,不能充分表达数据之间的非线性关系,难以适应非线性数据的分类识别。针对该问题,结合 softmax 回归能够表达非线性特征,提出融合 softmax 回归的偏最小二乘判别分析算法(partial least squares discriminant analysis method fused with softmax regression,PLS-S-DA)。

softmax 回归是一种多分类方法,对非线性结构的类别型数据有较强的分类能力。融合 softmax 回归的偏最小二乘判别分析算法,不仅保留了 PLS 克服多重共线性问题的能力,且适合在样本量小于变量个数的情况下建模,还弥补了 PLS 不能适用于非线性类别型数据的不足,建立了一种基于生物效应指标的中药药性判别模型。

为了验证 PLS-S-DA 对非线性数据的有效性,运用了江西中医药大学现代中药制剂教育部重点实验室提供的大鼠血样数据集和四组加州大学欧文分校（University of California Irvine，UCI）数据集进行实验，以准确率、运行时间、查准率、查全率和 F1-score（F1 值，精确率和召回率的调和平均数）为评价指标，并与 PLS-DA 等五种分类算法对比。结果表明，对于具有非线性特征的数据，项目研究所提出的 PLS-S-DA 算法分类效果显著，整体上好于 PLS-DA、核偏最小二乘判别分析（kernel partial least squares discriminant analysis，KPLS-DA）、softmax、支持向量机（support vector machines，SVM）和随机森林（random forest，RF）算法，并且在大鼠血样数据集上，PLS-S-DA 算法能够有效地识别出寒药和热药，并且效率较高。

（二）基于知识图谱技术的中成药可视化平台

中成药数据具有大量半结构化或非结构化数据，存在数量庞大、关系复杂等特点，与大数据特征极为相似。为了能更好地对中成药数据进行有效存储、管理、分析与利用，项目采用知识图谱存储结构结合可视化技术组织中成药临床技术、商业流通、标准规范等信息，构建了中成药知识图谱数据库体系，搭建中成药知识图谱可视化平台。

平台主要分为知识图谱可视化展示、中成药属性表单、药品生产企业展示、药品广告流通信息展示、药品产地展示、药品经济展示以及用户搜索七大模块。用户在搜索框中输入相应的中成药名称，点击搜索后，平台将自动加载出相应的信息。此外，平台设计了用户交互功能，用户通过点击不同生产厂商，可以在药品广告流通信息展示模块中看到该厂家近年该药品的流通情况；用户通过鼠标点击，可以实现中成药知识图谱相关结点的隐藏、更新知识图谱等功能。

平台选取中成药的商品名作为实体结点，基本属性、经济型、安全性作为一级属性结点，其中：主要规格、用途、用法/用量、组成、产品分类、厂家数量、性状作为从属基本属性下的二级属性结点；文献研究、药品禁忌、不良反应作为从属于安全性下的二级属性结点；基药目录、医保目录、标准来源作为从属于经济型的二级属性结点；从数据库中提取出的中成药相关数据作为对应属性下的三层实例结点，建立起中成药知识图谱数据库。运用 Neo4j 图形数据库存储中成药相关数据，将单个中成药的相关属性区分为基本属性、安全性、经济型三大类，分别以不同的颜色区分展示，不同中成药实体根据其相同属性连接起来，形成中成药知识图谱体系，不同中成药之间关系的知识图谱如图 11-6/ 文末彩图 11-6 所示。

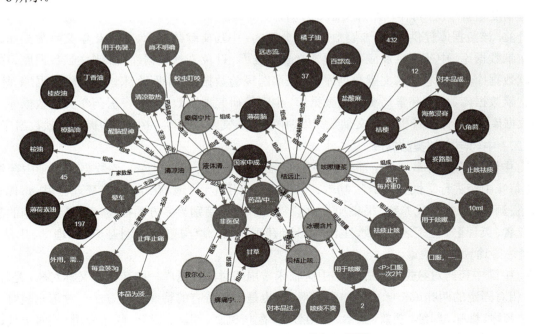

图 11-6　不同中成药之间关系的知识图谱

平台使用 Python 语言 web 开发模块 flask 框架，采用可视化技术，融合大屏可视化背景元素，以知识图谱、表格、柱状图、折线图、散点图、词云、饼状图等形式呈现中成药相关数据。

基于知识图谱的中成药可视化平台的交互功能，可以帮助用户通过该平台查找相关中成药信息，辅助快速筛选、分析治疗疾病的有效中成药，有利于中成药相关知识的普及。

基于知识图谱技术的中成药可视化平台能够更好地帮助实现中成药知识整合，提高数据关联性，挖掘数据的潜在价值。

三、中医药信息资源利用

随着中医药在国内外日益受到重视，中医药以及传统医药的信息资源建设也得到快速发展。目前，国内已建成多个专门的中医药数据库系统，这些系统收纳了详尽的古今中医药文献数据；国外也建立了许多中医药或传统医药的网络资源，可用于检索中医药以及传统医药的信息。

目前，国内已建成许多独特的中医药信息资源，其中以中国中医科学院中医药信息研究所开发的中国中医药数据库检索系统最具代表性。中国中医科学院中医药信息研究所自 1984 年开始进行中医药学大型数据库的建设，目前建设的数据库总数 48 个，包含数据总量 120 余万条，包括中医药期刊文献数据库、疾病诊疗数据库、各类中药数据库、方剂数据库、民族医药数据库等相关数据库。多类型的中医药数据库，以其充实的数据成为中医药学科雄厚的信息基础。所有数据库都可以通过中医药数据库检索系统提供中文（简体、繁体）版联网使用，部分数据提供英文版；所有数据库还可以获取光盘版。中医药数据库检索系统可以实现单库与多库选择查询，单表数据库检索可选择最专指的一个数据库进行相应字段的检索，多库可以进行跨库、多类检索。

下面分别以中国中医药现代期刊文献数据库、中药与方剂类数据库、中医临床诊疗类数据库、中医古籍与民国期刊文献数据库和中医术语标准类数据库来进行分类介绍。

（一）中国中医药现代期刊文献数据库

中国中医药现代期刊文献数据库由中国中医科学院中医药信息研究所自 1984 年开始建设。数据库涵盖了中国国内出版的生物医学及其他相关期刊千余种，包含中医药学、针灸、气功、按摩、保健等方面的内容，收录了 1949 年以来的中医药文献题录 100 余万篇，其中 50%～70% 附有文摘。该数据库每季度更新一次，每年约增加文献 6 万篇。

目前，该数据库提供 18 个专题数据库，分别为：中药文献数据库、中药化学文献数据库、中药药理学文献数据库、中药不良反应和毒理学文献数据库、针灸文献数据库、肿瘤文献数据库、中医性疾病文献数据库、中医老年病文献数据库、中医名医经验数据库、中医临床诊疗文献数据库、中医临床试验文献数据库、中医药学历史文献数据库、中医药研究课题数据库、中医药学文摘数据库、艾滋病中药数据库、中医诊治骨折外伤文献数据库、中医疫病文献数据库、中医诊治褥疮文献数据库。

（二）中药与方剂类数据库

1. **中国中药数据库** 是全面介绍中药信息的参考工具型数据库。该数据库收录中药约 8 173 种，对每味中药进行了性味、归经、功效、主治、用法 / 用量、产地、化学成分、药理作用、毒理学、药材基原、资源分布、栽培或养殖、采集加工、炮制方法、药材鉴别等多方面描述。可通过中药的品名、汉语拼音名、英译名、拉丁名、功效、主治、产地、药理作用、化学成分、药材基原、毒理学、用法 / 用量、服用禁忌等途径进行检索。

2. **中国中药药对数据库** 是介绍中医临床常用药对的数据库。中药药对又称对药，是临床上常用的、相对固定的两味或多味中药的配伍形式，也是中药特有的特殊配伍方法。对每一药对，分别介绍药对名称、性味、归经、功效、主治、作用分类、配伍机制、用法 / 用量、临床应用、药对出处、各家论述、注意事项。检索时可从药对名称、性味、归经、功效、主治、作用分类、药对出处等字段进行查询。

3．**中药化学成分数据库** 是全面介绍中药化学成分的工具型数据库,共收录相关的中药化学成分 27 593 种,对每一种化学成分的品名、化学名、理化性质、化学结构、临床应用等方面进行了研究。检索时可从品名、化学名称、英文名称、异名、理化性质、化学成分分类、用途分类、分子量、来源等字段进行查询。

4．**中国藏药数据库** 是全面介绍藏药材的参考工具型数据库,共收录包括植物、动物、矿物药材在内的 1 200 余种藏药。对每一藏药的介绍涉及其各种命名、基原、形态、资源、性味、用法、考证、临床应用、药理学研究等多个方面。可通过药名、品名(藏名)、汉语拼音、拉丁名、英文译名、药用部位、炮制方法、中药剂型、药物配伍、药性、归经、功效、主治等途径进行查询。

5．**蒙药数据库** 是全面介绍蒙药的参考工具型数据库,共收录蒙药 421 种。可通过汉语拼音、蒙药名、别名、性味、功效、主治、用法/用量等途径进行查询。

6．**维吾尔药(简称"维药")数据库** 是全面介绍维药的参考工具型数据库,共收录维药 423 种。可通过药名、汉语拼音、维药名、别名、性味、功效、主治、用法/用量等途径进行查询。

7．**苗药数据库** 是全面介绍苗药的参考工具型数据库,共收录苗药 391 种。可通过药名、汉语拼音、苗药名、别名、性味、功效、主治、用法/用量等途径进行查询。

8．**傣药数据库** 是全面介绍民族医药傣药的工具型数据库,共收录傣药 400 种。可通过药名、汉语拼音、傣药名、别名、功效、主治、用法/用量等途径查询。

9．**瑶药数据库** 是全面介绍瑶药的参考工具型数据库,共收录瑶药 967 种。可通过名称(瑶语译名)、瑶文、别名、性味、功效、化学成分等途径进行查询。

10．**中国方剂数据库** 全面介绍方剂信息,并提供有关方剂药味组成统计信息。数据库共收录来自 710 余种古籍及现代文献中的古今中药方剂 84 464 首,分别介绍每一方剂的不同名称、处方来源、药物组成、功效、主治、用药禁忌、药理作用、制备方法等方面的信息。用户可通过方名、别名、处方来源、药物组成、功效、主治、用药禁忌、药理作用等途径来查询所需的方剂。

11．**方剂现代应用数据库** 主要介绍古今方剂及其现代应用和现代研究,数据库共收录源自《中华人民共和国药典》及期刊文献中的中药方剂 9 651 种。对每一方剂,分别介绍方剂名称、别名、处方来源、剂型、药物组成、加减、功效、主治、制备方法、用法/用量、用药禁忌、不良反应、临床应用、药理作用、毒性试验、化学成分、理化性质、生产厂家、各家论述等内容。可通过方名、别名、剂型、药物组成、功效、主治、化学成分、生产厂家、临床应用等途径进行查询。

12．**临证用药配伍指南数据库** 是全面介绍临床用药配伍的参考工具型数据库,共有记录 525 条,全部为中药单味药配伍方法。可通过名称、名称出处、异名、处方用名、性味、归经、功能、主治等途径进行查询。

13．**中药成方制剂标准数据库** 提供了中药制剂的国家标准,其中共收录 1989 年至 1998 年中华人民共和国卫生部发布的 4 052 种中药成方制剂的药品标准。对每一中药成方,分别介绍其方名、别名、拼音、英文名、标准号、药物组成、处方来源、剂型、性状、功效、主治、用法/用量、用药禁忌、制备方法、检查、鉴别、含量测定、浸出物、规格、贮藏、备注。可通过方名、别名、拼音、英文名、标准号、药物组成、处方来源、剂型、功效、主治等字段进行查询。

14．**中药非处方药数据库** 共收录 1999 年中国实施处方药与非处方药分类管理以来政府发布的 2 852 种中药非处方药的翔实信息,包含药物的名称、化学成分、药理作用、药代动力学、临床应用、可能出现的不良反应等内容。可通过方名、别名、用药分类、药物组成、功效、主治、剂型、OTC 分类等多途径进行查询。

15．**药物不良反应数据库** 是全面介绍中药、西药在治疗应用过程中出现的不良反应信息的参考工具型数据库,共有记录 1 362 条。可通过名称、英文名、别名、中/西药分类等途径进行查询。

16.有毒中药合理应用数据库 是全面介绍相关有毒中药如何合理使用的参考工具型数据库，共有记录102条。可通过药物名称、基原、化学成分、炮制方法等途径进行查询。

17.有毒中药古籍文献数据库 主要收录与有毒中药相关的古籍文献约1755条，共收录了中药名称、异名、释名、产地、生境、性味、归经、药物形态、品种考证、养殖栽培、采收、加工、鉴别、贮藏、炮制、质量鉴定、主治、功用、用法、用量、毒副作用、临证应用、配伍应用、配伍禁忌、妊娠禁忌、食忌、使用注意、附方、医案、药用机制、全文、语义等项目。可通过中药名称、异名、产地、性味、归经、主治、功用等途径进行查询。

（三）中医临床诊疗类数据库

1.疾病诊疗数据库 原名为临床医学数据库，是全面介绍疾病的中西医诊断治疗信息的数据库，共收录疾病3776种。疾病诊疗数据库以多种中西医学权威著作制作而成，从中医、西医两种角度详述疾病的临床诊疗和基础研究，内容包含疾病的中英文名称、定义、中西医病因、病机、诊断、鉴别诊断和治疗等。可通过疾病的中英文病名、汉语拼音、别名、西医疾病分类代码、中医疾病分类代码、西医病因、中医病因、中医诊断标准、西医诊断标准、症状、体征、并发症、中医治疗、西医治疗等途径进行检索。

2.中医临床试验文献数据库 广泛采集国内临床研究与治疗的科学与医疗实践项目，收录1988年以来有关中医药临床试验的相关文献30万篇，相关数据数百万条。本数据库利用结构化优势，可以实现单因素与多因素数据统计与归类，同时实现关联统计与分类检索。

（四）中国古籍与民国期刊文献数据库

1.民国期刊文献数据库 内容是清末至1949年以前的有关中医药学的期刊文献信息，收录了中国中医科学院中医药信息研究所收藏的1949年以前有关中医药的民国期刊87种，采集数据近7万条。该数据库可通过期刊名称、文题、作者、出版年限、馆藏地等进行检索。

2.海外古籍书目数据库 主要收录从战国至清代的海外中医古籍的相关内容，共2万余条。通过联目号、类号、著作年、藏书号、正书名、馆代号、国别朝代、著者姓名、著作方式进行查询。

3."国医典藏"数据库 收集历代典籍500种、2500册，按照《中国中医古籍总目》分类法，分为医经、基础理论、伤寒金匮、诊法、针灸推拿、本草、方书、临证各科、养生、医案医话、医史、综合12类，涉及65个二级类目。该数据库通过中医古籍后控词表搭建了古籍的知识桥梁，实现了数据库内古籍的语义检索。

（五）中医术语标准类数据库

1.中医药学语言系统 是由中国中医科学院中医药信息研究所设计开发的繁杂庞大的中医术语系统，其基本设计思路是借鉴一体化医学语言系统（Unified Medical Language System，UMLS）的原理与构架，将中医药学概念中隐含的各种语义关系全部提取出来，形成关系表，并以此为中心，建立学科术语概念与概念、概念与名词、概念与定义、名词与名词之间的内在联系，形成一个网状的信息表示结构。目前该系统建立了中医药学语言系统学科分类16类、语义类型126种、语义关系58种，收集中医药学科概念12万个、术语31万个，支持术语集成与规范化、信息检索与查询、数据挖掘与知识发现。

2.中医临床诊疗术语国家标准数据库 收录中医临床诊疗术语名称、同义词、注释等信息。根据《中医临床诊疗术语国家标准 疾病部分》《中医临床诊疗术语国家标准 证候部分》和《中医临床诊疗术语国家标准 治法部分》信息编制而成。提供了：有关疾病中医诊疗标准术语，共有记录978条；有关证候中医诊疗标准术语，共有记录812条；有关治法中医诊疗标准术语，共有记录1005条。

该数据库主要信息包括证候名称、疾病名称、分类代码，可通过名称、同义词进行查询。

第五节　信息技术在中医药领域的应用

一、信息技术在中医药领域的研究进展

信息技术（information technology，IT）是指在信息科学的基本原理和方法的指导下扩展人类信息功能的技术。信息技术是以电子计算机和现代通信为主要手段实现信息的获取、加工、传递和利用等功能的技术总和。以开发和利用信息资源为目的的信息技术广泛应用于社会生活的各个领域，成为信息化社会的主要推动力。

信息技术在医学研究和医疗卫生服务领域的应用，从交叉学科——医学信息学的产生和发展到先进的数字诊疗技术的应用，乃至数字化医院的建设，推动着医学研究和医疗卫生信息化的进程。中医药应用信息技术起步比较晚，但是近年来，通过中医药信息研究人员的努力，信息技术在中医药领域的应用速度稳步提高，尤其是当前国家出台《中医药发展战略规划纲要（2016—2030 年）》《关于促进中医药传承创新发展的意见》等文件，鼓励采用现代信息技术推进中医药的传承、创新与发展，将进一步推动中医药的现代化发展。

从以下几个方面来简单阐述信息技术在中医药领域的发展现状。

1. 数据库及数据挖掘技术的应用　中医药学是我国宝贵的精神财富，据不完全统计，仅遗留至今的中药典籍种类多达 13 000 种，版本有 31 000 个，全国各地关于中医药学的藏书约有 40 万册。信息技术在我国尚未普及之前，中药的传承都是依靠口传、手抄等形式，因为人的精力有限，难免在传承过程中会出现错记、漏记的情况。数据库技术投入使用后使得中医药学的整理、分析、存储、检索等工作都可以通过计算机完成，极大地提高了数据的真实性和完整性。通过数据挖掘更是能够准确提取出相关数据，并且能够通过数据分析发现各种药物和药材之间潜在的联系和规律。目前数据挖掘已被广泛应用于中医药研究领域，尤其在用药规律研究和名老中医经验传承方面发挥着重要作用。

2. 虚拟现实技术的应用　虚拟现实（virtual reality，VR）是一种可以创建和体验虚拟世界的计算机仿真系统，其最突出的特点是能够让用户体验到沉浸式的快感，属于一种比较高级的人机交互技术。虚拟现实技术与信息技术相结合，使医疗跨越了时间和空间的限制，医生可以根据计算机系统传递的影像进行手术操作，控制患者所在地医疗设备的运作。虚拟现实技术在中医药学中的运用，效果最明显的莫过于针灸推拿。但针灸推拿需要长时间的积累，首先医生要对人体的所有穴位准确了解，其次要保证扎针的力度、手法、方向等，学习时间十分漫长，并且学习条件相对落后，只能在静物或模型上进行扎针练习。而在虚拟现实技术的支持下，研发出了有知觉、可以动的"数字化虚拟人"，这种虚拟人具有和真人一样的触感和知觉，能够帮助学习者迅速找到穴位，并练习扎针力度、扎针方向等，通过虚拟化的场景，营造出一个风险低且效率高的学习环境。

3. 人工智能技术的应用　人工智能（artificial intelligence，AI）是研究、开发用于模拟、延伸和扩展人的智能的理论、方法、技术及应用系统的一门新的技术科学，其技术的核心研究方向就是要赋予机器人思维能力。中国传统的医药学基本上依靠人脑去进行判断和诊断，比如"辨证论治"中的"证"就具有较强的主观性，因此中医的诊断效果和医生的工作经验、工作水平有较大的关系。人工智能技术的应用进一步加快了人们对"证"的研究，比如人工神经网络就可以代替部分"辨证"过程，以部分中医症状为基础进行人工构建神经网络，可以根据已有的中医知识进行分析，最终得出合理、准确的诊断结果。人工智能技术应用于中医药学领域后，智能计算机以其强大的计算能力、分析能力按

照人脑的思维模式和行为习惯,将分散、模糊的中医药学数据进行收集整理,并模拟出可能发生的疾病及并发症,实现临床智能辅助决策服务,推动中医药学的可持续发展。

4.互联网技术的应用 互联网技术的普遍应用是进入信息社会的标志,其主要功能是实现了数据信息的共享和交流。中医药学利用互联网技术:可以建立虚拟化的中医药学网络,如中医药学研究机构、中医药学教育机构等,全面展开与中医药学有关的教育培训、电子商务、医疗诊断等相关活动,通过成熟的网络体系推动中医药学发展的多元化、世界化以及现代化发展;可以实现中医药知识在线服务,如通过图文资讯、音/视频、论坛交流等形式来实现中医师专业知识提升,基于对中医资料的数字化处理、存储、拆分、解析,提取有效数据建立联系,从而可通过查询等方式实现知识的快速学习。

5.传感技术的应用 传感技术就是传感器的技术,是关于从自然信源获取信息,并对之进行处理(变换)和识别的一门多学科交叉的现代科学与工程技术。中医药学利用传感技术,在中医理论体系的指导下,应用大数据、人工智能、云计算等新兴信息技术来实现中医健康状态信息的客观化采集和智能化分析。近年来,随着信息技术的快速发展,中医健康状态信息的客观化采集技术以及仪器设备的研发取得丰富成果,脉诊仪、舌诊仪、色诊仪、经络仪、红外热成像仪等诊断设备相继推出。

二、信息技术在中医药领域的典型应用

(一)基于神经网络的中药方剂功效预测系统

方剂功效来源于方中药物的功效,使用的术语含义与中药功效十分相似,但又有别于单味药物的功效。四性、五味、归经作为中药药性的主要内容能够从不同的角度阐释中药的功效。因此,为了全面地研究方剂功效,必须将各个方面综合考虑。方剂的功效并不是方中诸味中药药效的简单相加,而是与诸药的剂量、配伍、剂型及煎服方法均有一定的关系。由于中药药性与方剂功效存在非线性关系,对中药方剂功效的预测往往比较困难,这也是中医药领域研究的热点和难点。江西中医药大学针对中药方剂功效预测开展了探索与研究,引入了能有效处理非线性关系的人工神经网络技术,利用神经网络具有良好非线性拟合能力的特点,建立了基于神经网络的中药方剂功效预测模型,并设计了中药方剂功效智能预测系统;为了能更好地降低中药数据处理的复杂度,引入了"量子化"概念,为系统的设计研究提供了可靠的数据支撑。

1.中药方剂功效预测模型的构建 由于中药方剂信息的文字表达繁缛复杂,而且存在一词多义和一义多词现象,为了让计算机更好地处理中药方剂的信息:首先以清热类中药方剂为样本,引入了"量子化"概念,对清热类中药方剂信息进行了"量子化"处理;其次通过对中药方剂数据的"量子化"处理,把方剂的基本特征属性和功效分别作为神经网络的输入和输出,利用神经网络建立数学模型,开发系统预测中药方剂的功效。

2.中药方剂功效预测系统的方法设计 在中药方剂领域,大多数仅仅研究了中药方剂功效的量效关系,却没有从功效预测的角度出发,研发中药方剂功效预测系统,为中药方剂功效的预测提供科学、有效的方法。该预测系统利用神经网络的优势,建立神经网络模型分析清热类方剂的性味数据,预测方剂的功效。

3.中药方剂功效预测系统的功能设计 中药方剂功效预测系统功能设计如图11-7所示,主要有数据输入、参数设置、预测结果三个模块,需完成的主要任务是:通过该系统输入数据和设置参数,导入中药方剂数据表,对中药方剂功效进行预测,并得出预测的准确率。各模块的具体功能为:①数据输入模块。在该模块,点击"导入"按钮,即可导入需要的方剂量化数据库,数据导入后会自动显示数据和其路径。②参数设置模块。它包含了网络结构参数和训练参数两部分,其中结构参数包括隐含

层神经元的个数,输入层和隐含层间的传递函数,输出层和隐含层间的传递函数及训练函数,训练参数包括训练的最大次数、显示时间间隔、训练目标误差和学习率。③预测结果模块。该模块包含了训练、测试和预测功能,导入数据后,点击"预测"按钮,该系统自动显示预测结果,并输出预测准确率,点击"退出"按钮,自动关闭系统。

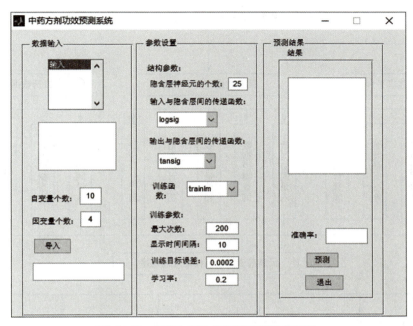

图 11-7 中药方剂功效预测系统功能设计

通过研究表明,基于神经网络设计的中药方剂功效预测系统是行之有效的。该系统利用神经网络的模糊性与拟合性,挖掘出中药方剂药性与功效的联系,处理中药基本属性特征与中药方剂功效间的非线性问题,并实现了中药方剂功效的快速预测。

随着现代信息技术的快速发展,相信在不久的将来,关于神经网络的方法、参数、训练样本、学习过程以及预测结果都会有更加完善的发展,并且在中药研究领域的运用也会更加广泛和深入。

(二)民族药资源数据库与信息共享平台

民族医药作为我国传统医药的重要组成部分,凝结少数民族人民的聪明智慧,是少数民族的传统文化和医药文化的结晶,是遗留给子孙后代的宝贵财富。据统计,我国民族药品种数量达 8 000 余种,其中藏药材 1 908 种,蒙药材 1 342 种,维药材 600 余种,傣药材 1 200 余种,彝药材 1 000 余种,苗药材 500 余种等。近年来,民族药发展得到国家的高度重视和社会的广泛关注,越来越多的民族药得到深入的研究。然而在发展过程中,因历史条件、发展不均衡、地域分布、文化差异、传统观念等因素的制约,民族药信息的采集、整理、存储及挖掘等信息化工作进展相对缓慢,民族药的利用率较低。因此促进民族药信息化程度的提高势在必行,通过研究民族药资源信息化的特点,设计其信息数据模型,构建民族药资源数据库与信息共享平台,通过分布式管理藏药、蒙药、维药资源信息,达到信息的分布式存储、整合、共享,为民族药信息的传播提供有效的途径。

针对民族药资源信息化建设方面,近年来,江西中医药大学开展了有益的探索与实践,建立了民族药资源数据信息模型,设计与开发了民族药资源数据库与信息共享平台,实现民族药资源多层次、多维度的信息存储,无缝的信息整合,模糊信息检索以及跨区域的信息共享。

民族药资源数据库与信息共享平台,采用基于多层的 B/S(浏览器 / 服务器)架构,平台用户通过

web 的形式访问信息系统，采用面向服务的体系结构（service oriented architecture，SOA），实现跨平台的信息共享。

民族药资源数据库与信息共享平台主要分为藏药、蒙药、维药数据库三大共享平台，分别提供数据协同录入、查询、批处理、统计分析等模块。民族药资源数据库系统设计如图 11-8 所示。

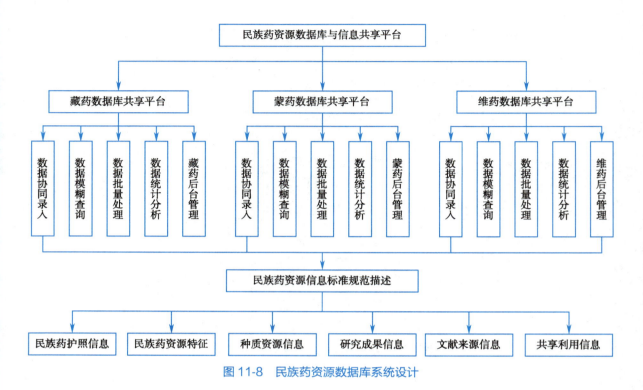

图 11-8　民族药资源数据库系统设计

在构建民族药资源数据库基础上，平台提供了网络访问的信息系统，用户可以通过登录系统，共享民族药资源数据库信息。

综上，该平台鉴于民族药资源的来源多样性、数据异构性等特征，建立了多层次、多维度的民族药资源数据模型，以此为基础，构建了民族药资源数据库；采用了数据持久层、业务逻辑层及表现层的三层体系结构，实现了民族药资源信息系统；整合了 web service 服务技术，为第三方软件提供了访问接口，实现了更为广泛的信息共享。

（叶　青　刘青萍）

本章小结

本章主要通过中医药信息学的内涵和外延、研究对象与内容、中医药信息标准与分类、中医药信息采集与处理、中医药信息分析与利用等方面介绍了中医药信息学。通过分析中医药信息的特征，以中医药领域中舌诊客观化的实例来具体阐述中医药信息的采集与处理方法，并以基于数据挖掘技术的中医药数据分析和基于知识图谱技术的中成药可视化平台的两个实践案例，来具体阐述中医药信息的分析与利用；最后简略介绍了互联网、虚拟现实和人工智能等现代信息技术在中医药领域的应用及其发展方向，阐明了现代信息技术将不断地推进中医药的传承、创新与发展，进一步推动中医药现代化发展。

思 考 题

1. 何谓中医药信息学？
2. 中医药信息学的研究对象与内容是什么？
3. 中医药信息标准分类有哪些？
4. 中医药信息的主要特征有哪些？
5. 中医药信息分析方法有哪些？

第三篇

前沿发展篇

第十二章

远程医学与"互联网＋健康医疗"

远程通信技术的出现和发展推动了医疗行业跨区域提供远程医学服务的实现。当前互联网、移动互联网和物联网等信息通信技术快速发展，其创新成果与健康医疗领域深度融合，进一步形成了"互联网＋健康医疗"这一新型服务业态。"互联网＋健康医疗"能够优化医疗资源配置，创新服务模式，拓展医疗服务供给，推动优质医疗资源下沉，提高服务效率和质量，提升健康医疗现代化管理水平。

"互联网＋健康医疗"除兼具传统健康医疗服务与互联网的主要特性外，还具备融合与创新两个显著特性。融合性体现在信息与通信技术的结合、健康产业资源的集成、健康医疗服务的整合、医疗机构的联合等。创新性体现在利用互联网思维，在大数据应用的基础上，对传统健康医疗行业进行变革，打破原有制约创新的环节，不断推进技术革新，提高临床研究效果和效益，激发创新成果的转化和应用。

本章具体介绍了远程医学与移动医疗、临床诊疗、健康医疗保险、健康管理与养老、分级诊疗等当前互联网与健康医疗行业交织较为紧密的部分应用场景和服务业务。

第一节　远程医学与移动医疗

一、远程医学

（一）远程医学的概念

远程医学（telemedicine）由"tele"和"medicine"两部分组成，其中 tele 意指远距离，medicine 则包含医学、医疗等含义。

1992 年勃兰斯敦提出"远程医学是利用远程通信技术，以双向传送数据、语音、图像的方式开展远程医疗活动"。1995 年格雷格斯比指出"远程医疗是利用远程通信技术和信息技术向一定距离以外的患者提供医疗服务"。20 世纪 90 年代中期，美国远程医学学会和美国国防部卫生事务处将其定义为："以计算机技术、卫星通信技术、遥感遥测和遥控技术、全息摄影技术、电子技术等高新技术为依托，充分发挥大医院或专科医疗中心的医疗技术和设备优势，对医疗条件较差的边远地区、海岛或舰船上的伤病员进行远距离诊断、治疗或医疗咨询。"世界卫生组织（WHO）对远程医学的定义是"在远距离前提下，医学服务人员利用信息通信技术传递医学服务和诊断、预防、治疗、研究、评估、继续教育等信息，以提高个体及社区健康水平"。可见，远程医学必须通过计算机和通信技术打破医学和医疗活动在时间与空间上的限制，一般以远程健康信息系统为主要平台。WHO 在 1997 年召开的 21 世纪远程医疗与全球卫生发展战略会议上，将远程健康信息系统定义为"通过医疗信息和通信技术从事远距离健康活动和服务的系统",同时指出建立该平台的目的是"促进全球人类健康、疾病控制、病人保健、医学教育、卫生管理以及相关的研究"。

如果从 medicine 本身的内涵出发,我们可以将远程医学从狭义和广义两个角度进行定义。狭义远程医学主要指远程医疗,即利用信息与通信技术跨越时空限制,通过临床医学信息、数据的传输和处理进行的医疗活动,如临床咨询、远程影像、远程诊断、远程检查、远程手术、远程护理等。广义远程医学包括使用计算机技术和远程通信技术提供的所有医学信息和医学服务,如狭义远程医疗服务以外的远程教育、远程医学信息服务等。

(二)远程医学的支撑条件

远程医学的支撑环境主要包括软硬件系统环境、医学信息数字化环境、通信网络环境、协同工作环境和远程医学信息标准等 5 个方面。

1. 软硬件系统支撑环境 请求和提供服务双方有相同的或相互兼容的远程医疗软件、硬件系统,如符合国际电信联盟(ITU)和国际标准化组织(ISO)等机构所制定的一系列标准的视频会议系统、数据存储系统(如数据仓库、数据存储中心等),符合 DICOM 及采用统一数据格式的图像扫描、传送、浏览的 PACS 系统和远程医学管理系统等。

2. 医学信息数字化环境 由于远程医学的特点是异地传输医学数据,开展远程医学的前提是医学信息的数字化,包括学术信息、临床信息、实验室检测信息(如血、尿、体液的各种生化含量指标等)、生物学信号数据(如心电图、肌电图、血压、血氧等生理和电生理参数等)、医学成像数据(如 B 超、CT、磁共振等)的数字化。

医学信息数字化需要数字化的医疗环境。建立区域卫生信息交换中心,将跨部门、跨地区的各种卫生保健信息系统(如医疗机构的 HIS、PACS、LIS,疾控中心的疾病监测系统等)加以集成或实现互操作,实现跨地域的患者信息(如病史、X 线、CT、MRI 等)协同共用,并在此基础上,以患者记录作为中心元素,借助内容和结构,采用分布式分层存储策略处理和获得区域或医院的所需信息,开展医疗或科研工作。

3. 通信网络环境 是远程医疗系统的基础设施,它由广域网、城域网、局域网等网络构成,根据需要提供高速、宽带、实时的多媒体信息传输。

开展远程医学业务必须要有能满足远程医疗服务要求的通信方式和可靠的通信线路,如电话通信、综合业务数字网通信、数字数据网络通信、微波通信等,不同通信方式和线路提供不同的数据传输速率,不同的传输速率会影响远程医疗业务的效果。

4. 协同工作环境 无论是医学活动(包括临床、教学、科研)本身,还是对医疗活动的管理都需要协同工作。远程医学中的协同工作是以多种数字传输方式,通过计算机网络、多媒体技术和远程医疗软件系统,建立不同医疗单位之间、医生和患者之间的联系,完成远程咨询、诊疗、教学、学术研究等活动的信息交流任务,形成医学专家之间、医生与患者之间、IT 管理人员与医生之间的一种全新的协同配合的工作模式。在远程医学活动中,要使地理位置分布不同的成员高效地相互配合,进行疾病诊疗、信息交流,最终完成医学任务,参与者与系统之间的协同是成功的关键。协同工作环境包括人员的协同和信息系统的协同。

5. 远程医学信息标准 在远程医学服务过程中必然会发生信息交换,而信息交换时必须考虑标准的问题。制定和修订信息标准的关键工作是编码,由于医学学科群本身就非常庞大,且新生交叉学科不断出现,统一编码成为了制定与修订医学信息标准的长期性、系统化和基础性工程。目前常见的医学信息标准包括 ICD、HL7、UMLS、DICOM、SNOMED 等。

(三)远程医学的主要应用

远程医学是使用计算机技术和远程通信技术提供的医学信息和医学服务,这些服务依托于一系列具体的应用。从广义远程医学概念出发,这些应用主要包括远程医疗服务和远程医学信息服务。

1. **远程医疗服务**　包括远程诊断会诊、远程治疗、远程监护等,在医学不同子学科中皆有广泛的应用,其中那些以视觉判断为主要信息来源的学科更适合于利用远程医疗技术,如远程放射学、远程病理学、远程皮肤病学等。据 WHO 2010 年的调查报告《远程医疗在各成员国的发展与机遇》显示,远程放射学的全球国家总体普及率(包括实施项目、实验项目、非政府项目)达到了 62%,远程病理学和远程皮肤病学分别达到了 41% 和 38%。

远程放射学(teleradiology)是借助网络传输的方式实现在异地进行医学影像信息的阅读、分析、会诊和继续医学教育的学科。在 20 世纪 50 年代就有远程放射学的实验通过同轴光缆传输的方式得以实现。

远程病理学(telepathology)是借助计算机技术和影像远程通信技术,实时传输数字化静态病理图像或动态病理图像,从远距离对病理图像进行观察、分析和诊断的一门学科,是远程医学的主要分支。其目标是:为没有病理学医师或因冰冻切片临时需要具有病理学医师的医院提供诊断服务;为非病理学专业请求会诊专家提供直接服务;为病理学专业请求会诊专家提供第二诊断意见;为出席远程病理学讨论提供服务;改善病理学实习医师的教育机会,或改善病理学医师的实践机会等。

远程皮肤病学(teledermatology)是在皮肤病具有较为显著的视觉直观性特征基础上发展起来的。其通过图像或视频的方式对外部视觉特征信息进行高效地采集、传输和分析,并提供咨询、诊断、治疗和教育服务。早在 20 世纪 60 年代就出现了远程皮肤病学工作的记录;20 世纪 90 年代美国较早地实现了将远程技术应用于缺乏皮肤病学专家的边远地区的远程皮肤病学服务。目前该学科中,便于用影像方式存取数据的远程皮肤镜学和远程皮肤病理学两个子领域发展迅速。

除了上述学科外,在国家大力发展中医药事业的战略背景下,通过物联网和计算机人工智能算法相结合的远程中医诊断,通过远程教育系统进行中医药人才培养,以及通过远程系统进行中医药诊疗活动也已经开始得到广泛重视。无论对理论研究还是具体实践而言,远程中医诊断近年来有快速的发展,如脉象客观性研究、算法设计、中医诊疗系统开发乃至具体发明专利等成果不断涌现。

家庭远程保健(telehealthcare)是运用家庭护理技术、远程测量技术和远程监护技术对居家患者的重要体征参数进行监测,并在发生意外时实施紧急救助。家庭远程医疗保健研究的服务对象兼顾健康人群和有特殊卫生保健需求的人群,如术后居家康复的患者、残疾人、老年人、慢性病人群等。对于心脏病、心脑血管疾病、糖尿病等常见慢性病患者而言,远程监护系统和物联网技术可以帮助其实时监控生理指标和健康状况,定时提醒服用药物或接受诊疗,突发状况报警求助等,能够有效提升患者的健康水平和生活质量。

远程手术(telesurgery)是通过互联网技术、虚拟现实技术(VR)与机器人技术的有机结合而实现对异地患者实施手术的远程医疗服务。在远程手术时,医生根据患者所在手术现场传来的实时动态视频图像,在本地通过计算机系统进行虚拟手术操作,这些操作指令控制机器人手臂进行实际手术操作。远程手术不仅能够实现跨越空间的手术操作,而且得益于机器人动作的精密性,还能够提升手术的精度。第一例远程手术实施于 2001 年,在纽约的一位医生历时 45min,对身处法国的患者进行了手术。为体现这个过程跨越了大西洋,该手术以 1927 年跨越大西洋飞行第一人查尔斯·林白命名,称为"林白手术"。

2. **远程医学信息服务**　包括远程教育学术活动、远程健康咨询、信息资源共享等。

远程教育学术活动指按计划远距离开展的教学活动和学术活动,或因特殊状况,在参与人员无法集中的情况下,通过网络远程实现的教育活动和学术活动。远程教育学术活动的实现方式主要有两种:一是通过网络实时视频交流平台进行组织,参与人员如同到达现场一样进行"面对面"实时交流,其具体工具包括网络视频会议等;另一种是通过网络平台存储相关内容以供有需要的人员随时查看,具体应用包括慕课、学术会议网站等。

远程健康咨询是以与卫生健康有关的信息为主要交互内容,利用信息与通信技术实现的远程咨询活动,包括远程问诊和远程咨询。其中远程问诊是利用如互联网医院或专业互联网医疗平台,经过正式流程与具备资质的医生进行的咨询活动;而远程咨询是更广泛地利用各类信息平台针对某一健康问题的一般性提问和回答过程,如在一般性社交媒体进行的发文与评论,在健康社区的发帖与回复或一般性问答型网站的提问与回答等。

医学信息资源如按学科类别可分为临床信息资源、公共卫生信息资源、生物信息资源、中医药信息资源等。如按加工层次可分为原始医学信息资源、标注审编后的信息资源等。如按内容可以包括医学成果文献、临床数据、统计信息、医药产品信息、循证医学证据、病案信息等不同方面。无论这些信息资源以什么方式存储于什么载体中,在法律和技术框架下,通过系统间合作和标准化数据交互都能够实现在不同主体之间的共享利用。

二、移动医疗

(一)移动医疗的概念

移动医疗是在远程医疗之后出现的新兴概念。HIMSS 将移动医疗定义为通过使用移动通信技术,例如 PDA(掌上电脑)、移动电话和卫星通信来提供医疗服务与信息的应用。

2011 年,WHO 在电子健康全球观察系列报告(Global Observatory for e-Health series)系列出版物中指出,移动医疗是使用移动手机、患者监测设备和个人数字设备等移动设备支持个人健康和公共医疗的活动。此外,WHO 在移动医疗研究报告指南中认为移动医疗是使用移动和无线技术来提供医疗服务和信息,其手段是利用信息与通信技术(ICT)快速采集和分析信息,其目的是提高卫生系统的效率,让使用者保持更好的健康状态。可见,移动医疗一般而言应包含这些基本要素:移动设备、通信技术、医疗传感设备等。与远程医学相比,移动医疗这一概念代表了数字化健康医疗系统从传统的桌面式 PC 端服务模式向无线网络、移动终端配置的演化。

从服务对象而言,移动医疗可分为两种类型:一种针对特定疾病群体,带有更强的医学属性;另一种针对普通消费者,更加具有健康属性。移动医疗的发展以大数据为基础,以优化服务为核心,以市场细分为关键,表现出灵活、移动、便携、个性化、共享性等显著特征。

(二)移动医疗的发展

移动互联网和物联网的发展推动了移动医疗的出现,国家"互联网＋健康医疗"战略的实施进一步加速了移动医疗在我国的发展。事实上,具备远程化、移动性等移动医疗主要特征的轮船医院、飞机医院、手术汽车、体检大巴等健康医疗服务雏形在较早时期即已出现。如果从这一时期开始回顾,移动医疗主要经历了萌芽期、成长期、发展期 3 个阶段。萌芽期是 20 世纪 60 年代到 20 世纪 80 年代,美国宇航局为了遥测和监护宇航员的生命体征情况,在远程医疗领域进行了探索,这意味着现代移动医疗真正意义上的出现。但是这个时期的信息技术不够发达,能够监测和传输的信息非常有限。成长期是 20 世纪 80 年代后期到 20 世纪 90 年代后期,随着信息与通信技术和电子技术领域的不断创新,医学图像的实时监测和远程传输等方面都取得显著进步,能够逐步支持更高要求的移动医疗服务业务,移动医疗的发展开始步入成长阶段。快速全面发展时期是 20 世纪 90 年代末至今,随着互联网技术的迅速发展和普及,移动医疗开始广泛应用于健康医疗领域,且不再局限于专业研究领域,而是更多地走进人们的日常生活,为公众带来更具人性化和便捷性的医疗服务。

(三)移动医疗的主要应用

移动医疗的应用涉及医疗服务和医疗信息服务的各个环节,从用户角度来看,可划分为以下三种类型。

一是为医护人员服务的移动医疗。主要应用为面向诊疗业务的移动医疗信息系统，包括移动医生工作站、电子病历集成浏览器、移动护理系统、移动检查系统和治疗系统等。移动医生工作站的移动查房功能帮助医生在查房时，通过 PDA 在病床边查看患者的电子病历和医学影像资料；移动护理系统帮助护士在分发或使用药品时核对医嘱。此外还有面向专业医护人员的知识普及型移动应用，如各类医护专业 App，大多是一种基于知识库管理的，能够向专业医护人员提供包括药物、疾病、手术等各类资源的移动临床决策支持系统。

二是为患者服务的移动医疗，包括可穿戴医疗设备、移动诊断设备、移动监护设备及提供医疗健康信息服务的移动终端 App 等。此类应用旨在为用户提供精准化医疗服务，并最终实现患者的个性化医疗。主要应用场景为慢性病管理服务，将可穿戴设备与相关 App 结合，能够起到实时监测、提前预防、辅助治疗和直接治疗疾病的作用；尤其对于老年人来说，实时监测身体指标、预防/治疗慢性病是需要关注的重要方向。同时，通过可穿戴设备可以收集大量数据，是医疗大数据来源之一，从大数据中可以挖掘大量信息，如不同疗法的疗效、不同年龄患某种疾病的概率、创新个性化医疗项目等。此外，家庭用药助手之类的，可为患者提供用药查询、用药安全警示、药品鉴定等功能的移动医疗 App 也属于面向患者的移动医疗。

三是为医患提供交互服务的移动医疗，包括线上医生问答软件、私人家庭医生类软件等，通过建立疾病数据库和整合医生资源，提供包括健康科普、在线择医、快速问诊等医患交互服务。

三、远程医学与移动医疗的机遇和挑战

（一）发展机遇

随着移动设备和移动网络的普及，远程医学与移动医疗已经创造了巨大的市场价值，并显现出更广阔的市场潜力，除了设备、软件、医疗和信息服务提供商外，还将为网络供应商、系统集成商、无线设备供应商、电信运营商带来巨大的收益，并对提供医疗、医保、体检、健身等服务的机构运作产生极大的影响。艾媒咨询"2011—2021 年中国移动医疗市场规模及预测数据"显示，中国移动医疗市场规模至 2020 年底已突破 500 亿元。

社会人口老龄化及慢性病治疗需求提升、医疗资源不平衡、健康需求增长等三个方面的背景是当前远程医学和移动医疗发展的重要机遇。

1. **社会人口老龄化及慢性病治疗需求提升**　我国第七次全国人口普查公报显示，至 2020 年 11 月 1 日，我国 60 岁及以上人口达到 2.64 亿，占人口总数的 18.7%。《大健康产业蓝皮书：中国大健康产业发展报告 2018》预测：到 2050 年中国 65 岁以上人口将达到人口总数的 28.1%，进入深度老龄化阶段。老龄人口慢性疾病的患病率是 15～45 岁人口的 3～7 倍，成为社会医疗资源投入对象的重要组成部分；此外对于慢性病的持续监测、治疗也是传统医疗服务面临的难题。远程医学与移动医疗技术和服务不仅能够满足持续监测等老年人健康服务与管理需求，在成本控制方面也显示出巨大的优势，如对美国糖尿病患者的一项研究表明，远程监控可以使医疗费用降低 40% 以上。

2. **缓解医疗资源不平衡的问题**　当前全国经济发展仍不均衡，由此导致医疗资源的分布亦不平衡，部分地处偏远、人口居住不集中、资源匮乏的欠发达地区，无法形成完备的医疗卫生服务格局。医疗资源分布不平衡问题的解决是国家新医改政策的重要目标。在此背景下，远程医学与移动医疗由于具备跨越时空特性，可通过高覆盖率和低成本的解决方案来满足全国的医疗保健需求，提升欠发达地区的人口健康水平。

3. **人们日益增长的健康需求**　2020 年是国家脱贫攻坚收官之年，在基本生活保障得到全面满足的前提下，健康需求成为社会人口广泛关注和加大投入的重要方面。人们日益增长的健康需求对传统医疗服务行业提出了新的要求。在物联网和移动互联网发展极大程度上改变了人们生活习惯的背

景下,远程医学与移动医疗成为符合当前社会人群生活方式,突破健康医疗服务时空限制,满足新的健康需求的主要方式。

此外,远程医学与移动医疗更进一步提高了医疗服务和医疗信息服务的便利性,用户可以随时随地使用便携式可穿戴医疗设备获取所需要的健康医疗信息。而且,蕴含在远程医学与移动医疗之中的自动化、智能化特征可以保证在医院的所有服务流程中(包括住院登记、药品发放、输液、配液/配药、标本采集及处理、手术/急救等),医护人员都能够及时地得到和确认患者的医疗信息,显著减少医疗差错。

(二)面临的挑战

1. 人群认知需要提升 电子商务进入消费者视野时就引发了较长时间的采纳障碍;与生命健康息息相关的移动医疗在推广时,更加会面临社会人群认知的普及性和接受度问题。远程医学与移动医疗提供方应在广大社会人群中普及这样的认知:这是一种创新的健康医疗服务模式,在因特殊情况无法线下就医的情况下必须采用,在慢性病、常见病的治疗与健康管理等方面,这同样是一种科学、规范的诊疗手段。

2. 制度标准需要健全 远程医学与移动医疗创造的巨大市场需要更规范的市场管理,除了面临相关法律法规不够完善等共性问题外,由于产品和服务纷繁复杂、质量良莠不齐,还需要用户具备鉴别和选择能力。因此,在未来发展中,除了建立更完善的法规,可能还需要建立市场准入机制或资格审查机制,才能在一定程度上保证用户的健康和财产安全。国家正在抓紧制定和实施有利于推动远程医学与移动医疗产业的相关政策,但如医保卡远程支付、移动医疗处方、各类医疗数据互通标准等仍需要进一步明确和规范。

3. 用户满意度需要提高 如果远程医学与移动医疗的产品缺乏专业性、数据缺乏准确性,就无法满足使用者的真正需求,影响使用者的最终体验。目前,用户数据的分析和运用是值得关注的关键性问题,但是哪些数据可以用于分析,结果如何用于产品调整,需要具有一定医学经验的人才团队以及作为参照对象的临床数据。同时,对于该领域的服务测试,相关企业更多的是将技术硬件和产品销售作为核心,而不重视产品研发与正式上市之间的服务测试阶段,从而出现产品功能和用户需求之间的不协调,并最终导致大部分产品和企业被淘汰。

4. 人才培养需要加强 我国远程医学与移动医疗发展还存在人力资源匮乏的问题,尤其表现为医＋文、医＋理、医＋工等跨专业人才缺乏。此类人才不足会导致产品用户体验不足、满意度不够、数据可读性差、数据分析能力弱等一系列问题。因此,无论是针对哪种用户群体的健康医疗服务需求,都需要产品开发者具有一定的医学知识,如有临床经验则更佳。据此,在医学信息学这一交叉学科及其相关领域的人才培养应该得到广泛重视和加强。

四、远程医学与移动医疗的发展方向

可以预见的是,远程医学与移动医疗将继续飞速发展,各类新技术、新方法、新手段将不断涌现,为人们提供更方便、更灵活的健康医疗服务。在此过程中,其发展在用户体验、信息安全、数据利用、产业发展等方面呈现出一些主要方向。

1. 患者体验优化 用户体验是新的技术或服务是否能够得到消费者的快速和广泛认可,是否具备足够的使用者黏性,是否能得到普及应用的重要因素。在远程医学与移动医疗应用的设计和开发方面,应足够重视消费者的使用习惯,在信息构建的战略、范围、结构、框架、表现各层次强化开发者和用户测试;在应用功能布局方面,除健康医疗基本功能外,应提升个性化水平,可考虑加入社交元素和游戏化元素,以提升用户的使用感受和持续使用意愿;在生理数据收集方面,各类可穿戴设备应进一步轻量化、无感化,保障用户能够坚持使用。

2．信息安全强化　远程医学与移动医疗主要依靠多主体之间的数据传输实现健康医疗服务，因此该领域涉及的信息安全问题实际上贯穿了信息收集、组织、存储、分析、利用、发布、评价等各个环节，这也是区块链等信息安全技术在健康医疗领域得以快速发展的重要背景条件。从信息内容的角度，远程医学与移动医疗信息安全主要包括健康数据安全、患者隐私安全两方面：前者主要包括健康医疗数据在移动医疗服务过程中的安全存储和使用；后者则指患者个人隐私不会受到任何形式的外来侵犯。从信息流程的角度，主要包括信息采集安全、信息存储安全、通信安全、信息利用安全等方面。

3．产业链与市场序化　远程医学与移动医疗产业整体包括了医疗、通信、平台、移动终端、支付、投资、监管和运营等多个组成部分，仅在诊疗服务过程中就包含患者、医生、医院、药品、保险等核心要素。而这个产业链条上，确定真正的"买单者"至关重要。有研究显示，目前与该产业强相关的投入包括社会卫生支出，政府卫生支出，卫生总费用，国内生产总值、保险、药品、医疗器械零售行业，居民消费水平，以及第三产业增加值。而从国际医疗体系实践来看，保险是健康医疗领域最重要的"买单方"。可见，建立良好有序的产业链与市场是未来发展的重要方向。

4．数据精细化　远程医学与移动医疗市场上的具体产品和应用层出不穷，这些应用利用各种方式和手段采集与存储了大量患者的生理数据及诊疗信息，然而，这些信息只能分散地、混乱地存在于各个不同主体和系统之中。由于测量精细度、数据格式等不一致，难以对这些信息进行更深层次的分析加工，无论对于平台、医生、患者，还是卫生管理部门，它们都难以再利用，所以，只有更精细可靠、组织有序的数据才能提升移动医疗数据的价值，从而提升整个移动医疗产业的价值。

第二节　互联网＋临床诊疗

一、"互联网＋临床诊疗"概述

"互联网＋临床诊疗"是互联网在医疗领域的应用，以互联网为载体和技术手段进行临床诊疗活动，包括在线咨询、在线预约、院内导航、排队候诊、在线门诊、云影像、在线复诊、在线购药、在线支付、在线护理以及便民服务等。通过"互联网＋临床诊疗"，缓解医疗资源不平衡和人们日益增加的医疗需求矛盾，有助于提升临床诊疗满意度和诊疗效率。

近年来互联网在各个领域得到广泛应用，也逐步开始进入医疗领域。大众不再满足于传统的就医模式。长时间的排队等候，反复跑医院，和医生无法有效沟通，严重影响了临床诊疗的效果和患者的满意度。患者对病情的不熟悉，对疾病及并发症的紧张、焦虑和无法及时处理，成为诊疗中影响治疗效果的因素之一。长时间的就诊、复诊、住院、检查等排队，也严重影响了诊疗的效率，尤其在优质大型医院、三甲医院等尤为突出。

随着"互联网＋医疗"的不断探索和实践，尤其是 2018 年国务院办公厅发布了《关于促进"互联网＋医疗健康"发展的意见》，允许医疗机构开展部分常见病、慢性病复诊等互联网医疗服务，为"互联网＋医疗健康"指出了发展方向。《国务院办公厅关于促进平台经济规范健康发展的指导意见》（国办发〔2019〕38 号）、《关于印发互联网诊疗管理办法（试行）等 3 个文件的通知》也不断为"互联网＋医疗"提出了相关的要求和管理办法。新冠肺炎疫情发生以来，人们的生活习惯改变很大，患者就医方式也发生重大改变，慢性病、轻病等到医院就诊受到限制和影响。"互联网＋医疗"得到快速发展和应用，大众通过在线咨询、在线预约、院内导航、排队候诊、在线门诊、云影像、在线复诊、在线购药、在线支付、在线护理以及便民服务等一系列"互联网＋医院"平台技术实现在线就医，"互联网＋临床诊疗"成为现场就诊的有力补充。

二、"互联网＋临床诊疗"的价值和意义

随着我国经济社会的持续发展，患者对于医疗机构的服务需求也随之产生了变化，特别是在新冠肺炎疫情以来，患者对医院临床诊疗的服务范围、服务质量、就医体验等方面提出了更高的要求。在医疗实践过程中，各级医疗机构更多地采取"互联网＋临床诊疗"的手段来满足患者的就医需求。

（一）患者服务需求的升级

从服务需求的角度，患者对于医疗机构的需求已经由单纯的"看病"行为，转变为集预防、治疗、康复、健康管理等为一体的全过程医疗服务行为；与此同时，传统的单一医疗机构受规模和资源等条件的限制，难以同时提供全部种类的医疗服务。因此，通过"互联网＋临床诊疗"服务手段，突破医院的物理范围，拓宽医疗机构原有的服务范围，扩大单一医疗机构的覆盖范围就显得尤为重要。

同时，通过互联网技术，可以串联起疾病预防、康复、护理等诊前、诊后环节的服务机构和人员，乃至接入保险、养老等医疗生态服务，在纵向层面整合不同组织的能力，为患者提供全周期、全方位的医疗健康服务。

（二）临床诊疗满意度的提升

从患者评价的角度，目前患者对于临床诊疗行为的满意度评判标准有很大程度的发展：由单纯对疾病治疗效果的关注，发展为对治疗效果、医患沟通、情感关怀、就诊流程等全方面服务环节的关注；由单纯对医护人员的关注，发展为对医院医护、医技、管理、后勤等所有医院工作人员的关注。

通过"互联网＋"手段，一方面可以对院内医生、护士、医技、后勤等多种资源和服务进行高效整合和调配，另一方面可以对诊疗服务的全过程进行质量控制和评价，再通过线上线下的有机结合、无缝衔接，帮助医疗机构寻找自身服务的不足之处，从而通过流程的持续改进，提升患者满意度。

（三）临床诊疗效率的提高

从服务效率的角度，"互联网＋诊疗"服务手段的推广：一方面可以为患者提供更加高效、更加人性化的服务体验，例如，分时预约、在线支付、电子报告等服务的推出，可以减少患者现场就医的环节，有效缩短患者排队等候的时间，提升患者的满意度；另一方面，通过互联网技术的应用，可以提供更精细化、更稳定的诊疗服务。相较于传统线下流程，线上流程服务标准化程度高，医生可利用碎片化时间，患者24h随时可以申请，从而提高了整体的诊疗服务效率。

对于医疗机构而言，"互联网＋诊疗"技术的推广是对机构服务能力和效率的极大补充。传统医院的物理空间、医疗设备、人员等客观条件，限制了医院服务能力的持续提升，而通过"互联网＋诊疗"服务，可以有效突破医院的规模限制，进一步提升医疗机构的服务能力。

三、"互联网＋临床诊疗"的形式和方法

随着互联网技术的不断成熟，目前"互联网＋临床诊疗"的服务内容逐渐丰富，基本实现了疾病预防、治疗、康复、健康管理、支付、数据应用等医疗健康服务全流程全覆盖。根据是否发生了医疗行为，可将"互联网＋临床诊疗"服务的形式分为诊疗核心业务和诊疗辅助业务两大类。

（一）诊疗核心业务

核心诊疗业务主要指含有医疗行为的"互联网＋临床诊疗"服务，例如部分常见病、慢性病的在线复诊、开具处方、远程会诊、远程门诊等，最常见的表现形式是互联网医院。随着互联网医院以及医师多点执业政策限制的放开，跨地域、跨机构、跨平台的医师多点执业得以进一步落地，使得全国各地的患者可以通过网络平台获得全国各地医师的服务，提升了优质医疗资源的普及性。同时，CA（电子认证服务）认证技术在互联网医院中的广泛应用，也有效保证了"互联网＋诊疗"行为的真实性、安全性、可靠性、完整性和不可抵赖性。目前全国已建成各类互联网医院上千家，有医院牵头的，也

有企业牵头的互联网医院。总体而言,目前互联网医院已经整合了实践中存在的以下几类互联网医疗服务形式。

1. **临床诊断类** 常见的临床诊疗行为包括医疗机构之间的远程医疗服务,如远程会诊、远程多学科诊疗模式(MDT)、远程查房等,也包括部分医疗机构对个人的常见病、慢性病复诊和"互联网+"家庭医生签约服务,如在线图文、视频咨询等。医师需要遵照相关的诊疗标准,同时提供和保存相应的医疗文书。

2. **电子处方和药品配送** 互联网医院根据《处方管理办法》等处方管理规定的要求,在医师掌握患者病历资料,确定患者在实体医疗机构明确诊断为某种或某几种常见病、慢性病的情况下,可以针对相同诊断的疾病在线开具处方(特殊药品除外)。所有电子处方经药师审核合格后方可生效,医疗机构、药品经营企业可以委托符合条件的第三方机构进行配送。

3. **医技检查类** 常见的医技检查类服务包括远程医技诊断,如远程心电诊断、远程影像诊断、远程病理诊断、远程检验诊断等,也包括相关医技检查报告的云存储、在线读取展示等。还有医生为患者开检查、检验或者患者个人申请部分检查,如自助核酸检测、血常规检查、生化电解质检查等。

4. **护理服务类** 自 2019 年 2 月份起,国家卫健委开展"互联网+护理"服务试点工作,主要针对高龄或失能老年人、出院后患者、康复期患者和终末期患者等行动不便的人群提供医疗护理服务,主要包括皮肤护理、导管维护、注射、母婴护理、康复护理等。

5. **数据应用类** 数据应用是目前"互联网+诊疗"服务的研究热点方向之一,主要包括居民健康数据的应用,如家庭医师签约健康管理等,也包括对患者疾病数据的应用,如电子病历的互联互通、特定疾病的临床辅助决策、疾病监测和预警等。

(二)诊疗辅助业务

诊疗辅助业务主要指不包括医疗行为,但起重要辅助功能的"互联网+诊疗"服务,例如预约挂号、在线支付、健康咨询、远程教育等。互联网健康服务起步较早,发展较为成熟,特别是通过第三方专业化平台的深度参与,其发展速度较快,服务的内容和边界也在不断发展。总体而言,目前实践中主要存在以下几类互联网健康服务。

1. **就诊服务类** 常见的就诊服务主要包括原有院内线下流程的线上化服务,例如在线预约、自助挂号、自助缴费、医保对接、报告查询、药学指导、住院登记等,此外部分平台和机构也提供预问诊、导诊、陪诊类服务。

2. **信息咨询类** 健康咨询服务主要包括在线的患者"轻问诊"服务,由专业医务人员为患者提供可靠的健康相关咨询问题的解答,例如新冠肺炎疫情期间,各大医院纷纷开通了线上疫情咨询服务;此外,也包括医疗机构主动发起的健康宣教服务,例如诊疗信息公示、疾病科普、健康指导,以及更为专业的行业动态分享等内容。

3. **便民服务类** 主要包括院内就诊流程以外的在线服务,例如院内导航、停车帮助、胶片寄送、病史复印、自助点餐、满意度反馈、电子票据等服务。

四、"互联网+临床诊疗"的主要功能

(一)在线咨询

在线咨询主要指在线的医患沟通功能,但往往不包含疾病的诊断,通过图文、语音、视频等多种形式,患者可以在线提交相关问题,由院方提供实时或非实时的问题解答。在线咨询的内容可与诊疗相关,如药事指导等,也包括非诊疗类的健康指导、医院资讯等信息的交流。近年来,通过对患者咨询问题的数据收集和分析,人工智能在线智能沟通、智能语音识别人机交互等参与在线咨询问题回答的比例也在不断提高。

（二）在线预约

在线预约是医院预约挂号服务的重要组成部分，患者可以提前一定时间，通过 PC 端、移动端上网预约特定时间的医院号源，对于诊疗服务的公平性以及缩短患者来医院的等候时间有重要的作用。在线预约系统往往也整合了医院排班调整、挂号费支付、预约取消等功能。随着技术发展，在线预约的精细化程度越来越高，如分时段预约、精准预约等功能也得到了广泛应用，使得医疗机构和患者可以更精准地安排就诊计划，同时避免"挂错号"的问题发生。

（三）院内导航

由于医院功能区域众多，医院规模也不断扩大，患者在院内就诊过程中的位置引导成为刚需。院内导航系统主要包括定位信标和电子地图两大部分，提供定位、搜索查找、路线规划、路线引导、语音提示等功能，可以有效地帮助患者寻找目标科室、楼层位置等，减少医院现场服务压力，提升医院智能管理水平。

（四）排队候诊

排队候诊功能主要用于提示患者排队顺序和等候时间，通常包括签到、等候人数统计、到号提醒、过号提示等功能，通过叫号逻辑设置可以规范医院现场就诊秩序，引导患者合理安排自身的就诊计划，避免出现院内排队候诊人数剧烈波动、过度拥挤的状况发生。

（五）在线门诊

在线门诊的服务形式与在线咨询相类似，区别在于提供相应的诊疗，包括诊断、开药等，通常由患者提交疾病相关资料并进行在线问诊，再由医生根据患者所提供的资料回复相应的诊疗建议。此外，由于上述情况中医生所获得的信息有限，所以诊疗建议仅能作为疾病治疗的参考，严格的诊疗方案仍需通过现场就诊后得出，尤其是疑难杂症、急诊，还是需要现场就诊和在急诊科就诊。

广义的在线门诊也包括远程联合门诊的形式，通常由上、下级医疗机构合作完成。上级医院医生提前在下级医院发布排班，在约定的门诊时间，上、下级医生通过远程音、视频手段就相关患者疾病资料进行病情讨论，最后由上级医生给出诊疗方案建议，在这种情况中，最终的诊疗方案往往由下级医生根据上级建议给出。通过远程联合门诊，不仅可以方便患者就诊，同时也可以通过带教的方式带动基层医疗机构诊疗水平发展，对于区域整体医疗水平的提升具有积极意义。

（六）云影像

云影像是医学影像与互联网、大数据、物联网等技术的融合，是将传统医院内部的 PACS 系统软件部署到云平台上，并提供网络化、远程化、全方位的 PACS 服务。其服务内容主要包括：云存储（影像数据的云端存储、异地备份、云端调阅等）、云 PACS、区域影像互通和共享、远程影像诊断等功能。

随着互联网技术及医疗业务的快速发展，通过云影像平台连通各医疗机构成为当前发展的热点之一。远程影像平台利用先进的信息科学和互联网技术，使各医疗机构均可接入云 PACS 平台中，形成影像的标准化集中存储、管理和利用，实现区域医学影像资源共享，完成异地远程影像阅片诊断、远程会诊、疑难病例讨论及远程培训教学等医疗活动，打破了地域及空间限制。

（七）在线复诊

随着 2018 年《互联网诊疗管理办法（试行）》的颁布，我国公立医疗机构建设互联网医院与提供在线复诊服务相关工作进入了高速发展阶段。严格的在线复诊服务主要指医疗机构在线开展的部分常见病、慢性病的复诊活动（相关法规规定不得对首诊患者开展互联网诊疗活动）。在线复诊有较为明确的条件限制，要求医师掌握患者病历资料，确定患者在实体医疗机构明确诊断为某种或某几种常见病、慢性病后，方可针对相同诊断进行在线复诊。此外，当患者病情出现变化，医生判断患者需要前往医院现场明确诊断时，应当立即终止在线诊疗活动，引导患者到实体医疗机构就诊。

在抗击新冠肺炎疫情过程中，各大平台的在线复诊服务发挥了重要作用，有效缓解了医院就诊压力,减少了患者聚集和到院次数。但从现有公立医院和第三方平台的流程与功能来看,在线复诊的流程还过于简单,尚未与线下诊疗环节相结合,后期仍需形成流程、信息、监管、医保、医药等多方共同参与的闭环工作流程。

(八)在线购药

广义在线购药服务包括患者通过互联网向符合资质的药品零售企业购买药品的行为。狭义在线购药服务指医疗机构所开展的互联网诊疗服务中的在线开方、审方和配药服务,即医师在《处方管理办法》等处方管理规定的指导下,在掌握患者病历资料后,为部分常见病、慢性病患者在线开具处方,经药师审核通过后进行药品配送的服务。当前医疗机构在线购药服务的提供,仅仅解决了功能"从无到有"的问题,仍缺乏后续药物流通、药品清单、药事服务等方面的流程标准,更多依赖各医院和第三方配送机构自我管理,还需要积极运用互联网思维,构建智慧门诊药学管理新模式。

(九)在线支付

在线支付是指患者通过网银支付、第三方支付等方式结算在院内产生的诊疗费用。在线支付服务可以免除患者在医院现场的缴费环节,从而减少患者等待时间,提高就诊效率,同时部分第三方支付机构采取的"信用就医"等服务,也可以在部分紧急情况下为患者提供就诊帮助。此外,医疗保险的在线支付是当前发展的一大热点。2019年国家医保服务平台在山东济南发布上线,并产生了全国首张医保电子凭证。目前,患者通过国家医保服务平台,可使用医保电子凭证进行医保结算,在完成医保异地备案之后也可使用医保电子凭证进行异地结算。

(十)在线护理

根据国家卫健委文件规定,在线护理服务主要是指医疗机构利用在本机构注册的护士,依托互联网等信息技术,以"线上申请、线下服务"的模式为主,为出院患者或罹患疾病且行动不便的特殊人群提供的护理服务。重点对高龄或失能老年人、康复期患者和终末期患者等行动不便的人群,提供慢性病管理、康复护理、专项护理、健康教育、安宁疗护等方面的护理服务。

在实践过程中,在线护理服务有效地补充了院外护理服务的缺口,尤其在孕产妇、儿童、老年护理中发挥了重要作用。随着各省市相关试点工作的不断推进,在线护理服务将朝着服务种类更加丰富、服务过程更加标准的方向发展。

(十一)便民服务

医院便民服务的定义较为广泛,在医院诊疗服务之外的,方便患者及家属的在线服务均可称为便民服务。常见的在线便民服务包括医院信息公示、停车帮助、胶片寄送、病史复印、自助点餐、满意度反馈、投诉建议等。

第三节 互联网+健康医疗保险

一、"互联网+健康医疗保险"概述

(一)健康医疗保险

健康保险是一种广义的医疗保险,其对参保人因病就医的直接经济损失、间接经济损失和因分娩、残疾、死亡等带来的经济损失进行补偿。

健康医疗保险作为社会保险的组成部分,具有强制性、保障性、互助性等一般社会保险特征。同时,还具有如下特征:①保险对象的普遍性,指健康医疗保险的保障对象原则上可以覆盖全体居民及其生命全周期;②系统构成的复杂性,指其构成要素涉及保险人、被保险人、医疗服务机构、用人单

位、政府其他部门等多个主体；③补偿形式的特殊性，指参保人获得的补偿额往往不与缴纳的保费直接相关，而与其疾病状况和医疗服务需求相关，此外，一些费用偿付还与年龄甚至代际转移问题相关；④测算与控制的复杂性，指保险费用支出的时机和金额难以预测，偿付标准不易控制。

按照保险覆盖范围，可以分为基本医疗保险和补充医疗保险，前者用以保障社会人口基本健康需求，后者由用人单位或个人自愿参保。按照保险经营性质可分为社会医疗保险和商业医疗保险，前者由政府部门强制实施和组织管理，后者由保险人与投保人自愿签订。

（二）互联网＋健康医疗保险

"互联网＋健康医疗保险"是"互联网＋健康医疗"服务的重要组成部分，是国家"互联网＋健康医疗"战略持续推进过程中，在网上挂号、在线咨询、在线诊疗等具体业务不断推广的基础上，针对分级诊疗持续推进、异地就医需求增长的客观现实，将"互联网＋"相关的理念、技术、业务与传统健康医疗保险行业深化融合形成的健康保险新业态。

我国"互联网＋健康医疗保险"的出现与快速发展得益于国家政策的支持与规范。《国务院办公厅关于促进"互联网＋医疗健康"发展的意见》明确指出，要推进"互联网＋"医疗保障结算服务必须做好：①加快医疗保障信息系统对接整合，实现医疗保障数据与相关部门数据联通共享，逐步拓展在线支付功能，推进"一站式"结算，为参保人员提供更加便利的服务；②继续扩大联网定点医疗机构范围，逐步将更多基层医疗机构纳入异地就医直接结算，进一步做好外出务工人员和广大"双创"人员跨省异地住院费用直接结算；③大力推行医保智能审核和实时监控，将临床路径、合理用药、支付政策等规则嵌入医院信息系统，严格医疗行为和费用监管。

2015年起，国家开始推进政府开放结算平台以推动"互联网＋健康医疗保险"的政策落地，其应用场景主要是医保支付的便利化。此外，医保信息系统的建设与完善、医保协议和电子凭证的管理与使用，医保实时智能监控等方面的工作亦在全面快速推进。此后我国"互联网＋健康医疗保险"市场出现了快速增长，中国保险行业协会发布的《2020年度互联网人身保险市场运行情况分析报告》显示，互联网健康保险保持持续增长态势，实现连续6年稳步增长，且在互联网人身保险中的占比不断提升。

二、"互联网＋健康医疗保险"的价值和意义

"互联网＋健康医疗保险"，尤其医保支付工作，是落实以"人民为中心"理念的突出体现，是深化医药卫生体制改革、深化医疗保障制度改革的重要动力：有利于牢固树立新发展理念，培育新业态、新动能；有利于促进医疗服务供给侧结构性改革，扩大优质医药服务供给；有利于推动医疗机构和医保经办机构提升管理水平，为参保人提供方便快捷的医疗和医保服务。国家医疗保障局在《关于积极推进"互联网＋"医疗服务医保支付工作的指导意见》中指出，各级医保部门要统一思想认识，提高政治站位，充分认识做好"互联网＋"医疗服务和医保支付工作的重要性与必要性，加强数字医保建设与应用，且应保证线上、线下一致，对线上、线下医疗服务实行公平的医保支付政策，保持待遇水平均衡，鼓励公平竞争。

"互联网＋健康医疗保险"可以以大数据、云计算、智能可穿戴设备、物联网、区块链等技术为基础实现一系列高水平保障与监管，并在此基础上进一步促进治理方式转型和治理手段升级，提升治理效率。例如，充分利用以上技术并借助电子医保凭证和互联网平台实现参保患者移动支付、异地就医手机备案和结算，疾病诊断相关分组（DRGs）等医方费用补偿。再如，利用相关技术实现监督流程实时化和智能化，能够促进相关主体的实时互动，提高治理效率。同时，区块链技术可实现电子处方的不可篡改、药品的来源追溯、药品购买情况的监督，能够推动健康医疗保险由传统的个案监督向数字化、全链条监督转变。

"互联网＋健康医疗保险"能够提高保障的可及性与公平性。网络扁平化虚拟空间互动具有人人平等的内在属性，这是现实世界所不具备的。数字时代的一个显著特征就是共享，"互联网＋健康医疗保险"能够打破行政区划与医疗结构等级的桎梏，将先进技术与科学方法融入医保活动中，推动医疗资源、医保偿付信息摆脱时空限制进行流动。在此基础上，参保人能够拥有更多的机会，支付更低的成本，获得更加丰富的疾病诊疗方案与保险筹资、给付信息，从而降低与医生、医保机构等主体的信息不对称程度，提高医保公平性。依托"互联网＋"相关技术，还能实现从公安、民政信息中识别未参保或保障不足的人群，从而实现精准化治理，提升保障效果的公平性。

"互联网＋健康医疗保险"能够推动医疗质量提升和改善公众健康保障效果。其追踪数字化医疗与健康创新，科学审核医药的资质、疗效，筛选纳入医保偿付范围，科学设计偿付方案，推动健康管理、远程治疗等创新以更好地保障参保者健康。通过线上、线下保持一致，延展医疗服务和医保服务保障的范围与边界，推动公众的健康保障进入多元层次，如将部分疗效好、成本适宜的新型诊疗服务（如数字疗法）纳入医保支付环节，能够提升医疗服务效率，减少医保基金的支出。此外，"互联网＋健康医疗保险"提供方由于其"互联网＋"基本属性，作为"互联网＋健康医疗"领域的重要利益相关方，会持续推动"互联网＋健康医疗"新产品和新服务的研究与开发。

三、"互联网＋健康医疗保险"的主要功能

目前"互联网＋健康医疗保险"的功能主要包括医保支付、医保监管和医保数据等三个方面。

（一）互联网＋医保支付

"互联网＋医保支付"是指以互联网为载体的各类医疗保险、保障待遇的在线补偿，特指在医院就诊时通过移动端实现即时结算。国家医疗保障局《关于完善"互联网＋"医疗服务价格和医保支付政策的指导意见》指出：要明确"互联网＋"医疗服务的医保支付政策，确定医保支付范围，完善医保协议管理；对线上、线下项目实行平等的支付政策，并要求各地根据新业态特点，完善总额控制、支付方式、协议管理以及结算流程。

"互联网＋医保支付"往往发生在异地就医的场景中，即参保人在医疗保险统筹区以外发生的跨统筹区域的就医情况。与传统的"患者自行垫付，返回医保统筹区域报销"的流程相对，随着国家异地就医结算系统的落地，参保人可通过网络平台实现异地医保在线支付。目前异地医保支付实现的主要方式是通过医保部门和医院进行自主平台建设，或医保部门和医院通过第三方平台合作实现。为促进"互联网＋医保支付"的快速发展和深化实施，应结合医疗保障制度统筹规划"互联网＋医保支付"平台，推进多层次医疗保险制度的一站式结算，还可鼓励大众化支付平台提供功能对接。

（二）互联网＋医保监管

国务院办公厅《关于推进医疗保障基金监管制度体系改革的指导意见》指出：要全面建立智能监控制度，加快推进医保标准化和信息化建设，严格落实政务信息系统整合共享要求，做好与原有相关系统的衔接，加强部门间信息交换和共享，避免重复建设；建立和完善医保智能监控系统，加强大数据应用；加强对定点医疗机构临床诊疗行为的引导和审核，强化事前、事中监管；针对欺诈骗保行为特点，不断完善药品、诊疗项目和医疗服务设施等基础信息标准库与临床指南等医学知识库，完善智能监控规则，提升智能监控功能；开展药品、医用耗材进销存实时管理；推广视频监控、生物特征识别等技术应用；推进异地就医、购药即时结算，实现结算数据全部上线；加快建立省级乃至全国集中统一的智能监控系统，实现基金监管从人工抽单审核向大数据全方位、全流程、全环节智能监控转变。

1. 医保基金监测　基于互联网和大数据可以实时监测医保基金运行状况，利用大数据分析、人

工智能融合人脸识别、视频监控等技术，实现诊疗、用药、就医等数据的实时上传，并通过医保信用监管、事前预警、事中管控、事后审核等手段，快速、精准地识别其中的不合理行为或异常支付现象，构建新的医保基金管理模式，确保基金安全、平稳运行。首先，依托智能化的基金审核系统，加强事前预防，对定点医疗机构的医疗费用支出情况定期核查和预警，对海量的医保报销单据和明细数据从合规性、规范性进行精准审核。其次，对基金运行中出现的异常问题，可以迅速进行全程线上评估和决策。再次，推进在线全程的基金流出跟踪，整合不同医疗活动数据，精准预测基金运行情况，为可能出现的问题提供应急解决方案。此外，通过构建药品目录库、诊疗项目库、医用材料库、医用设备库、医保服务医师库、疾病诊断代码库、定点机构基础信息库、审核与监控规则库等基础数据库，在线监控影响基金运行的多项基础数据指标。

2．医保费用监测　通过深层次、全方位利用互联网和大数据等信息技术，实时在线监控定点医疗机构和定点药店等行为，从事后转变为事前、事中的实时监管，更是从传统的手工个案监督向全面的大数据监督转变。运用健康医疗大数据开展就医费用实时监管服务，主要包括以下内容：一是根据不同利益相关主体的特点和职责，确定出监控范围和监控规则，汇总形成就医费用的基础数据异常指标；二是建立涵盖基础库管理、规则管理、风险预警、监管联动、疑点核查、自动纠错和自动提醒、稽核过程追踪等的较为完整的辅助决策的功能模块；三是建立全流程的闭环审核工作机制，根据就医费用的基础数据异常指标，重点监督指标变化情况，提升工作流程信息化监管水平；四是建立就医费用预测的大数据模型，汇总医疗健康服务过程和医疗保险报销过程的全面数据，对就医费用可能出现的疑点数据和倾向性问题进行综合分析，做出就医费用的预警分析。例如在医疗保险中心决策和政策制定过程中，可以充分利用大数据技术对参保群体进行有效分类，重点研究药物治疗的成本效果分析、重大疾病费用及补偿分析等重点数据，有效降低医疗保险基金风险。

3．医保欺诈行为监测　随着我国医疗保险系统信息化程度的大幅提升，利用互联网和大数据技术高效识别医保欺诈预警应用也逐渐增多。国内相关学者将统计方法与大数据相结合建立的防医保欺诈技术也被广泛应用于识别医疗保险欺诈行为。国内已有研究人员利用主成分分析和 k-means（k均值聚类）等方法构建识别医保欺诈数据模型，构建识别欺诈指标体系，对欺诈行为进行分类，通过特征因子分析诈骗类的特征确定其诈骗方式，定量地研究了如何从大量数据中识别出少数可疑的医保诈骗行为，可以实现对机构及医保服务、医师服务行为、参保人就医购药行为、医保经办机构履职行为的实时在线监控。

国外有学者利用健康医疗数据训练神经网络模型、贝叶斯网络等算法，将此机器学习模型和统计模型相结合，对特定的医保欺诈案例进行拟合，识别效果达到了较高水平。

（三）互联网＋医保数据

医疗保险数据指在参保登记、保费征缴、待遇给付等医疗保险业务过程中产生的数据集合，主要来源于各级医疗保险信息系统，这些系统广泛涉及各级各类医疗机构、医保行政部门和经办机构，类型多，结构复杂，不断更新，以资金使用为核心内容。2019 年国家医保局开始建设统一的国家医保信息系统和平台，并建立医疗保障基础共性标准，包括医疗保障信息业务编码标准、统一标识、档案管理规范等，服务全国范围内异地就医、支付方式改革、医保控费等工作。医疗保险数据主要包括政策数据、基础数据、业务数据、基金数据和统计数据等。

1．政策数据　指国家及地方基本医疗保险政策和实施细则，涵盖保费征缴、待遇给付、基金管理、定点医疗机构准入、服务和监管等内容，具体包括：缴费基数、单位和个人缴费比例、统筹基金和个人账户分配比例等；基本医疗保险药品目录、诊疗项目目录、医疗服务设施目录、起付线、最高支付限额、供付比等；以及医疗费用结算方式、支付方式、监管规则等。

2．基础数据　指在业务管理中相对固定化的数据，包括公共基础数据，如：职工医保与城乡居民医保的共有信息,统筹地区医保定点医疗机构、管理经办机构和基本情况;职工医保特有的基础数据,如职工及单位基本情况;城乡居民医保特有的基本数据,如城乡居民个人及家庭相关情况、学生与学校相关情况等。

3. **业务数据** 指在医疗保险业务经办过程中产生的数据,包括:基础业务数据,如缴费、个人账户、参保时间和地点、待遇给付和审核等;诊疗记录及补偿数据,如门诊和住院就诊基础数据、诊疗数据、医疗费用数据、补偿数据、转诊申请与审核、二次补偿数据和体检数据等。

4. **基金数据** 指在按照国家医疗保险基金财务制度进行征缴、使用和管理医疗保险基金等活动中所产生的相关数据,主要包括基金筹集、规划、基金分配、基金支出、缴费及个人账户管理等数据。

5. **统计数据** 指由医疗保险行政部门和经办机构收集的,用于对医保政策实施、业务运行等情况进行统计分析的相关数据,包括医保基金收支、参保、医疗费用、医疗负担、费用结算方式等数据。

第四节 "互联网 + 健康管理"与养老

一、互联网 + 健康管理

(一)"互联网 + 健康管理"概述

1. **健康管理** 最早兴起于美国,随后诸多发达国家也开始积极实施。在数十年的发展历程中,其研究与服务也由早期简单的健康体检和生活方式指导,发展到个体或群体健康检测、健康风险评估与控制以及全面健康促进战略等更广泛、更深入、更丰富的层面。

根据 2009 年发布的《健康管理概念与学科体系的中国专家初步共识》,健康管理是以现代健康概念(生理、心理和社会适应能力)和新的医学模式(生理 - 心理 - 社会)以及中医治未病为指导,通过采用现代医学和现代管理学的理论、技术、方法和手段,对个体或群体整体健康状况及其影响健康的危险因素进行全面检测、评估、有效干预与连续跟踪服务的医学行为及过程。其目的是以最小投入获取最大的健康效益,其主体是取得相应资质的医务工作者,客体是健康人群、亚健康人群(亚临床人群、慢性非传染性疾病风险人群)以及慢性非传染性疾病早期或康复期人群,其管理重点是健康风险因素的干预和慢性非传染性疾病的管理。

健康管理的普及离不开信息通信技术的不断发展,健康信息技术从多方面推动了健康管理真正意义上在全社会的广泛实施和应用,是健康管理服务的重要支点,在"互联网 +"时代背景下,云计算、大数据、物联网和移动互联网等新兴技术成为健康管理进一步推广的重要助力。

2. **"互联网 + 健康管理"的概念** "互联网 + 健康管理"是在健康管理信息化的基础上发展起来的。健康管理信息化是一种基于个人健康档案的个性化健康管理服务。其通过软件和互联网的方式来收集和管理个人健康信息,建立个人健康管理档案,构建健康管理系统;利用计算机和通信技术、信息分析工具与方法,在对包括生理指标数据、体检检测指标数据、基因数据或影像数据等在内的健康相关数据进行分析的基础上,评估与个人健康紧密相关的信息,指导健康管理过程。

"互联网 + 健康管理"是在"互联网 +"相关技术快速进步的基础上出现的,是互联网思维及技术创新成果与传统健康管理相融合形成的全新的健康管理模式,具体表现在云计算、大数据、物联网、移动物联网以及人工智能等"互联网 +"相关技术逐步融入健康监测、健康评估和健康干预的健康管理全过程。

当前与"互联网 + 健康管理"密切相关的概念包括数字健康、移动健康和智能健康等。

数字健康(eHealth)通过记录健康信息,并将互联网和其他相关医疗信息化系统应用于医疗健康行业，使个人主动参与疾病诊疗和健康管理，提高医疗机构向患者传递医疗服务的效率、效果和质量。eHealth 是一个医学信息学、公共卫生和商业交叉的新兴领域，利用互联网和相关技术提供或增强卫生服务和信息。广泛来讲，eHealth 不仅代表一种技术发展，更是一种思维状态、一种思维方式、一种态度和一种对网络化、全球思维的承诺，即通过使用信息和通信技术来改善地方、区域与全世界的医疗保健。

移动健康（mHealth）是在整个健康管理和医疗服务过程中融合了计算机技术、移动通信以及信息技术等的一种新型健康管理模式。目前，在该领域的主要应用有远程数据采集，远程监控，疾病与流行病传播跟踪，诊断与治疗支持，无缝隙监护与健康管理，教育与通知，针对医疗工作者的交流与培训，以及开发与运用便携式医学传感终端等。mHealth 以其高效、低成本优势成为对资源相对匮乏地区的人群进行健康管理的一种重要解决方案，同时，由于其移动、实时、可靠等突出优势，也成为智能健康管理领域主要的研发对象。

智能健康（iHealth）是在 eHealth 基础上的进一步扩展，结合实时自我监测、情景信息以及内置数据分析工具，提供健康管理和医疗服务。iHealth 需要整合来自服务或管理对象环境的全面数据，如检测报告或通过生活环境中传感器捕获的数据，并使用人工智能数据挖掘技术进行辅助。其主要内容包括将新技术纳入临床实践，以增强实时自我监控；将评估扩展到包括护理人员在内的患者环境；利用数据挖掘技术支持健康管理决策等。

3. **"互联网＋健康管理"的发展** 健康信息化管理作为一种新型医疗技术模式最早出现在美国。密歇根大学健康管理研究中心在 20 世纪 80 年代开发出第一代健康风险评价系统（HRA）并用于开展健康管理评价；同一时期，英国约克大学提出"信息管理出健康"的概念，日本建立了完整的健康管理信息化制度，并计划实现个人健康信息管理的全网络化。

我国正处于健康信息化管理向"互联网＋健康管理"发展的重要阶段。目前，随着医疗卫生信息化的不断发展，我国已经形成了较为完善的健康信息系统和平台。首先，各级各类医疗卫生机构都建设了相应的信息系统，如社区卫生服务管理系统（community health service system，CHSS）、体检信息系统（physical examination information system，PEIS）、医院信息系统等。同时，由于卫生信息标准的分步制定、发布与应用，各类信息系统能够进行数据乃至服务的互联互通，从而形成健康信息管理平台，这为我国在"互联网＋"背景下实施健康管理提供了数据和业务基础。

中医向来以治未病为重要指导思想，这与现代健康管理的理念是一致的。在"互联网＋"背景下，中医健康管理也开始谋求切入点和发力点，希望通过如中医健康状态辨识系统等新型技术，提供个性化、专业化、智能化的服务。

（二）"互联网＋健康管理"的形式与方法

"互联网＋健康管理"模式是指以云计算和大数据分析为技术手段，通过智能可穿戴设备、移动健康管理应用等工具，实现动态健康监测智能健康评估、远程健康指导、在线健康教育等健康管理服务。目前我国"互联网＋健康管理"仍处于起步阶段，各地正在积极探索，并没有形成统一的模式，主要的形式与方法分别基于社区管理、医院发展以及个人需求等。

1. **社区主导的"互联网＋健康管理"** 利用互联网技术不断丰富和完善居民个人在社区获得的健康管理服务。目标是提高居民的健康素养及依从性，实现良好的健康管理效果；技术是"互联网＋"相关技术；方法是将健康检测、健康评估、健康干预于一体的健康管理流程整合进社区中。

2. **医院主导的"互联网＋健康管理"** 医院主导的健康管理更多偏向于患者预后的疾病管理。医院主导的"互联网＋健康管理"模式，即在互联网和大数据基础之上，通过患者主动填报信息或智能可穿戴设备监测等手段，在医院体系内实现疾病的筛查、治疗和康复的全流程管理，指导后续的诊疗行为，有效减少患者的到院次数，以提供精准化、实时化、个性化的疾病管理服务。

3. **个人主导的"互联网＋健康管理"** "互联网＋健康管理"的最终目标是要实现居民健康自我管理。个人主导的"互联网＋健康管理"是指个人充分利用互联网技术，以实现个体主观能动性的发挥、个体自我健康管理意识的提升以及自我健康管理的加强。借助于健康自我管理，居民个体可以提升健康管理依从性和获得感，以及自身的健康素养，形成主动健康理念。随着可穿戴设备的不断研发和人工智能技术的广泛应用，居民健康的自我管理正逐步实现。

（三）"互联网＋健康管理"面临的挑战

1. **数据困境** "互联网＋"能够和健康管理紧密结合，首先需要获取大量的健康数据，这些有效的健康数据是人工智能应用的基础。但在数据获取方面，健康管理领域内的大数据供方覆盖范围很广，信息互联互通、资源共享不易实现，且电子化及标准化程度差，数据维度、特性各不相同，质量参差不齐，难以发挥价值。

2. **支付瓶颈** 我国的"互联网＋"健康管理盈利模式尚不清晰，缺少支付方和有力的推动者。政府财政投入和基本医保的费用增长比较有限，健康服务业的发展亟须多层次的医疗保障体系提供支持。

3. **与传统场景融合不足** 作为医院外场景的延伸，健康管理应实现对场景的打通以及对技术的串联，使用户持续性的健康监测数据与院内数据形成互补，并利用整合后的数据，通过不同的场景端实现对用户的健康管理。但是现有的健康数据以及分析后得出的健康管理建议在医院及体检中心等专业医疗机构的认可度较低，医生对各类健康管理平台上的数据信任度也较低，用户最后仍需在传统医疗场所进行检测，造成了各个场景端之间的割裂，同时也降低了用户主动健康管理的意愿。

4. **伦理问题** 大量医疗健康信息的整合带来了"互联网＋健康管理"服务的优化和变革，但网络信息安全问题则使整合后的医疗健康信息面临严重的安全隐患。此类事件一旦发生，将严重侵害群众的隐私权，同时带来巨大的伦理风险。

二、互联网＋养老

（一）"互联网＋养老"概述

1. **"互联网＋养老"的概念** 国务院《关于积极推进"互联网＋"行动的指导意见》指出：支持智能健康产品创新和应用，推广全面量化健康生活新方式；依托现有互联网资源和社会力量，以社区为基础，搭建养老信息服务网络平台，提供护理看护、健康管理、康复照料等居家养老服务；鼓励养老服务机构应用基于移动互联网的便携式体检、紧急呼叫监控等设备，提高养老服务水平。

"互联网＋养老"，是利用"互联网＋"相关理念与技术，面向居家老人、社区提供物联网系统与信息平台，并在此基础上进行实时、快捷、高效、低成本的物联化、互联化、智能化的养老服务。智慧养老能够帮助养老机构、社区大幅提升管理效率，并使得居家养老、社区养老成为可能。

与之密切相关的概念是智慧养老。智慧养老最早由英国生命信托基金会提出，指利用先进的信息技术手段，为居家老年人提供物质化、互联化、智慧化的养老服务。其核心是应用先进的管理和信息技术，将老年人与政府、社区、医疗机构、医务人员等连接起来，面向老年人的生活服务和管理需求，利用信息技术等现代科技技术，支持老人的生活起居、安全保障、医疗卫生、保健康复、娱乐休闲、学习分享等各方面，对涉老信息自动监测、预警甚至主动处置，实现这些技术与老年人的友好、自主式、个性化智能交互，提升老年人的生活质量，目的是使老年人过得更幸福，过得更有尊严，过得更有价值。

2015年国务院印发的《关于积极推进"互联网＋"行动的指导意见》明确提出了"促进智慧健康养老产业发展"的目标任务。具体而言，按照《智慧健康养老产业发展行动计划（2017—2020年）》及《智慧健康养老产品及服务推广目录（2018年版）》所确定的，到2020年，应基本形成覆盖全生命周期的智慧健康养老产业体系,打造一批智慧健康养老服务品牌,健康管理、居家养老等智慧健康养老服务基本普及。

2."互联网＋养老"的价值和意义　首先,"互联网＋养老"体现了信息技术的融合。将老年服务技术、医疗护理技术,智能控制技术,计算机网络技术、移动互联网技术和物联网技术等现代技术融合起来,支持老年人的服务和管理需求。

第二,"互联网＋养老"体现了"以人为本"的理念,以老年人的需求为出发点,通过高科技的技术、设备、设施,科学、人性化的管理方法,让老年人随时随地享受持续的、高质量的服务。

第三,"互联网＋养老"体现了"高质量、高效率"。应用现代科学技术和智能设备,提高服务工作的质量和效率,同时降低人力和时间成本,用更少的资源实现满意度的最大化。这些智能设备可以完成"人工不愿做,人工做不好,甚至人工做不了"的养老服务,可以解决"未富先老"和因无人愿意做护理人员造成的"无人养老"两个困局,并提供思路和实现方式。

最后,除了老年人的物质生活,"互联网＋养老"的内涵还包括老年人的精神生活。在物质生活层面,主要是为老年人的生活提供足够的支持;在精神生活层面,主要是丰富老年人的精神生活,使老年人的生活更有意义。

(二)"互联网＋养老"的形式和方法

1."互联网＋社区养老"服务　运用互联网技术手段,整合社区内各种养老服务资源,为社区内老年人提供全天候的养老服务。许多城市进行的智慧养老社区或智慧养老示范社区建设试点就属于这一类型。"互联网＋"社区养老服务的重点,是搭建养老信息服务网络平台,提供护理看护、健康管理、康复照料等社区居家养老服务。

2."互联网＋居家养老"服务　一方面,通过智能硬件,重点推进老年人健康管理、紧急救援、精神慰藉、服务预约、药品代购等服务,开发更加多元且精准的私人订制服务。另一方面,通过加强智能软硬件设计和开发,以满足老年人日益多样化、多层次、个性化的居家养老服务需求。

3."互联网＋机构养老"服务　运用互联网技术手段,对传统的养老机构进行改造,实现机构养老服务的转型升级。目前,一些规模稍大的养老机构都在开展智能化养老服务。"互联网＋机构养老"服务,主要是养老服务机构应用基于移动互联网的便捷式体验、紧急呼叫监控等设备,以提高养老机构的服务水平。

4.互联网养老院　也被称为智慧养老院、虚拟养老院、没有围墙的养老院。这一形式是通过构建互联网养老服务信息平台,实现居家老人的养老服务需求与社区、医疗、养老服务机构和企业、志愿服务组织等养老服务供给的无缝衔接,促进社区养老、居家养老、机构养老的深度融合发展。2019年国务院办公厅发布的《关于推进养老服务发展的意见》提出,要"在全国建设一批'智慧养老院',推广物联网和远程智能安防监控技术,实现24小时安全自动值守,降低老年人意外风险,改善服务体验"。

5."互联网＋医养结合"　医养结合是集医疗、护理、康复和基础养老设施、生活照料、无障碍活动为一体的养老服务形式和方法,其优势在于能够打破一般医疗和养老的分离状态,为老年人提供及时、便利、精准的医疗服务,并最终将医疗服务、生活照料服务、健康康复服务等整合在一起,以满足老年人的整体养老需求。

"互联网＋医养结合"则是将互联网技术运用到医养结合中,通过线上、线下有效衔接,整合资源,创新服务模式,使老年群体多层次、多样化的健康养老需求得到满足。互联网技术的飞速发展为医养结合服务提供了技术支持,扩大了医养结合服务的辐射范围,惠及更多老年人群。

第五节　互联网＋分级诊疗

一、"互联网＋分级诊疗"概述

分级诊疗制度自 1997 年开始,作为我国五项基本医疗卫生制度之一,也是医改中的重点:遵循治疗难易划分原则,实行分级诊疗。经过 20 多年的发展,在不断地探索和尝试中,"互联网＋"与医改的结合,成为一种新的模式在医疗健康中得到实践和应用。"互联网＋分级诊疗"的主要特点是以信息化为依托,整合医疗资源,在传统的分级诊疗基础上,通过多方位、系统化的平台,汇集多级、多部门的大量信息,协调多部门资源,可以有效降低医疗卫生服务成本,提高分级诊疗效率。

二、"互联网＋分级诊疗"的价值和意义

医改中,分级诊疗一直是重点之一。"互联网＋分级诊疗"打破了传统的就医模式和格局,有利于解决医疗资源失衡,可以实现医疗资源、医疗信息、医疗服务、医保审核及管理的互联互通,可以实现医技资源共享,快速提升基层、社区医疗服务能力,创建就医新格局,平衡不同层级就医服务,方便患者在不同层级医院流畅周转,提高人们就医的便捷性,有利于慢性病患者的全程管理。

互联网强大的信息和资源整合能力有助于推进分级诊疗的落实,提升医疗体系的运行效率。尤其是新冠肺炎疫情以来,"互联网＋医疗"模式表现突出,有效促进了疫情模式下的在线咨询、科普教育,减少交叉感染风险,有望助力基层医疗的发展。分级诊疗机制根据疾病类型及轻重缓急,在不同级别或类别的医疗机构之间分配患者,根据患者病情的发展动态在不同医疗机构之间进行转诊;医疗机构之间需在一定程度上共享诊疗信息和医疗资源。而"互联网＋分级医疗"能够有效地促进医疗资源整合,下沉优质医疗资源,进而推动分级诊疗制度建设。

三、"互联网＋分级诊疗"的形式和方法

"互联网＋分级诊疗"主要的形式和方法包括分级诊疗转诊协作服务平台,远程影像、远程心电、远程会诊,双向转诊,不同病情急慢分治、上线联动等。实现这些形式和方法的主要措施是建立转诊协作平台、远程医疗平台及健康信息平台等。

1. **转诊协作平台**　为"互联网＋分级诊疗"提供了上下信息联通的载体。通过转诊协作平台可以完成预约、就诊、转诊、医疗结算等一体化服务,就诊／转诊的时效性得到提高。基于转诊协作平台,上级医院转诊服务中心可以直接收治基层或社区医疗机构预约转诊的患者,可以加快基层或社区医疗机构患者的就医速度。通过转诊协作平台,基层或社区医疗机构的患者到上级医院相关科室就诊时,基本资料、检查／检验结果甚至电子病历通过互联网平台可以直接调取,提高了就医的时效性和准确性。

2. **远程医疗平台**　为"互联网＋分级诊疗"实现了就诊前、后的有效沟通。在"互联网＋分级诊疗"中,就诊前、就诊后复诊的过程中,远程医疗平台为上级医院、市县级医院及基层、社区医院构建了零距离的有效沟通环境;医疗资源的有效共享得益于远程信息系统将不同层级医疗机构打通,患者的基本资料、电子病历、检查／检验结果可从基层到上级医院实现在线传输和共享,经过上级医院医生远程会诊,给出就诊及转诊建议等。

3. **健康信息平台**　构建患者健康档案,共享健康信息,检测不同人群的健康信息,包括慢性病、高危人群等。在"互联网＋分级诊疗"中,基层或社区医疗机构根据健康平台信息,为双向转诊患者

提供就医服务,全面了解患者病情变化情况,及时发现可能的病情变化,做好基础的预防、就诊措施,必要时及时联系上级医院会诊。

四、"互联网＋分级诊疗"的主要功能

(一)远程教学在医联体中应用

作为医改重大举措的医联体远程协作中,远程教学是非常重要的环节,也是"互联网＋分级诊疗"的主要功能之一。通过远程教学,将上级医院优质的医疗资源下沉到基层、社区医疗机构,实现远程专科教学、案例交流等。具体的教学形式包括远程直播、远程教学、远程考试等。

1. 远程直播　得益于不断发展的信息传输速度,尤其是 5G 的应用。不同医疗机构之间,上级医院向基层、社区医疗机构通过 5G 技术远程直播展示手术示教,或者在基层、社区医疗机构医生为当地患者进行难度较高的手术时,上级医院专家在异地通过 5G 远程进行手术指导,尤其是在医联体医疗机构之间。

2. 远程教学　在"互联网＋分级诊疗"中,多种教学方式通过远程系统得以实施,教学的形式多样,包括视频点播、专家直播、PPT 课程讲解等。学员通过远程教学平台学习医疗教学内容,与上级指导专家进行现场教学互动。远程教学中学员可以在线学习或者下载教学视频等进行离线学习,可以根据自己的学习需求在海量的教学内容中选择适合自己的教学内容。

3. 远程考试　远程教学并不仅仅只是在线学习和教学,还可包含在线考试。可通过提前构建考试题库,随机抽取试题,进行在线模拟考试。考试后可自动阅卷、试题讲解、错题收藏及分析等。学员可以监测自己的学习效果,远程系统老师也可以了解和管理学员的学习效果。

(二)双向转诊在分级诊疗中应用

双向转诊即社区卫生服务机构与区域的大中型综合医院、专科医院协作:常见病、多发小病在社区卫生服务机构诊疗,大病则转诊到二级以上医院,在上级医院确诊后的慢性病诊疗或者手术后康复期转至社区卫生服务机构,实现双向转诊,做到"小病不出社区,大病及时转诊"。

社区卫生服务机构患者转诊到上级医院,经过上级医院治疗,病情稳定后,转诊到社区卫生服务机构继续康复治疗,实现优势互补,医疗资源共享,方便患者就医,进而实现分级诊疗。双向转诊的核心在于社区卫生服务机构和上级医院明确各自的职能,互相协作,优势互补,而不是互相抢夺医疗市场。双向转诊的原则是"小病在社区、大病在医院、康复回社区"。通过不同层级医疗机构对口协作,不断提高社区卫生服务机构对常见病、多发病的诊治水平和慢性病的管理能力,也有利于解决群众"看病难"的问题,减缓医疗费用的增长速度,使医疗资源得到有效利用。

(三)急慢分治、上下联动

在目前的医疗现况中,大医院人满为患,一些急病难以得到及时治疗,而一些慢性病治疗、手术或内科治疗结束后,仍然需要较长的康复时间,患者担心出院后没有保障,造成占床严重,恶性循环,既影响医院床位周转,反过来又加剧了住院困难。为缓解上述就医现况,提出了"分级诊疗、急慢分治"的医疗模式。我国发布的《社区护理管理指导意见(试行)》《中国护理事业发展规划纲要(2011—2015 年)》和《"十二五"时期康复医疗工作指导意见》提出,"逐步构建分级诊疗、急慢分治"的医疗模式。急慢分治,即:病有轻重缓急,真正急性病到医院看专家,病情好转、稳定后,回到基层、社区医疗机构继续做康复治疗;急病和慢性病分开。

分级诊疗制度的核心内容是基层首诊、双向转诊、急慢分治、上下联动。上下联动,要求上、下级医疗机构之间利用"互联网＋"相关技术通力协作,在责任共担的同时开展对口支援,资源重组,加强区域医联体建设。上下联动需要基层社区卫生医疗机构加快信息化建设,建立医疗系统信息共享大平台,实现电子健康档案和电子病历的连续记录以及不同级别、不同类别医疗机构之间的信息共享,

推行"上转需签约，签约需建电子档案"等形式的诊疗和转诊模式，加强电子健康档案与电子病历的衔接，提高优质医疗资源可及性和医疗服务整体效率。

（向　菲　曾国军）

本 章 小 结

　　本章主要介绍了移动医疗、"互联网＋临床诊疗""互联网＋健康保险""互联网＋健康管理""互联网＋养老""互联网＋分级诊疗"等远程医学和"互联网＋健康医疗"的具体业务。

　　移动医疗是指通过使用移动通信技术提供医疗服务和信息的应用。"互联网＋临床诊疗"是互联网在医疗领域的应用，即以互联网为载体和技术手段进行的临床诊疗活动。"互联网＋健康医疗保险"是将"互联网＋"相关理念、技术、业务与传统健康医疗保险行业深化融合形成的健康医疗保险新业态。"互联网＋健康管理"是在"互联网＋"相关技术快速进步的基础上出现的，将互联网思维及技术创新成果与传统健康管理相融合形成的全新的健康管理模式。"互联网＋养老"是利用"互联网＋"相关理念与技术，面向居家老人、社区提供物联网系统与信息平台，并在此基础上进行实时、快捷、高效、低成本的物联化、互联化、智能化的养老服务。"互联网＋分级诊疗"是以信息化为依托，整合医疗资源，在传统的分级诊疗基础上，通过多方位、系统化的平台提供的一种新型医疗服务模式。

　　远程医学与"互联网＋健康医疗"的实施是在当前"互联网＋健康中国"战略背景下，在政策、社会、经济、技术的发展推动下，面向社会人群不断增长的健康医疗需求，以提升国民健康水平为核心目的的重要举措。

思 考 题

1. "互联网＋分级诊疗"带来的医疗服务模式的创新价值如何体现？
2. "互联网＋临床诊疗"推广需要的基础条件是什么？
3. 目前可以考虑从哪些方面对"互联网＋养老"进行改进？
4. "互联网＋医疗保险"有哪些重要的意义？
5. 请结合具体案例谈谈大数据在移动医疗方面有哪些应用与价值？

第十三章

健康医疗大数据

在国家"互联网+"、大数据和人工智能等发展规划的有力推动下,新一代信息技术在健康医疗领域得以广泛应用,健康医疗大数据已成为行业创新、改革的新驱动力。充分发挥健康医疗大数据的作用,将提升整个健康医疗领域管理和科研水平,优化资源配置,创新服务模式,提高服务效率,改善服务质量,降低服务成本,促进对人民群众日益增长的健康医疗需求的满足。健康医疗大数据也将促进行业数字经济的发展,营造大数据文化氛围,给本领域带来巨大变化。

本章主要介绍了健康医疗大数据的概念与特征,健康医疗大数据的来源、数据获取与处理技术等基础知识,以及健康医疗大数据的分析与挖掘、在健康医疗行业的前沿应用和数据治理等内容。

第一节　健康医疗大数据概述

一、健康医疗大数据的概念和特征

（一）大数据

随着互联网、移动通信互联网、物联网等的快速发展,仅近30年来,数据增长速度比人类历史上任何时代都要快,数据规模越来越庞大,数据种类越来越丰富,数据记录的粒度越来越细,数据之间的关联关系越来越复杂。但所谓大数据并不仅仅是指海量数据,为了区别于传统意义的数据,麦肯锡研究院定义大数据为:一种规模达到在获取、存储、管理、分析方面大大超出了传统数据库软件工具处理能力范围的数据集合。Gartner研究机构定义大数据为:需要新处理模式才能具有更强的决策力、洞察发现力和流程优化能力来适应海量、高增长率和多样化的信息资产。维基百科把大数据定义为:利用常用软件工具捕获、管理和处理数据所耗时间超过可容忍时间限制的数据集。

大数据一词出现的时间较短,相关技术还在持续发展中,尚未形成统一的定义,但其应用价值越来越突出,并逐渐影响人类社会和生活,甚至对人类的思想、观念、生活模式进行颠覆式变革。

大数据的本质是基于互联网的信息化应用,其真正的"魔力"在于信息化与工业、服务业的融合,使工业制造生产效率及服务效率等得到大规模提升,这对人们的生产、服务过程和商品交换过程能够产生颠覆性影响。大数据是人们获得新认知、创造新价值的源泉,是改变市场、组织机构及政府与公民关系的方法,能够让生产力大幅提升。

（二）健康医疗大数据的概念与作用

在健康医疗领域,大数据不仅包括电子病历、检查/检验、医学图像、处方医嘱、手术记录、药物不良反应、随访等医疗数据,还包括人类生命全周期产生的数据,如人口健康档案数据、个人体检数据、穿戴设备等产生的个人健康检测数据、生物组学大数据,甚至还包括卫生管理机构、医药企业及政府相关部门所产生的数据，如传染病疫情数据、人口生育数据、医疗质量管理数据、门诊及住院流量数据、药企新药临床试验数据和医疗保险数据等。

健康医疗大数据指与健康医疗相关，满足大数据基本特征的数据集合。健康医疗大数据在健康领域发挥着越来越重要的作用，是国家的基础性战略资源，正逐渐影响着健康医疗模式的变革。健康医疗大数据能够促进医疗水平和质量提高，使患者更安全，手术风险更低，获得健康医疗服务成本更低。

（三）健康医疗大数据的特征

大数据具有"5V"特征，即容量大（volume）、多样性（variety）、速度快（velocity）、真实性（veractity）、价值密度低（value）。健康医疗大数据同样也具有"5V"特征，如图 13-1 所示。

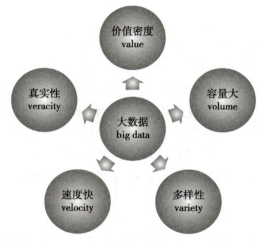

图 13-1　健康医疗大数据"5V"特征

1. **容量大**　是指大数据所需要的存储容量大或者数据数量庞大。当前常见大数据所需的存储容量度量单位已经从 TB 增长到 PB，未来甚至增长到 EB 和 ZB，包括结构化数据、非结构化数据和半结构化数据。

2. **多样性**　主要指大数据的类型多和维度多，包含所有类型的所有维度。常见数据类型有三种形式：数值、文本和图像。每种类型的数据中可能又包含了多个维度信息。就健康医疗大数据而言，数值型数据如生理 / 生化检验结果数值、呼吸 / 心率等生命体征数据、心电 / 脑电等波形数据，大多是比较规范的结构化数据；文本型数据如电子病历、既往病史、医嘱、手术记录、随访记录等，对疾病描述具有主观性和带有医生个人诊疗思维推理逻辑，对疾病描述的本意很难被标准化；图像型数据如 X 线、CT、MRI、PET 等影像资料，目前部分智能医学图像识别技术能够自动提取病灶及其特征，可以间接转化为结构数据。

3. **速度快**　一方面指大数据的增长速度快，如患者持续实时心电监测数据和养老家庭视频监控流数据增长速度非常快；另一方面指大数据的处理速度快，医生可以利用大数据平台快速检索类似病例。

4. **真实性**　指大数据记录了真实世界产生的原始数据，数据具有高的准确性和可信赖度。

5. **价值密度低**　指大数据的每种类型、每个维度的数据并不一定都对问题有价值，其价值密度相对较低。虽然数据是海量的，但是借助强大的算力和高效的数据挖掘算法仍然可以发现低密度的数据价值。

健康医疗大数据除了上述大数据具有的"5V"特征之外，还具有健康医疗的一些独有特征，其中隐私性是人们高度关注的一个特征。健康医疗大数据可能包含患者身份、姓名、地址、疾病既往史、睡眠、心率等个人敏感信息，以及患者数据分析结果的隐私数据，一旦发生泄露，可能对患者造成不良影响。因此，国内外相关的立法或文件标准规范对健康医疗大数据的隐私保护与安全进行限定，并采取必要的安全措施。

二、健康医疗大数据的获取

健康医疗大数据类型繁多，数据格式也多种多样，保密共享程度不同，因此获取这些大数据是首要解决的问题，只有采集并汇集在大数据中心，经过数据转换、治理等处理手段，形成标准化的数据集，大数据才能更好地发挥价值。

（一）健康医疗大数据的来源

健康医疗大数据主要来自临床、科研、公共卫生、个人健康、健康信息网络、医疗市场等，包括临床数据、医保数据、健康管理数据、公共卫生数据、生命科学研究数据、药物研发数据、实验室数据和社交网络数据等。

1. **临床数据**　主要来自各级医院、社区卫生院、诊所、康复养老机构、儿童福利院和各级卫生行政管理部门等医疗机构，包括电子病历、影像、检验/检查、病理诊断、医嘱、手术记录、用药记录、临床监测、随访、医保等数据。

2. **医学科研数据**　主要来自基础医学实验、临床研究、药物研发、医疗设备研发等。医学科研数据又分为生命科学大数据和医药研发大数据。生命科学数据包括基因组学、转录组学、蛋白质组学、代谢组学等数据；医药研发大数据包括队列、问卷调查、临床试验、药物研发、医疗设备研发等数据。

3. **公共卫生数据**　主要来自公共卫生领域，包括疾病与死亡登记数据、公共卫生服务与监测数据、电子健康档案、突发重大疫情数据、自然与社会环境数据等。

4. **个人健康数据**　主要来自社会人口学数据、个人体检数据、各种生命体征监测物联网穿戴设备数据、儿童生长发育数据、家庭成员职业数据，以及睡眠、运动、饮食、抽烟等行为生活方式数据等。

5. **健康信息网络数据**　主要来自医学文献、健康教育，以及健康医疗相关公共数据资源平台、门户网站、搜索引擎、社交网络、网络调查、即时通信、手机定位等数据。

6. **医疗市场**　包括医疗服务费用，医疗设备销售记录，药品销售记录，医疗保险费用，医药企业、医疗设备企业及健康医疗互联网公司运营等数据。

（二）健康医疗大数据的采集

健康医疗信息系统大多建立在传统数据库之上，如关系型数据库 MYSQL、ORACLE、SQL Server 等，可以采用数据抽取 - 转换 - 加载（extract transform load，ETL）工具采集其数据，把分散的数据，根据数据源和数据定义，制订抽取规则，把可能出现的数据二义性、重复、不完整以及违反业务规则的数据清洗掉，实现数据从业务模型数据转换到大数据分析模型数据，最终装载到数据仓库中。目前有一些开源免费的 ETL 工具产品如 Kettle，也有商业产品如 IBM 公司的 WebSpere Datastage 和 Informatics 公司的 Informatica Power Center。

此外，开源 Hadoop 大数据的分布式存储和计算平台也具备健康医疗大数据采集并行传输功能。Hadoop 的 HDFS（hadoop distributed file system，分布文件系统）可以和不同数据源之间的数据交换，其 Sqoop 工具可以实现关系型数据库与 Hadoop 平台数据的导入/导出，其 Chukwa 和 Flume 工具可以实现日志审计数据的采集。

其他健康医疗大数据的采集还包括利用健康医疗业务系统的应用接口（application programming interface，API）技术、传感器技术和网络爬虫技术等进行数据采集。

（三）健康医疗大数据的标准

健康医疗大数据的标准是实现业务系统互操作、业务系统协同、业务系统数据交换共享的关键。受限于健康医疗信息化建设初期的局限性，部分标准往往只在两业务系统之间互操作，使用范围和领域比较狭小，不能满足大规模集成的需求。建立全国统一和世界通用的健康医疗大数据标准越来越重要。

2013年国家卫生计生委、国家中医药管理局《关于加快推进全民健康信息化建设的指导意见》中明确提出建立健全涵盖数据、应用、管理、安全等方面的全民健康信息化标准规范体系。2017年国家卫生计生委印发《"十三五"全国全民健康信息化发展规划》，要求建立完善统一的疾病诊断编码、临床医学术语、检查/检验规范、药品/耗材应用编码、数据交互接口等相关标准，进一步健全涵盖数据、技术、管理、安全等方面的全民健康信息化和健康医疗大数据标准规范体系。

2009年，原卫生部卫生信息标准专业委员会首次提出了"卫生信息标准体系概念框架"，并于2016年修订和完善为"医疗健康信息标准体系概念模型"，为我国卫生信息标准分类提供了参考模型。健康医疗大数据相关标准在此基础上完善和延伸发展，形成了健康医疗大数据标准体系框架，分为基础类标准、数据类标准、技术类标准、应用与服务类标准、安全与隐私类标准、管理类标准六大类。健康医疗大数据的标准逐步趋于统一，目前常用的标准主要包括各类医学信息交换标准、医学术语标准等医学信息通用标准和基础性通用大数据标准。

我国健康医疗大数据标准的发展处于起步阶段，2018年，国家卫生健康委员会出台《国家健康医疗大数据标准、安全和服务管理办法（试行）》，明确指出组织制定健康医疗大数据标准体系规划，鼓励医疗卫生机构、科研教育单位、相关企业或行业协会、社会团体等参与健康医疗大数据标准制定工作，将推进健康医疗大数据标准的开发与应用，以及逐步完善我国健康医疗大数据标准。

（四）健康医疗大数据互联互通

健康医疗大数据互联互通是指一个健康医疗系统或应用软件能够正确使用其他健康医疗系统或应用软件产生的数据的能力，即健康医疗系统之间能够传输数据，并且这些数据能够被准确地理解。

一般将互联互通分为语法互联互通和语义互联互通。语法互联互通是指两个或多个系统之间通过设定功能和定义报文结构进行信息交换的能力；语义互联互通是指两个或多个系统共享的信息能够按照原有定义被理解的能力。语义互联互通是信息共享的前提条件，涉及数据的整合、概念、术语、域模型和数据模型以及信息（数据）框架的一致性问题。

健康医疗行业数字化转型的重要枢纽是要建设区域级健康医疗大数据互联互通云架构中心，提供健康医疗大数据基础支撑平台、数据治理平台、开发管理平台、分析平台、共享开放平台和数据可视化等核心功能。全面实现跨区域、跨机构、跨系统数据的整合，通过数据治理，打通数据孤岛，实现各类信息和资源的互联互通与共享；通过平台化数据资产管理，为医疗服务、区域卫生健康管理和公共卫生服务运营提供全面、准确的数据支撑，为数字经济的发展和医养健康产业转型发展提供坚实底座。

第二节　健康医疗大数据技术

一、健康医疗大数据平台技术

（一）数据湖

近年来随着健康医疗信息化的发展，大数据技术已经融入健康医疗领域。为打破传统医疗的信息孤岛，实现医疗数据挖掘和分析，医疗卫生机构开始构建健康医疗数据湖系统。

数据湖是一个用于存放海量多源异构数据的大规模数据存储系统，它将原始数据分类存储到不同的数据池，在各个数据池里对数据进行整合与优化，支持多集群混合调度的大数据资源管理。数据湖具有存储空间海量化、存储格式兼容化、数据类型多样化、数据价值增值化四个技术特点。数据湖为共享数据提供了单一的存储库,它降低了数据复制成本,并能有效避免数据的不一致性。数据湖技术现已在商业、交通、医疗、气象等领域取得了一定的成效。

健康医疗数据湖系统以关系型数据库、非关系型数据库(NoSQL)、分布式系统(Hadoop 生态圈)、大规模并行处理数据库、内存数据库,以及大数据处理框架(如 Spark 框架)等技术进行实现。其数据由医疗卫生信息系统和医疗信息采集设备采集而来,数据预处理、数据存储、数据分析和数据可视化等步骤都在数据湖中完成,并且数据湖系统实现了健康医疗数据的共享互通和量化管理,可以大大提高医疗机构的运行和服务效率,为临床决策提供大数据支撑,提升了医疗机构的价值。

在健康医疗数据湖系统实际建设过程中,基于不同应用场景的特定需求以及各种技术的特性、优点和局限性选择合适的技术来实现。下文将简要介绍这些技术及其优点和局限性。

(二)关系型数据库系统

1. 关系型数据库系统概述　关系型数据库是建立在关系模型基础上的数据库,借助于关系代数理论等数学概念和方法来处理数据库中的数据。它与非关系型数据库的区别是关系型数据库具有强一致性、数据以结构化的形式存储,并且具有完善的事务特性。目前主流的关系型数据库有 Oracle、DB2、PostgreSQL、微软 SQL Server、微软 Access、MySQL、WAVE K-DB 等。

2. 关系型数据库的优点和局限性　关系型数据库的优点主要包括:①支持使用 SQL 在多个表之间做非常复杂的表关联数据查询;②提供强大的事务性处理能力,足以满足安全性能要求很高的数据访问;③使用标准的 SQL 语言,使操作非常方便且容易移植;④提供的数据具有强一致性,大大降低数据丢失的概率,保证数据安全;⑤技术成熟,应用广泛,支持工具丰富且功能强大。

关系型数据库的局限性主要包括:①关系型数据库要求数据具有强一致性,在一致性维护中产生了很大的开销;②模型单一,扩展性较差,升级系统和增加功能往往会导致数据结构的巨大变动;③在进行多表关联查询时,复杂数据分析类型的报表查询等操作会极大地耗费数据库服务器资源。

(三)NoSQL 数据库

1. NoSQL 数据库概述　NoSQL 泛指非关系型数据库。传统的关系型数据库在处理超大规模和高并发的 web2.0 纯动态网站时出现了很多难以克服的问题,因而非关系型数据库得到迅速发展。NoSQL 数据库的产生是为了解决大规模数据集合多重数据种类带来的挑战,特别是大数据应用的难题。NoSQL 数据库按数据模型可分成四类:键-值存储库(Key-Value-stores)、Big Table 实现(Big Table-implementations)、文档库(Document-stores)和图形数据库(Graph Database)。常见的 NoSQL 数据库有 HBase、Redis、MongoDB、Couchbase、LevelDB 等。

2. NoSQL 数据库的优点和局限性　NoSQL 数据库的优点主要包括:①易扩展。相比于传统数据库系统,NoSQL 数据库不存在关系型数据库的关系型特性,数据之间没有关联,因此 NoSQL 具备优良的可扩展性。②高性能。相对于其他数据库系统,NoSQL 数据库具备很高的读写性能,特别适合在大数据量大的环境下使用。③灵活的数据模型。NoSQL 可以随时存储自定义的数据格式,无需事先为要存储的数据建立字段。

NoSQL 数据库的局限性主要包括:①不支持原生 SQL 标准查询语句,用户需要花费一定的学习和理解时间才能掌握使用方法;② NoSQL 数据库目前大多不够成熟,与经历了几十年完善的传统关系型数据库不可同日而语;③ NoSQL 数据库不支持事务特性,也不提供传统商业智能(business intelligence,BI)和报表等各种附加功能。

(四)Hadoop 平台

1. Hadoop 大数据平台体系结构　Hadoop 作为开源的大数据平台,是由 Apache 基金会维护的开源分布式系统基础架构。Hadoop 平台是多种大数据技术交融,相互融合,相互发展的产物,现已逐渐形成一个相对完整的大数据生态圈,为实现各类数据挖掘、数据分析场景和解决数据业务中的各种问题提供平台支持。

Hadoop 大数据平台主要由 HDFS 和 MapReduce 两部分组成。HDFS 和 MapReduce 由 Google 公司提供，其中 HDFS 是在分布式文件系统（GFS）基础上的开源实现，而 MapReduce 是由分布式处理框架 Google MapReduce 开源实现的。HDFS 为大数据提供可靠的分布式文件系统，是 Hadoop 的文件格式系统。MapReduce 为大数据提供一个可支撑大规模数据集并行运算的编程框架。除 HDFS 与 MapReduce 以外，Hadoop 大数据平台的常用核心组件还包含 ZooKeeper、HBase、Hive、Sqoop、Flume、Pig、Mahout 等。

2. **Hadoop 大数据平台的优点和局限性** Hadoop 大数据平台的优点主要包括：①通过元数据记录节点与数据块信息，保证了数据的高可靠性；②存储与计算节点可以动态增加，部分框架可以按需替换，提供了高扩展性；③通过移动计算而非移动数据，确保计算跟着数据走；④数据自动备份，副本丢失后自动通过其他数据副本进行恢复，保证了高容错性；⑤可构建在廉价的 x86 服务器上，大大降低成本，适合大规模数据存储与计算。

Hadoop 大数据平台的局限性主要包括：①不适合低延迟数据访问，实时性低；②无法高效存储大量小文件；③不支持多用户写入及任意修改文件；④不支持随机读取数据，只能从头到尾扫描。

（五）大规模并行处理数据库

1. **大规模并行处理（massively parallel processing, MPP）数据库** 采用 Shared-Nothing 架构，各个节点都有自己私有的 CPU（中央处理器）、内存、硬盘等资源，不共享；每台服务器都有独立的操作系统和管理数据库的实例副本，可以独立工作。这种架构设计具有良好的可拓展性，在应对数据量递增的场景中，只需要增加服务器数量就可以对其处理能力和容量进行横向拓展。常见的 MPP 数据库有 Greenplum、Sysbase IQ 等。

2. **MPP 数据库的优点和局限性** MPP 数据库的优点主要包括：①相比传统数据库的行存储方式，MPP 数据库支持行列混合存储数据，有利于数据压缩，以相对较小的代价换取大的性能提升；② MPP 数据库采用无共享架构，其节点内部只访问自身的 CPU、内存和磁盘等资源，在拓展节点时有良好的拓展性，且性能稳定，能实现线性扩展；③ MPP 架构数据在决策支持和数据挖掘方面有明显的优势，适合 OLAP 应用场景。

MPP 数据库的局限性主要包括：① MPP 数据库需要在不同处理单元之间传送信息，当通信时间占比高时，MPP 架构的性能较弱，效率较多处理器（symmetric multi-processor, SMP）数据库低；②在 OLTP 应用场景下，MPP 架构数据库性能没有传统的 SMP 数据库性能高。

（六）内存数据库

1. **内存数据库概述** 内存数据库是一个位于应用集群和后端数据源之间的高性能、分布式的操作数据管理的基础架构。它提供了低延迟、高吞吐量的数据共享和事件分发。内存数据库充分利用网络中的内存和磁盘资源，形成一个实时的数据网格。常见的内存数据库有 SQL Server 2016 in-Memory OLTP、Apache Ignite、FastDB 等。

2. **内存数据库的优点和局限性** 内存数据库相对有很多优点，主要包括：①采用复杂的数据模型表示数据结构，数据冗余小，易扩充，能实现数据共享；②有较高的数据和程序独立性，数据库的独立性有物理独立性和逻辑独立性；③提供易用的用户接口；④可提供并发控制、恢复、完整性和安全性四个方面的数据控制功能，数据库中应用程序所使用的数据由数据库统一规定，按照一定的数据模型组织和建立，由系统统一管理和集中控制；⑤增加了系统的灵活性。

但内存数据库现阶段还有一些局限性，例如其成本过高：内存数据库不像其他数据库一样使用磁盘作为存储介质，而是通过结合多台服务器的内存组成一个 TB 级甚至 PB 级的内存存储空间，其需要的内存价格远高于普通硬盘的价格。

（七）大数据资源管理

通常资源管理器所要处理的问题通常包括资源分配的策略、资源分配的粒度、资源分配的方式、不同类型任务的调度等几部分内容。进行资源调度管理的目的是提高全系统的资源利用率，并使其支持动态调整切分资源，增强系统扩展性。目前常见的资源调度框架有 Mesos、YARN、Coraca、Torca 等。

就资源调度算法而言，支撑云计算等集群高效协同工作需要一系列资源和任务调度算法，良好的调度算法可以提高集群处理能力，有效分配资源，加速作业进度。三种核心调度算法奠定了集群互连互通的基础，包括 Paxos 算法、DHT 算法和 Gossip 算法。其中，Paxos 算法解决分布式系统中的信息一致性问题，DHT 算法解决分布式网络的应用层选路问题，Gossip 算法解决分布式环境下的信息高效分发问题。

二、健康医疗大数据处理技术

（一）健康医疗大数据处理技术及分类

随着临床数据规模越来越庞大和多样化，传统的医院系统架构无法及时应对大数据的机遇和挑战。越来越多的医疗机构开始充分利用健康医疗大数据的处理技术，加速改变健康医疗信息化的传统建设模式，实现数字化建设的转型升级。利用先进的大数据技术将医疗体系中分离的医疗资源通过电子化的方式整合，实现医疗资源的共享、互联与协同，从而改善医疗服务质量，提升健康医疗信息化的灵活性和效率，实现系统整体部署、按需配置、集约管理，满足其大规模应用中的多种要求。

按照大数据处理的一般流程，健康医疗大数据处理技术可以分为：大数据采集技术、大数据存储和管理技术、大数据分析技术和大数据应用技术。

从应用于数据分析的软件角度出发，大数据处理可分为批量数据处理（batch data processing）、基于实时数据流的数据处理（streaming data processing）和基于历史数据的交互式查询（interactive query）。这三种类型的大数据处理已有很多比较成熟的开源框架可以实现，如基于 MapReduce、Spark 架构的批量数据处理，基于 Storm、Spark Streaming 的流式计算，以及基于 Google Dremel、MPP 技术和 Hive 的交互式查询。下文将从这个角度具体阐述健康医疗行业常用的大数据处理技术。

（二）批处理技术

健康医疗数据需要长期保存，且数据量正快速增长，需要用批处理技术对大量静态医学数据或离线数据进行计算和处理。批处理技术主要是为了满足规模较大的、非实时性的数据分析需求，它更加关注计算框架的数据吞吐量。在目前的批处理计算框架中，常用的有 MapReduce、Spark 和 BSP 等。

1. MapReduce 编程框架　MapReduce 是一种编程抽象模型，通过简单的接口来实现自动的并行化和大规模的分布式计算，保证解决方案高效、可伸缩。MapReduce 可以利用排序和洗牌原理技术，并且有一定容错性，不能接受任务失败，其适用场景有很多，例如，需要处理大量数据，需要并行分布式计算、数据存储与数据本地化，需要独立地完成很多任务而无需同步等。

2. Spark 架构　Spark 是一种开源的基于内存设计的分布式轻量级通用计算框架。对比 MapReduce，Spark 继承了 MapReduce 的线性扩展性和容错性，同时对 MapReduce 做了一些重要扩展，使得 Spark 可以应用于以前分布式处理引擎无法胜任的应用场景。Spark 非常适合用于涉及大量迭代的算法，这些算法需要多次遍历相同数据集；也适用于反应式应用，这些应用需要扫描大量内存数据并快速响应用户的查询。Spark 最基础与核心的功能由 Spark Core 提供，Spark Core 主要包括 SparkContext 模块、存储体系、计算引擎、部署模式等。

3. BSP（bulk synchronous parallel）模型　即整体同步并行模型，是一种异步的多指令流 - 多数据流（multiple instruction/multiple data-distributed memory，MIMD-DM）模型，提供块间同步处理，块内异步并行的计算，要求多个计算处理单元提供计算资源。BSP 模型处理大规模图的迭代过程比

MapReduce 有明显优势,包括:①BSP 模型处理过程本身具有迭代的性质,在迭代处理时不需要以云平台作业的形式串行处理,不会产生额外的作业提交、调度、存储过程等开销;②BSP 处理针对本地存储资源的数据,在原始数据的初始化加载后一般不会发生迁移变化;③BSP 系统执行计算流程时,通信过程一般以消息的形式交换中间结果,保证各个处理单元上的数据在下一超级步中能够及时更新。

(三)流处理技术

大数据平台除了需要支持医疗机构数据的全量导入处理之外,还需支持新数据的增量导入。但前述的离线数据分析技术,通常需要对全量数据进行处理,在成本上是非常不合算的,因此必须要有适合增量数据处理的架构支持。流式大数据实时处理是针对流数据的实时计算模型,可为大数据驱动的深度学习提供计算框架支撑。流式计算可以有效缩短整个链路的数据流延迟,简化实时计算逻辑,减少计算成本,最终有效满足大数据业务的实时处理需求,因而其重要性不断提升,开启了未来计算的新时代。

流式数据是大数据环境下的一种数据形态,在云计算和物联网发展下逐步成为当前的研究热点。与传统的静态、批处理和持久化数据库相比,流式数据计算以连续、无边界和瞬时性为特征,适合高速并发和大规模数据实时处理的场景。实时的流式数据实时、高速,具有无边界、瞬间性和有限持久性,以及价值的时间偏倚性等特征。典型的流引擎有 Storm 架构、Spark Streaming 等。

(四)交互式分析

交互式分析是传统 BI 领域数据分析的一种,利用现代数据仓库技术、线上分析处理技术、数据挖掘和数据展现技术进行数据分析以实现商业价值。交互式分析强调根据与用户交互而进行快速的数据分析,典型的应用就是数据钻取。交互式分析包含了与用户的交互式设计和数据快速分析。交互式设计是一种让系统易用、有效的技术,它致力于了解目标用户和他们的期望,了解用户在同系统交互时的行为,了解用户本身的心理和行为特点;同时,还包括了解各种有效的交互方式,并对它们进行增强和扩充。

随着 Hadoop 的流行,大规模的数据分析系统已经越来越普及,也需要一个面向大数据分析的交互式系统。典型的交互式大数据分析系统是 Google Dremel,它在一个 PB 级别的数据集上能将处理时间缩短到秒级,是 MapReduce 的有力补充。此外,还有其他交互式分析技术,如 MPP DB 技术、SQL on Hadoop 技术等。

三、健康医疗大数据的计算技术

(一)高性能计算

1. **高性能计算概述** 高性能计算(high performance computing,HPC)指通常使用很多处理器(作为单个机器的一部分)或者某一集群中计算机(作为单个计算资源操作)的计算系统和环境。高性能集群在计算过程中,各节点协同工作,分别处理大问题的一部分,并在处理中根据需要进行数据交换,各节点的处理结果都是最终结果的一部分。高性能集群的处理能力与集群的规模成正比,是集群内各节点处理能力之和。

HPC 系统由计算、存储、网络、集群软件四部分组成,类型多样,其范围从标准计算机的大型集群,到高度专用的硬件。大多数基于集群的 HPC 系统使用高性能网络互连,基本网络拓扑和组织则使用一个简单的总线拓扑。

2. **高性能计算分类** 从并行任务间关系的角度对高性能计算进行分类,可分为以下两类。

(1)高吞吐计算(high-throughput computing):把计算分成若干可以并行的子任务,而且各个子任务彼此间没有关联,这类计算的共同特征是在海量数据上搜索某些特定模式,因此称为高吞吐计算;Internet 计算都属于这一类。按 Flynn 分类,高吞吐计算属于单指令流 - 多数据流(single instruction/

multiple data，SIMD）。

（2）分布计算（distributed computing）：与高吞吐计算相反，这类计算虽然可以分成若干并行的子任务，但是子任务间联系很紧密，需要大量的数据交换。按 Flynn 分类，分布式的高性能计算属于多指令流 - 多数据流（multiple instruction/multiple data，MIMD）。

3. 高性能计算在健康医疗领域的应用　我国人均健康医疗卫生资源不足，而健康医疗大数据的高性能技术，可以在一定程度上弥补这一短板。利用高性能计算技术，不仅能够提高医务人员诊疗效率和诊疗精准度，而且能够有效利用专科医生资源，提高医疗水平，例如：辅助医师开展医学影像分析和诊断；对大量的结构化和非结构化数据进行处理和分析；依托高性能计算，利用冷冻电镜技术，分析生物大分子的三维结构，辅助快速破解新冠肺炎病毒，加速新冠肺炎预防及诊疗进程等。

（二）内存计算

1. 内存计算概述　内存计算通过使用一种应用平台中间件的软件将数据存储于分布式集群中的内存当中，并且进行并行处理，实现了分布式、可靠及可扩展性、强一致或最终一致性的内存非关系型数据存储，可供多个应用共享。内存计算拥有大容量内存，可将待处理数据尽量全部存放于内存当中，具有良好的编程模型和编程接口，且主要面向数据密集型、数据规模大、对处理实时性要求高的应用，并大多支持并行处理数据。因此，内存计算以大数据为中心，依托计算机硬件的发展，依靠新型的软件体系结构，即通过对体系结构及编程模型等进行重大革新，将数据装入内存中处理，而尽量避免 I/O 操作的一种新型的以数据为中心的并行计算模式。

2. 内存计算分类　内存计算系统结构和实现方法在很大程度上取决于底层内存架构。根据内存计算所依托硬件架构的不同，可将内存计算分为基于单节点的内存计算、基于分布集群的内存计算和基于新型混合结构内存的内存计算。

（1）基于单节点的内存计算：单节点内存计算系统运行于单个物理节点上，节点拥有一个或多个处理器以及共享内存，内存结构可以是集中式共享内存，或者非一致性共享内存。单节点上的内存计算利用多核 CPU，采用大内存和多线程并行，以充分发挥单机的计算效能，并且采取充分利用内存和 CPU 的 Cache、优化磁盘读取等措施。

（2）基于分布式系统的内存计算：单节点内存计算受硬件资源限制，在处理更大规模数据时面临硬件可扩展方面的问题。随着以 MapReduce 为代表的大规模分布式数据处理技术的快速发展，开始在分布式系统上实现内存计算。这种内存计算利用多台计算机构成的集群构建分布式大内存。通过统一的资源调度，使待处理数据存储于分布式内存中，实现大规模数据的快速访问和处理。

（3）新型混合内存结构的内存计算：新兴的非易失性随机存储介质（non-volatile memory，NVM）正快速发展，如铁电存储器（ferroelectric random access memory，FeRAM）、相变存储器（phase change memory，PCM）、电阻存储器（resistive random access memory，RRAM）等。其性能接近动态随机存取存储器（dynamic random access memory，DRAM），但容量远远大于 DRAM，且能耗和价格远远低于 DRAM，这为新型的内存体系结构提供了良好的硬件保障，并逐渐替代 DRAM。在硬件体系结构方面，围绕 PCM 和 DRAM 的混合方案发展出的混合内存结构，大概分为线性统一编址混合内存、以 DRAM 作为 PCM 缓存的混合内存和分层混合内存。

第三节　健康医疗大数据的分析与挖掘

健康医疗大数据隐藏着巨大的应用价值，需要进行分析与挖掘才能将其价值体现出来。传统医学统计方法往往从总体中采用抽样的方式获得一个样本集合，来验证设定的假设，具有一定的局限性。而健康医疗大数据的分析不必抽取部分样本进行分析,而是将全部数据作为样本来处理和使用,这样更有利于其价值的挖掘和发现。

另一方面,针对健康医疗大数据的分析与挖掘目的也发生了改变,其目的不仅是发现因果关系,更多的是发现相关关系。传统医学统计强调因果关系,了解事物之间的因果规律,而大数据时代更强调关联关系,预测"是什么"和"会发生什么",而不纠结"为什么"。由于大数据是海量的、混杂的、不精确的、价值密度低的,采用传统方法从中抽样分析,获得"因果关系"困难,而从数据中挖掘相关关系更容易,更便于预测未来。

对健康医疗大数据的分析与挖掘,需要利用统计学、机器学习、人工智能等方法学和工具,同时借助计算机强大的算力,人们才能获得其价值。其中机器学习是目前常用的方法,掌握机器学习算法并应用于健康医疗大数据分析与挖掘具有重要的作用。

一、健康医疗大数据常见分析与挖掘算法

过去几十年的积累已经形成了海量的健康医疗数据,然而存储的健康医疗大数据并不等于有用的信息和知识,因此,高效利用计算工具分析和解释医学数据,并将之转化成有效知识,就显得尤为重要和必要。健康医疗大数据发挥其价值需要高效的算法和强大的算力,特别是高效的分析与挖掘算法,目前这些算法已被广泛应用于电子病历、医学影像等医学数据的相关研究。

常见的健康医疗大数据所采用的分析与挖掘算法包括回归(regression)、分类(classification)、聚类(cluster)、关联分析(correlation analysis)、深度学习(deep learning)等。

(一)回归分析

回归分析指利用数据统计原理,对大量统计数据进行数学处理,并确定因变量与自变量的相关关系,建立一个相关性较好的回归方程(函数表达式),并加以外推,用于预测今后的因变量变化的分析方法。回归分析的预测结果通常是连续变量。回归分析根据因变量和自变量的个数分为一元回归分析和多元回归分析;根据因变量和自变量的函数表达式分为线性回归分析和非线性回归分析。

回归分析主要解决两个方面的问题:①确定变量之间是否存在相关关系,若存在,则找出数学表达式;②根据一个或几个变量的值,预测或控制另一个或几个变量的值,且要估计这种控制或预测可以达到何种精确度。

(二)分类

分类是指通过各种分类学习算法,把健康医疗大数据中的每个数据项划归为某种类别,一般是根据数据项的共同特征按照设定的划分标准将其归为不同的类别,如健康状态分类、疾病程度分类、患者分类等。分类算法的预测结果通常是离散变量。目前健康医疗大数据分类常用的分类算法有逻辑回归、决策树、贝叶斯、支持向量机和人工神经网络等(决策树和人工神经网络参见第四章第五节"数据挖掘与知识发现技术")。

1. **逻辑回归** 是一种与线性回归非常类似的算法,常用于疾病诊断分类,例如根据健康数据判断是否患有 2 型糖尿病等。但是线型回归处理的问题类型与逻辑回归本质上不一样:线性回归处理的是数值问题,预测结果通常是连续型的数值,例如医疗费用预测;而逻辑回归属于分类算法,预测结果通常是离散的分类,例如诊断肿瘤是否是恶性等。

从数学角度理解,逻辑回归是在线性回归的计算结果加上了一个 sigmoid 函数(S 型函数),将数值结果转化为 0 到 1 之间的概率分类结果,根据这个概率分类结果就可以做预测,例如以概率等于 0.5 为分界线,则由此诊断肿瘤是否恶性。

2. **贝叶斯** 是通过事件的先验概率,利用贝叶斯公式计算其后验概率,即该数据项属于某一类的概率,其核心思想是选择具有最大后验概率的类作为该事件所属的类。贝叶斯分类方法简单,分

类准确率高、速度快。

朴素贝叶斯算法是贝叶斯分类算法的一种，其成立的前提是各属性之间互相独立。当数据集满足这种独立性假设时，分类的准确度较高，否则可能较低。

3. 支持向量机（support vector machine，SVM）算法　是一种有监督机器学习算法，从某种意义上来说是逻辑回归算法的强化，通过给予逻辑回归算法严格的优化条件，支持向量机算法可以获得比逻辑回归更好的分类界线。通过跟高斯"核"的结合，支持向量机可以表达出非常复杂的分类界线，从而达到很好的分类效果。支持向量机是一种浅层学习模型，可以将不同的数据特征向量通过特定的核函数由低维空间映射到高维空间，然后在高维空间中寻找分类的最优超平面。

支持向量机广泛应用于数据分析中，具有较好的泛化能力，所求得的是全局最优解，在解决小样本、非线性及高维度模式识别等问题时有很好的优势，它能在最小化经验误差的同时最大化几何边缘区。

（三）聚类

聚类分析把一组数据根据不同的特征按照相似性和差异性聚集为某个类别。聚类分析并不需要给数据指定分类标签，在聚类的过程中，算法自动使同类数据间的相似性尽可能大，不同类别数据间的相似性尽可能小。聚类的相似性可以用数据样本的属性进行计算，如利用欧氏距离来度量其相似性大小。

由于聚类分析相对于分类分析有更少的人工干预，所以往往被用于健康医疗大数据中一些探索性问题的研究。常见的聚类分析算法包括基于划分的 k-means 聚类算法、基于层次的聚类算法、基于密度的聚类算法、基于网格的聚类算法等。

（四）关联分析

健康医疗大数据的关联规则是描述数据样本中不同数据之间存在关系的规则，即某一项事件伴随另一项事件出现的规律。在健康管理和临床诊疗过程中，例如电子健康档案建立过程中，可对大量人口学信息、健康信息、临床诊疗信息进行关联规则分析，发现较为隐秘的相关关系，为疾病的检测和健康的预测做准备。

关联规则是一种无监督的、描述性而非预测性的方法，常用于发现隐藏在大规模数据背后的关系，这些关系可以被表示为规则或者频繁项集。常见的关联分析算法包括 Apriori、FP-growth 等。

在大数据时代的健康医疗领域，不管是结构化的数据，还是非结构化数据，数据之间都有非常高度的关联。这种关联性具有极强的动态性，需要用特定的技术去分析和解决这类问题。图计算就是将客观世界中事物间关系完整地刻画、计算和分析的一门技术。图计算在健康医疗领域的典型应用就是预测流感传播范围和传播深度，以及哪些人群是易感人群等。

（五）深度学习

深度学习通过对深层非线性网络结构的监督学习，实现对复杂函数参数的高度近似值的获得，并具有强大的从有限带标签样本数据集中学习问题本质的能力。深度人工神经网络是深度学习的主要方法，但深度学习并不等于深度人工神经网络，可能具有更多的节点（神经元）、更复杂的连接层方式，需要更强大的算力来训练，具备自动特征提取能力。深度学习：从形式上看，数据在多层结构中逐层传播，最后得到高度抽象的表达；从内容上看，对数据局部特征进行多层的抽象化的学习与表达。

深度学习通过设计多层隐含层构建学习模型，从健康医疗大数据的训练数据中学习得到特征，从而提高分类或者预测任务的准确度。深度学习突出了模型结构的深度，包含了更多的隐含层，将大数据样本特征逐层变换到新的特征空间，更有利于分类和预测任务，能得到健康医疗大数据的更本质特征。

常见的深度学习网络包括卷积神经网络（convolutional neural networks，CNN）、循环神经网络（recurrent neural networks，RNN）、递归神经网络（recursive neural networks，RNN）等。

二、基于健康医疗大数据的文本分析与知识图谱

（一）健康医疗大数据的文本分析

健康医疗大数据中包含着大量非结构化文本信息，要从非结构化的文本信息中挖掘出潜在的规律，包括：识别出大量健康医疗专业词汇、实体关系（如"疾病-症状"关系）等文本识别任务，并间接建立结构化的大数据才利于文本分析和挖掘；或者是对健康医疗大数据进行分类和医疗问答等文本分析任务。常见的健康医疗大数据文本分析与挖掘任务包括：命名实体识别、关系抽取、文本分类和医疗问答。

1. **命名实体识别**　是从指定的自由文本中抽取出相关的具有特定意义的词语，在医学文本研究中被称为生物医学命名实体识别。电子病历命名实体识别是生物医学命名实体识别的子领域，其主要任务是识别出患者的电子病历中具有特定意义的实体，并对它们进行标注，这些实体根据研究目的的不同而有所区别。通常中文电子病历中的实体类型包括疾病、病因、临床表现、检查方法、药品名称、手术、身体部位等。电子病历在被标注实体之后可以提高医生查看病历的工作效率。同时，标注的结果也将辅助后续的电子病历文本分析与挖掘任务，如关系抽取和知识图谱构建等。

早期的电子病历命名实体识别主要是基于词典与规则的方法和基于机器学习的方法，而现在随着人工智能技术的发展，基于深度学习的方法效果显著，从而得到广泛应用，包括卷积神经网络、循环神经网络、长短期记忆网络、词向量模型（Word2Vec）和基于双向编码表示的转换模型（bidirectional encoder representations from transformer，BERT）等。

2. **关系抽取**　通常基于命名实体识别的结果之上，首先判断一个实体对是否存在关系，若有关系，则进一步判断属于哪种关系。在实际模型设计中，通常把无关系当作一种特殊的关系，将直接关系抽取看作是多类别分类任务。

关系抽取是医疗健康知识库建立和维护的基础。电子病历中的实体关系一般可以分为三类，包括疾病之间的关系、疾病与医学检查的关系以及疾病与治疗之间的关系。在医学领域，常常采用基于共生、机器学习和深度学习的方法来进行关系抽取。

3. **文本分类**　是文档级的自然语言处理任务，目标是给文档打上预定义的类别标签。电子病历中的医学报告是一种具有丰富信息的资源，特别是主要用自然语言写的自由文本部分，记录了医生的临床推理信息及其思维过程，能通过这部分内容提供的详细患者情况来帮助解决不同的临床问题，而且它们通常不能被其他结构化数据所代替。文本分类有助于处理和提取这类数据，辅助后续的分类预测任务，并提高叙述性临床笔记的利用效率，因此文本分类成为临床预测分析的一个重要研究领域。

早期的文本分类研究需要通过专家制定规则并利用手工实现，这非常费时费力。而现在，机器学习算法和自然语言处理技术已经被用来处理电子病历以辅助识别患者所患疾病，提高了电子病历文本分类的效率，进而支持医生的临床决策。

4. **医疗问答**　问答系统是自然语言处理中的传统任务。传统的问答系统通常需要额外的特征工程、语言工具或外部资源的帮助，具有一定的有效性，但模型的复杂性较高。目前，问答研究主要集中在利用深度学习技术自动提取句子特征。其中使用大型带注释的数据集构建的几个开放领域的机器理解系统使自动问答取得了长足的进步。

然而在健康医疗领域，相比于日常的机器问答，由于有更多的专业名词，实现自动问答则更为困难，仍然在探索阶段。由于缺乏大规模的临床标注数据集，目前还没有一个通用的系统来回答医生在患者的电子病历上提出的自然语言问题。

医生们通常希望根据电子病历找到有关医疗实体和关系的问题答案，这需要计算机对临床文本

有更深的理解。电子病历中数据的特性包括大量非结构化数据、大量专业术语、多个疾病之间的时序性和拼写错误等，而这些都是机器理解电子病历的难点，现有的自然语言处理工具难以应付这种复杂情况。此外，在挖掘答案时可能需要多个临床领域的知识和推理。这些都导致为患者构建可信的问答系统变得十分困难。总而言之，医疗问答系统还处于探索和研究阶段，没有切实有效的落地应用，但未来的潜力巨大。

（二）健康医疗大数据的知识图谱

知识图谱（knowledge graph）本质上是语义网络（semantic network）的知识库，用数据结构中图的形式描述物理世界概念及其关系。知识图谱中，图由节点和边组成，表示知识的方式更直观和容易被理解，信息之间的关系可由"实体 - 关系 - 实体"和"实体 - 属性 - 属性值"三元组的方式表达，形成一个图状知识库。其中，实体是知识图谱的基本元素，指具体的人名、组织机构名、地名、日期、时间等；关系是两个实体之间的语义关系，是模式层所定义关系的实例；属性是对实体的说明，是实体与属性值之间的映射关系。图的节点可以表示实体，图的边可以表示实体间关系或实体的属性。

知识图谱构建完成之后，主要应用在语义搜索、智能问答、推荐系统等领域。知识图谱是一个具有本体特征的语义网络，可以看成是按照本体模式组织数据的知识库。以知识图谱为基础进行搜索，可以根据查询的内容进行语义搜索，查找需要的本体或者本体信息，在搜索引擎里有广泛的应用。在健康医疗智能问答领域，对提问内容进行语义分析，然后再将语义转换为查询语句，到知识图谱中查找，将最贴近的答案提供给提问者。在健康医疗推荐系统领域，首先要采集患者需求，分析患者的过往健康咨询数据，提取共同特征，然后根据一定的规则，给患者提供推荐的健康知识。

三、健康医疗大数据可视化

（一）健康医疗大数据图形可视化

健康医疗大数据如果采用传统的统计描述方法表达数据，数据呈现不直观，无法体现出其价值；如果采用表格方式直接呈现健康医疗大数据更不可取，一是数据项本身枯燥乏味，二是数据量大，表格无法完整表达。目前最好的方式是用图形可视化的方式来呈现健康医疗大数据的规模及统计特征、数据变化趋势、数据对比、流程与关系、组织架构、突出重点等。常见的图形可视化方法有柱状图、散点图、曲线图、饼状图、雷达图等。

（二）健康医疗图像数据可视化

健康医疗大数据中比较特殊的是医学影像，本身具有图像可视化的性质，还可以进一步采用医学影像的三维重建与虚拟现实 / 增强现实技术实现可视化。三维效果影像用更形象的方式确定人体病变部位的大小、立体几何形状以及与周边组织之间的空间关系和生理关系，在医学教育、专家会诊、医患沟通、手术导航等领域具有重要的应用。

在二维医学图像等基础上，利用三维重建与可视化技术将其重建为具有直观、立体效果的三维图像，可进行定性、定量分析，为临床提供具有真实感的三维图形，让医生可以从任意角度观察图像，获取器官和组织的三维结构信息，并直观了解病变体和周围组织的空间位置关系，提高对个体化病例医疗诊断的准确性和科学性，从而提高临床诊断水平。

医学图像三维重建的方法主要有两大类：一类是通过几何单元（一般为三角面片）拼接拟合物体表面来描述物体的三维结构，称为基于表面的面绘制方法；另一类是直接将体素投影到显示平面的方法，称为基于体数据的体绘制方法，又称直接体绘制方法。利用 3D 可视化技术对获得的模型进行渲染，可以重现个体化解剖的 3D 结构，例如：采用透明、旋转、缩放、着色等操作方法，便于医生对器官和组织的空间三维结构进行观测与了解；采用长度、角度、面积、体积等测量方法，实现对三维空间个体解剖生物特征信息的量化，辅助临床科研、教学和诊疗。

第四节 健康医疗大数据的应用

一、临床医疗大数据应用

（一）临床医疗大数据概述

临床大数据是临床科室在诊断和治疗患者过程中获得、产生的所有数据集合，包含患者身份信息、现病史、体格检查、检验/检查、医学影像检查、病理诊断、医嘱、用药记录、临床监测等数据。

临床医疗大数据主要来自临床的多个应用系统：一方面，产生于医院内部的临床应用系统，包括医院信息系统、电子病历系统、护理管理系统、实验室管理系统、医学影像传输与存储系统、病理管理系统、手术麻醉管理系统、重症监护系统和医院内部其他临床应用系统等，包含医学影像检验、实验室检查、患者电子医嘱、患者用药、电子病历、临床监测等数据；另一方面，产生于区域临床应用和数据共享等系统，如区域医疗卫生健康系统中的患者健康档案、医保信息等数据。可见，临床医疗大数据的来源、类型及格式十分复杂多样。

（二）临床医疗大数据的应用

高质量临床医疗大数据具有极大的应用价值，目前正以惊人的速度增长并支撑临床疾病的诊断、治疗和研究发展。临床医疗大数据的应用主要包括医疗服务管理、患者智慧诊疗服务、临床精准医疗、"互联网＋医疗"和临床决策支持等。

1. **医疗服务管理** 临床医疗大数据的可视化、分析与挖掘，可为医疗服务的精细化管理提供决策支持，也可为开展临床医疗大数据服务与医保基金管理、数据经济等提供支持。其中典型的应用是基于临床医疗大数据的按疾病诊断相关分组与预付费制度（diagnosis related groups and prospective payment system，DRGs-PPS）。保险机构制定 DRGs 支付标准时引入海量的数据作为基础，来计算病种标准成本。数据来源于患者的付费信息、病历信息等临床医疗大数据。传统的人工、半人工分组模式已不再满足海量数据的分析需求，需要充分利用 BP 神经网络、支持向量机、k 均值等大数据分析技术，从海量的临床医疗数据中寻找有价值的信息。

2. **患者智慧诊疗服务** 基于海量的临床医疗大数据汇聚、分析与挖掘，有利于建立知识库、知识图谱及专家系统等。一方面，在患者入院时，患者输入自身既往病史、抗药性、身体状况、生活环境与生活方式及历史健康等数据，系统分析这些数据自动生成结果，为患者提供智能导诊与分诊、病情分析与预测，以及对常见可行的疾病诊治方案提出简单建议等。如此，为患者入院诊疗提供便利，也可减少医患间信息不对称而造成的医疗事件。另一方面，可为患者提供居家辅助诊疗与健康管理服务，例如全生命周期的健康档案管理、自我健康管理、疾病预测与预警等。

3. **临床精准医疗** 精准医疗的本质是通过基因组、蛋白质组等组学技术和医学前沿技术，对大样本人群与特定疾病类型进行生物标记物的分析与鉴定、验证与应用，从而精确寻找到疾病的原因和治疗的靶点，并对一种疾病不同状态和过程进行精确分类，最终实现对于疾病和特定患者进行个性化精准治疗的目的，提高疾病诊治与预防的效益。精准医疗离不开与临床医疗大数据的结合，基于大数据的精准医疗主要包括精准诊断、精准治疗与精准用药等。

（1）精准诊断：基于临床诊疗过程中收集的大量生物样本库数据及电子病历临床数据，利用大数据分析挖掘技术与工具对所有信息进行整合、分析、对比，形成患者的精准诊断报告。

（2）精准治疗：在对患者精准诊断的前提下，基于大数据分析挖掘找到病因和治疗靶点，为临床决策提供精确的支持和依据，包括精确的最佳药物和用药效率、无效药物及副作用等信息。

（3）精准用药：目前精准用药最典型的领域在肿瘤治疗。采用高通量基因测序、全部外显子组基因等技术获取生物信息大数据，并结合临床诊疗大数据，利用大数据分析挖掘技术破解疾病的基因启动密码，并针对这种特定基因密码，研制细胞靶向药物，成为一种精准抗癌新方法。

4. 大数据的"互联网＋医疗"　人工智能、大数据等新技术的应用与发展正改变着传统的寻医问诊方式，重塑医疗服务新业态。"互联网＋医疗"的推进使得临床医疗大数据服务的应用拓展了其广度和深度。基于大数据的"互联网＋医疗"将以大数据中心为依托，通过医联体、专科联盟、名医联盟等模式开展远程医疗、分级诊疗、多学科会诊等，推进建设网络医院，不断促进优质医疗资源向基层下沉，提升公共服务智慧化、均等化、普惠化、便捷化水平。

5. 临床决策支持　基于大数据分析挖掘与人工智能应用，临床医疗大数据在临床决策支持方面的应用主要体现在建立临床决策支持系统，在疾病诊疗过程中为医务人员提供早期筛查、疾病预测、智能诊断、预后预测、分型分级、治疗方案评分，以及致病因素，发病机制，流行规律与趋势，并发症，治疗效果，不良反应与差错的分析和预测等临床辅助决策，最终为患者提供精准诊疗与个性化治疗服务。

二、健康管理大数据应用

（一）健康管理大数据概述

健康管理旨在调动个人、家庭和社会的积极性，利用有效的资源达到最大的健康改善效果，有效地降低健康风险和医疗费用支出。健康管理是将传统的以疾病为中心的医疗诊疗模式，转变为以健康为中心的健康服务模式。

健康管理大数据是指面向健康管理收集的人群或个体的身体、心理、社会、行为等工作生活数据，所处环境及气候等环境数据，以及健康档案、健康体检、临床医疗、基因等数据的集合。大量的健康管理数据需要借助大数据采集、挖掘、分析等相关技术，建立健康管理大数据平台，以集中管理和利用数据信息，为人群或个体提供全流程、全方位和全生命的周期健康数据服务，以大数据为基础资源支撑健康管理服务。

（二）健康管理大数据的应用

健康管理大数据记录了人群或个体在各种环境下的健康状态，基于健康管理大数据建立相关信息平台，经过大数据的分析与挖掘，不仅可以应用于指导人群或个体健康的日常生活、工作，还可以应用于临床决策和社会管理，能更精确地为健康、亚健康及患病人群或个体提供健康咨询和健康促进服务。同时，还可推动建立全面、系统、数字化、可视化的"全息数字人"，促进全生命周期居民健康管理，提升全方位健康保障能力。

1. 健康生活促进

（1）生活习惯优化和改善：利用健康管理大数据来帮助人群培养健康生活方式，优化个人生活习惯。通过健康管理大数据的分析和利用，可以对个体健康数据进行综合分析，根据个体差异给出不同的分析结果，指导他们如何进行科学运动和健康饮食等，改善生活习惯。

（2）生活质量评估：基于健康管理大数据制订生活质量评价体系，根据个人健康数据评估个人生活质量。主要依据个人的生理、心理、社会等数据信息，包括睡眠情况、精神状态、运动情况、环境情况及身体情况，通过大数据分析，全面评估个人生活质量，并为其提供改善方案，以帮助个人提高生活质量。同时，针对老年人、慢性病患者等特殊人群，建立不同维度、有针对性的评价体系，并不断丰富和完善，提升生活质量评估的精确性和实际应用能力。

（3）风险评估及管理：基于健康管理大数据的分析与挖掘，可以实施健康风险评估和风险管理。通过收集的人群或个人健康信息，分析和建立生活方式、环境、遗传等危险因素与健康之间的关系，对人群或个人的健康状况及未来患病/死亡危险性与危险因素进行预测和评估,并基于预测和评估结果对人群进行分层管理和健康促进管理。

2. 医疗决策参与

(1)健康状态跟踪及评估:健康医疗机构可以利用健康管理大数据追踪和评估个人健康状态等,包括追踪个人的健康状况、医嘱执行情况,定期针对患者的健康状态进行评估等,并给出准确的诊断。同时,患者个人也可对自身健康资料进行完善和充实、定期检查/监测等,可及时掌握个人健康状态变化,并与医生进行有效的交流和沟通。

(2)个人健康信息共享及临床决策:一方面,个人健康管理大数据覆盖了患者工作生活、体检、就诊多个场所的数据,患者可随时存储和授权共享使用在各场所活动中产生的个人健康数据。另一方面,医疗机构可以被授权提供个人健康管理大数据共享服务,通过数据接口访问和获取患者个人健康管理大数据,以全面地掌握患者健康信息,作出更合理的临床决策。

(3)医疗宣教及随访评估:借助健康管理大数据开展针对性的院外健康宣教和随访评估。一方面,健康宣教可以增加患者的医疗知识,减少患者因遵守医嘱不当而发生危及生命的事件。另一方面,通过有计划地随访,对在随访中发现的问题及时给予指导及纠正,使患者在居家康复期内能得到饮食、用药、活动等专业医疗护理知识的系统指导,有助于患者尽快恢复健康,以及促进和谐医患关系。

3. 慢性病管理及康复治疗

(1)制订慢性病治疗计划:医生通过健康管理大数据可以综合利用患者日常健康数据和患者既往治疗过程数据,更好地根据患者的健康状况和病情制订详细的治疗计划,包括患者用药、饮食、运动、心理等方面的治疗指导。患者可通过平台查看医生制订的治疗计划,按照治疗计划合理用药、健康饮食、科学运动、调整心态,以便改善其健康状况和提高生活质量。

(2)治疗计划依从性评估:借助健康管理大数据对患者实施治疗计划情况进行监督、评估和管理。反馈患者接受治疗的结果及依从性评估,医生根据反馈结果分析患者不依从或部分依从的原因,有针对性地调整治疗计划,改善患者对治疗计划的依从性。

(3)异常情况提醒及警告:健康管理大数据的多样性和实时性,不同于单独的便携式健康设备(如电子血压计、电子血糖仪等)。借助大数据技术可以为患者提供更为高级、复杂、准确的异常提醒和警告,不只考虑血压、血脂、身体质量指数是否正常,而且还会根据慢性病病种、病因、基因数据、个人病史、日常饮食、运动锻炼等各种个人健康数据综合分析患者是否有异常情况,并提供预警服务。

(4)治疗结果定期评估:借助健康管理大数据相关系统平台,将治疗过程中的行为数据整合起来,使医生可以全面掌握饮食、运动、心理等相关数据,使患者可以查阅疾病相关知识、治疗注意事项及医生的疗效评估等,以及时了解自身健康状况和加强自我健康管理意识,以不断地、有针对性地调整和改善诊疗计划,培养患者的健康意识和主动性,提高患者的治疗依从性,改善患者健康。

三、公共卫生大数据应用

(一)公共卫生大数据概述

公共卫生大数据是健康医疗大数据的一个专业分支,特指与维持人的生命健康或引起身体发生疾病/亚健康状态相关的生活行为方式、遗传因素、社会环境因素及治疗过程中可以测量和记录的、一切与人类健康相关的数据信息的集合。公共卫生大数据的主体是全人群,基于公共卫生大数据的分析可实现对全人群进行健康测量与评估,从而实施行之有效的干预措施,提高人群健康水平。

公共卫生大数据主要来源于可以探测公共卫生事件发生和全民身体健康情况的部分医疗数据、居民健康档案、健康相关危险因素数据(如自然环境、社会环境、行为生活方式、生物遗传、医疗卫生服务、地理信息)、健康相关生物医学数据库和政府基础平台数据(如各级人口健康信息平台、区域卫生信息平台等)、其他部门数据(如气象、水利、公安、出入境、农作物和食品药品安全等),以及可穿戴设备产生的个人健康数据和来自公共平台的人口、微生物分布、食品保健、产品销售等健康相关的检测与监测数据等。

(二)公共卫生大数据的应用

1. 疾病预防与预测　全面的公共卫生大数据可以更好地帮助人们实现对疾病的预防和预测。目前医学界大多健康影响因素(包括健康行为、遗传、自然和社会经济环境因素等)尚未知晓,因此预测疾病的发生极为困难。但利用大数据技术开发相关信息系统,将不同的数据、方法和系统有机结合起来,可从个人、健康服务商、医疗卫生机构和政府卫生健康部门(如肿瘤登记处、医疗保健、医疗救助、人口普查、疾病预防控制中心和医疗保险部门)等不同途径,有效、及时、完整、准确地收集、整合和更新公共卫生相关资料。

基于人群公共卫生大数据的分析挖掘可补充传统公共卫生监测的系统功能,共同探讨潜在健康结局的影响因素及其行为原因,可以实现更全面、准确的人群疾病预测与预防,减少重大公共卫生疾病的发生和诊疗成本,全方位减缓疾病发生,促进人群健康。

2. 循证公共卫生决策　随着数字信息技术的应用和发展,健康医疗研究论文、研究报告、专著、指南、病例报道等文献资料呈爆炸式增长,这些资料蕴含着大量的数据、证据、评论和概要。传统的循证医学方法已经无法满足大数据的分析和挖掘,因此,需要大数据技术与方法为循证公共卫生决策提供更准确、有效的创新驱动。

利用大数据技术与方法可改善传统循证公共卫生决策研究存在的局限性。将个人健康数据加入公共卫生大数据,建立完善的、专业的循证公共卫生决策数据库,通过大数据的分析与挖掘,对人群进行全面的健康测量与评价,能发现小样本无法发现的细微差别,为公共卫生决策者提供最新证据,指导政府合理分配卫生资源,制定正确的公共卫生决策或临床实践。

3. 个性化公共卫生服务　利用公共卫生大数据可以使研究者更好地对个体或人群进行健康管理、健康监测,并对不同个体提供差异化的公共卫生服务。利用健康大数据技术与方法可将个体或人群全方位的数据联系起来进行健康管理和监测,积累构成含有健康状况和疾病风险等重要信息的公共卫生大数据,通过大数据平台对这些数据进行综合管理与应用,得到个人或人群较为完整的健康状态及疾病预警信息,尤其是针对个体或人群在某一时期可能发生的重大公共卫生疾病进行预警。

可以结合个人基因谱和完整病史数据,将健康危险因素进行关联比对分析,跟踪病程进展,判断短期风险和长期预后,能够获得比单次临床就诊更准确的信息,从而进行更有效、更个性化的公共卫生预防、临床干预和健康指导等。此外,将人群健康信息以个体电子健康档案等为载体,整合到公共卫生相关平台系统,聚合成一定人口规模的公共卫生大数据。通过人群公共卫生大数据分析挖掘,对人群进行健康管理、健康监测等,并提供人群疾病预防、干预控制、预警预测等公共卫生服务。

4. 突发公共卫生事件综合应急防控　涉及多个应急相关部门,需要整合临床诊疗、环境卫生、气象、出入境检测、口岸医学媒介生物和核生化、健康危害因素、公共交通、公共安全等多方监测数据,建立或优化相关信息平台系统及大数据综合平台,进行病原体数据收集、疫情监测分析、病毒溯源、防控救治、信息报送、资源调度、捐赠/受赠和联防联控等应急指挥综合调度,以信息技术支撑公共卫生应急防控体系建设。

此外,应用大数据、人工智能、5G 网络、区块链和地理空间等信息技术,联合相关政府部门及医疗、公共卫生和应急防控等多领域专家,建立突发公共卫生事件联合预警与精准防控的决策支持系统;可支撑和提升突发公共卫生事件调查、接触者排查、疾病筛查、疾病诊断、联合预警、暴发流行发展势态预测评估与危害性评价,社会舆论评价与研判,地理空间疫情分析与控制,实验室检测/检验能力，以及实现快速、透明的信息发布；辅助提出预防控制对策，为社区、医院、疾病预防控制中心和卫健委等相关单位/部门的突发公共卫生事件综合应急防控精准决策提供科学依据，提升防范和化解重大突发公共卫生事件风险的能力。

四、医学科研大数据应用

（一）医学科研大数据概述

传统基于数据分析与统计的医学科研主要包括 RCT（随机对照试验）、队列研究、病例对照研究，以及生物信息学分析等。而在大数据时代，健康医疗数据采集、存储、获取和利用成本降低，使得利用大数据开展医学研究的需求日益强烈。基于收集的研究所需的医学大数据，利用大数据技术建立科研大数据分析与挖掘平台系统已成为一种发展趋势。

从信息化角度，依据数据的来源可将大数据分为信息系统中产生的医学科研大数据和调查问卷的医学科研大数据。其中信息系统的医学科研大数据是指利用大数据手段从医院信息、体检、公共卫生、基层卫生、区域卫生、医保、基因检测和"互联网＋健康医疗"等信息系统收集而来的医学科研大数据。但这些信息系统并不为医学科研直接服务，信息系统的医学科研大数据并不能完全满足医学科研的需求，还需要补充围绕医学科研目的调查问卷的大数据。调查问卷的医学科研大数据则通过移动端应用来采集获得。最终，将上述来源的医学数据通过信息互联互通等技术进行整合，建立大数据平台，支撑医学科研的开展。

（二）医学科研大数据的应用

医学科研大数据的应用是从疾病预防和临床诊疗相关研究的角度出发，开展医学大数据在临床医疗、健康管理、公共卫生等方面的科学研究应用。主要建立面向医学科研需求的大数据平台，针对恶性肿瘤、心脑血管疾病、免疫性疾病、慢性呼吸系统疾病、传染病、代谢性疾病和罕见病等，建立综合生物组学、临床诊疗、健康管理和公共卫生等全面数据的科研分析和报告系统，利用基于各种分析挖掘算法的新技术框架，开展异源、异构、多模态和跨尺度真实世界医学大数据的分析挖掘，实现全方位的医学科研大数据应用。

1. **疾病预防控制研究** 基于医学科研大数据建立临床决策模型，开展典型病种的疾病辅助诊断、疾病风险预测、早期筛查、分级/分类、预后预测、个性化诊疗、治疗方案评价与推荐、相似病例比较、分子分型、影响因素分析、公共卫生防控等应用研究。同时，突破新一代生命组学临床应用技术和生物医学大数据分析技术，建立创新性的大规模研发疾病预警、诊断、治疗与疗效评价的生物标志物、靶标、制剂的实验和分析技术体系。

2. **临床诊疗相关研究** 利用医学科研大数据开展疾病相关因素分析、疾病与基因相关分析、复杂疾病相关生物标志分析、药物疗效和药物副作用分析、病因/病理分析等应用研究。同时，结合数字化虚拟人、全息人等新方法，建立综合健康医疗和生物组学数据的科研分析、临床与药物研究的新方法。

3. **药物研究** 利用大数据分析挖掘和人工智能等技术辅助药物研究与设计，开展新靶向特异性药物开发、药物发现、老药新用、药物毒副作用与安全性研究、药物基因组学等应用研究。

4. **医学数据分析挖掘算法研究** 基于医学研究大数据，可研究基于深度学习的、可用于诊断疾病的、具有可解释性分析与增强算法的医疗人工智能模型。同时，研究利用图像与图形学、深度学习、机器学习等前沿技术，精准定位人工难以识别的病变细节，输出疾病诊断、病变区域及置信度，以提高医生在诊断过程中的效率和准确度，并使用步进式智能辅诊交互，以直观地为专业医生提供诊断线索，协助医生更高效地完成医疗影像等数据分析与诊断任务，建立医学数字化研究新思路和疾病诊断新方法。

五、行业治理大数据应用

（一）行业治理大数据应用概述

行业治理是健康医疗事业发展的核心内容。加强健康医疗行业治理，提高健康医疗服务质量，是提升健康医疗事业发展的核心竞争力、提高人民群众幸福感的有效手段。大数据时代给健康医疗领域带来了新的机遇。医学是数据密集型行业，健康医疗活动会产生大量数据，这些数据对于保障健康医疗安全，提升健康医疗质量具有重要的价值。因此，需要将大数据有效应用到健康医疗行业治理实践，提升健康医疗质量，以改善人民健康福祉，满足人民日益增长的健康需求。

行业治理大数据应用，就是在数据驱动决策的时代背景下，将大数据应用于健康医疗行业治理，以健康医疗质量与安全为核心，从顶层设计、体制机制、技术支撑等方面保障实施，利用大数据及其技术与方法推进决策精细化、监管精确化、诊疗精准化、服务精心化，提高健康医疗服务质量和水平。

（二）行业治理大数据的应用

汇聚健康医疗行业中临床医疗、公共卫生、人口健康等多方面的数据，构建大数据支撑体系，以新模式、新技术和新方法推动健康医疗行业治理水平提升，主要有以下两个方面的应用。

1. 医疗机构的医疗服务管理　利用大数据技术与方法对医疗机构跨平台、多异构系统的数据进行集成、整合和扩充，实现医疗服务数据的全面分析与挖掘。整合分析临床、运营、成本核算、质量评价数据，在医疗质量、人力资源、卫生经济、物资管理、综合信息查询、关键指标预警、药品监管等方面，构建信息全面、评价科学、结论权威、更新及时的医疗服务管理与评价体系。分析各项主要指标情况，从而全面掌握医疗机构的服务和运营情况，提高管理决策的科学性和机构运营效率，辅助诊疗决策和管理决策，实现医疗质量的全面提升。

2. 健康医疗管理部门的行业治理　综合运用健康医疗行业治理大数据，深化医药卫生体制改革评估监测，加强居民健康状况等重要数据的精准统计和预测评价，形成以健康医疗大数据资源和信息技术为支撑的行业监管、绩效评价、投入补偿、人事薪酬等全面的医疗行业管理政策标准规范和治理决策新模式，支撑健康事业发展规划和决策。

对健康医疗相关机构人员、业务及收入的构成和变化趋势进行监测，以及对运行监管和绩效进行评价；协同医疗服务价格、医保支付、药品及医用耗材招标采购、药品使用、医疗费用控制等业务信息，支撑其加强医疗质量和安全的监测与预警，助推医疗、医保、医药联动改革；健全医疗机构评价体系，提高评价结果的权威性和可信度，并将其与医院评审/评价、经费拨付、绩效工资等挂钩，推动深化公立医院改革，完善现代医疗机构管理制度，优化医疗卫生资源布局。

第五节　健康医疗大数据的治理

健康医疗大数据存在数据质量差、互联互通标准化程度低等问题，因此需要对其进行数据治理，以深入挖掘健康医疗大数据的潜在价值，推进健康医疗数据的最大化利用。

健康医疗大数据治理就是对健康医疗领域的大数据进行治理的过程。本节主要从数据治理的角度阐述其定义、相关概念、目标、框架、技术与工具等，并介绍健康医疗大数据治理的现状与发展趋势。

一、健康医疗大数据治理概述

（一）数据治理定义

目前，国内外关于数据治理的概念还未形成统一、标准的定义，一些组织给出了不同的定义。

国际数据管理协会（the Global Data Management Community，DAMA）定义数据治理为对数据资产行使权力和控制的活动集合，包括计划、监控和执行等；国际数据治理研究所（the Data Governance Institute，DGI）定义数据治理为在企业数据管理中分配决策权和相关职责；IBM 数据治理委员会（Data Governance Council，DG Council）定义数据治理为一种质量控制规程，用于在管理、使用、改进和保护组织信息的过程中添加新的严谨性和纪律性。我国国家标准 GB/T 34960.5—2018《信息技术服务 治理 第五部分数据：数据治理规范》，定义数据治理为数据资源及其应用过程中相关管控活动、绩效和风险管理的集合。

虽然数据治理的定义不同，但对于"数据资产管理的决策权分配和职责分工是数据治理的核心"已形成基本的共识。数据治理并不涉及具体的管理活动，而是专注于通过一定机制来确保作出正确的决策。因此，数据治理并不是一般意义的"数据管理"或者是单一的数据质量提升过程，而是一个体系性、系统性的集合，不仅通过数据的管理提升数据质量，更强调流程设定和权责划分。

（二）数据治理与数据管理

数据治理包含许多相关概念，概念之间关系交错，其中易混淆的是数据管理。根据国家标准 GB/T 34960.5—2018 的定义，数据管理是指数据资源获取、控制、价值提升等活动的集合。

数据治理与数据管理具有不同的职能。数据治理的主要职能是评估、指导和监督，而数据管理的职能主要是计划、建设、运营和监控。数据治理是回答管理决策的相关问题并制定数据规范，数据管理是实现数据治理提出的决策并给予反馈，因此数据治理和数据管理的责任主体也是不同的，前者是管理层，后者是实施层。

（三）数据治理目标

健康医疗机构数据治理的主要目标是保障医疗机构数据应用过程中的运营合规、风险可控和价值实现。

1. 运营合规 建立符合法律法规和行业监管的健康医疗数据运营管理体系，保障数据及其应用的合规。

2. 风险可控 建立健康医疗数据风险管控机制，确保数据及其应用满足风险偏好和风险容忍度。

3. 价值实现 构建健康医疗数据价值实现体系，促进数据资产化和数据价值实现。

二、健康医疗大数据治理框架

数据治理框架，即构建一个数据治理模型，能为组织或机构的数据治理工作提供直观、清晰的操作指南与行动方针。目前国内外主要的数据治理框架有 DAMA 数据管理知识体系、DGI 数据治理框架、IBM 数据治理框架，以及我国 GB/T 34960.5—2018 国家标准中提出的中国标准数据治理框架。

（一）DAMA 数据管理知识体系

DAMA 于 2009 年提出数据管理知识体系，并于 2017 年对知识体系进行了更新。DAMA 数据管理知识体系由 11 个管理功能和 7 个环境要素形成一个二维表，为解决数据管理中涉及的问题提供重要的参考形式。其中的 11 个管理功能为：数据治理，数据架构，数据建模和设计，数据集成和互操作性，数据存储和操作，数据安全，参考数据和主数据管理，数据仓库和商务智能管理，文档和内容管理，元数据管理，数据质量管理。7 个环境要素为：目标与原则，组织与文化，主要交付物，角色与职责，实践与方法，技术，组织与文化。

（二）DGI 数据治理框架

DGI 在 2004 年提出了 DGI 数据治理框架，旨在为企业利用数据作出决策和采取行动等过程提供方法学指导。该框架主要面向数据战略专家、数据治理专业人员和利益相关者，由 3 大部分（规划与协同工作规范，人员与职责结构，过程）及 10 个子部分构成，重点回答了数据治理中的"5W"问题（why- 为什么、what- 做什么、who- 谁来做、when- 什么时候做和 how- 怎样做）。DGI 数据治理框架通过流程的方式直观展现 10 个子部分之间的关系，形成了一个集方法和实施于一体的完整系统（图 13-2）。

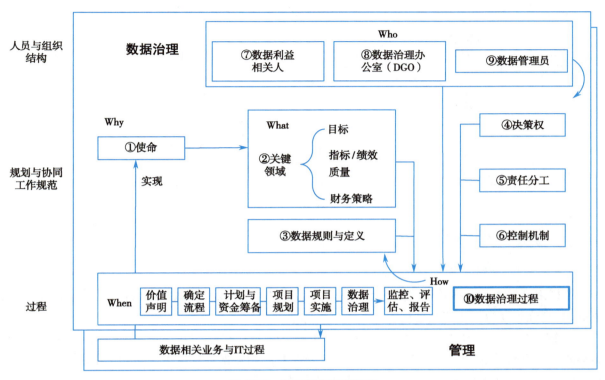

图 13-2　DGI 数据治理框架

（三）IBM 数据治理框架

IBM 的数据治理委员会根据数据治理要素，从支撑域、核心域、促成因素和成果 4 个层次来构建数据治理框架，含 11 个数据域。其中，成果包含数据风险管理与合规性、价值创造 2 个数据域；促成因素包含组织结构与治理意识、政策、管理 3 个数据域；核心域包含数据生命周期管理、数据质量管理、信息安全与隐私 3 个数据域；支撑域包含审计信息日志与报告、分类与元数据、数据结构 3 个数据域。成果是数据治理的关键，核心域和支撑域是数据治理重点关注的要素。各数据域不相互独立，在支撑域、核心域和促成因素的作用下，实现最终的数据治理目标，提高数据价值。同时，支撑域、核心域和促成因素每层内部也相互联系，例如数据的质量管理和隐私安全需要在整个信息生命周期中进行管理。

（四）中国标准数据治理框架

我国国家标准 GB/T 34960.5—2018 中提出的数据治理框架，包括顶层设计、数据治理环境、数据治理域和数据治理过程四大部分。顶层设计包含数据相关的战略规划、组织构建和架构设计，是数据治理实施的基础；数据治理环境包含外部环境及促成因素，是数据治理实施的保障；数据治理域包含数据管理体系和数据价值体系，是数据治理实施的对象；数据治理过程包含统筹和计划、构建和运行、监控和评价以及改进和优化，是数据治理实施的方法（图 13-3）。

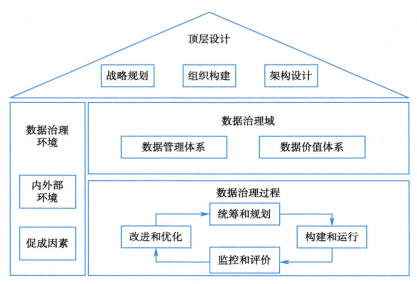

图 13-3　中国标准数据治理框架

三、健康医疗大数据治理技术与工具

（一）健康医疗大数据治理技术

数据治理技术就是在数据治理的过程中所用到的技术，主要包括数据结构化、数据规范化、数据清洗、数据交换和数据集成五种技术。

1. **数据结构化**　数据模型和算法大多基于结构化数据而构建，多源异构数据要更好地与其他数据集融合需要结构化处理。数据结构化处理首先要对原始数据进行解析，提取出需要的信息，再进一步将其转换成结构化数据，主要输出形式是二维表或者图数据。

很多非结构化数据、web 数据是以文本形式存在的，需要使用自然语言处理等信息抽取技术识别文本中的实体、属性、关系等信息。信息抽取从非结构化的文本中识别实体，并发现实体的属性、实体之间的关系，在互联网信息抽取、知识库构建等领域发挥着重要的作用。此外，也有很多数据采用的是结构化强一些的数据模型，如 JSON 格式，这类数据相对关系型数据更灵活，在结构化转换过程中也需要一些技术上的处理。

2. **数据规范化**　数据治理的处理对象是分布在各个系统中的海量数据，这些不同系统的数据往往存在一定的差异，数据代码标准、数据格式、数据标识都可能不一样，甚至可能存在错误的数据。这就需要建立一套标准化的体系，对这些存在差异的数据统一标准，符合行业的规范，使得在同样的指标下进行分析，保证数据分析结果的可靠性。数据治理过程主要使用的数据规范方法有：规则处理引擎、标准术语库与代码库映射等。

（1）规则处理引擎：数据治理为每个数据项制定相关联的数据元标准，并为每个标准数据元定义一定的处理规则，这些处理逻辑包括数据转换、数据校验、单位变换、格式变换、数据拼接赋值等。根据数据项标准定义规则模板，利用机器学习等技术，对数据字段进行认知和识别，通过数据自动对标技术，将数据项与标准库数据项对应，解决在数据处理过程中遇到的数据不规范的问题。

（2）标准术语库与代码库映射：标准术语与代码的构建是实现术语标准化的有效方法。统一的术语库与代码库对于各行各业信息的标准化和电子化起着十分重要的作用，目的是将同一事物在不同人员、机构使用的不同的术语和代码统一化，消除实体表达的语义鸿沟，可以协调一致地在不同的学科、专业和数据产生地点之间实现数据的标引、存储、检索和聚合，便于计算机处理。

术语库的构建需要通过模式图定义、知识抽取、知识融合三部分完成。而标准代码库则是基于国标或者通用的规范建立的关键字 - 值（key-value）字典库。字典库基于国标值域、国际疾病分类、我国国家药品字典等标准进行构建。根据字典库的国标或部标代码，通过字典规则关联出与代码数据项对应的代码名称数据项。保证使用数据转换规则时查找数据字典，将所有表示方式统一成一种表示方式。

3. **数据清洗**　现实生活中的数据极易受到噪声、缺失值和不一致数据的侵扰，数据集成可能也会产生数据不一致的情况。数据清洗是指从数据中检测并纠正可能的错误，以确保数据的质量并符合与领域相关的完整性约束。数据清洗是绝大多数数据驱动任务的必要步骤。

一般来说，数据清洗可以分为两个基本任务：①错误检测，即发现数据中潜在的异常值、属性错误、结构性错误、重复记录或数据缺失等；②数据修复，即针对发现的错误，对数据进行修复。此外，随着大数据时代的到来，现在已经有不少有关大数据清洗系统的研究，不仅有对于数据一致性以及实体匹配的研究，也有基于 MapReduce 的数据清洗系统的优化研究。

4. **数据交换**　是将符合源模式的数据转换为符合目标模式的数据，该目标模式尽可能准确并以与各种依赖性一致的方式反映源数据。完善合理的数据交换服务建设，关系到大数据平台是否具有高效、稳定的处理数据能力。

目前数据交换标准的设计，主要借鉴国内外现有的各类共享交换系统的建设经验，采用基于可扩展标记语言（eXtensible Markup Language，XML）的信息交换框架。XML 通过定义一套数据元模型（语义字典）和一套基于 XML 架构（XML Schema）的描述规范来实现对信息的共同理解和完成数据的交换。

概括地说，数据交换有两种实现模式：①协议式数据交换，是在源系统和目标系统之间定义一个数据交换交互协议，遵循制定的协议，通过将一个系统数据库的数据移植到另一个系统的数据库来完成数据交换；②标准化数据交换，是指在网络环境中建立一个可供多方共享的方法作为统一的标准，使得在跨平台应用程序之间实现数据共享和交换。

5. **数据集成**　协调数据源之间不匹配的问题，把一组异构、分散、自治的数据源中的数据进行逻辑或物理上的集中，并对外提供统一的访问接口，从而实现全面的数据共享。数据集成的核心任务是将互相关联的异构数据源集成到一起，使用户能够以透明的方式访问这些数据源。集成是指维护数据源整体上的数据一致性，提高信息共享利用的效率；透明的方式是指用户无需关心如何实现对异构数据源数据的访问，只关心以何种方式访问何种数据即可。

数据集成时需要解决两大难题：①数据的异构性，指不同数据源数据的结构不同而造成的结构性异构，不同数据源的数据项在含义上有差别而造成的语义性异构，以及数据源的异地分布性；②数据源的自治性，指数据源可以改变自身的结构和数据，要求数据集成系统应具有鲁棒性。

针对数据源的异构性和自治性这两个数据集成系统面临的主要挑战，数据集成通常采用如下两种解决方案。

（1）数据仓库：把一组自治数据源中的数据加载并存储到一个物理数据库（称为"数据仓库"）中，然后在数据仓库上对集成后的数据进行后续的操作和分析。数据仓库涉及的技术包括 ETL、元数据管理和与数据仓库本身相关的技术。ETL 定期地从各个数据源中抽取、转换、加载数据到数据仓库中。元数据管理涉及对数据源的描述、对数据仓库中数据的描述、数据仓库中数据与数据源中数据之间的语义映射，并解决不同数据源间数据描述的不统一、语义冲突、数据冗余等问题。

（2）虚拟集成系统：在虚拟集成系统中，数据保存在原来的数据源中，只在查询时才需要访问。该类集成系统使用中间模式建立全局数据的逻辑视图，中间模式向下协调各数据源系统，向上为访问集成数据的应用提供统一数据模式和数据访问的通用接口。各数据源独立性强，虚拟集成系统则主要为异构数据源提供高层次的数据访问服务。元数据维护数据源的基本信息以及中间模式到数据源之间的语义映射等。虚拟集成系统接收到用户的查询请求后,根据元数据信息进行查询的重写,把对中间模式的查询转换为对数据源的查询。

(二)健康医疗大数据治理工具

数据治理工具既是提升数据治理效率的重要手段,其本身也是数据治理内容的重要构成部分。数据治理的工具主要包括:数据标准管理工具、数据质量管理工具、数据安全管理工具、元数据管理工具、数据生命周期管理工具、主数据管理工具和数据模型管理工具等。这些数据治理工具大多数与国家标准中提出的数据治理域相对应,主要聚焦于数据管理体系,并且这些工具在具体产品中除了单独呈现外,也有相互组合在一起形成包括多种功能的软件平台,呈现集成化发展趋势。

目前在健康医疗数据治理领域相对比较成熟的工具有元数据管理工具、主数据管理工具等(表 13-1)。

表 13-1 相对成熟的健康医疗数据治理工具

所属类型	名称	内容简介
医疗领域公共元数据库	美国健康信息知识库(USHIK)	提供在线访问的、公开的卫生健康相关的标准规范元数据库,包含用于计算针对美国联邦支付报销而建立的质量指标的技术措施和规范
	澳大利亚元数据标准库(METeOR)	澳大利亚国家元数据标准库,主要涉及卫生、社区服务、住房保障等领域
	欧洲医疗数据模型平台(Portal of Medical Data Models)	开放式访问的元数据存储库,可以生成、分析、发布和重用医疗表单
元数据管理平台	扩展数据注释和检索中心(CEDAR)	是生物医学相关元数据管理平台,用于生物医学元数据的开发、评估、使用和优化
	HiTA 元数据服务平台	由浙江数字医疗卫生技术研究院发起的开放医疗与健康联盟(OMAHA)自主研发,在遵从国际和国家标准的基础上,基于我国健康医疗领域中已发布的元数据相关标准体系,提供电子化、结构化、完整的元数据规范,呈现统一的数据元、值域、数据集、卫生统计指标等内容
主数据管理软件	浪潮主数据管理软件(MDM)	提供完整的主数据管理平台,实现主数据编码、整合、清洗、共享、治理等功能,可实现基础档案的创建、编辑、导入 / 导出、查重检索、审批流设置,与其他应用系统之间具有数据集成等功能

四、健康医疗大数据治理现状与发展

(一)健康医疗大数据治理的问题与挑战

目前,我国从国家到省市,再到区域和健康医疗机构,正积极建立健康医疗数据库,已初步形成健康医疗大数据体系。但我国的健康医疗大数据构成复杂,数据量增长迅速,并且数据结构变得愈发复杂,不断增长的数据源对健康医疗大数据的应用带来了新的挑战。

健康医疗大数据的重要性凸显,却由于数据质量较低而未能得到充分利用,因此,越来越多的健康医疗机构开始对健康医疗数据进行数据治理,希望能够通过数据治理促进深入挖掘健康医疗大数据的价值。健康医疗大数据治理还面临诸多问题与挑战,影响其价值的开发。依国家标准 GB/T 34960.5—2018 中提出的数据治理框架,从宏观和微观两个角度梳理我国健康医疗大数据治理中存在的问题与挑战。

1. **宏观上的问题与挑战** 宏观上,健康医疗大数据治理主要包括顶层设计、数据治理环境、数据治理域和数据治理过程四个层面的问题与挑战。

（1）顶层设计是指数据治理实施基础层面的问题，包含战略规划、组织构建、架构设计三个方面的问题。在战略规划方面，在国家层面上缺少健康医疗大数据治理的顶层设计与规划。在组织构建方面，国内缺少针对健康医疗数据治理的相关研究组织。在架构设计方面，目前我国尚缺少专门针对健康医疗数据治理的研究框架、理论基础及相关方法论等。

（2）数据治理环境是指数据治理实施保障层面的问题，包含内外部环境和促成因素两个方面。在内外部环境方面，缺少组织引导及顶层设计规划，同时医疗机构自身数据治理意愿薄弱。在促成因素方面，我国缺少健康医疗数据治理相关研究及相关管理办法。

（3）数据治理域是指数据治理实施对象层面的问题，包含健康医疗数据管理体系和健康医疗数据价值体系两个方面。在健康医疗数据管理体系方面，我国健康医疗数据标准框架制定滞后，健康医疗数据质量管理不足，健康医疗数据安全管理办法不明且缺乏相关管控机制，缺乏元数据管理机制，也尚未实现健康医疗数据生命周期的资产化管理。在健康医疗数据价值体系方面，我国健康医疗数据流通管理机制滞后，健康医疗数据资产化运行薄弱，当前健康医疗数据洞察仍以小范围、单领域探索为主。

（4）数据治理过程是指数据治理实施方法层面的问题。当前我国健康医疗数据治理过程尚未形成统筹规划、构建运行、监控评价、改进优化的完整闭环。

2. **微观上的问题与挑战** 从微观层面出发，以健康医疗大数据质量治理为例，梳理健康医疗大数据存在的质量问题。"优质"的数据治理是健康医疗大数据有效分析和应用的前提，而目前整体的健康医疗大数据呈现出"数据量大，可用性差"的特征。主要体现在以下方面：数据的完整性不高，标准化程度不够，准确度不够，整合性欠缺，一致性差和安全隐患大等。

为了让健康医疗大数据在未来充分发挥作用，还需要在数据收集、录入、整合与使用的过程中加强对数据的监督与控制，从源头解决上述问题。

（二）健康医疗大数据治理的发展趋势

健康医疗数据治理是提高医疗行业大数据质量、应用水平及信息化管理水平的有效手段，加速"数据即服务"理念的深入理解和普及，是医疗卫生事业健康、稳步发展的重要环节。技术的进步将推动健康医疗大数据治理的发展，但治理意识的培育和强化、参与主体的能动性是实现健康医疗大数据治理的根本保障。

随着数据治理与分析的发展，大数据精确的存储和分类改善了碎片化的信息问题。扩大的医疗资源和信息流通，让患者都能平等获得就医机会。在健康医疗大数据的技术支持下，临床医学研究水平的快速提升，新型药物的成功研制，传染病的监测和预防快速发展，产生越来越多的科技成果。未来，健康医疗大数据经过高效的治理，其价值作用有望得到更为充分的发挥，从而更好地为公众服务。

（周 毅 贺向前）

本章小结

全民健康是我国"四个全面"重要发展目标之一。在大数据时代，全民健康发展离不开大数据，健康医疗大数据已成为国家重要的基础战略资源。大数据及人工智能、物联网、云计算、区块链、5G通信等新一代信息技术在健康医疗领域的前沿交叉应用推动了数字医学和智慧医学的发展。为满足数字医学和智慧医学发展的人才培养要求，现代医学生需要学习大数据理论与技术在医学领域的研究和应用，利用大数据进一步推动医疗健康信息化和智能化发展。

本章关于健康医疗大数据的学习,可让学生全面了解健康医疗大数据的基本领域知识、前沿技术、应用场景、发展趋势,以及大数据在健康医疗领域的最新研究与应用成果,产生的健康医疗新模式、新技术和新产品;有助于培养学生树立大数据的观念,以及研究分析和处理健康医疗大数据的思维方法与能力,使其充分认识到健康医疗大数据在未来的作用。

思 考 题

1. 简述健康医疗大数据的特征。
2. 简述高性能计算在健康医疗领域的主要应用。
3. 简述健康医疗大数据分类的概念及常见算法。
4. 简述健康医疗大数据的应用场景。
5. 简述健康医疗大数据治理在宏观上面临的问题与挑战。

第十四章

医学人工智能与数字化虚拟技术

近年来,人工智能快速发展并在健康医疗领域得到不断应用和实践,在临床诊疗、医学研究、药物研发、健康医疗管理等诸多领域不断取得新的应用创新和突破,对传统医学研究和医疗模式产生巨大的影响。虚拟现实和增强现实等数字化虚拟技术的快速发展及其在健康医疗领域的广泛应用,为医学教学、临床诊疗、科学研究等提供形象逼真的虚拟模型和应用场景。数字化技术的新形态元宇宙及其医学应用也成为近年来的研究热点。互联网、物联网、智联网、云计算、大数据融合、人工智能等新兴技术在健康医疗领域的高度融合,促进了智慧医疗的快速发展。

本章主要介绍医学人工智能、医学数字化虚拟技术、智慧医疗的基本概念、发展历程、主要方法技术与应用场景,帮助学生了解相关前沿技术与应用。

第一节　医学人工智能技术与应用

一、医学人工智能概述

（一）人工智能的概念与发展历程

人工智能(artificial intelligence,AI)是研究如何制造出人造的智能机器或智能系统,来模拟、衍生或扩展人类智能的科学。智能是智力和能力的总称,一般认为智能是知识和智力的总和。其中,知识是智能的基础,而智力是获取和运用知识求解问题的能力,包括感知、学习、记忆、思维和行为能力。

人工智能的发展历程可分为三个主要阶段:萌芽期、形成期和发展期。

1. **萌芽期**　指 1956 年以前。自古以来,人类就根据认识水平和当时的技术条件,力图用机器来代替人的部分劳动,以提高征服自然的能力。进入 20 世纪后,图灵(A.M. Turing)于 1936 年提出了著名的图灵机模型,后续又多次论述机器能够思维;1946 年冯·诺依曼(J.V. Neuman)等成功研制了世界上第一台通用电子数字计算机 ENIAC,同时代的维纳(N. Wiener)创立了控制论,香农(C.E. Shannon)创立了信息论,为人工智能学科的诞生奠定了坚实的理论与实验基础。

2. **形成期**　主要指 1956—1969 年。1956 年召开的达特茅斯会议被认为是人工智能学科正式诞生的标志。塞缪尔(Samuel)于 1956 年研制了具有自学习、自组织、自适应能力的西洋跳棋程序。纽厄尔(A. Newell)和西蒙(H. Simon)等于 1957 年编制出数学定理证明程序逻辑理论机,又于1960 年编制出能解 10 类问题的通用问题求解程序。1959 年麦卡锡(J. W. McCarthy)发明人工智能程序设计语言"列表处理(list processing,LISP)"。1969 年国际人工智能联合会议(International Joint Conference on Artificial Intelligence,IJCAI)成立,标志着人工智能学科得到全世界范围认可。

3．**发展期** 主要指 1970 年以后。研究者们相继对问题求解、博弈、定理证明、程序设计、机器视觉、自然语言处理、深度学习等课题进行了深入研究。1997 年 IBM 研制的深蓝（DeepBlue）计算机首次战胜国际象棋世界冠军，引起全世界的轰动。2011 年 IBM Waston 在一档智力问答节目中战胜人类。2016 年 Google DeepMind 开发的 AlphaGo 战胜围棋世界冠军。近年来，人工智能研究在世界范围内如火如荼地开展，特别是深度学习等方法与技术的迅速发展，促使人工智能在模式识别、故障诊断、预测和控制等诸多领域实现落地应用。

（二）人工智能服务医学领域的意义

人工智能与大数据等新兴技术相辅相成，共同推动着智能医学的发展，对传统医学研究和医疗模式产生巨大的影响。人工智能与大数据等新兴技术对医学领域的影响主要体现在转变医学科研范式、诊断模式、治疗模式、临床医师角色、医疗行业人员结构、医学人才培养知识体系等方面。

1．**转变医学研究范式** 由基于模式的循证医学向基于数据和算法的精准医学研究范式转变。

2．**转变诊断模式** 由临床医师和患者直接交互模式向智能分诊、检查、诊断决策与人类医师审核转变。

3．**转变治疗模式** 智能治疗决策支持系统将辅助更好地统一标准化医疗与个体化医疗。智能治疗系统和手术机器人将显著替代人类医师操作的侵入性治疗，提升治疗效率和减少侵入所致的创伤。

4．**转变临床医师角色** 临床医师逐渐转变为标准化医疗的监督者，以及个体化医疗的审查和决策者。

5．**改变医疗行业人员结构** 医学人工智能将替代医疗人员的部分智能，医学人工智能相关人员将在医疗行业占据重要地位。

6．**转变医学人才培养知识体系** 医学人工智能相关学科将蓬勃发展，临床医师将不仅需要临床医学知识和实践，还需要深厚的计算机、人工智能等学科的知识和实践。

二、医学人工智能理论与技术

（一）医学知识图谱

知识图谱（knowledge graph）是一种用图模型来描述和建模世界万物之间关联关系的技术方法。医学知识图谱是以图模型的方式描述医学领域中的概念、实体、属性及其关系的技术方法。它就像医学决策支持系统的大脑，存储着海量的医学专业知识，有助于构建、绘制、挖掘、分析、推理和可视化呈现医学知识及其相互联系，为医学决策提供支持。

医学知识图谱构建技术包括医学知识表示、建模、抽取、融合、推理以及质量评估。

1．**医学知识表示** 将人类的医学知识形式化或者模型化，目的是让计算机存储和应用医学知识。本体表示法是医学知识图谱的重要表示方法。知识表示学习借助深度学习方法，可提升知识融合和推理性能，典型模型主要有：TransE、TransH、TransR、TransD、TransG、KG2E 等。

2．**医学知识建模** 构建医学知识的概念模型，通常采用自顶向下的方式构建。可以先借助高质量的知识源构造明确、完整的本体结构，形成模式层，再将实体及属性逐步加入，形成数据层。

3．**医学知识抽取** 从非结构化数据中提取实体、关系和属性，包括人工提取和自动提取两种方式。

4．**医学知识融合** 使不同来源的知识在同一框架规范下进行融合，以解决知识复用问题，增强知识库内部的逻辑性和表达能力。

5．**医学知识推理** 模拟人类的智能推理方式，利用形式化的知识进行机器思维和问题求解。医学知识推理既是医学知识图谱构建与完善的关键环节，也是医学知识图谱构建的重要目标。

6．**医学知识图谱的质量评估** 包括基于标准、基于本体任务、基于指标、数据驱动四大类评估方法。医学知识图谱的评估通常需要综合多种方法进行多角度的评估。

（二）机器学习

机器学习（machine learning）主要研究计算机怎样模拟人类的学习行为，分析数据背后的真实含义，把数据转换成有用的信息，以获取新的知识或技能，并重新组织已有的知识结构使之不断改善自身的性能。机器学习是人工智能的核心，是使计算机具有智能的根本途径。机器学习方法主要包括监督学习、无监督学习、深度学习和强化学习。其中，深度学习与其他类算法相互交叉却不完全重合，有关深度学习的介绍参见第十三章第三节"健康医疗大数据的分析与挖掘"。

1. **监督学习** 是利用已知类别或目标值的样本调整模型参数，使其达到所要求性能的机器学习方法。监督学习主要应用于健康医疗大数据的分类与回归分析。分类问题的主要目的是预测分类标签，可分为二分类和多分类，如预测患者所患的疾病类型及分级；回归任务的目的是预测一个连续空间的值。常见的监督学习方法主要有支持向量机、贝叶斯模型、决策树、随机森林、线性回归、神经网络等。

2. **无监督学习** 根据未知类别的训练样本解决模式识别问题，称为无监督学习。无监督学习主要分为聚类分析和降维分析两类。聚类分析主要学习按照某些维度特征将数据进行聚类划分，常见算法有 k-均值聚类法、层次聚类法、密度聚类法等。降维分析方法主要学习如何从数据中筛选出信息量大的维度，并去除信息量少的干扰维度，常用算法包括主成分分析和线性判别分析等。在拥有大量类别未知的非标注数据集，且有少量类别已知的标注数据集时，也可采用有监督与无监督相结合的方法，通常也称为半监督学习。

3. **强化学习（reinforcement learning）** 是以试错的机制与环境进行交互，通过最大化累积奖赏来学习最优策略的机器学习方法。基本原理如图 14-1 所示，强化学习智能体在当前状态下根据策略来选择动作，环境接收该动作并转移到下一状态，智能体接收环境反馈回来的奖赏并根据策略选择下一步动作。强化学习算法主要有三类：①基于值函数的强化学习方法，包括蒙特卡罗强化学习、时间差分学习、深度 Q 网络（deep Q network，DQN）等；②基于直接策略搜索的强化学习方法，包括策略梯度法、置信域策略优化法（trust region policy optimization，TRPO）、深度确定性策略梯度法（deep deterministic policy gradient，DDPG）、导引策略搜索方法（guided policy search，GPS）等；③联合使用值函数与直接策略搜索的强化学习方法，如演员评论家法（actor-critic，AC）。

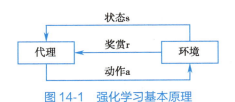

图 14-1 强化学习基本原理

（三）医学知识推理

推理是人类求解问题的主要思维方法。推理即根据已知事实，运用已掌握的知识，找出其中蕴含的事实，或归纳出新的事实的过程。医学领域常用的推理方法有以下四种。

1. **基于规则的推理** 是在掌握相关领域知识的基础上，通过把相关领域专家的知识形式化后由规则描述出来，再通过这些规则来模仿专家在问题求解中的关联推理过程。基于规则的推理是专家系统的主要推理方法。

2. **基于模型的推理** 是将相关领域研究对象的结构和知识精化、归纳并对原对象抽象描述后，表达出原对象的特性和行为，建立该对象的数学模型（或物理模型、结构模型等）和相应的逻辑关系，从而使用这些深知识进行推理的过程。基于神经网络的推理是重要的模型推理方法。

3. **基于案例的推理** 是基于人们的心理认知过程，以过去已解决问题的相关经验知识为基础进行类比推理以解决新问题的过程。基于案例的推理把知识获取简化为领域内经验知识的收集以构造案例库，在案例库中进行案例表示、检索、调整和学习，以获取相似的经验知识。

4．基于混合智能的推理 混合使用多种推理方法进行推理，即充分发挥上述各推理方法的优点，根据不同的应用条件选择合适的推理方法进行混合使用。

临床诊疗决策过程是典型的基于不确定知识和证据的推理。临床医师根据医学知识进行推理，完善相关信息收集直到实现疾病诊断，对应于基于规则的推理；而根据自己的经验性知识进行推理，完善相关信息收集直到实现疾病诊断，对应于基于模型或基于案例推理；通常需要将医学知识与临床经验相结合进行推理，对应于混合智能推理。

（四）医学自然语言处理

自然语言处理是实现人与计算机之间通过人们日常使用的语言进行有效沟通的信息处理技术，是计算机模拟人类智能的一个重要方面。自然语言处理一般包括文本切割、句子切割、分词、词性标注、语法分析、语义分析、语用分析等步骤。方法主要包括基于规则的方法和基于机器学习的方法，两者各有优、缺点，通常在各步骤中将两者结合，以提高分析的准确度和效率。

医学自然语言处理的主要内容包括医学文本挖掘、人机交互和机器翻译等方面。

1．医学文本挖掘 从爆炸式增长的生物医学自然语言文本数据中抽取出特定的信息，主要包括生物医学实体（如基因、蛋白质、药物、疾病）及其之间的关系。医学文本挖掘对医学知识图谱的建立、医学实体关系的预测、新药的研制等均有重要意义。医学文本挖掘的研究内容包括医学信息检索、命名实体识别与规范化、关系信息提取、文本生成等。

2．人机交互 实现计算机语言与人类可以接受的形式（自然语言最佳）之间的转换，从而实现计算机与人类的顺畅交流。例如，采用自然语言处理技术的用户界面进行数据输入，包括通过语音识别技术录入用户讲话中的词，以及用自然语言发出命令或检索数据库等，使人类更有效地与计算机系统交流。

3．机器翻译 通过机器将一种语言（如英语）文本翻译成另一种语言（如中文）文本。机器翻译比人工翻译廉价得多，也快速得多，在国际化趋势日益明显的时代是非常重要的应用，如翻译药物说明书来帮助患者用药，翻译医学期刊文章帮助各国学者学习和了解医学领域知识和研究成果等。

（五）计算机视觉及医学应用

计算机视觉技术是促使机器能"看"的相关技术的总称，具体是指利用摄影机和电脑代替人眼对目标进行识别、跟踪和测量等机器视觉，进一步将图像处理成更适合人眼观察或仪器检测的图像。在健康医疗领域，计算机视觉聚焦医学图像和视频理解，解决目标分类、识别、切分等任务，从而帮助医生明确患者的医学图像中是否包含恶性肿瘤等病灶，以及在远程会诊中帮助医生更准确地判断病情等。

计算机视觉技术主要有卷积神经网络（convolutional neural network，CNN）、迁移学习（transfer learning）等。

1．卷积神经网络 是计算机视觉的核心算法。在医学领域，卷积神经网络以 X 线、B 超、CT、磁共振、病理图片等医学图像为输入，利用卷积、池化、全连接层等操作，将这些医学图像转换为扁平的向量，最后输出疾病或目标特征的存在概率。

2．迁移学习 计算机视觉需要大规模的标注图像作为训练数据，而医学图像识别和目标定位所需的大规模标注医学图像往往难以获得，或者获取成本非常高。因此，迁移学习成为解决该问题的一个重要途径。迁移学习的主要思想是，首先利用大规模的非相关图像数据集（如 ImageNet）进行模型预训练得到低层网络，再利用与目标任务密切相关的小规模医学图像数据集重新训练高层网络，以聚焦到具体的图像识别和目标定位问题。

卷积神经网络等计算机视觉技术在医学领域的应用主要包括两大方面：一方面是辅助传统医学图像处理，实现医学图像增强、分割、配准等；另一方面是实现医学图像中病灶的识别、定位、测量等，如在皮肤病学、放射学、眼科学和病理学等复杂诊断领域的许多任务上已达到了人类医生水平的诊断准确率，包括区分痣和黑色素瘤、识别糖尿病视网膜病变、心血管疾病风险预测、静脉血栓风险预测、乳腺癌病变检测、眼科疾病病灶识别、脊椎磁共振成像分析、与生存相关的组织生物学特征发现等多个方面。计算机视觉技术可以通过提供第二意见和标记图像中的目标区域来帮助医生进行更加高效和准确的疾病诊断和预后判断。

（六）医疗机器人

医疗机器人是指用于医疗或辅助医疗的机器人，主要包括生物医学实验机器人、医疗康复机器人、外科手术机器人、医院服务机器人、医用教学机器人等。

医疗机器人主要涉及以下关键技术。

1. 控制系统技术　是根据指令以及传感信息控制机器人完成一定的动作或作业任务的装置，由硬件集成和控制算法组成，决定着智慧医疗机器人的性能及优劣。

2. 传感器技术　是使智慧医疗机器人感知声、光、物体、障碍等外部环境因素的技术。

3. 机器人视觉　是相机硬件与图像处理算法的组合，不仅要把视觉信息作为输入，而且要对其进行处理，进而提取有用的信息。

4. 语音识别　是把语音信号转变为相应的文本或命令的技术，多用于智慧医疗机器人与医师或患者的交互。

5. 仿生材料　是模仿生物的各种特点或特性而研制开发的材料。某些智慧医疗机器人需要大量柔性材料，形成医疗机器人的仿生肌肉、骨骼或皮肤组织，以辅助医师或服务患者。

6. 力触觉技术　是解决医疗现场沉浸感问题的关键技术。力触觉技术可以传递压力、温度、纹理、速度、加速度、振动等信息，就像人在现场真正地触摸一样，反馈给医师或者患者真实的感受。

7. 移动通信技术　是实现移动物体间通信的技术，已发展至第五代移动通信技术（5th generation mobile communication technology, 5G）。5G 网络比 4G 网络的传输速度快数百倍，具有四大特点——高速度、泛在网、低功耗、低时延，使得远程操作智慧医疗机器人成为可能。

三、医学人工智能的应用

（一）智能辅助临床诊疗

智能辅助临床诊疗是将人工智能技术用于辅助临床诊疗中，让计算机学习医生专家的医疗知识，模拟医生的思维和诊断推理，从而给出可靠的诊断和治疗方案。智能辅助临床诊疗需要健康医疗大数据与医学人工智能技术的有机融合，参见本书第十三章第四节"健康医疗大数据的应用"。

通过对电子病历、居民健康档案、医学文献、临床试验数据等海量健康医疗数据的整合和分析，建立疾病诊断、预测和治疗的模型，分析特定患者的个性数据，生成更加准确和科学的疾病诊断结果，输出个性化的诊疗方案。随着健康医疗大数据和医学人工智能的发展，全新的临床诊疗服务模型将呈现"数据驱动、个性诊疗、风险预测、高效协同、全流程管理"的特点。

人工智能在临床诊疗中的核心作用是辅助医生，提升其诊疗效率和水平，最终决策权依然在医生。智能辅助临床诊疗通常被应用于典型疾病的诊断、预测和治疗方案推荐。目前，人工智能在肺癌、乳腺癌、宫颈癌、结直肠癌、胃/肠癌、肝癌、糖尿病等疾病的诊断和治疗，以及儿童骨龄诊断、阿尔茨海默病预测等方面已有落地应用。此外，外科手术机器人也是人工智能辅助临床治疗的重要方式。

（二）智能辅助医学研究

医学人工智能在基础医学研究领域主要是与基因技术相结合。通过基因检测，可以评估和发现许多隐藏的患病风险，从而进行疾病的早期预防。尽管基因测序已达到临床普及应用的水平，但数据计算依旧是其最大瓶颈。基因组所涉及的数据量是 TB 级的，如何实现这些数据在不同用户之间平滑、及时地传输、分析和分享利用，是许多数据科学家面临的挑战。

深度学习系统可以处理大规模的基因数据，也能比人类更好地理解基因突变。让机器学会通过测量细胞内的内容物，与基因检测数据相结合，以细胞系统作为一个整体而得出最终诊断结论。同时结合深度学习技术，系统将自动鉴别一个 DNA 序列输入的突变，并告知这些突变将会导致什么疾病以及致病原因。例如，沃森基因解决方案（Waston for Genomics）可在短时间内规模化地从结构化和非结构化的信息源中提炼所需信息，并进一步进行机器学习，了解和读懂肿瘤患者具体的基因变异和病理学情况，进而重建知识库，识别潜在治疗方案，为实现肿瘤患者精准医疗的大规模应用赋予了可能性。

（三）智能辅助药物研发

如何降低药物研发成本、缩短上市时间、提高成功率一直是医药公司迫切希望解决的问题。人工智能通过机器学习、大数据分析等手段，可在药物研发的各个环节帮助加速药物研发进程、提高研发效率和降低研发成本。

1. 药物发现阶段 人工智能利用大数据和机器学习方法，辅助研究人员更快、更精准地从基因组、蛋白质组和生物信息数据库中寻找药物作用新靶标；自主学习药物小分子与靶标大分子之间的相互作用机制，发掘先导物；模拟靶点与先导物之间的相互作用，从而进行先导物的优化和改造，辅助药物设计。

2. 临床前研究阶段 借助人工智能可以极大地提升药物构效关系分析的速度，从成千上万个化合物中快速挑选最具安全性的化合物，作为新药的最佳备选者；对于尚未进入动物实验和人体试验阶段的新药，也可以利用人工智能来检测其安全性；还可模拟检测药物进入人体后的吸收、分布、代谢和排泄、给药剂量 - 浓度 - 效应关系等，使药物研发进入快车道。

3. 临床研究阶段 人工智能有助于患者识别与招募；辅助药物依从性管理，帮助研究人员通过个性化沟通降低临床试验失访率；支持患者数据收集，以确定药物的影响和监测潜在的不良事件。

此外，人工智能还可以从药物供应、药品调配、处方审核、处方点评、个性化给药、用药教育、药物咨询、不良反应监测等方面，协助药师的工作，使药学服务更加高效，更加精准化和智能化。

（四）智能辅助健康医疗管理

人工智能应用于医疗管理过程中，有助于补充医疗服务的力量，协助更加合理地分配医疗资源和提高就诊效率。除挂号、缴费、打印报告等自助就诊服务外，与医院管理相关的人工智能应用场景主要集中在虚拟医疗助手和智能辅助决策两大领域。虚拟医疗助手可以在医生诊疗之外提供辅助性的就诊咨询、健康护理和病例跟踪等服务。智能辅助决策将医院决策的过程建立在人工智能的基础上，从而更好地提高医疗资源的利用效率和医院运行的智能化程度。

互联网、物联网、大数据、人工智能等新技术在健康管理中发挥着重要作用，可实现电子健康档案管理、传染病暴发预测、疾病风险评估、远程疾病监测和指导、在线问诊、电子处方、情感分析与在线健康教育等多种形式的健康服务。

健康管理机器人的应用也日益受关注，主要应用领域包括：①基于远程交互技术的机器人健康咨询；②基于微传感器的机器人健康诊断；③基于脑机接口技术的机器人健康监测；④基于虚拟现实技术的机器人健康干预等。

第二节　医学数字化虚拟技术与应用

一、医学数字化虚拟技术概述

（一）医学数字化虚拟技术的概念

医学数字化虚拟技术，可以获取、传递和加工医学信息，并将医学信息数字化、可视化，使计算机定量分析和精确模拟成为可能。通过模拟医学场景，为其提供仿真交互操作，比如模拟医学教学、临床诊断、外科手术计划，来辅助临床诊断、外科手术、手术培训教学和医学研究等。在医学领域，数字化虚拟技术将电子病历数据资料、医学影像资料等数据加工重建，为临床、科研、教学等提供逼真、形象的模型，为诊断、新药和新的诊疗手段研发提供参考。

（二）医学数字化虚拟技术的发展历程

医学数字化虚拟技术主要有虚拟现实（virtual reality，VR）和增强现实（augmented reality，AR）技术。从 20 世纪 30 年代科幻小说家 Stanley G. Weinbaum 的虚拟现实构想，到 20 世纪 60 年代，计算机图形学之父 Ivan Sutherlan 开发出第一个计算机图形驱动头戴式显示器（HMD）及位置跟踪系统，一直到 2014 年后，Google CardBoard、Gear VR、View-Master 的 VR 头盔，VR 和 AR 技术已经从研究阶段向应用阶段转变。尽管 VR 和 AR 技术经过了几十年的发展历史，但直到近几年才逐渐开始进入医学领域。

二、主要的医学数字化虚拟技术

（一）VR

虚拟现实（VR）是一种可创建和体验虚拟世界的计算机仿真技术，可把在现实世界的时空范围内难以体验到的场景，通过科学技术，仿真模拟成三维虚拟环境，产生有立体感的视觉、听觉、触觉甚至嗅觉，在一个确定范围内非常类似于真实世界，使用户在该环境中，产生身临其境的沉浸感觉。VR 主要有三个特征（3R）：实时渲染（real-time）、真实空间（real space）和真实交互（real interaction）。

（二）AR

增强现实（AR）是一种实时地计算摄影机影像的位置及角度并加上相应的图像处理的技术。目标是在屏幕上把虚拟世界套在现实世界并进行互动，将真实世界信息和虚拟世界信息"无缝"集成：把原本在现实世界的一定时间、空间范围内很难体验到的实体信息（包括视觉、声音、味道、触觉等信息），通过计算机等科学技术，模拟仿真后叠加，将虚拟的信息应用到真实世界，被人类的感官所感知，从而达到超越现实的感官体验。AR 的主要特点包括：①真实世界和虚拟信息集成；②实时交互；③在三维空间增添定位虚拟物体。

（三）AR 与 VR 的区别和联系

VR 和 AR 技术都是仿真模拟技术的重要发展方向，它们的技术难点在于感知和显示。

VR 是一种可以创建和体验的计算机仿真虚拟世界，利用计算机技术生成模拟现实的环境，是多源信息融合的、交互式的，三维动态影像和实体行为的系统仿真，可全方位地使用户沉浸到该仿真虚拟环境中。

VR 和 AR 的最大区别在于：VR 是纯粹的虚拟世界，AR 则是把虚拟世界融于现实中。它们之间存在重叠和竞争，竞争的关键是用户体验，包括四个方面：影像逼真程度、交互能力、对环境要求，对人体健康的影响。VR 的优势是可以随意地勾勒物体的虚拟空间，创造一些现实中不存在或难以见到的环境；缺点是环境封闭而无法兼顾现实世界。AR 的优势是可以同时兼顾虚拟和现实；缺点是环境依赖于现实，会降低人的感官体验。

三、医学数字化虚拟技术的应用

（一）术前模拟、规划和培训

传统手术方案的制订中，外科医生、介入科医生以及内科操作医生，术前一般通过影像等资料评估手术方案。即使是经验丰富的医生，都需要仔细思考手术策略和方式，可能存在到底是选择开刀还是腔内、介入治疗的困惑，经验不够丰富的年轻医生更是如此。传统的影像资料有时难以提供很好的、直观的参考，医生在手术之前选择手术方式、计划手术策略与入路等更多是凭借经验，以及在脑海中根据影像资料、查体等构建模型，相对而言不直观、较模糊，很难实现精准重现，对手术计划的帮助有限。

随着计算机辅助手术技术的诞生，外科手术计划规划流程出现了重大变化。医学数字化虚拟技术覆盖了术前、术中和术后的全部环节。VR 技术模拟患者疾病解剖模型，有助于医生在术前充分、详细地计划手术方案，选择开刀还是腔内，选择何种入路，从哪个入路进入，评估术中可能存在的风险，降低并发症的发生率。

1. 构建患者三维虚拟模型以便术前评估和规划　基于数字化虚拟技术的计算机辅助外科手术，通过采集患者解剖信息图像［如 CT、CTA（计算机体层摄影血管造影）、MRI 等］、功能图像［PET、SPECT（单光子发射计算机断层扫描）等］，分析处理图像信息，重建虚拟手术场景，以及实现三维立体定位等，包括人体器官及组织的解剖结构显示和定位，为医生提供形象真实的虚拟模型，构建具有物理真实感，甚至生理真实感的虚拟操作环境，进而开展手术计划和制订手术方案，有助于外科医生在术前制订完善的手术方案，评估手术难度、风险和降低手术并发症发生率，以及选择合适的入路，优化手术策略。

术前虚拟模型便于医生之间的交流，包括现场及在线等不同层级的讨论、会诊、病案分享等，有助于制订更加完善的手术方案。医生可以在术前通过医学数字化虚拟技术，评估该手术是否存在肠道粘连风险，是否存在肾脏、肝脏等脏器损伤风险，是否存在腹主动脉、内脏动脉、下腔静脉、内脏静脉等血管损伤风险，是否存在肠道损伤或感染风险等。有的患者病情复杂，开刀风险较高，创伤较大，开刀手术、腔内治疗、微创治疗（如腔镜）对于这类患者的获益是完全不同的，充分的 VR 虚拟模型有助于在术前进行充分地评估，为手术计划提供有价值的参考。

2. 建立虚拟模型为医生操作提供练习和实战演练　AR 技术在建立虚拟模型的基础上，为医生操作提供练习和实战演练，不管是对于需要面对复杂疑难手术的经验丰富的医生，还是对于进行常见手术的操作的年轻医生，都有助于其进行手术计划。基于 VR 辅助制订手术计划，并通过术前 AR 演练，可以初步评估手术计划是否合理，进而帮助完善手术方案，从而有助于在实际操作中减少患者手术风险。

2007 年即有报道 VR 在神经外科手术计划中的应用，以及后续的 VR 技术在颅内动脉瘤术前计划中的应用报道。近年来，有报道颅缝成形术的虚拟现实规划系统应用，从二维图像切片处理、三维建模、平滑、简化和可见性排序，到立体模型生成，获得很好的渲染效果；沉浸式虚拟现实 VR 应用于供肾切除微创治疗术前规划，外科医生术前在虚拟三维（3D）沉浸式环境中，浏览患者的解剖结构，增强了对解剖关系的理解，并有助于将相关信息传达给其他医生和学生。可使外科医生在术前对患者的解剖结构更加心中有数，从而在术中对可能存在的变异不再感到意外。国外也有通过头戴式桌面显示器研究 VR 在外科规划中的应用，对比头戴显示器和桌面屏幕，评估 VR 在外科规划的背景下，更好地理解和训练空间效果，对医学学习和术前计划具有重要意义。

随着医学数字化虚拟技术的发展，注重解剖结构的 3D 可视化，以及结合辅助信息、动态表现操作过程的可视化呈现等医学数字化虚拟技术等都不断在医学领域得到应用和发展。

（二）辅助外科手术

近年来，随着数字化时代的到来，经济的高速发展，科学的不断进步，虚拟现实技术也开始应用于医疗领域，包括辅助外科手术。有报道将 CT、MRI 和血管造影数据准确地叠加在手术区域之上，以此来提供手术导航指导。也有虚拟现实系统使用实时体绘制技术，对患者的数据进行配准，并且对手术仪器进行追踪。

手术中，医学数字化虚拟技术基于患者影像资料融合，在虚拟人体上开展三维重建或者根据医生需求呈现的不同解剖组织（如血管、神经、肌肉、组织、脏器等），辅助医生手术，有利于提高手术质量和安全性。尤其是骨组织，其结构刚性、不变形，适用于开展计算机辅助的手术，在临床上应用较为广泛，常见的手术有计算机辅助下椎弓根螺钉置入、全关节置换、交叉韧带重建等。

20 世纪 90 年代国外即有颜面部术前面部骨骼、肌肉组织等模拟重建，用于计划分析和预示手术效果。美国研发了虚拟现实系统帮助外科医生在术前观察心脏手术结果，评估术中可能发生的并发症，商讨最佳手术方式、预防措施等。日本有研究者使用虚拟现实技术开发了手术规划系统，能在虚拟空间中模拟用手术刀切割皮肤和器官，并且采用力反馈设备反馈操作者手部压力，提供一种力感受功能。也有将 3D 打印技术与虚拟技术结合辅助手术，比如 3D 打印结合虚拟手术辅助治疗 C 形桡骨远端骨折、髋臼骨折固定中 3D 打印技术辅助虚拟手术、在游离腓骨瓣精准重建下颌骨、螺旋 CT 结合 3D 打印虚拟辅助技术应用于髋臼骨折手术等。

数字化虚拟技术不断成熟和发展，也开始在辅助正颌外科手术、跟骨骨折畸形愈合及矫形手术、胫骨平台骨折手术、肾结石三维模型构建及手术、踝关节骨折手术、胸腰椎骨折手术、介入手术、肝脏手术、肝脏管道灌注后手术等多个方面应用，随着数字化虚拟技术的不断发展，未来将越来越多地应用于辅助外科手术，在各个临床专业应用。

（三）手术培训和教学

临床中，很多科室、专业可能都存在患者解剖结构复杂，手术操作要求精准、微创等，需要进行大量的学习、操作和训练等难题。传统手术培训和教学一般通过书本、媒体、PPT 等文字讲解或视频资料、手术录像、CT 或 MRI 影像数据展示，有条件地配合尸体解剖、训练，但这些方式要么不够直观，缺乏沉浸感，要么尸体成本高、手术操作难以重复，更难以供多人培训和教学。而且有的科室和专业手术可能还存在视野狭窄、手术教学难度较高等问题，如头部手术、口腔颌面手术和胸/腹腔镜手术等。医学培训教学中，临床技能培训教学是重要环节，很多手术要求高、难度大、学习周期长，年轻医生操作不熟练或者缺乏经验，就有可能造成医疗差错，患者出现严重并发症甚至有生命危险。因此，传统教学模式效率相对较低、资源消耗大、很难提供统一、高质量的培训教学。

医疗技术不断进步的同时，各种新技术、新的治疗手段层出不穷，医生的成长需要较长的过程和学习曲线，但培训医生的传统方式比如书本、考试、笔和纸等，难以达到培训效果，尤其是外科医生手术操作、腔内介入操作等。通过 VR 虚拟手术室，外科医生可以在 VR 环境中反复地练习手术流程、手术技术和操作手法等，快速获得丰富的经验，缩短学习曲线。通过虚拟技术，对人体组织动力学、内镜装置光学和移动流体的逼真模拟，重建各种手术场景，使医生们可以在避免伤害患者的情况下，提升自己的手术技巧。

相对于传统的教学方法，将医学数字化虚拟技术应用于手术培训和教学，可以反复多次进行虚拟解剖，视野清晰，是高效的教学方式。医学数字化虚拟技术可以帮助学员在培训教学中精准诊断、熟悉手术方式和操作，预判手术效果，更有沉浸感和交互性；还可以针对教学培训中出现的问题、感兴趣的手术类型和方式进行多次反复培训，有助于提升手术规划能力及临床技术，缩短教学时间和学习曲线。

近年来，虚拟现实技术应用于显微断指血管吻合手术，探索显微外科临床手术教学及培训。通过 3D Max Autodesk Maya 等进行建模，血管模型管径可以细到 1mm，建立显微镜模块放大 15 倍数，然后在 Unreal Engine 中制作和运行虚拟手术,还可以使用 OBS STUDIO 进行手术直播。虚拟模型可以实现高保真度,可真实还原显微镜下血管吻合的手术过程,精确到毫米级,为学生提供由细节到整体的手术观摩,在手术培训及教学上有其应用价值,有助于训练外科医师在没有显微镜的情况下进行微小血管吻合,促进短时间内提高虚拟手术操作技能。泌尿外科重建肾脏三维立体模型,模拟经皮肾镜碎石术,为临床教学和科研提供方法,为年轻医生缩短手术学习时间。随着虚拟技术的不断发展,越来越多的临床学科开始在手术培训和教学中应用虚拟技术。

(四)虚拟内镜诊断

虚拟内镜是一种新的非侵入性诊断方法,是虚拟现实技术在现代医学中的应用。它使用计算机处理 CT 和 MRI 等三维医学图像原始数据,融合图像处理、计算机图形、科学计算可视化与虚拟现实技术,生成人体内部特定解剖结构的三维动态视图,模拟传统光学内镜。虚拟内镜克服了传统光学内镜需要将内镜插入体内的缺点,是一种非侵入性、完全无接触式的检查方法。虚拟内镜可以应用于医学辅助诊断、手术规划、手术精确定位以及培训等,主要应用在那些具有空腔结构的器官,比如气管、支气管、食管、胃肠、血管等。虚拟内镜减少了镇静剂的使用和探测器插入,简化了住院以及术后观察等流程,还降低了检查的复杂性、危险性和成本。

虚拟内镜数据采集后重建的图像质量主要取决于数据采集的方式(如 CT、CTA、MRI)和分辨率,受切片厚度和矩阵大小影响。气管、支气管、胃肠等检查一般首选 CT,采集时间短,呼吸、移动等造成的伪影较少。CTA 三维重建需要连续性数据集,操作者可以改变图像重叠程度以获得更好的 3D 图像效果。原始图像分辨率越高,重建的图像效果越好。

在医学中,虚拟结肠内镜可以模拟患者结肠 CT 图像数据,通过 3D 可视化技术,对结肠内表面虚拟成像,可以进行预定路径结肠内航行以及人工定向结肠内航行。通过建立虚拟耳镜系统,以三维形式显示耳的解剖结构,根据 CT 和 MRI 图像数据重建耳内表面,进而模拟内镜检查内耳的过程。

(五)虚拟快速成型整形修复技术

虚拟现实、增强现实技术在整形外科也有巨大的应用价值和前景。三维成像、手术导航、3D 打印等数字虚拟技术在整形外科得到广泛应用,包括手术之前的方案设计、手术之中的导航以及手术之后的评估等。整形外科主要以形态评估手术的效果,虚拟现实以及增强现实技术给医生带来了更加客观、精准的引导。虚拟现实技术可以在整形修复手术中进行术前设计和手术训练,改善手术效果;而增强现实技术将虚拟图像在术中叠加,实现更精确的术中导航。虚拟现实、增强现实技术有时可同时被应用于整形修复手术中。

1. 在整形修复术前设计方面的应用 可以通过立体眼镜、配备三维虚拟现实模拟系统的计算机手术设计系统、CT 图像三维重建等方式对下颌畸形咬合不正、内翻足引起的膝关节炎、腰椎间盘突出等患者进行截骨、骨肌肉融合、假体植入、面部轮廓手术等进行术前模拟。还有对新生儿小颌畸形导致气道阻塞的病例通过 CT 三维重建,结合网络远程会议,根据三维建模进行下颌骨牵引成骨术的设备选择、矢量规划和手术定位设计。颅缝早闭病例也可以通过相同方法进行截骨设计和颅骨复位,恢复颅骨穹窿外观,制作切割定位点指导真实手术。虚拟现实技术可以有效识别面部特征,对面部体积精确测量,未来可能在整形外科领域得到广泛的应用。除了颅颌面的外科手术,皮瓣移植手术的皮瓣设计,也可以通过立体眼镜、红外相机追踪设备、触觉反馈装置、半透明镜等装置构建虚拟手术设计系统,术前设计游离皮瓣,从不同角度观察,并利用触觉和力反馈调整,设计最佳的手术方案。

2. 在整形修复术中导航方面的应用 通过 CT、MRI 等影像设备资料获取模型数据后,运用 Mimics、3D slicer 等软件进行三维重建,实现虚拟图像与手术真实场景匹配,结合头戴式设备、显示屏、投影等各种方式,实时跟踪术中导航。整形修复手术主要包括颅颌面外科手术以及软组织整形等方面。颌面手术中,可以在术前 CT 图像三维重建,再在图像软件中进行术前设计并且模拟手术,利用手术器械和光学感应器,在术中实时观察屏幕进行手术,并且误差很小,面部创伤后畸形矫正手术误差可以控制在 1mm 以内。相对于骨组织手术,增强现实技术在软组织整形方面应用略少。在一些皮瓣移植动物实验中,通过术前虚拟模型与现实手术环境叠加并投影到头盔显示设备,也可以方便术者快速、安全地获取皮瓣。除了头盔,也有研究者使用眼镜设备在下肢修复重建手术中进行术中导航,精确分离血管和游离皮瓣,减少手术时间和并发症。在淋巴水肿患者淋巴管静脉吻合手术中,透明式眼镜也得到了应用,根据显示的红外图像辅助手术。

虚拟现实、增强现实技术在整形外科手术中应用越来越广泛,并且随着价格和成本控制,图像处理越来越先进,以及网络速度的不断提升,未来将有巨大的应用前景。

(六)辅助科研的虚拟生物实验室

1. 虚拟实验的概念　虚拟实验是通过构建逼真实验环境、实验对象和实验内容,使研究者在开放、自主、交互的虚拟环境中,进行身临其境的实验设计和过程操作,有助于强化实验和思考。利用虚拟现实技术构建虚拟生物实验室可以辅助科研,目前主要应用于实验课程教学,如医学微生物、病原微生物、药学、生物化学等教学,还有应用于血管外科生物力学虚拟仿真实验。有别于传统的课件,虚拟实验在教学演示方面具有高仿真度以及较强的可扩展性优势。在计算机支持下,利用虚拟实验界面模拟实验流程,安全,开放,共享。

2. 虚拟实验与传统真实实验的比较　传统真实实验的优势在于亲自动手操作,学生之间、师生之间能方便地进行交流与讨论。相对而言,虚拟生物实验不受实验器材、实验材料以及实验时间限制,很容易在虚拟实验环境中反复、重复地进行实验操作,学生也可以根据自己的时间安排,提前进行虚拟预实验来了解实验步骤。研究者还可以摆脱传统实验需要人员与真实材料在一起的限制,自行设计与创新实验;实验后随时可以再进行验证和复习。当然虚拟生物实验有时可能难以客观、真实地反映医学生物、微生物、病原学等相关领域的复杂性,在空气湿度、颗粒成分等现实实验环境的精确模拟上存在难度,结果可能存在一定的差异性。传统生物实验与虚拟生物实验各有其优缺点,将两者有机地结合,有助于辅助科研,提高研究者和学生的实验设计能力、动手能力与解决问题能力。

四、医学数字化虚拟技术未来展望

随着互联网、智联网、云计算、人工智能、AR 和 VR 等技术的不断发展,以及人们对虚实融合应用的不断追求,数字孪生、元宇宙等概念相继被提出,相关技术被迅速研发和落地应用,其在健康医疗领域也具有广阔的应用前景,将对健康医疗领域产生巨大的影响。

(一)数字孪生

数字孪生(digital twin)以数字化的方式建立物理实体的多维、多时空尺度、多学科、多物理量的动态虚拟模型来仿真和刻画物理实体在真实环境中的属性、行为与规则。在健康医疗领域,数字孪生可通过传感器采集人体相关数据,利用这些数据创建虚拟人体数字模型,动态反映人体的分子状态、生理状态和生活方式。未来,每个人都可能拥有自己的数字孪生,数字孪生将成为个人健康管理和医疗服务的新平台和实验手段。

数字孪生健康医疗系统主要包含生物人体、虚拟人体、孪生数据、实时数据连接和应用服务。数字孪生健康医疗系统通过各种新型医疗检测和扫描仪器及可穿戴设备,对生物人体进行动态和静态多源数据采集。基于采集的多时空尺度、多维数据,通过几何、物理、生理、生化等多种模型构建复制出虚拟人体。再融合生物人体数据、虚拟仿真数据、历史/统计数据和医疗记录等孪生数据,产生诊断结果和治疗方案。基于虚实结合的人体数字孪生,可开展健康状态实时监控、专家远程会诊、虚拟手术训练与验证、手术辅助、医生培训、药物研发等健康医疗服务与医学科技创新活动。例如,人体器官和系统的"数字孪生"可帮助医生探索不同器官出现疾病的原因并开展治疗试验,而不需要开展昂贵的人体或动物实验。美国于 2014 年启动"活心脏"项目，旨在创建一个开源的人类心脏的"数字孪生"。欧盟的"神经孪生"项目，旨在模拟大脑中电场的相互作用，希望能为阿尔茨海默病带来新的疗法。已有团队将智能体技术与数字孪生融合应用于重度创伤患者管理。

（二）元宇宙

元宇宙（metaverse）概念源于 1982 年尼尔·斯蒂芬森的小说《雪崩》，书中 metaverse 是一个来源于现实社会，又与现实社会平行发展、相互影响，始终存在的虚拟社会。

随着信息技术的快速发展和广泛应用，元宇宙的发展基础条件不断成熟，促使元宇宙的应用发展成为近年来的研究和产业投资热点。2018 年开始，元宇宙概念吸引许多全球领先的技术公司纷纷布局元宇宙产业。相关技术产业包括芯片、数字孪生、云计算、人工智能、AR、VR 等。

目前，元宇宙仍是一个不断发展、不断演变的概念。学界对元宇宙尚未形成统一、明确的定义，大多从技术和产业角度概括其核心内涵。元宇宙是整合多种新技术而产生的新型虚实相融的互联网应用和社会形态。它基于扩展的现实技术提供沉浸式体验，基于数字孪生技术生成现实世界镜像，基于区块链技术搭建信用经济体系，将虚拟世界与现实世界在经济系统、社交系统、身份系统上密切融合，并且允许每个用户进行内容生产和世界编辑。元宇宙具有四个基本特性：沉浸式体验、开放式创造、虚拟化分身、强社交属性。

基于元宇宙的核心内涵和基本特征，未来元宇宙在健康医疗领域将主要有以下应用。

1. 医疗培训增强教学 在元宇宙中，提供患者疾病的 360° 视图，通过加强教学进行学习和临床训练，让学习者更有代入感。帮助学习者充分理解从解剖到手术的一切，以便更直观地去学习；还可以让学生在安全的环境下进行虚拟临床实践，避免危险，为以后的临床实践做好充分的准备。

2. 虚拟医生和医疗诊断 在元宇宙中，搭建虚拟的问诊室，医生和患者可戴上 VR/AR 设备，通过 3D 全息术进行面对面交流。具体场景如利用 360° VR 可视化技术，在术前根据患者数据由内而外地模拟患者结构解剖图，能够清楚展现各个部位，解决视角盲区，还可将整个手术过程在术前模拟进行，极大地避免各种问题，可以减少手术时间、并发症的发生率和辐射暴露。在手术前、后向患者及家属讲解时，可以用交互式 3D 图像来说明问题，更好地消除他们的担忧，从而提高手术效率，改善医患关系。

3. 手术机器人的远程手术治疗 以达·芬奇为代表的手术机器人，是使用微创方式来协助进行复杂手术的机器人外科手术系统。该系统需要一名以上外科医生在控制台操纵，常用于前列腺切除术，因能在人体深处保留泌尿和性功能神经而广受赞誉。目前，手术机器人也被越来越多地用于心脏瓣膜修复和妇科、消化道等手术过程。未来的手术机器人将利用远程感知和操控技术，在 3D 和 4D 立体高清视野中进行远程微创手术，再融合人工智能等技术，在元宇宙的世界给健康医疗领域带来新的发展。

4. 心理治疗干预 医生可以有针对性地搭建虚拟场景，让患者置身其中，为其提供有效的心理干预治疗。相对于当前的 VR 心理干预治疗，元宇宙所能提供的环境更丰富且更真实，效果也将更好。

第三节　智慧医疗

一、智慧医疗概述

（一）智慧医疗的概念

智慧医疗是将互联网、物联网、智联网高度融合的新型交叉领域，通过对医学文字、图像的智能解析和识别，实现智能化、自动化的医学流程推动，在可标准化的重复工作方面，在可高度智能识别的大数据方面,积极辅助医学专业人员的日常工作。

智慧医疗必须是多学科、多行业的联合实施方向,综合了医疗设备、信息服务系统、大数据分析、图像语音技术、通信互联网等互相协作的建设成果,这种强强组合形成的增强效应,将极大提升医疗行业的智能化应用水平,推动医疗资源的优化配置,以及促进医疗业务流程从人工走向智能自动化驱动的进程。

智慧医疗的发展方向将是无限广阔的,从医疗的全流程到健康的全流程,从疾病的治疗到疾病风险、健康水平的持续监测干预,将会形成对患者、亚健康群体和健康群体的全覆盖式服务模式。

(二)智慧医疗的发展历程

我国正在快速进入老龄化社会,也正在积极推动实施人口增量,同时社会总体经济也在迅猛发展,这些社会特点使得我国对健康、医疗服务的需求呈现大幅度增长,在此形势下,实施智慧医疗正逢其时。此外,我国充足的人口资源,广阔的地域分布,在历史上积累了大量的病例数据,是大数据分析的基础,为医疗行业智能化提供了数据支撑。因此,2019年国家卫生健康委办公厅印发了《医院智慧服务分级评估标准体系(试行)》。

医疗行业的广阔前景,也吸引了大量传统医疗行业以外的技术人员,大量其他行业开始融入医疗行业并协同发展。互联网企业提供了云级服务,咨询、问诊、个性化医疗、保险、康复、健康管理等一系列的互联网医疗生态圈正逐步形成。在多行业协作、多业务流程交叉、多方医疗参与者的新局面下,智慧医疗的实施和发展成为必须与必然。

就技术角度而言,智慧医疗的发展离不开如下技术的共同发展。

1.物联网　基于互联网和各种医疗设备、供应链的结合,物联网实现将使得传感器、纳米、智能嵌入技术成为医疗应用的工具,这也是支撑智慧医疗服务的关键技术点。在信息化服务层面,物联网实现了物资管理可视化、医疗信息数字化、医疗过程数字化等,也使得自动数据采集成为现实,在此基础上实现了远程工作模式,包括监测、共享和线上会议体系,打破了传统的时间、空间概念,智慧医疗的参与各方都在移动空间里,利用移动设备来进行交互,直接完成人员和设备的标识、定位、管理、监控,实现了医疗资源的充分利用和高度共享。

2.云计算　是网格计算、分布式计算、网络存储、虚拟化等传统计算机和网络技术发展融合的产物,也是一种新兴的共享基础架构。针对医疗行业,云计算主要解决和处理患者基础档案及各种化验检查数据的运算,患者数据可以分布在不同结构、不同环境的服务器中,可以实现数据的快速定位、整合和数据逻辑关系运算,使得医疗数据从局部病例走向全局病程经验共享,推动医疗行业整体的业务水平实现大幅度跨越式发展。由于云计算大算力的支撑,对每一个患者的个性化服务成为可能,在医疗服务领域中患者的感受度更加良好。对于不同医疗资源,可以利用医疗云来平衡,患者以网络挂号替代排队挂号,可以节省排队时间;医务人员可以通过医疗云中患者的反馈来解决医患之间的矛盾。医患之间的交互得到改善,以患者为中心的理念在智能化平台得以落实。

3.机器学习　涉及概率、统计、逼近论、算法复杂度理论等多门学科,主要研究机器和系统在医疗行业强而具有复杂逻辑的学习能力,是人工智能的核心。

机器学习将主要实施在以下两个方面。

(1)个性化医疗:在对相同、近似的患者特征和病史数据充分理解的基础上,可以提供历史上的经验数据,包括诊断、治疗、康复等方案的价值线索,为患者提供指导,为医生提供参考。个性化医疗让每个人的健康建议和疾病治疗方法都基于其个体的病史、遗传谱系、以往病情及更多因素来定制,并逐步扩展学习范围,包括对饮食、睡眠、运动、心理等相关因素的学习,识别患者的个体状态和生理指标波动情况,提供对应的改善建议。在普遍情况下,这可适用于一般性的医疗问题。机器学习在持续学习多学科、大量的历史经验数据方面具有高效、及时、准确和不可替代的重要作用。

（2）预防与干预：对于亚健康群体的身体监测，以及符合医疗标准的单项或综合干预，机器学习可以实现全天候的跟踪、判断，并提示干预措施，极大地提升对群体总体健康水平的管控能力，并可对高危人群症状进行重点和长期、持续的关注。

4. 大数据融合 是指充分利用不同时间与空间的多传感器信息，利用计算机对按时序获得的若干观测信息，在一定准则下加以自动分析、综合、支配和使用，获得对被测对象的一致性解释与描述，以完成所需的决策和评估任务而进行的信息处理技术。以医学图像为例，在临床诊断、治疗、手术导航中，将各种模式的图像进行配准和融合，提供互补的医学信息；实现功能图像与形态图像的融合，功能障碍区解剖位置的精准定位，以及功能/结构关系的评估与研究。对源自多传感器的不同时刻的目标信息或同一时刻的多目标信息综合处理和协调优化，可以大大提高医疗系统的智能化与信息化水平。

（三）智慧医疗的应用价值

智慧医疗实施促进了医疗多方面、多角度、多元化、多维度的发展进程，既是医疗行业一次技术上的飞跃，也是一次理念上的飞跃。积极实施智慧医疗进程，不仅是政策上的要求，是对现实需求的满足，也是医疗行业转型进入新时代的开端。

从总体而言，智慧医疗的实施具有如下的应用价值。

1. 成本价值 对于医疗行业而言，大量的、持续的人力投入，往往都是重复化的、可标准化的成本消耗。许多业务和服务，通过智能化系统处理后，都极大地节省了成本，在医疗行业也是如此，例如线上咨询、导诊/分诊、导医/导航、病历文字/影像解读等。

此外，节省患者和社会的成本，也是智慧医疗产生的无形价值。例如，利用互联共享技术，使得医疗服务可以在移动状态下产生，有助于积极组合医疗资源，也使得医疗行业充分落实"时间就是生命健康"的理念。医患双方以及医疗健康服务相关各方均可在全时间、全地域进行及时和高效的交互，基于业务数据全电子化的储存和展现，从总体上降低了社会成本的消耗。

2. 医疗质量价值 提高医疗质量的关键在于个性、及时、准确。在大量数据处理的压力下，人工作业在很多方面显然已经不适应或不高效，例如对于检查/化验、病理病程、影像图片的解读，从中搜索、定位到有价值的线索，人工作业是否出现遗漏，以及需要长期经验的积累，都是质量控制的关键。而智慧医疗的智能化大数据解读，具有相当的业务优势，可以做到数据全覆盖，逐字逐句地研读并进行各种层次、各种维度的业务关联识别，可将人工解读经验数据形成机器学习，在发现相同或疑似问题时，能及时广播分发、预警/报警给有关部门和人员。随着数据量、经验值的积累，机器智能化解读将在高效率和高准确性方面逐步代替人工作业。

另外，通过对基础医学规则和逻辑的机器学习，智能化系统也将逐渐进入到临床辅助决策系统层面，从而使得医疗流程更高效、快速和准确，医患双方都能从其中获得价值和收益。疾病诊断率得到提高，治疗方案的有效率得到提升，医疗质量也得到提高。

3. 就医体验价值 对于患者而言，能持续获取到满足自己个性化需求的医疗服务，是就医体验价值的关键，而智慧医疗的智能化服务手段，可以覆盖就医的全流程和医疗健康管理的全周期。在诊前服务上，体现在在线咨询（包括人工客服和智能客服）、导诊/导医、预问诊等服务。在诊中服务上，挂号、缴费、院内导航及各种医疗电子化数据的查阅和智能解读分析，以及个性医疗健康服务方案等都已逐步完善成形。在诊后服务上，智能化系统可持续、周期性追踪患者，利用手机页面、邮件、电话、短信等方式全覆盖，主要内容包括医疗随访、体征调查、关怀提醒、督促指导等，完全实现系统自动化推动运行；在发现若干异常情况时，及时预警/报警给相关主管科室、医生，以及患者或患者亲属，在机器智能进一步提高的基础上，实现医疗行业主动发起模式，以及对患者的全覆盖服务。

4. 安全价值 如何避免和防止医疗安全事故，是医疗行业的重大课题。智慧医疗的实施使得医疗安全性得到更大的保障。在人身安全方面，利用声纹识别、人脸识别、智能可穿戴设备的远程监护等技术。在业务流程方面，机器人查房监测、机器人送药等，尤其是疫情感染隔离病房等特殊场所，可减少接触，降低传染等人为安全纰漏。而在患者的生命健康体征方面，利用手环监测、智能风险等级评估、智能服药管理等实现智慧安全防护。

5.**科研价值**　智慧医疗的充分实施可以进一步提升医疗行业及其从业人员的核心竞争力。医疗行业的发展和优秀医疗从业人员的成长都离不开历史经验的积累和广泛而高效的共享交流机制，而智慧医疗的实施，将从根本上营造这样一个理想的行业环境。对历史大数据进行智能化解析和提炼可满足医学案例研究的充分性及高效性需求，各地各级专家的线上经验分享将极大地提升整个医疗行业从业者的工作能力，形成经验数据迅速共享及覆盖到全行业的效果。

对患者的长期跟踪服务和调查研究，一直是医疗行业的难点，但也是关键点。在患者离院后，对于某个或某一群体的重点患者，按特定周期跟踪采集其体征指标的变化、波动情况，是研判医疗效果的重要手段。智慧医疗的实施，建立了医患之间长期、稳定的沟通渠道，对于医学科研具有十分重要的价值。

6.**形象价值**　目前国家已经在医疗机构评审标准中提出了智慧医疗建设的具体指导要求，从政策引导上，已经为更多智慧医疗项目的落地创造了良好的条件。

在实施智慧医疗的过程中，可以充分提升医疗机构服务，从根本上增强医疗机构的综合品质和能力，让医疗机构具有更强的运营管理能力，让医护人员具有更高效、更灵活的工作水准，也让患者获得更加满意的服务，这也将从总体上提升医疗机构的品牌效应，有利于医疗机构的长期健康发展。

二、智慧医疗生态体系框架

（一）用户应用平台

智慧医疗用户应用平台的入口渠道应该是多元的，包括电脑端网页和手机端 App 及小程序的建设，而传统的电话、短信、邮件等也有各自的业务场景需求，也予以保留，逐步实现各渠道协同工作、智能协作的局面。用户进入智慧应用平台的效果，应该从用户手动漫游，到智慧平台主动识别，提供主动的个性化服务，并对用户从健康、亚健康，到疾病治疗、康复阶段提供全生命周期的跟踪服务。智能化平台可以识别用户的历史及当前的健康医疗数据，并可预估未来的风险。需要首先实现一体化的健康服务体系平台，对用户的健康状况、症状和体征进行长期监测，对入院后的化验/检查、诊断、治疗，以及离院后的康复、生活等全过程的数据进行采集和评测，为每一个用户建立全面的健康档案，并提供健康管理服务。

总之，智慧医疗对于用户而言，是应用起来更加简单，获得的服务更加丰富、更加及时，并且是完全针对个体的个性化服务模式。智慧医疗的实施具有全业务过程中的识别、解析、归类、评估能力，并可将预警信息广播分发给管理者、医护、患者及其亲属，主动进行干预。此外，可经用户授权，及时通知到养老机构、康复机构、保险机构、体检机构、药品供应链及网上其他健康医疗服务行业，如此将联动到一个整体的医疗健康生态体系。

（二）应用支撑平台

应用支撑平台包括一个云服务平台和一个云数据中心。

1.**云服务平台**　是集成各类医疗服务的一体化平台，以智能化的主动驱动模式完成数据采集、整合和智能解析。建设实现以"居民健康档案为核心，以电子病历为基础，慢性病防治为重点，决策分析为保证"的智慧云服务。在医疗机构内部和医疗机构之间实现数据与服务的互联互通，促进整个行业的智慧水平提升，形成全范围、全行业联动、协作的工作模式。

2.**云数据中心**　基于统一数据框架，遵循国家标准和行业标准进行建设，完成相关信息的存储、聚合。从数据层级上，可以进行数据权限的分配，实现不同等级人员对数据查询、统计的分级和分层权限控制，对敏感数据可以做加密处理。在数据的互联互通上，实现不同系统架构、系统版本、系统服务之间的数据共享交互。

在大数据挖掘方面，云数据中心应该建立数据之间的业务逻辑关联，可以通过对海量医疗数据的挖掘、定位、解读、统计、比对、分析，辅助医疗管理者、研究者对历史数据做高效、深入的观察，包括各时间周期、各医疗方案、各治疗计划、各治疗阶段、各地域之间的交叉比对分析，对可形成数据体系的群体或个体做未来周期的预估、评测等。这样的大数据系统将静态数据转化为动态的、有内在逻辑关联的数据体系，使数据的价值活跃起来，成为业务活动的动态参考。

在应用支撑平台的基础建设方面，需要基础设备层的建设。就技术角度而言，基础设备层承上启下，包括应用系统的中间件（主要进行设备资源的整合，包括存储、内存、CPU 的资源调度）、应用服务中间件和数据库中间件。在这个层面，主要解决云计算的能力，将各种分散系统的运行资源进行集中、统一的管理和分配，随时调度资源支撑需要高消耗的运算业务，针对不同业务对各类计算资源和数据进行整合利用。这一层的物理对象主要包括应用服务器、数据库服务器、存储阵列设备和交换机管理等。

在基础设施建设过程中，要充分考虑如何统筹各系统、设备、资源、网络等运营商，以及解决与整个智慧城市其他行业的融合、共享和安全问题，形成智慧医疗和智慧城市整体网络一体化的管理模式。

（三）标准规范体系

智慧医疗的实施，不仅仅涉及机器、系统、网络等范畴，更为重要的是建设标准规范的管理体系，将医疗行业整体工作流程、工作模式和智慧医疗相结合，使医疗行业从业人员建立起智能辅助与智慧流程的认知理念和业务处理模式，是行业与系统平台智慧服务相互融合的过程和结果。

根据"统一规范、统一接口"的原则建设智慧医疗，实现多个部门和单位之间、多个系统之间、多个技术方案之间以及异构平台环境下的互联互通，保障成熟性、拓展性和适应性，并根据建设的风险事先制订风险规避方案。根据已有经验，需要注意和参考的相关标准规范包括以下方面。

（1）智慧医疗卫生标准体系。

（2）电子健康档案及电子病历数据标准与信息交换标准。

（3）智慧医疗卫生系统相关机构管理规定。

（4）电子健康档案管理规定。

（5）医疗卫生机构信息系统介入标准。

（6）医疗资源信息共享标准。

（7）卫生管理信息共享标准。

（8）医疗系统安全保障体系规范。

标准规范体系的建设，要和智慧医疗的实施做到同步推进，以标准规范指引系统的建设方向，以系统落地来实现和改善标准规范，形成两者相互促进、持续改进优化的局面，整体把握上应该采用快速、递进、周期校验的持续实施模式。

三、智慧医疗的主要应用场景

（一）智慧医疗服务

1. **智能咨询导诊**　利用智能机器人实现医疗健康咨询的高度实时响应服务，需要基于人工智能识别系统、语音智能识别系统和大数据知识库的建设，支持用户使用自然语言，在手机 App 或微信环境下自动、准确、高度实时地回答客户提出的疾病和健康问题。例如，健康医疗普及型知识条目，可涉及成人、儿童、老年人、孕产期、青春期，以及养生保健等各人群、各类型的知识问答。

实现智能化客服服务。将海量的可标准化、重复化的知识问答交付机器执行后，人工客服将转向关注重点用户和紧急状态下需高度响应的服务，实现人机服务的无缝转接。医生或客服人员可监督机器人对患者咨询回答的全过程，可在任意时刻切入接管机器人和转出移交机器人。

在咨询过程中涉及的症状、疾病、指标等重要特征均可予以保存、分析，可对咨询群体或个体进行业务关注度的分析。另外，用户自我咨询过程中产生的数据，也可作为预问诊，给医生提供查阅和了解患者情况的功能。在智能咨询领域，知识库需具备扩充、优化的自我成长能力。

智能导诊系统可提供自动导医咨询和预约挂号等服务。机器人全程使用语音或文字对话的方式，在线上实现自然语言无障碍交互。在了解患者的健康状况后，帮助患者快速分诊。通过对接 HIS系统，患者可以直接通过机器人完成挂号操作，实现"咨询 - 导医 - 挂号"一站式服务。通过对接 HIS系统，患者可通过机器人查询到医院内每个科室当天的出诊信息，也可以查询每一个医生在未来几天的出诊信息，并且可以完成对某一医生的预约挂号操作。

2. 远程会诊　基于当前 5G 等高速网络的特性，支持远程高清数据的高速传输和共享，有利于打破时空概念，实现各地、各学科专家的远程会诊，以提升医疗行业的诊断准确率，积极指导带动年轻和基层医护人员，促进经验共享和优质医疗资源下沉。

3. 远程操作　基于智能设备系统的自动采集和远程控制系统，可实现在医联体及合作医疗机构之间的远程操作，可进行系统超声、远程手术等一系列操作。同时，也包括对偏远地区医疗援助帮扶等，提升基层医疗服务能力。偏远地区的医疗机构，在医务人员经验不足、设备配置不足的情况下，可以通过网络传输患者生命体征信息，各地、各级专家远程指导对患者进行救治，实现院级之间和学科之间的协同配合与无缝对接。

此外，远程操作在急救领域具有十分现实而重要的意义。基于智能化传输和分析控制，利用远程监护系统对患者生命体征进行实时的、持续的监测，并对医生设置的个性指标予以分析、预警，将风险信息迅速广播，并分发给相关人员以及时进行干预。

（二）智慧医院管理

智慧医院管理主要包括患者体征实时监测、院内人员安全管理、医疗设备全生命周期管理等方面。建设成套的院内物联网，将医疗资源和非医疗类资产统一管理，实现医院资产管理、院内急救调度、医务人员管理、设备状态管理、门禁安防、患者体征实时监测、院内导航等服务，提升医院管理效率和患者就医体验感受。

智慧医院也将从理念上改变临床决策和诊治、护理的工作模式，基于大数据和人工智能的智能系统学习，能够为医护人员诊疗提供决策意见。此外，能够评估和预测在院患者的风险波动情况，此时智能系统将主动发现和报告问题，成为推动和引导工作进程的系统引擎。

在智慧化的大背景下，智慧医院也将是智慧城市的一部分，医院将突破机构的围墙限制，与周边区域的居家生活和社区生活融合，提供智慧化的医养结合服务；医疗行业的空间和内容都将大为拓展，在健康群体和亚健康群体的服务中，将融入居家养老、慢性病人群、孕产人群及体征指标弱化群体的监控管理，真正实现覆盖诊前、诊中和诊后的全流程服务，并和社区卫生服务机构建立智能化互动，在检查 / 化验、诊治、康复等方面提供个性化关怀方案。

（三）智慧医疗支付

在建设智慧医疗综合统一支付服务平台方面，提高患者就医体验感受。需要结合线上服务（微信、公众号、支付宝及其他第三方客户端）和线下服务（自助设备、扫码聚合支付等），实现快速预约、挂号、缴费；基于智慧医疗综合统一支付服务平台扩展支付渠道，打通线上支付方式，简化支付流程，提高院内支付效率。同时，通过平台，为院内解决多渠道预交金充 / 退与银行多账户之间的账务问题，主动发现由各种外部原因引起的单边账、差异账等问题，提高财务对账效率。

（四）智慧健康管理

智慧健康管理可以直接让医疗机构掌握覆盖整个地区和患者群体的管理目标，按照某种疾病、体征指标或亚健康、健康人群特征因素，对单一或群体用户制订跟踪随访和干预计划。启动机器人自动执行已制订的跟踪随访计划，对用户的健康状况和疾病治疗情况进行了解和采集。对采集到的用户体征和指标进行实时评估，如发现异常及时向医生报告。医生也可根据用户健康情况的变化，临时制订新的干预计划，交给机器人自动执行。跟踪随访计划从制订、执行、评估到干预，是一个闭环服务。此闭环服务在周而复始的循环中，完成医生对用户的健康管理工作。机器人对用户的跟踪随访具体功能如下。

1. **客户端** 使用社会流行的社交工具（植入医生微信服务号、App 等），对指定用户人群实施快速、全面覆盖的随访。用户利用碎片时间以自然语言方式与机器人互动沟通，大幅提高随访的效率和完成率。

2. **数据同步和共享** 随访系统可与现有医疗服务平台、信息系统对接，实现用户资料数据的同步和共享。

3. **随访计划制订** 医生可为某客户群（疾病、健康状态、年龄、性别、地区等）或单一客户灵活制订随访计划，设置随访计划的起止时间。用户设置的随访计划内容可包括：体征变化、心理变化、疾病治疗、检验指标、生活习惯、饮食运动等。

4. **随访计划执行** 机器人按照医生制订的随访计划内容，按时、定期地主动联系用户，以用户熟悉的自然语言进行沟通，了解用户的相关健康情况，采集并记录用户的健康数据和信息。

5. **随访结果评估** 根据随访计划执行中采集记录的数据和信息，对每个被随访用户的健康状况进行专业分析评估，形成并提交随访计划执行报告（群体或个人），辅助医生管理用户健康。对用户评估报告中的异常情况，及时向医生或用户本人提示或报警。

6. **随访干预** 根据不同的用户健康状况，制订相应的干预计划，包括医嘱建议、复诊/转诊、提示/提醒等。

7. **用户关怀** 按照医生预先制订的随访计划，定时、定期自动地对用户进行关怀呵护，包括生日祝福、节日问候、季节性疾病提醒（如春季花粉过敏、夏季中暑/腹泻、秋季肺燥干咳、冬季传染疾病等）、重点用户特别关注（如慢性病、老年人、儿童、孕妇、残障客户），提升服务的温度和体验。

8. **医生工作调查** 机器人通过直接对用户的随访沟通，可对医生的医疗和健康管理服务工作质量进行调查，也可以直接向用户征询对医生的服务或健康服务平台的意见和建议。

对具体人群而言，针对高血压、糖尿病、肿瘤、脑卒中、慢性胃病等各种疾病养护需要，以及小儿防疫等服务特点，在合适的时间点，对不同病种、不同年龄段，甚至不同职业、不同性别的患者，由机器人完成检索，分门别类，自动进行有针对性的健康教育，可丰富健康教育方式，提高医疗服务水平，同时宣传自身的诊疗特色，建立品牌形象。

通过医疗机构的官方网页、微信服务号、App，提供 7×24h、自动、即时的健康教育服务。健康教育互动方式采用拟人化的自然语言即时聊天模式，或采用签约客户熟悉的交互方式，包括语音、文字、图片、视频等。

健康教育内容包括：①发病先兆。对高血压、高血脂等心脑血管病的高风险患者，进行定期的健康教育，提醒患者注意疾病的发生先兆，降低急危重症的发生/死亡率。②宣讲护理知识。一些需要护理的疾病患者出院以后，可以有针对性地发送该病的护理知识，指导患者居家护理，帮助疾病康复。③传授食疗方法。把中医、中国民间一些饮食调理的经验和配方，有针对性地告知相关疾病的签约客户。并借此渠道，积极告知健康服务的各种活动，包括宣传医疗新技术、新的检验/检查项目、新的药物介绍、新的专家介绍，及时通知给适宜的患者。

（五）智慧医药研发

传统的药物研发主要局限在某一个实验室或厂商内，存在着数据单一、信息孤岛、实验/检验量级较少等问题，难以和国外厂商的规模化经营相抗衡，使得药品成本昂贵、更新换代效率低。在智慧医疗时代，结合大数据、云计算、人工智能等先进技术，将药物实验室信息管理系统与用药疗效、长期跟踪随访服务的大数据管理系统及各种化验/检查类系统打通，为药物研发提供整体解决方案，从根本上促进医药研发行业的发展。

而对药监部门而言，更加迫切需要通过智慧医疗的实施，确保各项实验数据的真实、完整、准确和可溯源，对不良反应实现全方位监控，对药品成本进行监督，并在工作流程上，包括研发、临床、供应链和流通等环节上做到智能辅助作业，提高申报、审批、监管的工作效率。

（六）智慧医学教育

在智慧医学教育领域，得益于智慧医疗的大数据、移动互联网和云计算等新技术手段，医学教育可以变得更加智慧、更为逼真，比如：从医院环境模拟培训，到各种医疗设备、操作机器等大设备的模拟操作，都能实现"智能教室"的真实手术室"实感"；共享行业内海量的相似病例病案，对于诊断、手术、用药等经验数据加以广泛查阅和深度学习，实现了医学教育的智慧化、智能化，打破了医学教育的时空限制，也降低了教学门槛；利用智能化系统和设备，从在线仿真训练到虚实结合训练，从虚拟场景训练到临床诊疗训练，实现了医学教育的思维锻炼和操作实践。同时，临床实践教学资源的供求矛盾得到缓解，医学教育的质量也有了充分的保障。

四、智慧医疗未来展望

从技术趋势来看，5G 的加速商用，人工智能和大数据的快速发展，以及物联网和芯片的进一步研发，都会产生新的、市场化商用的智能化医疗设备。在用户方面，整体的智慧医疗应用建设会更加注重用户体验感受度，更加关注医疗运营管理可视化平台，辅助管理层及时感知事件、风险因素及其风险来源和方向等细节数据，以提高管理层决策的能力和时效性。

各种快捷的数字化工具，使得线上业务、线下操作呈现互动协作的场景，以全面打通医疗服务的全链条和全流程，持续优化患者医疗服务体验。

智慧医疗还将延伸到个体用户健康管理的方方面面，将健康、亚健康的特征和指标信息与医疗机构直接联系，建立相应的管理体系，智慧医疗平台将为两端的医生和患者提供全覆盖、全周期、全过程的健康管理流程。在万物互联的时代背景下，智慧医疗和新一代信息技术的发展一定会带动传统医疗行业向信息化、便捷化、智能化全面发展，积极助推健康中国建设进程。

（曾国军　郭海红）

本章小结 ▶▶

人工智能是研究如何制造出人造的智能机器或智能系统，来模拟、衍生或扩展人类智能的科学。医学人工智能主要涉及医学知识图谱、机器学习、医学知识推理、医学自然语言处理、计算机视觉、医疗机器人等理论与技术。医学人工智能的应用场景有智能辅助临床诊疗、医学研究、药物研发、健康医疗管理等。

医学数字化虚拟技术主要有虚拟现实（VR）和增强现实（AR）技术。VR 和 AR 的最大区别在于，VR 是纯粹的虚拟世界，AR 则是把虚拟世界融于现实中。医学数字化虚拟技术在医学中的应用包括术前模拟、规划和培训，辅助外科手术，手术培训和教学，虚拟内镜诊断，虚拟快速成型整形修复技术和辅助科研的虚拟生物实验室等。数字孪生、元宇宙等的应用发展将进一步促进健康医疗领域的虚实融合应用。

　　智慧医疗是将互联网、物联网、智联网高度融合的新型交叉领域，通过对医学文字、图像的智能解析和识别，实现智能化、自动化的医学流程推动。智慧医疗生态体系框架主要包括用户应用平台、应用支撑平台和标准规范体系，主要应用场景包括智慧医疗服务、医院管理、医疗支付、健康管理、医药研发、医学教育等。

思 考 题 》》

1. 医学人工智能理论技术及其应用场景主要有哪些？
2. 什么是医学数字化虚拟技术？
3. 虚拟现实（VR）和增强现实（AR）在医学应用上的区别？
4. 我们该如何定义元宇宙？
5. 智慧医疗的实施具有哪些应用价值？

推荐阅读

[1] 代涛. 中华医学百科全书·医学信息学卷 [M]. 北京：中国协和医科大学出版社，2017.

[2] 代涛. 中国医学发展系列研究报告·医学信息学进展 [R]. 北京：中华医学电子音像出版社，2020.

[3] 李后卿，雷健波. 卫生信息学概论 [M]. 2 版. 北京：人民卫生出版社，2014.

[4] SHORTLIFFE E H. Biomedical Informatics: Computer Applications in Health Care and Biomedicine[M]. 5th ed. Cham: Springer Nature Switzerland AG，2021.

[5] HOYT R E. Health Informatics: Practical Guide for Healthcare and Information Technology Professionals[M]. 6th ed. Lexington: Lulu.com，2014.

[6] 孟群. 卫生信息资源规划 [M]. 北京：人民卫生出版社，2014.

[7] 赵越. 医学信息学 [M]. 北京：清华大学出版社，2016.

[8] 杨名经. 医学信息学概论 [M]. 北京：科学出版社，2015.

[9] 李丹亚，李军莲. 医学知识组织系统——术语与编码 [M]. 北京：科学出版社，2019.

[10] 李霞，雷健波. 生物信息学 [M]. 2 版. 北京：人民卫生出版社，2015.

[11] 王珊，萨师煊. 数据库系统概论 [M]. 5 版. 北京：高等教育出版社，2014.

[12] 王映丽. 大数据时代的计算机信息处理技术分析 [J]. 电脑知识与技术：学术交流，2018，14（10）：46-47.

[13] 何文韬，邵诚. 工业大数据分析技术的发展及其面临的挑战 [J]. 信息与控制，2018，47（4）：398-410.

[14] 周彬，沈黎，吴檠，等. 浅论医疗数据及其安全防护 [J]. 医学与社会，2020，33（09）：101-105.

[15] 高玉玲. 论医疗信息化中的患者隐私权保护——以电子病历运用为视角 [J]. 法学论坛，2014，29（2）：74-79.

[16] 尤瑞恩·范登·霍文. 当代科学技术应用伦理学丛书·信息技术与道德哲学 [M]. 赵迎欢，宋吉鑫，张勤，译. 北京：科学出版社，2014.

[17] 胡荣磊. 医疗隐私保护安全性技术研究 [J]. 北京电子科技学院学报，2018，26（3）：51-59.

[18] 刘云. 医院信息安全 - 实用技术与案例应用 [M]. 南京：东南大学出版社，2016.

[19] 雪莉·大卫杜夫. 数据大泄露 - 隐私保护危机与数据安全机遇 [M]. 马多贺，陈凯，周川，译. 北京：机械工业出版社，2021.

[20] 李小华. 医疗卫生信息标准技术与应用 [M]. 2 版. 北京：人民卫生出版社，2020.

[21] 孟群. 区域人口健康信息化建设与发展 [M]. 北京：人民卫生出版社，2014.

[22] 代涛. 医学信息学的发展与思考 [J]. 医学信息学杂志，2011，32（2）：2-15.

[23] LEI J，MENG Q，LI Y，et al. The Evolution of Medical Informatics in China: A Retrospective Study and Lessons Learned[J]. Int J Med Inform，2016，92：8-14.

[24] DESALVO KB，O' CARROLL PW，KOO D，et al. Public Health 3.0: Time for an Upgrade[J]. Am J Public Health，2016，106（4）：621-622.

[25] HOPKINS RS. Design and Operation of State and Local Infectious Disease Surveillance Systems[J]. J Public Health Manag Pract，2005，11（3）：184-190.

[26] 国家卫生健康委统计信息中心. 全民健康信息化调查报告——区域卫生信息化与医院信息化（2021）[M]. 北京：人民卫生出版社，2021.

[27] 李小华，李华才. 电子病历技术与应用 [M]. 北京：人民卫生出版社，2017.

[28] 丁宝芬. 医学信息学 [M]. 南京：东南大学出版社，2009.

[29] 路云. 社会医疗保险信息系统的统筹规划 [M]. 南京：东南大学出版社，2013.

[30] 董有方,陈敏莲. 城乡居民基本医疗保险信息系统的建设与管理 [M]. 广州:世界图书出版公司,2017.

[31] LI Y Z, LU C J, LIU Y. Medical Insurance Information Systems in China:Mixed Methods Study[J]. JMIR Medical Informatics,2020 8(9):e18780.

[32] 李劲松. 生物医学信息学 [M]. 北京:人民卫生出版社,2019.

[33] 王延华,王延勇,张晓. 生物信息学理论与技术 [M] 北京:科学出版社,2015.

[34] 陈铭. 生物信息学 [M]. 北京:科学出版社,2021.

[35] 梁艳春,张琛,杜伟,等. 生物信息学中的数据挖掘方法与应用 [M]. 北京:科学出版社,2021.

[36] 崔蒙,吴朝晖,乔延江. 中医药信息学丛书•中医药信息学 [M]. 北京:科学出版社,2014.

[37] 代涛. 医学信息搜集与利用 [M]. 2 版. 北京:人民卫生出版社,2014.

[38] 叶青,彭琳. 医学信息技术 [M]. 北京:中国中医药出版社,2019.

[39] 范先群. 互联网 + 健康医疗 [M]. 北京:人民卫生出版社,2020.

[40] 毛振华. 互联网医疗蓝皮书:中国互联网医疗发展报告(2020—2021)大数据与健康医疗 [M]. 北京:社会科学文献出版社,2021.

[41] 曾国军,赵欣,师庆科,等. 新型冠状病毒疫情在线防控的华西模式 [M]. 成都:四川科学技术出版社,2020.

[42] 金新政. 智慧养老 [M]. 北京:科学出版社,2019.

[43] 39 互联网医院组织. 趋势 践行 规范 互联网医院在分级诊疗中的应用与实践 [M]. 北京:科学技术出版社,2017.

[44] 代涛. 健康医疗大数据——理论与应用 [M]. 北京:人民卫生出版社,2021.

[45] 周毅,赵霞. 健康医疗大数据技术与应用 [M]. 北京:人民卫生出版社,2019.

[46] 李泉,兰蓝. 医疗健康大数据治理 [M]. 北京:经济管理出版社,2021.

[47] 陈敏,周彬,肖树发. 健康医疗大数据安全与管理 [M]. 北京:人民卫生出版社,2020.

[48] 金小桃. 健康医疗大数据 [M]. 北京:人民卫生出版社,2018.

[49] 李小华,周毅,赵霞. 医院信息平台技术与应用 [M]. 北京:人民卫生出版社,2017.

[50] 唐子惠. 医学人工智能导论 [M]. 上海:上海科学技术出版社,2020.

[51] 金新政,陈芸. 智慧医院 [M]. 北京:科学出版社,2019.

[52] 于佳宁,何超. 元宇宙 [M]. 北京:中信出版集团,2021.

中英文名词对照索引

X

Y

Z

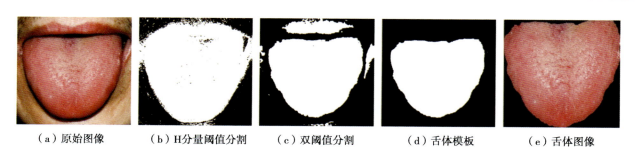

（a）原始图像　　（b）H分量阈值分割　　（c）双阈值分割　　（d）舌体模板　　（e）舌体图像

彩图 11-2　舌体分割过程效果图

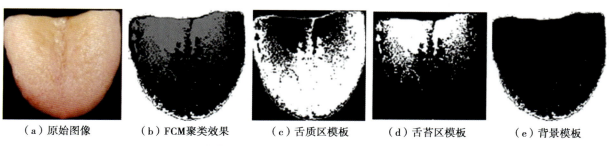

（a）原始图像　　（b）FCM聚类效果　　（c）舌质区模板　　（d）舌苔区模板　　（e）背景模板

彩图 11-3　舌质/舌苔自动分离效果图

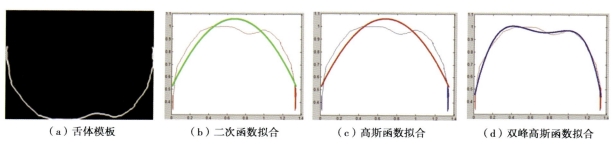

（a）舌体模板　　（b）二次函数拟合　　（c）高斯函数拟合　　（d）双峰高斯函数拟合

彩图 11-5　三种不同拟合函数对舌体边缘进行曲线拟合效果对比

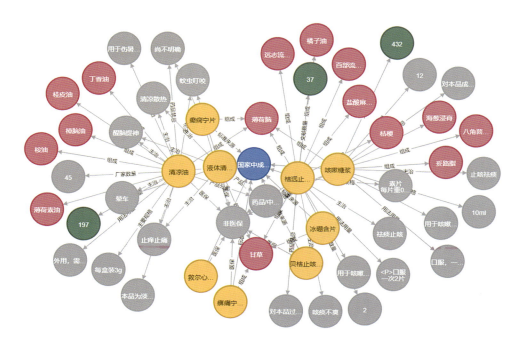

彩图 11-6　不同中成药之间关系的知识图谱